Desenvolvendo o raciocínio clínico

NOTA

A medicina é uma ciência em constante evolução. À medida que novas pesquisas e a experiência clínica ampliam o nosso conhecimento, são necessárias modificações no tratamento e na farmacoterapia. Os autores desta obra consultaram as fontes consideradas confiáveis, em um esforço para oferecer informações completas e, geralmente, de acordo com os padrões aceitos à época da publicação. Entretanto, tendo em vista a possibilidade de falha humana ou de alterações nas ciências médicas, os leitores devem confirmar estas informações com outras fontes. Por exemplo, e em particular, os leitores são aconselhados a conferir a bula de todo medicamento que pretendam administrar, para se certificar de que a informação contida neste livro está correta e de que não houve alteração na dose recomendada nem nas contraindicações para o seu uso. Essa recomendação é particularmente importante em relação a medicamentos novos ou raramente usados.

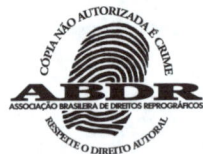 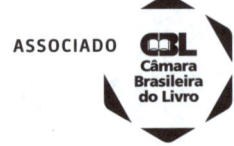

D451   Desenvolvendo o raciocínio clínico : casos em medicina de família e comunidade / Organizadoras, Dannielle Fernandes Godoi, Mariana Maleronka Ferron, Patricia Sampaio Chueiri. – Porto Alegre : Artmed, 2025.
xvi, 536 p. ; 25 cm.

ISBN 978-65-5882-233-2

1. Medicina de família e comunidade. I. Godoi, Dannielle Fernandes. II. Ferron, Mariana Maleronka. III. Chueiri, Patricia Sampaio.

CDU 618.92

Catalogação na publicação: Karin Lorien Menoncin – CRB 10/2147

Desenvolvendo o raciocínio clínico

CASOS EM MEDICINA DE FAMÍLIA E COMUNIDADE

Dannielle Fernandes Godoi
Mariana Maleronka Ferron
Patricia Sampaio Chueiri

[ORGANIZADORAS]

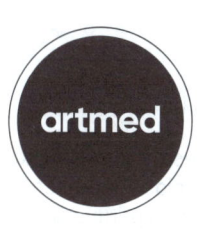

Porto Alegre
2025

© GA Educação Ltda., 2025

Gerente editorial: Alberto Schwanke

Editora: Mirian Raquel Fachinetto

Preparação de originais: Heloísa Stefan

Leitura final: Mirela Favaretto

Capa: Tatiana Sperhacke / Tat Studio

Projeto gráfico e editoração: Tipos – Design editorial e fotografia

Reservados todos os direitos de publicação ao
GA EDUCAÇÃO LTDA.
(Artmed é um selo editorial do GA EDUCAÇÃO LTDA.)

Rua Ernesto Alves, 150 – Bairro Floresta
90220-190 – Porto Alegre – RS
Fone: (51) 3027-7000

SAC 0800 703 3444 – www.grupoa.com.br

É proibida a duplicação ou reprodução deste volume, no todo ou em parte, sob quaisquer formas ou por quaisquer meios (eletrônico, mecânico, gravação, fotocópia, distribuição na Web e outros), sem permissão expressa da Editora.

IMPRESSO NO BRASIL
PRINTED IN BRAZIL

AGRADECIMENTOS

Agradecemos, em especial, aos colegas Alexandre Sizilio, Clarissa Willets e Simone Almeida da Silva, que, além de entusiastas da ideia de produzirmos um livro para o ensino do raciocínio clínico com foco na medicina de família e comunidade, contribuíram para a revisão dos casos clínicos.

Além disso, agradecemos à Faculdade Israelita de Ciências da Saúde Albert Einstein e à Artmed pela confiança em nós depositada para a coordenação deste livro.

Agradecemos também a todos os coautores por dedicarem parte do seu tempo livre à escrita dos capítulos.

Por fim, agradecemos às nossas famílias pelo apoio em mais esse desafio profissional.

AUTORES

DANNIELLE FERNANDES GODOI: Reumatologista e médica de família e comunidade. Professora da graduação em Medicina da Faculdade Israelita de Ciências da Saúde Albert Einstein (FICSAE). Especialista em Processos Educacionais na Saúde e em Docência no Ensino Digital. MBA em Educação e Tecnologias. Doutora em Ciências da Saúde pela Faculdade de Medicina de Ribeirão Preto da Universidade de São Paulo (FMRP/USP).

MARIANA MALERONKA FERRON: Médica de família e comunidade. Professora da graduação em Medicina da FICSAE. Mestra em Ciências pela USP. Doutora em Medicina Preventiva pela USP.

PATRICIA SAMPAIO CHUEIRI: Médica de família e comunidade. Pesquisadora e professora da graduação em Medicina da FICSAE. Mestra e Doutora em Epidemiologia pela Universidade Federal do Rio Grande do Sul (UFRGS). *Fellow* na Emory University pelo programa do H. Humphrey e na Universidade de Oxford pela Fundação Lemann.

ADELSON GUARACI JANTSCH: Médico de família e comunidade. Pesquisador e assessor educacional da Universidade Aberta do Sistema Único de Saúde (UNA-SUS). Mestre e Doutor em Epidemiologia e Saúde Pública pela Universidade Estadual do Rio de Janeiro (UERJ).

ADEMIR LOPES JUNIOR: Médico de família e comunidade. Diretor do Centro de Saúde Escola Samuel B. Pessoa (CSEB) da Faculdade de Medicina (FM) da USP.

ALEXANDRE SIZILIO: Médico de família e comunidade. Professor assistente da FICSAE. Mestre em Saúde Coletiva pela Faculdade de Ciências Médicas da Santa Casa de São Paulo (FCMSCSP). Doutor em Educação e Saúde pela FMUSP. Pós-doutorado em Educação e Saúde na FMUSP.

ANA PAULA ANDREOTTI AMORIM: Médica de família e comunidade. Médica de Ensino e Pesquisa do Programa de Atenção Primária à Saúde da FMUSP.

ANDREIA BEATRIZ SILVA DOS SANTOS: Médica de família e comunidade da Secretaria de Saúde do Estado da Bahia. Professora assistente de Medicina de Família e Comunidade da Universidade

Estadual de Feira de Santana/Escola Bahiana de Medicina e Saúde Pública (UEFS/EBMSP). Especialista em Saúde Coletiva: Saúde da Família pela Universidade Estadual de Santa Cruz (UESC). Mestra em Saúde Coletiva pela UEFS.

BÁRBARA CRISTINA BARREIROS: Médica de família e comunidade. Coordenadora do Programa de Residência Médica em Medicina de Família e Comunidade da Prefeitura Municipal de São Bernardo do Campo. Mestra em Produção e Avaliação de Tecnologias em Saúde para o SUS pelo Grupo Hospitalar Conceição (GHC).

BRUNA FERNANDES DE BARROS: Médica de família e comunidade. Preceptora do Curso de Medicina da FICSAE.

CAMILA AMENT GIULIANI DOS SANTOS FRANCO: Médica de família e comunidade. Professora adjunta da Pontifícia Universidade Católica do Paraná (PUCPR). Mestra em Tecnologia em Saúde pela PUCPR. Doutora em Medicina: Educação Médica pela Universidade do Porto, Portugal.

CAMILA GIUGLIANI: Médica de família e comunidade. Professora associada de Medicina Social da UFRGS. Doutora em Epidemiologia pela UFRGS.

CECILIA MALVEZZI: Médica de família e comunidade. Professora assistente do Departamento de Medicina da UFSCar. Mestra em Demografia pelo Núcleo de Estudos de População "Elza Berquo" da Universidade Estadual de Campinas (Unicamp).

CLARISSA WILLETS: Médica de família e comunidade. Médica assistente e consultora em Atenção Primária à Saúde da Omint Saúde. Doutora em Ciências pela FMUSP.

CRISTIANE COELHO CABRAL: Médica de família e comunidade da Prefeitura Municipal de Angra dos Reis. Docente do eixo Saúde de Família do Instituto de Educação Médica (Idomed)/Estácio de Sá de Angra dos Reis. Mestra em Epidemiologia: Atenção Primária pela UFRGS.

DENIZE ORNELAS PEREIRA SALVADOR DE OLIVEIRA: Médica de família e comunidade especialista em Medicina Preventiva e Social e em Administração em Saúde. Docente de cursos de graduação e pós-graduação em Medicina nas áreas de Medicina de Família e Comunidade, Direitos Sexuais e Reprodutivos, Saúde da Mulher e da Criança e Saúde da População Negra da Universidade Municipal de São Caetano do Sul (USCS) e da Universidade Nove de Julho (Uninove) de São Bernardo do Campo. Terapeuta Sistêmica de Casal e Família pela Pontifícia Universidade Católica de São Paulo (PUC-SP). Mestra em Saúde da Família pela Universidade Federal de São Paulo (Unifesp).

DIÂNGELI SOARES CAMARGO: Médica de família e comunidade. Professora do Curso de Medicina da Universidade Anhembi Morumbi. Mestra em Saúde da Família pela Universidade Estadual Paulista (Unesp) de Botucatu.

DIEGO ALVES SOARES: Médico de família e comunidade e tutor da Residência Médica em Medicina de Família e Comunidade do Hospital Israelita Albert Einstein (HIAE). Especialista em Medicina de Família e Comunidade: Fundamentos da Prática Clínica e Ensino pelo IIEP.

DUSAN KOSTIC: Pediatra. Professor adjunto de Medicina da Universidade Federal de Pernambuco (UFPE). Especialista em Nefrologia Pediátrica pelo Instituto da Criança do Hospital das Clínicas da FMUSP (ICr-HCFMUSP). Doutor em Pediatria pela USP.

EDMÍLSON ROCHA MARQUES: Médico de família e comunidade. Professor de Atenção Primária em Saúde da Faculdade São Leopoldo Mandic (SLMandic) de Campinas. Supervisor do Programa de Residência Médica de Medicina de Família e Comunidade da Prefeitura Municipal de Campinas.

Especialista em Atenção e Gestão do Cuidado em Atenção Primária em Saúde pela Unicamp. Mestre em Ciências: Clínica Médica pela Unicamp.

ELDA MARIA STAFUZZA GONÇALVES PIRES: Pediatra, alergista e imunologista. Coordenadora acadêmica da Graduação em Medicina da FICSAE. *Master in Health Professional Education* pela Maastricht University, Holanda.

DANIEL T. A. DO ESPIRITO-SANTO: Médico de família e comunidade. Professor da FICSAE. Doutorando em Educação Médica da USP. Membro do Grupo de Trabalho em Dor da Sociedade Brasileira de Medicina de Família e Comunidade (SBMFC).

FERNANDA DE ALMEIDA SILVEIRA: Médica de família da Prefeitura Municipal de Valinhos. Professora auxiliar na Atenção Primária à Saúde da Prefeitura Municipal de Valinhos. Professora da SLMandic. Mestra em Bioengenharia pela Universidade Brasil.

FERNANDA LAZZARI FREITAS: Médica de família e comunidade.

GEORGE DO LAGO PINHEIRO: Otorrinolaringologista especialista em Medicina do Sono. Médico assistente do Laboratório do Sono do Instituto do Coração (InCor) do HCFMUSP. Doutor em Ciências pela FMUSP.

GIULIANO DIMARZIO: Médico de família e comunidade. Coordenador do módulo de Atenção Primária à Saúde e do Programa de Residência Médica de Medicina de Família e Comunidade da SLMandic. Mestre em Saúde Coletiva: Epidemiologia pela Unicamp. Doutor em Ciências: Ensino em Saúde pela Unicamp.

GUSTAVO SHIKANAI KERR: Médico de família e comunidade da Sociedade Beneficente Israelita Brasileira Albert Einstein (SBIBAE).

IAGO GONÇALVES FERREIRA: Dermatologista e médico de família e comunidade. Especialista em Preceptoria em Medicina de Família e Comunidade pela Universidade Federal de Ciências da Saúde de Porto Alegre (UFCSPA)/UNASUS. Mestre em Ensino na Saúde pela UFCSPA.

ISABEL BRANDÃO CORREIA: Médica de família e comunidade. Professora de Medicina de Família e Comunidade da Universidade de Pernambuco (UPE). Mestra em *Family Medicine* pela University of Western Ontario, Canadá.

JULIANA OLIVEIRA SOARES: Médica de família e comunidade. Gerente de Atenção à Saúde de Populações em Situação de Vulnerabilidade e de Programas Especiais da Secretaria de Estado de Saúde do Distrito Federal (SES/DF). Especialista em Saúde Coletiva: Estratégia de Saúde da Família pela USP.

KARINE IZABELLE DIAS NASCIMENTO: Médica de família e comunidade.

LEANDRO DAVID WENCESLAU: Médico de família e comunidade e sanitarista. Professor adjunto da Faculdade de Medicina da Universidade Federal de Juiz de Fora (UFJF). Mestre em Educação pela UFPE. Doutor em Saúde Coletiva pelo Instituto de Medicina Social (IMS) da UERJ.

LEONARDO CANÇADO MONTEIRO SAVASSI: Médico de família e comunidade e pediatra. Mestre e Doutor em Educação em Saúde pelo Centro de Pesquisas René Rachou da Fundação Osvaldo Cruz (Fiocruz) de Minas Gerais. Qualificação em Gestão do SUS pela Escola Nacional de Saúde Pública (ENSP) da Fiocruz.

LILIAN LOPES VENUTO PEREIRA: Ginecologista e obstetra e médica de família e comunidade. Professora auxiliar na disciplina Saúde da Família/Saúde da Mulher e da Gestante e preceptora de Ginecologia e Obstetrícia da Estácio de Sá de Angra dos Reis.

LUCIANA PASCHOAL: Geriatra.

MARCELLO MEDEIROS LUCENA: Médico de família e comunidade.

MICHAEL SCHMIDT DUNCAN: Médico de família e comunidade. Professor da Faculdade de Medicina do Idomed/Estácio de Sá. Assessor técnico da Superintendência de Atenção Primária da Secretaria Municipal de Saúde do Rio de Janeiro. Mestre em Saúde da Família pelo Mestrado Profissional em Saúde da Família (PROFSAÚDE)/UERJ.

NAYRA DA SILVA FREITAS: Médica de família e comunidade na Atenção Primária à Saúde de Ouro Preto. Professora substituta e supervisora do Programa de Residência Médica em Medicina de Família e Comunidade da Universidade Federal de Ouro Preto (UFOP). Pós-graduanda em Preceptoria pelo projeto Desenvolvimento da Gestão de Programas de Residência e da Preceptoria no SUS (DGPSUS)/Hospital Sírio-Libanês. Mestranda em Saúde da Família do PROFSAUDE/UFOP.

PEDRO ROCHA CORREIA SILVA: Médico de família e comunidade. Tutor da Residência de Medicina de Família e Comunidade da USP. Preceptor da FICSAE. Mestrando em Saúde Coletiva da USP.

RAFAELA FERNANDES BARRÊTO: Médica de família e comunidade. Teleconsultora do projeto TelessaúdeRS da UFRGS. Professora no Curso de Medicina da Universidade Potiguar (UnP). Formação Sistêmico-integrativa em Terapia de Famílias, Individual e de Casais pelo Instituto da Família de Porto Alegre (Infapa).

RENATA ALVES DE SOUZA PALUELLO: Médica de família e comunidade.

RICARDO SADRIANO: Médico de família e comunidade. Tutor do Internato em Atenção Primária à Saúde da FICSAE. Supervisor acadêmico do Ministério da Educação (MEC) no Programa Mais Médicos.

RICARDO TUMA GUARIENTO: Médico de família e comunidade.

SIMONE ALMEIDA DA SILVA: Médica de família e comunidade. Professora assistente de Atenção Primária em Saúde da FICSAE. Doutora em Medicina Preventiva pelo Departamento de Medicina Preventiva da USP. Pós-doutorado na USP.

THIAGO GOMES DA TRINDADE: Médico de família e comunidade. Professor adjunto de Medicina de Família e Comunidade da Universidade Federal do Rio Grande do Norte (UFRN). Mestre e Doutor em Epidemiologia pela UFRGS.

VICTOR KELLES TUPY DA FONSECA: Médico de família e comunidade.

PREFÁCIO

A partir da ampliação do ensino de Medicina de Família e Comunidade nos currículos, e da valorização crescente das metodologias ativas de ensino, novos desafios são impostos a estudantes e profissionais que atuam na formação médica. Este livro foi cuidadosamente elaborado para ser mais uma ferramenta no enfrentamento desses desafios. Ele tem o intuito de se tornar um recurso prático e valioso para ser utilizado tanto na graduação e pós-graduação, como em estágios práticos e residência médica, além de ser um valioso recurso para quem deseja manter-se atualizado. A partir de situações comuns da Atenção Primária à Saúde (APS), os casos foram elaborados visando o desenvolvimento das competências clínicas e favorecendo a promoção de uma aprendizagem ativa, reflexiva e eficaz.

Na primeira parte do livro, é apresentado um panorama sobre as tendências e debates contemporâneos acerca da formação médica e da potencialidade dos conhecimentos da área de Medicina de Família e Comunidade nesse contexto, bem como sobre o uso de casos clínicos como ferramenta de ensino e aprendizagem.

Na segunda parte do livro, são apresentados casos clínicos relacionados às queixas mais frequentes no cenário da APS a partir da simulação de situações clínicas reais. Os casos foram estruturados para estimular o raciocínio diagnóstico, manejo clínico e estratégias de prevenção e promoção à saúde. Também foi enfatizada a interação com outros profissionais de saúde, destacando a importância do trabalho em equipe na APS.

Durante a construção dos casos clínicos do livro, os autores adotaram diferentes abordagens para estruturar seus comentários. Alguns focaram nas **perguntas abertas**, incentivando um raciocínio clínico mais exploratório. Essa abordagem é ideal para promover a reflexão ampla, permitindo que se busque justificar as decisões com base no contexto clínico. Outros autores preferiram priorizar os comentários nas **perguntas fechadas**, oferecendo uma orientação mais objetiva e direta, que facilita a avaliação do conhecimento factual e da capacidade de tomar decisões rápidas e fundamentadas. Essa abordagem é valiosa para exercitar a precisão na tomada de decisões, uma habilidade crucial na prática clínica.

Por fim, alguns casos incluíram um **aporte teórico resumido**, sem associação específica com perguntas abertas ou fechadas, proporcionando aos leitores uma síntese das informações indispensáveis para a resolução das perguntas. Essa estratégia oferece um panorama rápido e eficiente dos principais conceitos e evidências necessárias para o manejo do caso, funcionando como um guia de referência.

Essa diversidade de abordagens enriquece a experiência de ensino e aprendizagem, permitindo que os casos sejam adaptados a diferentes momentos formativos, diferentes contextos e às necessidades específicas de cada um. Independentemente da estratégia adotada, todos os casos incluíram as informações essenciais para a resolução completa das perguntas propostas, garantindo a efetividade do material no desenvolvimento do raciocínio clínico.

Finalmente, por meio de uma abordagem que incentiva a aprendizagem ativa, crítica e reflexiva, o livro é uma ferramenta indispensável para o desenvolvimento de competências clínicas e para a consolidação de uma prática médica mais eficaz e integrada.

Uma ótima jornada de ensino e aprendizagem a todos!

AS ORGANIZADORAS

SUGESTÕES DE USO DOS CASOS CLÍNICOS

Para professores, preceptores de residência médica e supervisores de estudantes em estágios práticos, o conteúdo dos casos foi pensado de forma que sejam flexíveis e adaptáveis, permitindo a utilização em diferentes momentos da formação médica.

- **Aulas teóricas**: a introdução de casos no início de uma aula teórica ajuda a contextualizar o tema e engajar os estudantes desde o início, promovendo uma aprendizagem mais significativa. O uso de casos é especialmente útil para metodologias ativas de ensino e aprendizagem como o *team based learning* (TBL), *problem based learning* (PBL) e a sala de aula invertida. Mas mesmo as aulas expositivas tradicionais podem se beneficiar da incorporação de casos para discussão em sala de aula, permitindo que os alunos exercitem o raciocínio clínico com orientação docente.
- **Discussão em pequenos grupos**: os casos servem como ponto de partida para discussões em grupo, promovendo a construção coletiva e colaborativa de hipóteses diagnósticas e planos terapêuticos.
- **Sessões de tutoria e mentoria**: nas sessões de tutoria, os casos podem ser utilizados para desafiar estudantes a identificar problemas de saúde e priorizar hipóteses diagnósticas e possibilidades terapêuticas, estimulando a tomada de decisões clínicas baseadas em evidências.
- **Estágios e atividades práticas em campo**: os casos são ferramentas úteis para residentes e estudantes em ambientes de prática, como unidades de saúde, pois simulam a realidade clínica e facilitam a aplicação imediata do raciocínio clínico. Podem ser utilizados antes ou depois do atendimento de casos clínicos semelhantes aos contidos nesse livro.
- **Ambientes de simulação**: em laboratórios de simulação, os casos podem ser combinados com tecnologias de simulação realística ou virtual, permitindo que os alunos pratiquem habilidades técnicas e de comunicação em um ambiente seguro.
- **Ambientes virtuais**: com o crescimento do ensino a distância, os casos clínicos podem ser utilizados em fóruns online, promovendo discussões colaborativas entre os estudantes, mesmo em ambientes remotos.

Para garantir que os estudantes se envolvam ativamente, algumas estratégias podem ser adotadas:

- **Perguntas reflexivas e críticas complementares**: questões como "O que aconteceria se essa hipótese estivesse errada?" ou "Quais seriam os riscos de optar por essa abordagem?" Ou "Por que vocês avaliaram essa alternativa como errada?" estimulam o pensamento crítico e a avaliação das implicações de cada decisão clínica.
- **Análise comparativa de alternativas**: a discussão pode focar na análise comparativa de todas as alternativas, com base em critérios como eficácia, segurança e impacto na qualidade de vida do paciente, incentivando os alunos a tomarem decisões informadas.
- **Rotação de perguntas abertas**: a cada grupo de alunos pode ser atribuída a defesa de uma alternativa diagnóstica ou terapêutica, estimulando a exploração de todas as opções e aprofundando o debate.
- **Uso de votações e quizzes interativos**: ferramentas digitais podem ser usadas para engajar os estudantes em votações anônimas sobre as alternativas discutidas, promovendo reflexões sobre as escolhas feitas pela maioria e incentivando a justificativa das respostas.
- **Reflexão após a decisão**: após a escolha de uma alternativa, os alunos podem ser incentivados a refletir sobre sua decisão e considerar se fariam algo diferente, o que ajuda a consolidar o aprendizado e a desenvolver uma prática reflexiva.

SUMÁRIO

CAPÍTULO I
TENDÊNCIAS PARA A FORMAÇÃO MÉDICA NO SÉCULO XXI 1
DANNIELLE FERNANDES GODOI, ALEXANDRE SIZILIO

CAPÍTULO II
O PAPEL DA MEDICINA DE FAMÍLIA E COMUNIDADE NA FORMAÇÃO DO MÉDICO 16
PATRICIA SAMPAIO CHUEIRI, ANDREIA BEATRIZ SILVA DOS SANTOS,
ELDA MARIA STAFUZZA GONÇALVES PIRES

CAPÍTULO III
USO DE CASOS CLÍNICOS NO ENSINO DA MEDICINA 32
MARIANA MALFRONKA FERRON, ALEXANDRE SIZILIO, CECILIA MALVEZZI

CASO CLÍNICO 1
APARECERAM ESSAS MANCHAS VERMELHAS, DOUTOR! 42
IAGO GONÇALVES FERREIRA

CASO CLÍNICO 2
ACHO QUE DEI UMA ENGORDADINHA... 59
LEONARDO CANÇADO MONTEIRO SAVASSI, NAYRA DA SILVA FREITAS

CASO CLÍNICO 3
ESTOU CHEIA DE BOLINHAS QUE COÇAM MUITO! 73
DENIZE ORNELAS PEREIRA SALVADOR DE OLIVEIRA, DIÂNGELI SOARES CAMARGO

CASO CLÍNICO 4
DOUTOR, VIM FAZER MEU *CHECK-UP*! 88
ADELSON GUARACI JANTSCH

CASO CLÍNICO 5
MEU FILHO ESTÁ COM CHIADO NO PEITO. O QUE SERÁ QUE ELE TEM? 106
ISABEL BRANDÃO CORREIA, DUSAN KOSTIC

CASO CLÍNICO 6
DOUTOR, TEM UM REMÉDIO PARA ELA VOLTAR A SER COMO ANTES? 123
SIMONE ALMEIDA DA SILVA

CASO CLÍNICO 7
DOUTOR, TÔ DESMAIANDO TODA HORA. O QUE SERÁ QUE TÁ ACONTECENDO? 137
GIULIANO DIMARZIO, FERNANDA DE ALMEIDA SILVEIRA, EDMÍLSON ROCHA MARQUES

CASO CLÍNICO 8
PRECISA DAR ALGUMA COISA PARA ELE PARAR DE IR AO BANHEIRO, DOUTORA! 151
MARIANA MALERONKA FERRON, CECILIA MALVEZZI

CASO CLÍNICO 9
ESTA DOR DE CABEÇA AINDA VAI ME MATAR! 167
DANIEL T. A. DO ESPIRITO-SANTO

CASO CLÍNICO 10
DOUTORA, MEU BEBÊ NÃO PARA DE CHORAR E COLOCAR A MÃO NO OUVIDINHO! 185
JULIANA OLIVEIRA SOARES

CASO CLÍNICO 11
MINHAS COSTAS ESTÃO ME MATANDO! 200
GUSTAVO SHIKANAI KERR, RICARDO TUMA GUARIENTO

CASO CLÍNICO 12
MEU PEITO ESTÁ DOENDO! 213
CAMILA AMENT GIULIANI DOS SANTOS FRANCO

CASO CLÍNICO 13
E ESSA TOSSE QUE NÃO PARA? 225
LEANDRO DAVID WENCESLAU, VICTOR KELLES TUPY DA FONSECA

CASO CLÍNICO 14
ELE TÁ TREMENDO, E O CORAÇÃO BATENDO FORTE, DOUTOR! 246
MICHAEL SCHMIDT DUNCAN

CASO CLÍNICO 15
ELE ESTÁ ESTRANHO. MUDOU O COMPORTAMENTO
KARINE IZABELLE DIAS NASCIMENTO
259

CASO CLÍNICO 16
FAZ DIAS QUE MEU OLHO ESTÁ VERMELHO, DOUTOR
RICARDO SADRIANO
269

CASO CLÍNICO 17
E ESSA FEBRE QUE NÃO PASSA, DOUTORA?
MARIANA MALERONKA FERRON, DANNIELLE FERNANDES GODOI
283

CASO CLÍNICO 18
SOCORRO, MEU FILHO ESTÁ COM FEBRE!
RENATA ALVES DE SOUZA PALUELLO
301

CASO CLÍNICO 19
DOUTORA, ESTOU COM MUITA FRAQUEZA E DESÂNIMO!
FERNANDA LAZZARI FREITAS
315

CASO CLÍNICO 20
PRECISO IR A UM UROLOGISTA, DOUTORA
DIEGO ALVES SOARES
325

CASO CLÍNICO 21
POLIAMOR SEM CAMISINHA
ALEXANDRE SIZILIO
337

CASO CLÍNICO 22
NOSSOS FILHOS NÃO COMEM, DOUTORA!
PATRICIA SAMPAIO CHUEIRI
351

CASO CLÍNICO 23
MINHAS JUNTAS DOEM!
DANNIELLE FERNANDES GODOI
369

CASO CLÍNICO 24
NÃO AGUENTO MAIS ACORDAR À NOITE COM ESSES CALORÕES!
CAMILA GIUGLIANI
380

CASO CLÍNICO 25
NÃO CONSIGO DORMIR, DOUTORA!
ADEMIR LOPES JUNIOR, GEORGE DO LAGO PINHEIRO
394

CASO CLÍNICO 26
DOUTORA, APARECEU UM CAROÇO NO MEU PESCOÇO — 405
DANNIELLE FERNANDES GODOI, MARIANA MALERONKA FERRON, PATRICIA SAMPAIO CHUEIRI

CASO CLÍNICO 27
TEMOS UM PEDIDO DE VISITA DOMICILIAR — 422
LUCIANA PASCHOAL

CASO CLÍNICO 28
DOUTORA, PERDI PESO NOS ÚLTIMOS MESES. TÔ PREOCUPADA! — 434
BÁRBARA CRISTINA BARREIROS

CASO CLÍNICO 29
DOUTOR, MINHAS PERNAS ESTÃO INCHADAS! — 453
PEDRO ROCHA CORREIA SILVA

CASO CLÍNICO 30
SANGRO MUITO DURANTE O MÊS, DOUTORA! — 465
CRISTIANE COELHO CABRAL, LILIAN LOPES VENUTO PEREIRA

CASO CLÍNICO 31
SENTI UM CAROÇO NO SEIO, DOUTORA — 480
ANA PAULA ANDREOTI AMORIM, MARCELLO MEDEIROS LUCENA

CASO CLÍNICO 32
DOUTORA, NÃO AGUENTO MAIS ESSA DOR NO ESTÔMAGO! — 491
BRUNA FERNANDES DE BARROS

CASO CLÍNICO 33
TÁ RUIM DE IR AO BANHEIRO, DOUTORA! — 502
THIAGO GOMES DA TRINDADE, RAFAELA FERNANDES BARRÊTO

CASO CLÍNICO 34
TÔ COM DOR AQUI, Ó! SERÁ QUE É A PRESSÃO ALTA? — 521
CLARISSA WILLETS

TENDÊNCIAS PARA A FORMAÇÃO MÉDICA NO SÉCULO XXI

CAPÍTULO 1

DANNIELLE FERNANDES GODOI
ALEXANDRE SIZILIO

A FORMAÇÃO MÉDICA E SUA TRAJETÓRIA NO TEMPO

A história da formação em saúde – em particular da formação médica – é um testemunho da constante evolução das práticas educacionais em resposta às necessidades da sociedade. Desde a Grécia Antiga, figuras como Hipócrates estabeleceram os princípios fundamentais da ética médica e enfatizaram a importância da observação clínica direta. Hipócrates é citado até hoje como o pai da medicina, e seus ensinamentos sobre ética ainda norteiam os passos do médico contemporâneo.

O conhecimento médico – e consequentemente a formação médica – evoluíram na Idade Média, sobretudo devido às escolas de medicina islâmicas e europeias, que começaram a sistematizar os conhecimentos médicos, registrando as experiências e reunindo os saberes que ainda estavam fortemente ancorados em textos antigos. O conhecimento médico não era para todos; pelo contrário, concentrava-se na mão de alguns escolhidos que o usavam para servir apenas à realeza e ao alto clero.[1]

A Renascença trouxe uma busca pelo conhecimento mais empírico, e a anatomia e a dissecação receberam destaque. O método experimental ganhou alguma força, e as escolas de medicina começaram a tomar a forma que conhecemos hoje, em especial na França, após a Revolução Francesa, onde temos a formação do modelo de escola de medicina ainda em vigor, com grandes cátedras e conhecimento especializado e segmentado.

Foi somente no século XIX, com o avanço das ciências básicas, que o modelo de formação médica passou a incluir uma base científica sólida. A Revolução Industrial trouxe a necessidade de maior eficiência dos meios de produção. Com isso, a ciência se expandiu de uma forma nunca vista antes. Da invenção do termômetro de mercúrio à descoberta da vacina e do raio X, a prática médica se tornou mais científica. Vimos, então, a formação dos grupos de discussão científica tanto na Europa quanto na América do Norte, que seriam o embrião das grandes publicações que temos hoje, com as revistas *Lancet* e *New England Journal of Medicine*.[1]

No fim do século XIX, William Osler moldou a formação médica dentro dos grandes hospitais, à beira do leito do paciente e com discussões clínicas profundas. No início do século XX, em 1910, foi publicado o relatório Flexner, considerado o grande responsável pela mais importante reforma das escolas médicas no mundo, com profundas implicações para a formação médica e a medicina mundial.[2]

O século XX viu a ciência e a tecnologia darem saltos inimagináveis até então, impulsionados pelas duas grandes guerras mundiais. Ultrassom, tomografia computadorizada e outras tecnologias de imagem proporcionaram cada vez mais acurácia nos diagnósticos. Os antibióticos passaram a tratar infecções que antes matavam milhares de pessoas, e os anestésicos possibilitaram a realização de cirurgias muito mais prolongadas e cômodas, fazendo a técnica cirúrgica dar um salto significativo em qualidade. Entrou-se na era na medicina biomédica.

O modelo biomédico seguiu predominante durante quase todo o século XX, mas na década de 1960 alguns autores começaram a discutir um esgotamento dessa forma de medicina, apontando desgastes na relação entre médicos e pacientes e piores resultados práticos nos desfechos de muitas doenças. Teve início um movimento para que o médico revisse seu papel, considerando seu paciente não apenas como um doente, mas como uma pessoa. Os pacientes queriam ser mais do que fontes de informação e desejavam que seus médicos fossem mais do que apenas prescritores de medicamentos e exames. Assim, o cuidado em saúde começou a ser discutido não apenas como diagnóstico e prescrição, mas como a interação entre médico e paciente. Retomou-se a ideia cultivada na Antiguidade, segundo a qual a relação do médico com a pessoa sob seus cuidados também fazia parte do tratamento.[3]

Foi nessa época que ouvimos falar pela primeira vez em "medicina centrada no paciente". Esse termo foi inicialmente empregado pelo psicanalista húngaro Michel Balint, em 1969, como uma técnica para se entender o paciente como um ser humano único, opondo-se ao modelo de medicina "centrado na doença". Segundo o autor, a medicina centrada no paciente seria uma forma de "entender as pistas dadas pelo paciente e os sintomas e sinais encontrados".[4]

A partir de então, começaram a se acumular as evidências científicas que nos falam do esgotamento do método biomédico e da necessidade de se ensinar às novas gerações de médicos uma nova forma — ou resgatar uma forma muito antiga — de se fazer medicina e de se relacionar com a pessoa que procura os cuidados em saúde.

Um marco para uma mudança global nos rumos da educação médica ocorreu quando um grupo de pesquisadores de universidades dos Estados Unidos, do Canadá e da África do Sul se reuniu, no final da década de 1980, na cidade de Toronto, no Canadá, para discutir o que se sabia naquele momento sobre a comunicação entre médicos e pacientes, bem como sobre o que poderia ser feito para melhorar essa situação. Os autores relacionaram a insatisfação do público com os profissionais médicos, em grande medida, às deficiências na comunicação entre essas duas partes. A conclusão desse painel de especialistas foi que, até aquele momento, havia se comprovado que o problema com a comunicação médico-paciente era muito comum e que o ensino de ferramentas clínicas que melhorassem esse panorama deveria ser urgentemente incorporado aos currículos escolares das faculdades de medicina em todo o mundo.[5]

Paralelamente a essa discussão, a Organização Mundial da Saúde (OMS) e a Federação Mundial para Educação Médica (WFME, World Federation for Medical Education) também iniciaram um processo de revisão da formação em saúde. Com preocupações sobre a desigualdade global de acesso à saúde, a OMS trabalhava com um panorama complexo e multifacetado. Os esforços foram inicialmente focados na expansão do número de profissionais de saúde, sobretudo em países de baixa e média renda. Em um segundo momento, coincidindo com a Conferência de Alma-Ata, a OMS se preocupou com a adaptação do treinamento médico com foco na atenção primária à saúde (APS), criando a meta Saúde para Todos. Para isso, propõe enfatizar a adequação do treinamento médico às necessidades locais de forma a fortalecer os sistemas de saúde, mudando a lógica do treinamento médico orientado para o hospital, sem atenção à saúde na comunidade, agravado pelo modelo de transferência passiva do conhecimento.[6]

A partir do final do século XX, a OMS e a WFME passaram a adotar um processo de acreditação de escolas médicas com foco na melhoria da qualidade por meio do alcance de padrões de qualidade. Os padrões exigidos incluíam – e incluem até hoje – o desenho curricular com foco nas necessidades de saúde locais e regionais da sociedade (o que inclui a presença forte da APS na estrutura curricular), a integração de disciplinas e a utilização de métodos de ensino e aprendizagem ativos, centrados nos estudantes e orientados ao desenvolvimento de competências.[6]

O SÉCULO XXI, SUAS TRANSFORMAÇÕES E SEUS IMPACTOS NA FORMAÇÃO MÉDICA

Todas as discussões sobre a formação médica iniciadas ao final do século XX deveriam ter tirado os educadores da zona de conforto da educação médica tradicional. Apesar disso, muitos educadores e escolas médicas ainda têm a ideia equivocada sobre o tema, traduzida na concepção de que "a medicina deve ser ensinada como sempre foi ensinada". Essa visão precisa ser urgentemente repensada, de forma que o cenário atual da educação médica aborde as mudanças no perfil dos estudantes, as demandas e necessidades de saúde da sociedade e as demandas dos sistemas de saúde, sobretudo no que tange à sua sustentabilidade.

Podemos elencar dezenas ou mesmo centenas de transformações da sociedade, sob diferentes perspectivas, desde o início do século XXI. As transformações que impactam diretamente na formação médica podem ser divididas em três dimensões de maior relevância:

1 MUDANÇAS NO PERFIL DEMOGRÁFICO E NAS NECESSIDADES DE SAÚDE

- O **aumento da expectativa de vida global** e o **crescimento da prevalência de doenças crônicas** nas últimas décadas[7] destacam a necessidade de treinar médicos que saibam investir em ações de prevenção e promoção à saúde, gerenciar condições crônicas e acompanhar pacientes ao longo de muitos anos.
- As **desigualdades e iniquidades no acesso ao cuidado em saúde** são inúmeras entre os países, as diferentes regiões em um mesmo país e até mesmo dentro das grandes cidades. Regiões com menos acesso à saúde e maior vulnerabilidade socioeconômica carecem de médicos mais bem preparados para atuar em contextos de alta complexidade e recursos limitados.
- Ao longo das últimas décadas, os gastos com saúde têm crescido a um ritmo acelerado em muitos países, o que representa um desafio, ou mesmo um risco, para a **sustentabilidade dos sistemas de saúde**.[8] O cuidado em saúde baseado em valor* vem sendo difundido desde 2007 como uma estratégia para enfrentar os desafios atuais dos sistemas de saúde e entregar o melhor valor possível para as pessoas. Isso requer um entendimento profundo de como medir e melhorar os resultados clínicos, otimizar o uso de recursos e desenvolver uma visão mais abrangente do cuidado ao paciente, algo hoje ainda pouco abordado durante a formação médica.[10]

2 TRANSFORMAÇÕES NA EDUCAÇÃO E EXPECTATIVAS DOS ESTUDANTES

- A **evolução da pedagogia** e do conceito de andragogia (o ensino de adultos), assim como as pesquisas no campo da **ciência da aprendizagem** têm cada vez mais enfatizado a importância de estratégias ativas de aprendizado e da prática baseada em recuperação e repetição espaçada, métodos fundamentais para transformar a grande quantidade de informações em conhecimento aplicável e melhorar a retenção e a aplicação do conhecimento em situações novas. Essas abordagens são mais eficazes do que a memorização passiva típica das aulas expositivas, sobretudo em um campo com vasta necessidade de informação, como a área médica.
- A rápida necessidade de **adaptação do ensino** em um contexto de crise em saúde pública (pandemia de Covid-19) e o consequente impulso na **adoção de ferramentas digitais**, mesmo em ambientes educacionais predominantemente tradicionais, trouxeram a discussão sobre como a formação em saúde precisa ser flexível e preparado para o uso de novas tecnologias. A pandemia também colocou em evidência a importância

---

* O conceito do cuidado em saúde baseado em valor foi desenvolvido e popularizado por Michael E. Porter[9] advindo das discussões sobre os desafios dos sistemas de saúde. Porter preconiza que o sistema de saúde deve ser reestruturado em torno de estratégias que gerem valor para o paciente, por meio da busca de um cuidado de saúde com qualidade e que priorize os melhores desfechos, porém com custos adequados para a obtenção desses resultados.

- das competências não técnicas, como comunicação, empatia e gestão de crises, que são fundamentais para a prática médica.[11]
- As **gerações mais jovens**, como os *millennials* (nascidos entre 1980 e 1995) e a geração Z (nascidos entre 1995 e 2010), **esperam uma educação mais digital e prática**, comparadas com as gerações anteriores.[12] Crescidos em um mundo digital, esses estudantes estão acostumados a obter informações de maneira rápida e interativa, o que molda em parte suas expectativas em relação ao ensino.
- Dados cada vez mais robustos mostram a crescente preferência dos estudantes por metodologias de aprendizado autodirigido (como plataformas de educação a distância [EaD], *microlearning*, etc.), que se baseiam em tecnologias virtuais e promovem maior autonomia, flexibilidade e personalização do aprendizado. No Brasil, dados de 2023 mostram que 65,2% dos estudantes de nível superior e 65,4% dos estudantes em nível de pós-graduação estavam matriculados em cursos na modalidade EaD.[13]

3 AVANÇOS NA TRANSFORMAÇÃO DIGITAL NA SAÚDE[14]

- Os **sistemas de prontuário eletrônico** tornaram-se uma parte indispensável da prática médica moderna, não apenas permitindo que os registros de saúde dos pacientes estejam acessíveis e atualizados em tempo real, mas também possibilitando a coleta de dados populacionais em saúde. Os ambientes de saúde estão cada vez mais conectados e digitalizados.
- O volume de **dados do cuidado em saúde** (*big data*) disponível hoje é imenso, e a capacidade de coletar, processar e interpretar dados de saúde em tempo real ajuda na personalização dos cuidados médicos, permitindo que os tratamentos sejam adaptados de acordo com as características individuais dos pacientes e análises de padrões e tendências.
- Especialmente após a pandemia de Covid-19 e a regulamentação do seu uso em diferentes países, assim como no Brasil, vivenciamos o crescimento da **telemedicina**, a qual tem transformado o cuidado médico, sobretudo na dimensão de acesso e conveniência, o que criou novas demandas para a formação de médicos que saibam operar e exercer parte da sua prática clínica em ambientes digitais.
- A **inteligência artificial (IA)** está sendo cada vez mais aplicada na área da saúde, como em diagnósticos, predições de resultados clínicos e automação de processos de saúde. O médico da atualidade precisa estar preparado para trabalhar com essas ferramentas que aos poucos estão sendo incorporadas em diferentes serviços.
- A **internet das coisas (IoT)**, no contexto da saúde, refere-se à conexão de dispositivos médicos e *wearables* (tecnologias vestíveis) à internet, permitindo a coleta e transmissão contínua de dados de pacientes. Dispositivos como monitores cardíacos, sensores de glicose e relógios inteligentes têm sido usados para monitorar condições crônicas, detectar sinais de alerta precocemente e planejar intervenções terapêuticas em tempo real.
- Tecnologias como **realidade aumentada, realidade virtual e robótica** têm colaborado na prática médica, permitindo aos profissionais visualizarem as estruturas anatômicas durante cirurgias de forma precisa ou

orientar procedimentos complexos remotamente. Na formação médica, essas ferramentas permitem que os estudantes pratiquem em cenários virtuais de alta fidelidade, oferecendo uma experiência prática sem colocar pacientes reais em risco.

Analisando as principais transformações apontadas aqui, podemos afirmar que a educação médica não pode se isolar em um tempo em que o conhecimento era limitado, o acesso à informação era difícil e o papel do médico era linear. Com a explosão de novos conhecimentos, com a tecnologia permeando inúmeros aspectos da prática médica e a mudança nas necessidades dos pacientes e dos sistemas de saúde, o treinamento médico precisa evoluir a fim de preparar profissionais não apenas para absorver informações, mas para navegar por um cenário em constante evolução, no qual o conhecimento técnico se cruza com habilidades interpessoais, pensamento crítico e a capacidade de trabalhar de maneira ética e eficiente com as tecnologias emergentes.

Um mundo com novas materialidades que se expressam em espaços de estudo, pesquisa e trabalho virtuais nos obriga a pensar em uma prática pedagógica inovadora, que também se insira nesse diferente mundo e se aproxime e se conecte com os estudantes dessa geração. O conceito de modernidade líquida pode se encaixar muito bem para essa nova geração, na qual as relações sociais são em sua maior parte "conexões" e, como tais, podem ser interrompidas e desfeitas sem muito trabalho.[15] O educador precisa considerar estar nesse momento histórico tão fluido e se preparar para isso. Nesse contexto, as metodologias ativas de ensino e aprendizagem podem ser uma forma de dialogar com uma nova geração líquida e digital.

O mito de que "sempre fizemos assim e deu certo" ignora essas transformações e impede que os futuros médicos estejam prontos para os desafios atuais e das próximas décadas. Hoje, o acesso ao conhecimento é praticamente ilimitado, com estudantes de medicina podendo consultar as mais recentes evidências científicas em segundos, diretamente de seus dispositivos móveis. No entanto, essa abundância de informações requer que eles desenvolvam habilidades de filtragem crítica e tomada de decisão, algo que não é possível alcançar por meio de métodos passivos de ensino. Para os futuros médicos, isso significa não apenas aprender a usar essas ferramentas, mas interpretar dados com precisão, tomar decisões informadas e integrar novas tecnologias de forma crítica em suas práticas, sem perder o foco no cuidado humanizado.

Por fim, o século XXI também trouxe à tona a **democratização da informação**, com o fácil acesso ao conhecimento médico por meio da internet, das plataformas digitais e, mais recentemente, das ferramentas de IA. Os pacientes estão cada vez mais informados e exigem um papel ativo em suas decisões de saúde, o que cria novas expectativas sobre o relacionamento com os médicos. Essa transformação reforça a importância das competências interpessoais na escola médica, a fim de que precisam ser ensinadas desde cedo de modo a preparar os futuros profissionais para uma prática médica que seja tanto tecnicamente competente quanto humanamente sensível.

Considerando tudo isso, é possível dizer que a educação médica pode permanecer a mesma e ainda atender às demandas do século XXI?

COMPETÊNCIAS PARA A MEDICINA NO SÉCULO XXI

"O médico que apenas sabe medicina, nem medicina sabe."
Abel Salazar

Como bem disse o médico e pesquisador português Abel Salazar, a ideia de que ser um bom médico é apenas uma questão de ter vasto conhecimento técnico é bastante equivocada. No cenário médico contemporâneo, a combinação de competências humanísticas e técnicas é fundamental para a formação de profissionais que saibam lidar com as complexidades da prática clínica, a contínua evolução das evidências científicas e a transformação constante do próprio sistema de cuidados em saúde e suas necessidades sociais.

Um importante relatório publicado na revista *Lancet* em 2010 por Frenk e colaboradores[16] aborda a necessidade de uma reforma global e profunda na educação de profissionais de saúde para o século XXI. O estudo destaca que os currículos de ensino atuais muitas vezes permanecem fragmentados, desatualizados e incapazes de preparar adequadamente os profissionais para as demandas dos sistemas de saúde modernos. O relatório defende que a educação de saúde seja centrada no paciente e focada no desenvolvimento de competências globais, enfatizando o trabalho em equipe interprofissional, o uso ético de tecnologias da informação e a liderança em saúde.

O ensino médico baseado em competências é uma resposta às demandas crescentes por uma assistência à saúde mais eficaz, segura e centrada no paciente, considerando todas as transformações apontadas até agora.[17,18] O currículo baseado em competências foca no desenvolvimento de habilidades práticas e de comunicação, julgamento clínico, sensibilidade ética e trabalho interprofissional, permitindo que a formação médica vá além da simples memorização de conhecimento teórico.

A implementação de currículos baseados em competências exige profundas mudanças pedagógicas, relacionadas não somente ao processo de ensino e aprendizagem, mas também ao processo avaliativo.[19] Um currículo centrado no paciente e voltado para a prática interprofissional promove uma educação médica mais alinhada com as necessidades reais do sistema de saúde e das diferentes populações sob sua responsabilidade.[20] Nesse modelo, o foco da educação está em preparar os futuros médicos para uma prática ética e humanizada, capaz de oferecer cuidados individualizados que considerem as necessidades, os valores e as preferências dos pacientes, além de prepará-los para atuar em sistemas de saúde complexos, nos quais a fragmentação do cuidado pode ser minimizada por meio de uma abordagem colaborativa e centrada no paciente.

A prática baseada em evidências é outro pilar essencial da medicina no século XXI, garantindo que os médicos tomem decisões clínicas informadas pelas melhores e mais recentes evidências científicas. Em um ambiente de saúde cada vez mais complexo, a capacidade de analisar criticamente a literatura médica, interpretar dados e aplicar essas informações de maneira apropriada ao contexto do paciente é uma habilidade indispensável e cujo treinamento se torna essencial na educação médica.

O século XXI também exige que os médicos estejam preparados para atuar de forma sustentável, tanto em suas práticas individuais quanto dentro dos sistemas de saúde.[16] No ensino da medicina, o desenvolvimento da competência relacionada à sustentabilidade dos sistemas de saúde deve ser incorporado de maneira transversal, incentivando os estudantes a refletirem sobre como suas decisões clínicas, desde o uso racional de recursos até a adoção de tecnologias mais eficientes, impactam não somente no cuidado individual, mas no sistema de saúde como um todo.

O papel dos médicos como educadores e promotores de saúde, identificando fatores de risco precocemente e apoiando políticas públicas que incentivem a promoção de saúde e o desenvolvimento de hábitos saudáveis na população, também é central para a sustentabilidade dos sistemas de saúde no futuro. Dessa forma, sua prática beneficiará não apenas seus pacientes, mas também a sociedade como um todo.

TRANSFORMAÇÕES METODOLÓGICAS NA FORMAÇÃO MÉDICA PARA O SÉCULO XXI

METODOLOGIAS ATIVAS DE ENSINO E APRENDIZAGEM

As metodologias ativas de ensino e aprendizagem desempenham um papel fundamental em capacitar os profissionais para enfrentar os desafios contemporâneos dos sistemas de saúde. A transição para o aprendizado ativo está alinhada com a necessidade de formar médicos que saibam trabalhar em um contexto complexo e interdependente, sendo capazes de resolver problemas, aplicar pensamento crítico e colaborar de forma eficaz com outros profissionais de saúde.[16]

Diferente das abordagens tradicionais, baseadas em aulas expositivas e focadas na memorização, as metodologias ativas inserem os estudantes no centro do processo de aprendizado, incentivando-os a pensar de forma crítica, a resolver problemas e a colaborar com seus colegas. Em um campo tão complexo quanto a medicina, no qual o conhecimento é dinâmico e constantemente atualizado, essa abordagem é crucial para formar médicos capazes de se adaptarem a novas realidades e tecnologias, além de desenvolverem habilidades interpessoais fundamentais para a prática clínica.

Uma das principais metodologias ativas utilizadas no ensino médico é a **aprendizagem baseada em problemas** (PBL, do inglês *problem-based learning*), que desafia os estudantes a resolverem casos clínicos reais ou simulados. A metodologia PBL promove o aprendizado autônomo, estimulando a pesquisa, a discussão e a aplicação do conhecimento de forma prática, o que é essencial para a formação de médicos que enfrentam situações complexas e inesperadas em sua prática diária. Além disso, a metodologia PBL prepara os futuros médicos para lidarem com a realidade do cuidado contínuo e multidisciplinar, que exige pensamento crítico e tomada de decisões baseadas em evidências.[21]

Outro exemplo de metodologia ativa cada vez mais utilizada no ensino médico é a **aprendizagem baseada em equipes** (TBL, do inglês *team-based learning*), que envolve os estudantes em um processo de aprendizado colaborativo, no qual trabalham em equipes para resolver problemas clínicos complexos. A metodologia TBL não apenas promove o aprendizado de conceitos médicos, mas também desenvolve habilidades essenciais de comunicação e trabalho em equipe, que são cruciais para o exercício da medicina em ambientes interdisciplinares. Além disso, ela proporciona uma experiência prática dessa colaboração, preparando os estudantes para o trabalho em equipe que encontrarão na prática clínica.[22]

Além do desenvolvimento de competências técnicas e interpessoais, as metodologias ativas de ensino ajudam a criar um ambiente de aprendizado mais dinâmico e envolvente. Isso é particularmente importante para as novas gerações de estudantes, como os *millennials* e a geração Z, que preferem abordagens mais interativas e menos centradas no professor. A **sala de aula invertida** (*flipped classroom*), por exemplo, na qual os estudantes estudam o conteúdo teórico de forma independente e usam o tempo em sala para discutir e aplicar o conhecimento em casos práticos, é uma estratégia eficaz para engajá-los e promover uma aprendizagem mais ativa e personalizada. Essa abordagem também permite que o tempo de sala de aula seja utilizado de forma mais eficiente, com foco em discussões clínicas e resolução de problemas, aspectos fundamentais para a formação médica.[23]

O **ensino baseado em casos** e o uso de casos é uma ferramenta fundamental nas metodologias ativas de ensino e aprendizagem, como as recém-citadas, pois promove a aplicação prática do conhecimento teórico em situações reais ou simuladas. Ao trabalhar com casos clínicos, os estudantes são desafiados a analisar problemas complexos, tomar decisões e desenvolver soluções, exercitando o raciocínio clínico. Isso os coloca no centro do processo de aprendizado, estimulando a autonomia e a colaboração em equipe.[24,25]

Ao promoverem uma participação mais ativa dos estudantes no processo de aprendizado, essas metodologias contribuem para a formação de médicos mais críticos, reflexivos e capazes de se adaptar às constantes mudanças do mundo atual. Ao estimularem a aplicação prática do conhecimento, as metodologias ativas ajudam a reduzir a lacuna entre a teoria e a prática, formando profissionais mais preparados para enfrentar os desafios da prática clínica real. Além disso, essas metodologias saem do modelo com foco no desenvolvimento do "profissional com melhor capacidade de conhecimento científico" para o modelo "profissional com melhor capacidade de atuação clínica colaborativa e centrada no paciente", pois elas permitem, além do desenvolvimento de competências técnicas, o desenvolvimento de outras competências humanísticas, relacionais, de comunicação e liderança, mobilizadas durante o processo de construção colaborativa e ativa do aprendizado.

Outro benefício das metodologias ativas é inserir os estudantes na centralidade do processo, o que implica o desenvolvimento da competência de proatividade e responsabilidade com seu processo de aprendizado. Essa competência é particularmente importante para construir capacidade de aprendizado ao longo da vida na área médica. O conceito de **aprendizado ao longo da vida** (*lifelong learning*) é fundamental na educação médica, pois a formação inicial de um médico, embora essencial, é apenas o ponto de partida de um processo contínuo de desenvolvimento profissional.[26] Para que os médicos possam oferecer o melhor cuidado possível aos seus pacientes ao longo de suas carreiras, é vital que eles reflitam permanentemente sobre sua prática, identifiquem áreas de melhoria e mantenham o compromisso de atualização constante em resposta às mudanças na ciência e às necessidades dos sistemas de saúde.

METODOLOGIAS DE AVALIAÇÃO PARA A TRANSFORMAÇÃO DA FORMAÇÃO MÉDICA

Além da escolha da metodologia de ensino e aprendizagem, a escolha do modelo adequado de avaliação também tem papel fundamental no desenvolvimento das competências dos estudantes de medicina, especialmente em um cenário de formação que está se afastando do modelo tradicional de memorização e avançando para um formato mais prático e interativo.

A **avaliação formativa contínua** tem se mostrado uma excelente ferramenta para acompanhar o progresso dos estudantes ao longo de sua formação. Substituindo e/ou complementando os modelos focados em exames finais, a avaliação formativa permite monitorar o aprendizado de maneira constante, oferecendo *feedback* construtivo e corretivo em intervalos regulares. Ferramentas como o portfólio reflexivo, no qual os estudantes documentam suas experiências clínicas, seus erros e aprendizados, são especialmente valiosas para promover o autoconhecimento e a reflexão crítica, aspectos essenciais na prática médica.[27]

Outro ponto a ser considerado no desenvolvimento dos futuros médicos é o ***feedback* imediato e construtivo**, que se torna um complemento essencial da avaliação formativa. O *feedback* oportuno tem o poder de ajustar o curso do aprendizado, corrigindo erros e incentivando comportamentos desejados enquanto o conhecimento ainda está sendo consolidado. Para que o *feedback* seja eficaz, ele deve ser específico, claro, baseado em evidências observáveis e em um ambiente de apoio, no qual os estudantes se sintam seguros para reconhecer suas fraquezas e trabalhar na melhoria de suas habilidades.[28]

No contexto da formação médica, uma metodologia amplamente adotada para avaliar habilidades práticas é a **avaliação clínica objetiva estruturada** (OSCE, do inglês *objective structured clinical examination*). Nesse modelo, os estudantes são avaliados em estações de simulação, onde enfrentam cenários clínicos específicos e devem realizar tarefas, como fazer um exame físico, discutir um plano de tratamento ou comunicar-se com um paciente, permitindo a avaliação tanto do conhecimento como de habilidades técnicas e atitudinais.[29]

Mais recentemente, as **atividades profissionais confiáveis** (EPAs, do inglês *entrustable professional activities*) também têm se tornado uma abordagem inovadora e eficaz no processo de avaliação da formação médica. As EPAs integram habilidades, atitudes e conhecimentos em contextos práticos da vida real, permitindo que os estudantes demonstrem seu nível de competência ao realizar tarefas com supervisão direta, até que estejam prontos para praticar essas atividades de forma independente.[30] A avaliação por EPAs fornece dados claros e acionáveis sobre o desempenho dos estudantes, o que facilita a adaptação dos currículos para atender às necessidades individuais de aprendizado.

TRANSFORMAÇÃO DIGITAL NA FORMAÇÃO MÉDICA

No passado, grande parte do treinamento médico era voltada para a memorização de informações detalhadas sobre doenças, tratamentos e interações medicamentosas. Com o acesso instantâneo a ferramentas digitais, como sistemas de prontuário eletrônico, aplicativos de suporte à decisão, bases de dados com evidências científicas atualizadas e o uso da IA como apoio à prática clínica, o foco da formação médica deveria estar mudando para a capacidade de raciocínio clínico e a análise crítica de dados e do uso dessas tecnologias na prática médica.

Os médicos agora precisam ser capazes de interpretar informações complexas, avaliar a relevância dos dados disponíveis e aplicar o conhecimento de forma contextualizada, em vez de confiar exclusivamente em sua memória. Essa transição exige uma nova abordagem na formação médica, na qual o desenvolvimento de habilidades de pensamento crítico e a tomada de decisão informada por dados e evidências são prioridades. A educação médica deve, portanto, preparar os estudantes para entender como esses sistemas funcionam, quais são suas limitações e como integrá-los à prática clínica de maneira ética e eficiente.

As tecnologias emergentes também estão transformando a maneira como o conhecimento médico pode ser ensinado e desenvolvido durante a formação médica. Ferramentas como simulações realísticas, realidade aumentada e realidade virtual estão se tornando elementos cada vez mais comuns na educação médica, permitindo que estudantes treinem habilidades práticas e tomem decisões clínicas em ambientes controlados e seguros.[31,32]

Além do desenvolvimento de habilidades em áreas clínicas e cirúrgicas, o uso de simuladores e realidade virtual também tem se mostrado positivo em disciplinas básicas como anatomia. Tradicionalmente, a dissecação de cadáveres sempre foi a principal ferramenta de ensino para o aprendizado da anatomia humana. No entanto, a disponibilidade limitada de cadáveres, questões éticas e religiosas, além dos altos custos associados à manutenção de laboratórios de dissecação, têm levado a uma busca por alternativas mais acessíveis e eficientes. Essas novas tecnologias permitem que os estudantes visualizem e interajam com modelos tridimensionais detalhados de órgãos e sistemas anatômicos, sem prejuízo ao aprendizado ou, como mostrado em alguns estudos, revelando-se potencialmente mais efetivas do que os métodos convencionais.[33]

Além dos simuladores e uso da realidade virtual, a incorporação de IA tem sido cada vez mais frequente no ambiente das escolas médicas. A IA pode analisar grandes volumes de dados e fornecer *feedback* em tempo real, permitindo que os estudantes de medicina acompanhem seu desempenho e ajustem seu aprendizado de forma contínua. Ela pode ser um apoio tutorial poderoso em ambientes com dados seguros, potencializando o aprendizado personalizado e acessível. Ela também pode ser usada para treinamentos de habilidades de comunicação e desenvolvimento de pensamento crítico, entre outras possibilidades de seu uso no contexto educacional.[34-36]

Considerando todo esse contexto, o desenvolvimento do letramento digital durante a formação médica torna-se uma necessidade urgente, uma vez que os novos profissionais estarão imersos em um mercado de trabalho cada vez mais digitalizado.[37] Letramento digital refere-se à capacidade de utilizar, compreender e avaliar criticamente as tecnologias digitais em contextos profissionais. No caso dos médicos, isso envolve não apenas o uso de prontuários eletrônicos e sistemas de telemedicina, mas também a habilidade de interpretar algoritmos de IA, utilizar ferramentas de análise de dados e integrar dispositivos de monitoramento remoto na prática clínica. Além disso, como os sistemas de saúde estão em plena transformação digital, os médicos do século XXI precisam desenvolver uma compreensão crítica sobre os impactos éticos, legais e sociais dessas tecnologias. Capacitar os estudantes em letramento digital é essencial para que possam navegar nesse novo cenário com confiança e eficácia, garantindo que a tecnologia seja uma ferramenta para melhorar a qualidade do cuidado, e não uma barreira para a prática médica centrada no paciente.

Apesar dessa reconhecida importância, esse tema ainda é um desafio a ser enfrentado não somente no Brasil, mas em diferentes escolas médicas pelo mundo. Boillat e colaboradores[38] fizeram uma análise da incorporação de tecnologias de saúde digital (TSDs) no currículo das principais faculdades de medicina ao redor do mundo. A pesquisa, realizada em 2022, avaliou os currículos das 60 escolas médicas mais bem classificadas no *ranking* global de ensino superior quanto à presença de tecnologias digitais no ensino médico, incluindo registros eletrônicos de saúde, IA, dispositivos vestíveis, realidade aumentada e virtual. Os resultados revelaram uma baixa integração de TSDs nos currículos médicos. Apenas nove universidades mencionam inovação ou TSDs em suas declarações de missão, e somente quatro dessas universidades oferecem cursos diretamente relacionados ao tema, apontando uma lacuna significativa entre a importância crescente das TSDs na prática médica e a preparação dos futuros médicos para utilizá-las de maneira eficaz.

A fim de garantir que os médicos estejam adequadamente preparados para os desafios do século XXI, é essencial que as TSDs sejam integradas ao currículo central das escolas médicas, com um foco mais abrangente no desenvolvimento de competências tecnológicas.

PREPARANDO PROFISSIONAIS MÉDICOS PARA UM MUNDO EM MUDANÇA

A formação médica no século XXI enfrenta desafios e oportunidades únicas à medida que as demandas da sociedade, dos sistemas de saúde e dos próprios estudantes mudam ao longo do tempo. A educação médica deve ser "viva" e precisa acompanhar essas mudanças, adaptando-se cada vez mais a uma geração de estudantes nativos digitais e que esperam experiências de aprendizado mais dinâmicas e interativas.

Um dos principais desafios a esse necessário processo de transformação da formação médica é a resistência à mudança dentro das instituições de ensino, que muitas vezes permanecem presas a métodos tradicionais, baseados em aulas expositivas e avaliações finais focadas na memorização. A transição para metodologias ativas, o uso de novas tecnologias e o foco em competências transversais exigem não apenas uma mudança de mentalidade, mas também o treinamento e adequado apoio institucional aos educadores, as principais lideranças desse processo.

Por outro lado, as oportunidades de crescimento e inovação na formação médica são inúmeras e nunca foram tão acessíveis como nos últimos anos. A introdução de tecnologias como IA, realidade aumentada e plataformas de *e-learning* oferecem possibilidades ilimitadas para transformar a maneira como os estudantes aprendem e como os médicos são treinados. No entanto, o verdadeiro potencial dessas tecnologias só será atingido se elas forem integradas de forma eficaz aos currículos e acompanhadas por uma abordagem pedagógica que coloque os estudantes no centro do processo de aprendizado.

Nesse sentido, o equilíbrio entre inovação tecnológica e humanização do cuidado é um dos principais pilares para a formação de médicos preparados para o futuro. As ferramentas tecnológicas têm um grande potencial para transformar o cuidado em saúde, mas essas inovações devem ser complementadas por uma prática médica que valorize o contato humano, a comunicação, o cuidado compartilhado e a construção de relacionamentos duradouros com os pacientes, algo alcançável pela mudança de metodologias de ensino e aprendizagem durante a formação de base e pela educação continuada dos profissionais.

A preparação dos profissionais médicos para o futuro também implica cultivar uma mentalidade adaptativa e resiliente, capaz de lidar com as constantes mudanças e pressões no cenário da saúde, tais como crises de saúde pública, a sustentabilidade dos sistemas de saúde e a constante busca pela promoção da equidade no acesso aos cuidados médicos.

Isso exige uma formação que valorize não apenas o conhecimento técnico, mas também a capacidade de resolver problemas complexos e considerar as implicações sociais e éticas de suas práticas. A educação médica do século XXI, portanto, deve ser um processo contínuo de aprendizado, em que os médicos desenvolvam habilidades para se adaptar a novas realidades e, ao mesmo tempo, permaneçam comprometidos com a prestação de cuidados centrados no ser humano.

REFERÊNCIAS

1. Foucault M. O nascimento da Clínica. 7. ed. Rio de Janeiro: Forense Universitária; 2015.
2. Pagliosa FL, Da Ros MA. O relatório Flexner: para o bem e para o mal. Rev Bras Educ Med. 2008;32(4):492-9.

3. McWhinney IR. The evolution of clinical method. In: Stewart M, Brown JB, Weston WW, McWhinney IR, McWilliam CL, Freeman TR, editors. Patient-centered medicine: transforming the clinical method. 3rd ed. Oxford: Radcliffe; 2014. p. 18-32.
4. Balint M. The structure of training-cum-research-seminars. Its implication for medicine. J Roy Coll Gen Pract. 1969;17(81):201.
5. Simpson M, Buckman R, Stewart M, Maguire P, Lipkin M, Novack D, et al. Doctor-patient communication: the Toronto consensus statement. BMJ. 1991;303(6814):1385-7.
6. Weisz G, Nannestad B. The World Health Organization and the global standardization of medical training: a history. Glob Health. 2021;17(1):96.
7. Institute for Health Metrics and Evaluation. Global burden of disease 2021: findings from the GBD 2021 study. Seattle: IHME; 2024.
8. World Health Organization. Global spending on health: rising to the pandemic's challenges [Internet]. Geneva: WHO; 2022 [capturado em 23 mar 2024]. Disponível em: https://www.who.int/publications/i/item/9789240064911.
9. Porter ME, Teisberg EO. How physicians can change the future of healthcare. Jama. 2007;297(10):1103-1111.
10. Porter ME. What is value in health care? N Engl J Med. 2010;363(26):2477-81.
11. Alsoufi A, Alsuyihili A, Msherghi A, Elhadi A, Atiyah H, Ashini A, et al. Impact of the COVID-19 pandemic on medical education: medical students' knowledge, attitudes, and practices regarding electronic learning. PLoS One. 2020;15(11):e0242905.
12. Eckleberry-Hunt J, Lick D, Hunt R. Is medical education ready for Generation Z? J Grad Med Educ. 2018;10(4):378-81.
13. Sindicato das Mantenedoras de Ensino Superior. Mapa do ensino superior no Brasil. 14. ed. São Paulo: SEMESP; 2024.
14. Naik N, Hameed BMZ, Sooriyaperakasam N, Vinayahalingam S, Patil V, Smriti K, et al. Transforming healthcare through a digital revolution: a review of digital healthcare technologies and solutions. Front Digit Health. 2022;4:919985.
15. Bauman Z. Modernidade líquida. Rio de Janeiro: Zahar; 2021.
16. Frenk J, Chen L, Bhutta ZA, Cohen J, Crisp N, Evans T, et al. Health professionals for a new century: transforming education to strengthen health systems in an interdependent world. Lancet. 2010;376(9756):1923-58.
17. Brasil. Ministério da Educação. Resolução nº 3, de 20 de junho de 2014. Diretrizes Curriculares Nacionais do Curso de Graduação em Medicina. Brasília: MEC; 2014.
18. Frank JR, Snell L, Sherbino J, editors. CanMEDS 2015 physician competency framework [Internet]. Ottawa: Royal College of Physicians and Surgeons of Canada; 2015 [capturado em 23 mar 2024]. Disponível em: http://canmeds.royalcollege.ca/uploads/en/framework/CanMEDS%202015%20Framework_EN_Reduced.pdf.
19. Touchie C, ten Cate O. The promise, perils, problems and progress of competency-based medical education. Med Educ. 2016;50(1):93-100.
20. Gantayet-Mathur A, Chan K, Kalluri M. Patient-centered care and interprofessional collaboration in medical resident education: where we stand and where we need to go. Humanit Soc Sci Commun. 2022;9(206):1-8.
21. Trullàs JC, Blay C, Sarri E, Pujol R. Effectiveness of problem-based learning methodology in undergraduate medical education: a scoping review. BMC Med Educ. 2022;22:104.
22. Zhang W, Wei J, Guo W, Wang Z, Chen S. Comparing the effects of team-based and problem-based learning strategies in medical education: a systematic review. BMC Med Educ. 2024;24:172.
23. King AM, Gottlieb M, Mitzman J, Dulani T, Schulte SJ, Way DP. Flipping the classroom in graduate medical education: a systematic review. J Grad Med Educ. 2019;11(1):18-29.
24. Kim S, Phillips WR, Pinsky L, Brock D, Phillips K, Keary J. A conceptual framework for developing teaching cases: a review and synthesis of the literature across disciplines. Med Educ. 2006;40(9):867-76.
25. Thistlethwaite JE, Davies D, Ekeocha S, Kidd JM, MacDougall C, Matthews P, et al. The effectiveness of case-based learning in health professional education: a BEME systematic review: BEME Guide No. 23. Med Teach. 2012;34(6):e421-44.

26. Ross S, Pirraglia C, Aquilina AM, Zulla R. Effective competency-based medical education requires learning environments that promote a mastery goal orientation: a narrative review. Med Teach. 2022;44(5):527-34.
27. Watling CJ, Ginsburg S. Assessment, feedback and the alchemy of learning. Med Educ. 2019;53(1):76-85.
28. Castro MABE, Almeida RLM, Lucchetti ALG, Tibiriçá SHC, Ezequiel OS, Lucchetti G. The use of feedback in improving the knowledge, attitudes and skills of medical students: a systematic review and meta-analysis of randomized controlled trials. Med Sci Educ. 2021;31(6):2093-104.
29. Khan KZ, Ramachandran S, Gaunt K, Pushkar P. The Objective Structured Clinical Examination (OSCE): AMEE Guide No. 81. Part I: an historical and theoretical perspective. Med Teach. 2013;35(9):e1437-46.
30. ten Cate O, Graafmans L, Posthumus I, Welink L, van Dijk M. The EPA-based Utrecht undergraduate clinical curriculum: development and implementation. Med Teach. 2018;40(5):506-13.
31. Rodgers DL, Needler MBA, Robinson A, Barnes R, Brosche TMSN, Hernandez JMD, et al. Artificial Intelligence and the simulationists. Simulation in healthcare: the journal of the Society for Simulation in Healthcare. 2023;18(6):395-9.
32. Kyaw BM, Saxena N, Posadzki P, Vseteckova J, Nikolaou CK, George PP, et al. Virtual reality for health professions education: systematic review and meta-analysis by the Digital Health Education Collaboration. J Med Internet Res. 2019;21(1):e129-59.
33. Salimi S, Asgari Z, Mohammadnejad A, Teimazi A, Bakhtiari M. Efficacy of virtual reality and augmented reality in anatomy education: a systematic review and meta-analysis. Anat Sci Educ. 2024.
34. Gordon M, Daniel M, Ajiboye A, Uraiby H, Xu NY, Bartlett R, et al. A scoping review of artificial intelligence in medical education: BEME Guide No. 84. Med Teach. 2024;46(4):446-70.
35. Rampton V, Mittelman M, Goldhahn J. Implications of artificial intelligence for medical education. Lancet Digit Health. 2020;2(3):e111-2.
36. Mir MM, Mir GM, Raina NT, Mir SM, Mir SM, Miskeen E, et al. Application of artificial intelligence in medical education: current scenario and future perspectives. J Adv Med Educ Prof. 2023;11(3):133-40.
37. Mesko B, Győrffy Z. The rise of the empowered physician in the digital health era: viewpoint. J Med Internet Res. 2019;21(3):e12490.
38. Boillat T, Otaki F, Baghestani A, Zarnegar L, Kellett C. A landscape analysis of digital health technology in medical schools: preparing students for the future of health care. BMC Med Educ. 2024;24(1):1011.

O PAPEL DA MEDICINA DE FAMÍLIA E COMUNIDADE NA FORMAÇÃO DO MÉDICO

CAPÍTULO II

PATRICIA SAMPAIO CHUEIRI
ANDREIA BEATRIZ SILVA DOS SANTOS
ELDA MARIA STAFUZZA GONÇALVES PIRES

O Sistema Único de Saúde (SUS) é organizado na lógica das redes de atenção à saúde, configuração horizontal de organização dos serviços de saúde, responsável pelos seus resultados sanitários e econômicos e que coloca a Atenção Primária à Saúde (APS) como ponto central de comunicação e a principal porta de entrada do sistema de saúde.[1]

A APS brasileira, no modelo da Estratégia Saúde da Família (ESF), é reconhecida nacional e internacionalmente, pois teve impacto em importantes indicadores de saúde e melhorou iniquidades da assistência à saúde no SUS.[2,3] A organização do processo de trabalho na ESF é um grande desafio e envolve a aplicação de recursos humanos qualificados e capacitados, tecnologias e racionalidades adequadas, respeitando os preceitos propostos para a promoção do cuidado à saúde. Ela pretende, assim, responder às necessidades de saúde das pessoas e buscar a satisfação dos usuários e das equipes de saúde.[4]

Ao longo dos últimos anos, a ESF tornou-se gradualmente um campo de estágio essencial para a formação médica,[5] impulsionada não apenas pelas diretrizes curriculares de 2014,[6] mas também por outras políticas, como o Ver-SUS (2004)[7] e o Programa de Educação pelo Trabalho para a Saúde (2010),[8] e pela necessidade social e obrigação constitucional de adequar a formação médica às necessidades de saúde da população e à organização do SUS.[9]

Desde 1940, como uma reação a mudanças ocorridas no currículo de medicina de países europeus e após o relatório Flexner nos Estados Unidos, documentos internacionais apontam (1) a importância de um olhar ampliado para o cuidado; (2) a necessidade de inclusão do pensamento também sobre o coletivo e não somente sobre o indivíduo; (3) a necessária integração com a comunidade; e (4) a relevância de outros cenários de práticas, diferentes do hospital.[10,11]

A partir desses debates, no final do século XX, a APS e a medicina de família e comunidade (MFC) começaram a ser incluídas nos currículos médicos americanos, canadenses e europeus, ao mesmo tempo em que a especialidade crescia com a ampliação das residências médicas e a criação de departamentos nas universidades.[12-15] Por outro lado, um dos mais importantes estudos sobre a educação médica na América Latina realizado no final da década de 1960 apontou a dificuldade de inclusão da medicina integral – como a MFC foi nomeada em alguns países – como campo de estágio para a formação médica nessa região.[16]

No Brasil, tal discussão também acontecia, porém só ganhou força a partir da década de 1960, com os movimentos da medicina comunitária e de integração docente assistencial, com a reforma sanitária e a oficialização dos programas de residência médica em MFC (1980), com o trabalho da Comissão Interinstitucional de Avaliação do Ensino Médico (CINAEM) em 1991 e, por fim, com o aumento no número de faculdades de medicina, sobretudo privadas.[11,17] E este é um debate que persiste até hoje.

Oficialmente, apenas em 1969 foi publicada a primeira resolução que instituiu o currículo mínimo de um curso de medicina, e somente em 1971 o internato passou a ser obrigatório no país.[11] Depois de 30 anos, em 2001, as novas diretrizes curriculares para medicina foram aprovadas nacionalmente com a publicação do Plano Nacional de Educação.[18] Em 2014, essas diretrizes foram revisitadas, e uma nova versão das diretrizes curriculares para o curso médico foi aprovada, seguindo vigente até hoje.[6]

Essa última diretriz exige, entre outras coisas, estágios curriculares na APS, trazendo assim, por força de lei, o médico de família e comunidade para dentro das escolas médicas. Então, quando comparada com outras especialidades médicas, a MFC tem uma história mais recente no currículo das escolas médicas no Brasil.[10]

Nesse contexto de recente entrada do médico de família na graduação, o debate sobre o papel dessa especialidade na formação médica ganhou fôlego renovado no Brasil, embora não seja novo. Ele costuma vir acompanhado de debates e críticas sobre a formação médica, que valoriza demasiadamente o caráter biológico do cuidado e que reduz o olhar do estudante, bem como sobre a necessidade de mudança nas metodologias de ensino.

A atual diretriz curricular do curso de medicina exige uma trajetória curricular que possibilite ao formando um olhar crítico-reflexivo, uma prática ética e humanista do cuidado, com compromisso social, olhar ampliado sobre o processo saúde-doença e todos os fatores que o determinam e capacidade de atuar nos diferentes cenários dos sistemas de saúde.[6]

A diretriz brasileira está alinhada com o estabelecido na literatura em educação médica, em que o egresso do curso de medicina deve ter diversas competências desenvolvidas para praticar atos médicos, além do conhecimento técnico-científico robusto. Por exemplo, o Accreditation Council for Graduate Medical Education e o Royal College of Physicians and Surgeons of Canada elencam as áreas de comunicação, liderança, trabalho em equipe, profissionalismo, academicismo e visão sistêmica de saúde como essenciais para o desenvolvimento dessas outras competências.[19,20]

Nesse sentido, a MFC, ao proporcionar uma inserção precoce do estudante na ESF, oportuniza um campo fértil para a prática supervisionada e o desenvolvimento dessas competências, para além do conhecimento biomédico, tornando-se um espaço essencial para o alcance desse perfil profissional e o desenvolvimento de currículos baseados em competências, pois assegura experiências concretas de aprendizagem.

Um aspecto importante é que a legislação brasileira dá licença ampla para a atuação de um médico logo após os seis anos de graduação, pois não exige especialização (residência) para a prática médica. Assim, esse profissional poderá se formar e, em seguida, atuar em diversos cenários do sistema de saúde, como a APS, sem formação especializada. Tal condição é diferente da de outros países, como Estados Unidos, Alemanha e Reino Unido, em que o médico formado só pode atuar de maneira independente após dois anos de prática profissional supervisionada. Portanto, o currículo médico brasileiro deve expor o aluno aos mais diversos campos de prática, permitindo que ele conheça e atue frente às doenças mais prevalentes em nossa população nos mais diferentes cenários.

Considerando-se tudo o que foi exposto anteriormente, este capítulo tem como objetivo colaborar com o atual debate sobre o papel da medicina de família e comunidade na graduação médica, tendo como referência o perfil traçado pelas diretrizes curriculares nacionais de 2014, contextualizado no cenário brasileiro de regulação da atuação médica.

As contribuições descritas a seguir, como papel da MFC, nasceram da experiência profissional e da reflexão das autoras a partir da intersecção dos princípios da MFC[21] com os atributos da APS,[22] conforme mostrado no Quadro II.1, e com a posição que a APS tem no SUS,[1] representada na Figura II.1. A ideia não é esgotar todo o potencial de contribuição que a MFC tem na formação médica, mas sim trazer um olhar a partir das especificidades dessa especialidade médica.

A Figura II.1 ilustra o posicionamento privilegiado da MFC entre a população e o sistema, buscando facilitar a compreensão desse olhar tão específico que, por um lado, vê o sistema de saúde como um todo – todos os serviços oferecidos e os caminhos percorridos – e, pelo ângulo oposto, observa os indivíduos sob sua responsabilidade como seres únicos e também como uma população ou coletividade.

Com vistas a uma contribuição mais didática, o presente capítulo foi dividido em seis grandes partes:

1 A contribuição da MFC para o cuidado individual
2 A contribuição da MFC para a gestão da clínica
3 A contribuição da MFC para o olhar populacional (coletivo)
4 A contribuição da MFC para a compreensão da organização dos sistemas de saúde
5 A contribuição da MFC para a extensão universitária
6 Quando, como e onde a MFC pode se inserir no currículo

Quadro II.1
Princípios da medicina de família e comunidade (MFC) e atributos da atenção primária à saúde (APS)

Princípios da MFC	Atributos da APS
1. O médico de família e comunidade está comprometido com as pessoas e com as necessidades de cuidado definidas por elas. 2. O médico de família e comunidade é um clínico competente e habilidoso. 3. A relação médico-paciente é o centro da prática da MFC. Não há indicação de rastreamento nesse momento. 4. As subjetividades e emoções estão incorporadas no método de cuidado da MFC. 5. O contexto comunitário e o contexto individual são compreendidos e incluídos no cuidado da MFC. 6. Os encontros clínicos na MFC são usados como oportunidades para promoção à saúde e prevenção de doenças. 7. O médico de família e comunidade tem responsabilidade e é influenciado por uma população definida. 8. O médico de família e comunidade realiza suas atividades em ambientes diversos: clínica, domicílio, comunidade, hospital. 9. O médico de família e comunidade tem responsabilidade pela gestão de recursos.	1. Acesso 2. Longitudinalidade 3. Integralidade 4. Coordenação do cuidado 5. Abordagem familiar 6. Abordagem comunitária 7. Competência cultural

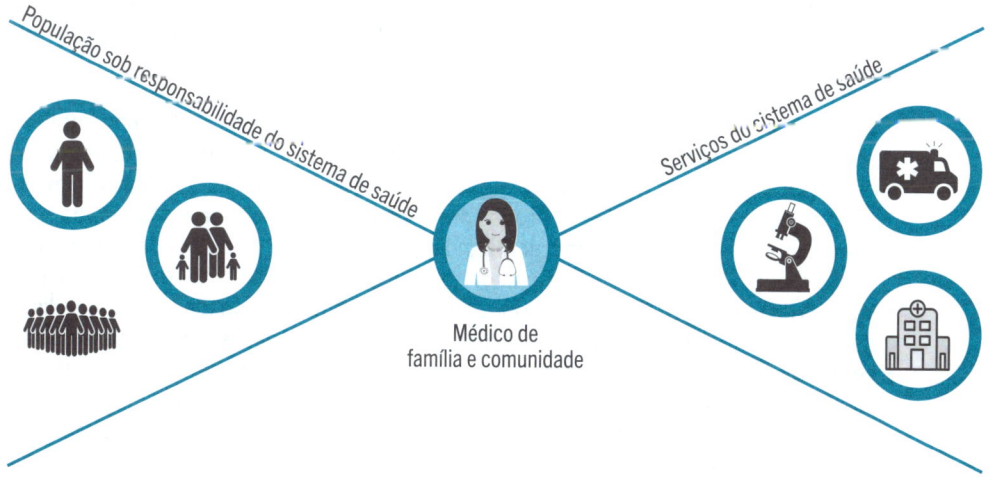

● **FIGURA II.1**
A posição privilegiada da medicina de família e comunidade (MFC) entre a população e o sistema de saúde.

A CONTRIBUIÇÃO DA MFC PARA O CUIDADO INDIVIDUAL

As contribuições da MFC para o cuidado clínico (assistencial) são inúmeras. A principal delas, que dividimos com outras especialidades médicas, é o ensino do diagnóstico e do cuidado de pessoas com problemas de saúde. No entanto, no caso da MFC, esse ensino acontece dentro de um contexto comunitário, que é a porta de entrada do sistema de saúde, e envolve os problemas mais frequentes de uma população, sem filtro de idade, de grupos de doença ou de sistemas do corpo humano. Mas o que essas características trazem de diferente?

Essas características têm implicações importantes e únicas para a formação do médico, principalmente em relação ao ensino (1) do raciocínio clínico e da maneira de lidar com o risco, a incerteza e a complexidade; (2) das habilidades de comunicação; e (3) de aspectos do profissionalismo.[23,24]

SOBRE O RACIOCÍNIO CLÍNICO E A MANEIRA DE LIDAR COM O RISCO, A INCERTEZA E A COMPLEXIDADE

A MFC traz consigo três aprendizados principais para o estudante no que se refere ao raciocínio clínico e à maneira de lidar com risco, incerteza e complexidade. O primeiro é o desenvolvimento da capacidade de realizar diagnósticos diferenciais; o segundo é o uso do contexto para tomada de decisões diagnósticas e terapêuticas; e o terceiro é o uso do tempo para elucidação diagnóstica, adesão ao tratamento e proposição de mudanças de hábitos e promoção à saúde.[23,24]

A capacidade de realizar diagnóstico diferencial e trabalhar com sintomas, e não necessariamente com doenças – competência essencial da especialidade –, vem de duas características da APS: (1) ser a principal porta de entrada do sistema de saúde e (2) estar inserida no contexto comunitário.

O fato de a APS ser a porta de entrada do sistema de saúde tem algumas implicações gerais: a pessoa que busca cuidado ainda não passou pelo sistema, ou seja, ainda não contou sua história para alguém, nem teve seu motivo de consulta investigado. Esse contexto obriga o profissional a gerar hipóteses e a testá-las, de modo que sua capacidade de realizar diagnósticos diferenciais é colocada em prática. Isso é essencial para o ensino médico, pois é o oposto do que acontece nos ambulatórios de especialidades focais, onde há uma exigência de um diagnóstico e a lista de possibilidades diagnósticas é restrita, ou onde muitas vezes o paciente já chega com o diagnóstico. Na APS, o estudante precisa abordar o sintoma sem qualquer indicação de qual será o diagnóstico subjacente, o que ajuda a desenvolver o raciocínio clínico, um aprendizado que pode ficar comprometido em uma formação centrada em ambulatórios especializados.

Ademais, o fato de ser a principal porta de entrada do sistema de saúde significa estar à frente de uma diversidade de problemas para os quais é necessário ofertar cuidado: queixas agudas e subagudas, urgências e emergências, queixas crônicas, pequenas cirurgias, problemas de saúde mental, sociais e pedidos administrativos.[23,25] A natureza dos motivos de consulta na APS é diversa, de modo que usá-la como campo de prática, principalmente durante o internato, significa expor o aluno a esses diferentes desafios do cuidado. E além dessa diversidade de problemas, na APS o raciocínio clínico e o plano de cuidado em geral são feitos de forma simultânea para mais de um problema de saúde, o que traz desafios adicionais ao estudante.

Há também na APS uma complexidade que não é exatamente biológica, envolvendo problemas como violência, impacto da saúde planetária na saúde individual, negligências parentais, gravidez não desejada, vulnerabilidades sociais e econômicas, casos estes que possibilitam ao estudante vivenciar a prática médica a partir de outros ângulos, que vão muito além da fisiopatologia.

Nessas situações de complexidade da vida, é essencial que a MFC assuma a responsabilidade por apoiar o aluno, possibilitando o aprendizado sobre o cuidado a partir de outras perspectivas, sobre as limitações da prática médica e sobre a essencialidade do trabalho em equipe e intersetorial.

O segundo ponto – o uso do contexto para tomada de decisões diagnósticas e terapêuticas – está ligado a uma característica da APS brasileira: o fato de estar inserida na própria comunidade onde vive a pessoa que busca cuidado. Isso possibilita que as tomadas de decisão incluam, além do conhecimento fisiopatológico e das evidências, o uso concreto da epidemiologia e principalmente o uso do contexto individual, familiar e comunitário (cultura, costumes e valores) para qualificar o raciocínio clínico e o plano de cuidado.[23] Assim, é possível ensinar sobre como colocar o conhecimento de quem é a pessoa antes do conhecimento dos problemas de saúde dela, trazendo, portanto, os determinantes sociais do processo saúde-doença para dentro do consultório e da prática de cuidado.

Nesse sentido, além de listar diagnósticos diferenciais, a MFC instiga o aluno a ordená-los usando o contexto, sob a luz da responsabilidade de zelar pelos recursos do sistema de saúde e de fazer a defesa do paciente – duas outras características intrínsecas à especialidade que contribuem para a formação no nível da graduação médica.

O terceiro e último ponto trata do uso do tempo (o médico de família e comunidade sempre pode ver a pessoa no dia seguinte), que é a maior potência da MFC. Ele é essencial para fechar diagnósticos, pois muitas vezes a MFC se depara com problemas de saúde em fases muito iniciais, não sendo possível definir uma única doença no primeiro contato, o que propicia o ensino também a partir de sintomas, e não somente de doenças.

Ademais, nesses casos, muitas vezes apenas a demora permitida possibilita que o profissional chegue a um diagnóstico. Assim, o estudante também pode vivenciar na prática a história natural das doenças, aprendendo a lidar com a incerteza na prática médica e compreendendo a possibilidade de apenas acompanhar o desenrolar de um problema de saúde sem a necessidade de uma conduta terapêutica para além dessa observação atenta. Com isso, o aluno aprenderá a lidar com os desafios trazidos pela incerteza, mas também a comunicar essas incertezas da prática médica para a pessoa que busca cuidado.

Além de apoiar a elucidação diagnóstica, o cuidado longitudinal é fundamental no aprendizado da construção do vínculo e de uma relação de confiança, características essenciais (1) que permitem que as pessoas tragam ao consultório todas as questões envolvendo o cuidado e suas necessidades; (2) que possibilitam sua adesão a tratamentos longos; e (3) que as motivem para a mudança de hábitos e promoção da sua saúde.

Outro ganho associado ao cuidado ao longo do tempo é possibilitar ao estudante a vivência de consultas de retorno, o que lhe dá a oportunidade de avaliar o resultado do próprio trabalho, de aprender sobre adesão ao tratamento (e o que fazer quando isso não acontece conforme o esperado) e de verificar efeitos adversos de terapias instituídas por ele e pela equipe. Além disso, o tempo coloca em perspectiva o conceito de cura e joga luz sobre o conceito de cuidado.

Por fim, na APS muitas vezes nos deparamos com a solicitação de cuidado para pessoas consideradas saudáveis do ponto de vista fisiológico, o que abre as portas para que o aluno aprenda sobre o conceito de risco e vulnerabilidade e sobre tudo que envolve a prevenção quaternária, ou seja, mais dois temas da formação médica na graduação cuja responsabilidade de ensino é da MFC.

SOBRE HABILIDADES DE COMUNICAÇÃO

A prática da MFC no cuidado individual é calcada em três grandes aspectos do método clínico: (1) a organização da consulta; (2) a habilidade de comunicação; e (3) o registro clínico. O primeiro e o último aspectos são abordados no tópico "A contribuição da MFC para a gestão da clínica". A habilidade de comunicação é a principal tecnologia da MFC, pois é ela que permite centrar o cuidado na pessoa e criar vínculo.

O método clínico centrado na pessoa, característico da prática clínica do médico de família e comunidade, proporciona ao aluno a aprendizagem da escuta ativa, do uso e da percepção das linguagens verbal e não verbal, o emprego no momento oportuno de perguntas abertas, focadas e fechadas, a utilização do silêncio e a compreensão do contexto, das subjetividades e emoções individuais.[23,26,27] Esse método também inclui um componente de construção compartilhada do plano de cuidado, exigindo habilidades de compreensão, negociação e divisão de poder com o paciente, competências que são essenciais para a compreensão da história clínica que se apresenta durante a consulta médica de qualquer especialidade.

É na APS também que o aluno é exposto (1) às entrevistas motivacionais, usadas principalmente para apoiar o paciente na mudança de hábitos; (2) ao uso prático do conceito de ética da negativa, quando há necessidade de negar para a pessoa alguma intervenção por ela solicitada/desejada (em razão de não existirem evidências sólidas para seu uso), trazendo para a prática clínica cotidiana o conceito de prevenção quaternária; (3) a diversos tipos de acompanhantes (mães, pais, filhos, esposas, maridos, avós, cuidadores, irmãos, famílias inteiras); (4) a diferentes ambientes de cuidado (domiciliar, ambulatorial, institucional, escolar); e (5) a ciclos de vida diversos (nascimento, final de vida, separação). Todos esses aspectos exigem e propiciam treino de habilidades de comunicação distintas.

Além do cuidado individual, a MFC também proporciona momentos de abordagem familiar, visto que é parte da sua responsabilidade na graduação apresentar de forma introdutória técnicas de tal abordagem.[23] Nesse campo do conhecimento, o aluno, ao usar a abordagem familiar como estratégia de cuidado de uma situação, é exposto a novos desafios em relação à comunicação (p. ex., entrevista com famílias), o que lhe permite discutir conceitos que envolvem família, aspectos de adoecimento e de cuidado que a família pode proporcionar e situações para as quais há evidências de que a abordagem familiar apoia o cuidado, bem como compreender os diferentes ciclos de vida de uma família e suas intersecções com os problemas de saúde.

Ainda fora do cuidado individual, a abordagem em grupo também é uma estratégia de cuidado da MFC, sendo muitas vezes o único cenário onde o estudante terá a possibilidade de vivenciar formas de cuidado que não sejam individuais e que exigem diferentes habilidades de comunicação, com foco em educação em saúde, mas também em tratamento, como ocorre nos grupos de cessação do tabagismo. Além de possibilitar experiências de habilidade de comunicação diferentes, a abordagem em grupos pode oferecer ao aluno outras formas de trabalho multiprofissional e o debate sobre as indicações e o uso de diferentes métodos de abordagem em grupo.[23]

SOBRE O DESENVOLVIMENTO DE ASPECTOS DO PROFISSIONALISMO

Os aspectos abordados neste tópico incluem aqueles que estão fora ou vão além do conhecimento definido como técnico, abrangendo perspectivas em relação à formação da identidade médica e de atitudes para o cuidado, como a prática reflexiva e comprometida com o desempenho, a ética, a responsabilidade social, a competência cultural e o trabalho em equipe.[28]

Uma vez que o lócus privilegiado da prática de MFC é a APS, as atividades desenvolvidas durante o processo de formação ocorrem em sua maioria no território onde as vidas das pessoas acontecem. Isso significa que é possível uma inserção do estudante em uma realidade que permite aproximá-lo dos determinantes sociais da saúde e dos marcadores da diferença, percebendo como eles interferem no processo de saúde, adoecimento e morte das pessoas que vivem na área adscrita àquela unidade básica de saúde. Essa inserção do estudante em um contexto real, palco dos problemas concretos das famílias inseridas em determinada comunidade assistida por uma ESF, surge como o principal estímulo para o aprendizado dos futuros profissionais e certamente consiste em um momento oportuno para que, diante da realidade, o estudante reconheça os limites, as possibilidades e os desafios da prática médica.

Outro aspecto a ser considerado é que, uma vez que amplia o escopo de cenários de atuação médica para além do consultório e do hospital, a MFC demanda o reconhecimento da equidade – princípio filosófico do SUS – como mais um instrumento para a garantia do cuidado das pessoas. Como exemplo, podemos citar a atuação de médicos de família e comunidade nas equipes que trabalham com povos indígenas, população LGBTQIPNA+, população negra, população privada de liberdade, povos romani, população em situação de rua, população rural e população quilombola. A atuação nesses cenários com especificidades e determinantes que incidem sobre o processo do cuidado médico implica o desenvolvimento de habilidades, conhecimentos e atitudes para a prática profissional e dialoga também com o campo da saúde coletiva e com as políticas públicas de saúde. Uma vez inserido nesses variados cenários de prática, o estudante entra em contato com estratégias para o enfrentamento das vulnerabilidades diversas, podendo estar mais próximo dos debates e das práticas que enfrentam e desconstroem o racismo, o sexismo, a LGBTfobia, o machismo, o capacitismo e o etarismo.[29]

Refletindo a partir dos atributos da APS apresentados no Quadro II.1, ser responsável pelo cuidado de uma lista de pessoas e assumir a coordenação desse cuidado traz ao aluno tarefas únicas, como saber escolher as informações necessárias para a descrição do encaminhamento de um paciente, bem como saber que nunca dizemos, na MFC, que um problema não é da nossa área, mesmo que não possamos resolvê-lo, pois temos a obrigação de indicar o caminho e acompanhar o desenrolar do cuidado desse paciente.

Além disso, o trabalho na APS brasileira é intrinsecamente realizado em equipe multiprofissional, ou seja, também é um espaço na graduação para desenvolver habilidades de trabalho em equipe[25] — como comunicação clara e precisa, divisão de tarefas e construção de objetivos comuns, cooperação, aprendizagem mútua, inovação no processo de trabalho e responsabilidade compartilhada pelos resultados obtidos[30] —, bem como para aprender a dialogar com outros setores da sociedade, como escola, assistência social, cultura, instituições do terceiro setor.

A CONTRIBUIÇÃO DA MFC PARA A GESTÃO DA CLÍNICA

A presente seção aborda temas que apoiam o profissional na organização do cuidado dos seus pacientes — a gestão da clínica — e inclui a aprendizagem sobre a organização dos momentos de uma consulta, a gestão da agenda do profissional, a organização das filas de referência, o registro clínico e a responsabilidade pelos recursos da saúde.

Como a consulta médica é a principal ação da MFC, os médicos da especialidade estudam diferentes modelos de organização de consultas. Nesse sentido, a MFC pode ser uma das especialidades que ensina esses modelos e aborda o uso apropriado de cada um deles, discutindo com o aluno as etapas e os objetivos do ato de consultar, as implicações das decisões tomadas durante a consulta, a essencialidade de definição da agenda de consulta com o paciente e a organização do tempo da consulta — para que a última etapa de definição das responsabilidades e das condutas seja feita de maneira tranquila e compartilhada.

Em relação ao registro clínico, a MFC usa o modelo orientado por problemas, proposto pelo médico internista Lawrence Weed na década de 1970, que vem sendo aprimorado até hoje. Esse modelo divide o registro clínico em três grandes partes: (1) a "folha de rosto", que resume os principais dados da pessoa e sua lista de problemas; (2) as folhas de evolução, que usam o modelo de organização das anotações conhecido como SOAP (subjetivo, objetivo, avaliação e plano de cuidado); e (3) as folhas de apoio. Como esse não é o modelo hegemônico no Brasil, apresentar outra forma de registro ao estudante é uma contribuição única da especialidade para a formação médica. Um bom registro clínico melhora o raciocínio clínico, permite o acompanhamento longitudinal adequado e evita interações medicamentosas e efeitos adversos ou alergias, além de possibilitar o trabalho em equipe, ou seja, ele sistematiza e apoia o cuidado.

Outra habilidade necessária para ser médico na APS é fazer a gestão da agenda e a gestão do tempo. Os médicos de família lidam com diferentes necessidades de cuidado, que podem ser divididas em três grandes áreas: (1) necessidades agudas, que são a maior parte da demanda (p. ex., cefaleia, infecções, dores abdominais baixas, corrimentos, agudização de problemas crônicos); (2) necessidades de acompanhamento crônico, que devem ser feitas com base nas melhores evidências e sem excesso em relação à vigilância (p. ex., hipertensão, diabetes, asma, transtornos mentais); e (3) consultas de promoção à saúde e prevenção de doenças (p. ex., pré-natal, puericultura, rastreamentos). Além dessas necessidades de cuidado e das consultas, fazem parte da rotina da APS outras atividades, tais como reuniões de equipe, atividades intersetoriais e comunitárias, consultas domiciliares, rotinas administrativas e de vigilância, encontro de grupos, discussão de casos (matriciamento) e realização de pequenos procedimentos.

A habilidade de organização da agenda e gestão do tempo é algo que o estudante pode vivenciar na APS, sobremaneira nos estágios de imersão típicos do internato. É importante que o professor ou preceptor separe algum momento do aprendizado para discutir temas desse tipo, que normalmente são negligenciados nos currículos da graduação médica.

Por fim, a racionalidade do uso de recursos do sistema de saúde tem como bases conceituais da MFC (1) a prevenção quaternária proposta por Marc Jamoulle, cujo objetivo é proteger os pacientes mais vulneráveis do excesso de medicina; (2) a coordenação do cuidado, que busca principalmente guiar o paciente e integrar o cuidado quando há necessidades de utilização de outros serviços de saúde; e (3) o uso criterioso e contextualizado da medicina baseada em evidências. A discussão da prática clínica sob a luz da responsabilidade, compartilhada com outros atores, sobre a gestão dos recursos deve ser parte dos ensinamentos da MFC, sobretudo durante os estágios de internato, quando o aluno já está mais maduro para compreensão e aplicação de tais conceitos.

A CONTRIBUIÇÃO DA MFC PARA O OLHAR POPULACIONAL (COLETIVO)

O olhar para o conjunto da população do médico de família e comunidade vem dos atributos abordagem comunitária e responsabilidade por uma população específica, calcada em um território ou em uma lista de pessoas sob seu encargo, e da sua posição estratégica dentro dos sistemas de saúde (ver Figura II.1). Portanto, é parte intrínseca da especialidade o olhar populacional, e não só individual. Assim sendo, esse é mais um ponto de contribuição da especialidade para a formação do aluno da graduação.[23,25,26]

Tal característica envolve incluir o aluno em atividades da abordagem comunitária, como realizar diagnósticos populacionais e intervir em problemas de forma coletiva, usando recursos do território ou das redes de apoio da região, assim como em atividades de vigilância à saúde, estratégias de rastreamento e avaliação de resultados do ponto de vista populacional e não individual. O olhar populacional instiga o aluno a desenvolver sua habilidade para o uso de sistemas de informação oficiais, para a realização de relatórios, para o cálculo de indicadores e avaliação dos serviços.[23]

Em geral, esse olhar é trazido mais fortemente no início da graduação, mas acaba se perdendo no restante do período de formação médica. Assim, é interessante retomar esse tema em algum período do internato, quando o aluno é inserido em uma ESF.

Outro ponto importante do olhar populacional da prática da MFC é a compreensão sobre programas de rastreamento. O rastreamento de fatores de risco e de doenças pode ser feito de maneira individual, porém com impacto restrito. No entanto, quando é feito com olhar populacional e de forma organizada, pode ter melhores resultados. Esse é um conteúdo que a MFC traz para a graduação, pois é nesse local que a demanda e a responsabilidade por programas de rastreamento acontecem no sistema de saúde.

Nesse sentido, cabe à MFC ensinar os critérios mínimos para organização de um programa de rastreamento e as orientações para a população sobre os prós e contras das intervenções (habilidade de comunicação sobre risco e educação em saúde), bem como abordar o conceito de prevenção quaternária, apresentando e propiciando debate e reflexão acerca das diretrizes nacionais e internacionais sobre intervenções desse caráter.

A CONTRIBUIÇÃO DA MFC PARA A COMPREENSÃO DA ORGANIZAÇÃO DOS SISTEMAS DE SAÚDE

A posição da MFC no sistema de saúde, representada na Figura II.1, fornece uma visão privilegiada para o profissional dessa especialidade sobre o funcionamento do sistema de saúde. Esse olhar integral para o sistema não vem apenas dessa posição, mas também da responsabilidade de coordenar e fazer a defesa das necessidades dos seus pacientes, o que obriga o médico de família e comunidade a dialogar com todos os demais serviços e a acompanhar o percurso do paciente nas diferentes linhas de cuidado. A visão da MFC sobre o sistema de saúde é um bom parâmetro de avaliação do funcionamento do sistema como um todo,[25] e isso pode ser vivenciado pelo aluno nos estágios de APS.

Essa característica permite que a MFC, juntamente com outras especialidades, como a medicina preventiva e social, contribua para a formação do estudante de medicina em tópicos que envolvem a gestão em saúde (incluindo o funcionamento dos sistemas de saúde, seus objetivos, funções, características e impactos) de maneira mais geral, mas também em tópicos mais específicos sobre o sistema de saúde brasileiro, sua história, suas características (valores e forma de organização), sua contribuição para a sociedade, seus impactos e suas principais políticas, sem deixar de abordar e ensinar, obviamente, a importância da APS para os sistemas de saúde.[29]

A CONTRIBUIÇÃO DA MFC PARA A EXTENSÃO UNIVERSITÁRIA

A extensão universitária tem uma função potencializadora na formação do estudante e na capacidade de intervir em benefício da sociedade, com o propósito de transformação da realidade social, sobretudo das localidades onde as instituições de ensino superior (IES) estão inseridas. As atividades curriculares de extensão constituem um processo interdisciplinar e multidisciplinar, articulado com o ensino e a pesquisa.

Em 2018, a Resolução CNE/CES nº 7/2018 instituiu as Diretrizes para a Extensão na Educação Superior Brasileira, e nela há exigência de que 10% da carga horária do curso sejam voltados para as atividades de extensão. Seus principais objetivos são (1) expandir a interação entre a IES e a comunidade externa; (2) desenvolver atividades que gerem impacto na saúde, no ambiente e na economia; (3) preparar o aluno para o exercício da cidadania e qualificá-lo para o trabalho; (4) contribuir para a formação de profissionais-cidadãos aptos a responder à melhoria das condições sociais da comunidade externa; (5) proporcionar ao aluno uma formação integral, comprometida com a transformação social; e (6) articular ensino, extensão e pesquisa de maneira interdisciplinar.[31]

Por tudo já discutido neste capítulo, percebemos que as atividades desenvolvidas na APS têm uma importância primordial na curricularização da extensão. Estas são as disciplinas que já posicionam o aluno junto à comunidade e possibilitam naturalmente a interação com ela. Nesse cenário, o estudante pode aprender todas as fases de gestão de um projeto de extensão alinhadas ao momento curricular que está vivendo: começa pela identificação de uma necessidade da comunidade, passa pela construção de um projeto em conjunto com a comunidade, pela análise de viabilidade, pela implementação e gerenciamento das atividades propostas e chega até a avaliação dos resultados.

Além do aprendizado na prática, com implementação de projetos, outras habilidades podem ser desenvolvidas nesse trabalho colaborativo, como o desenvolvimento de habilidades de comunicação, empatia, compaixão, flexibilidade, respeito e pensamento crítico.

QUANDO, COMO E ONDE A MFC PODE SE INSERIR NO CURRÍCULO

O desenvolvimento do currículo deve levar em consideração o perfil do egresso que se quer formar, segundo as diretrizes nacionais de 2014, com todas as competências desenvolvidas para que ele consiga atuar de maneira autônoma como generalista, conforme nossa regulamentação profissional permite. As escolhas das disciplinas e dos campos de prática durante o curso e, especialmente, no internato devem ser feitas com tal objetivo em mente.

Documentos e artigos que tratam do papel da MFC na graduação costumam orientar que a inserção do aluno no contexto da APS ocorra de forma precoce,[5,23,24] se possível já no primeiro semestre do curso e mantendo uma transversalidade durante toda a graduação.[23,24]

No início do curso, as atividades em unidades básicas de saúde, no modelo da ESF, proporcionam o exercício prático do reconhecimento do território, a concretização do que determina a saúde ou doença de uma população, a vivência no sistema de saúde do país e a observação do trabalho de uma equipe multiprofissional. Tais atividades práticas devem ser acompanhadas de discussões teóricas sobre esses temas. Ainda nessa fase inicial do curso de medicina, é possível trabalhar de forma teórico-prática com temas sobre promoção à saúde e aos direitos constitucionais relacionados à saúde, bem como com questões éticas e de equidade.[24-26]

Assim que o aluno começa a estudar de forma teórica tudo que envolve a propedêutica médica, a MFC pode colaborar com seu saber teórico, conforme já descrito no capítulo, mas também por meio de estágios práticos nas equipes de APS. O aprendizado do método clínico centrado na pessoa, da anamnese e do exame físico deve ser composto também por estágios nesse contexto.

Nesses três primeiros anos da graduação, em geral os estágios são pontuais e não propiciam a vivência integral do trabalho na APS, diferentemente do que acontece no internato.[24] Nesse momento de imersão no cotidiano do cuidado em diversos cenários, a inserção do aluno deve ser total, de fato compondo a equipe de trabalho e assumindo responsabilidades de acordo com o nível de formação em que se encontra. O estágio no internato pode ser feito a partir de um único rodízio, que pode variar no número de semanas, ou em vários momentos do internato, por algumas semanas seguidas.[24]

A ESF é sem dúvida o principal campo prático de estágio para a APS, mas não se pode esquecer que o cuidado na MFC também é ofertado a populações específicas (população de rua, população em situação prisional, população ribeirinha, população indígena), em equipes de atenção domiciliar, de cuidados paliativos e em ambulatórios específicos, como aqueles para a população trans. Devemos lembrar que em algumas cidades do país o sistema privado também pode ser contexto de estágio para o aprendizado.

Um ponto importante é que todos esses estágios tenham supervisão feita por médicos de família e comunidade, incluindo aqui professores, preceptores e instrutores, cada um exercendo seu papel, sobretudo nos momentos eminentemente clínicos, como o internato e o aprendizado da propedêutica médica.[24]

REFLEXÕES FINAIS

Apesar das potencialidades e das contribuições importantes da MFC ao longo dos anos da formação do médico generalista apresentadas neste capítulo, os desafios ainda são muitos e se misturam com aqueles da APS no SUS.

Tais desafios estão relacionados (1) à falta de professores e preceptores com formação especializada na área (felizmente o número de médicos de família e comunidade vem crescendo nos últimos anos, embora ainda não supra a demanda do ensino em serviço); (2) à precariedade de infraestrutura encontrada em muitas das unidades básicas de saúde (como a falta de salas para atendimentos pelos internos), que não permite o desenvolvimento de todas as possibilidades antes descritas (como a realização de pequenas cirurgias); e (3) à dificuldade de compreensão, por parte de alguns gestores de saúde, do papel do estudante na melhoria dos serviços de saúde e do quanto a presença de professores e estudantes – ou seja, a presença acadêmica – qualifica o processo de trabalho das equipes de saúde (embora todos aprendam no processo, o estudante muitas vezes é visto como um empecilho, e não como uma pessoa capaz de apoiar e melhorar o serviço).

Considerando que o principal campo de trabalho do MFC no SUS é a ESF, e que ela 40 horas de dedicação semanal na maior parte dos municípios brasileiros, outro desafio importante é a dificuldade de os professores/preceptores médicos de família se manterem atuando na assistência para além do trabalho docente. Esse aspecto tira a possibilidade de o aluno ver seu professor atuando em uma equipe como médico assistente, de ter um *role model*. E a longo prazo também pode levar a um olhar excessivamente acadêmico deste professor, empobrecendo a discussão em sala de aula a partir de casos clínicos reais.

Junto aos desafios na esfera das políticas de saúde do SUS, há também os desafios da própria academia, como a resistência de outras especialidades e de coordenadores dos cursos de medicina, que muitas vezes se manifesta com a não valorização de parte dos conteúdos da especialidade, a não inclusão de professores de MFC no ensino que não sejam específicos da especialidade, como no ensino de propedêutica, e a inclusão apenas de outros profissionais da saúde para ensino de APS.

Também é comum certa confusão entre os conteúdos específicos da MFC e da medicina preventiva e social: a primeira é essencialmente clínica, ao passo que a segunda tem seu foco maior no estudo da epidemiologia, da gestão dos serviços de saúde e de toda a interface das ciências sociais e humanas com a saúde.

Entretanto, também existem potencialidades. Como em geral a integração de médicos de família e comunidade é recente na maior parte dos cursos de medicina do país, eles também têm contribuído com a inserção de novas metodologias de ensino e com mudanças importantes nos currículos e planos pedagógicos. Tal inclusão é essencial para possibilitar que o estudante tenha médicos de família como *role model*, o que, somado a vivências práticas na especialidade durante o curso de graduação, aumenta o número de alunos que escolhem a MFC como especialidade e carreira.

A entrada do médico de família e comunidade como professor abriu a academia como possibilidade de carreira para esse especialista, que agora também tem como uma das opções, além da prática médica, a prática educacional. E essa entrada na academia proporcionou outras duas grandes oportunidades para a especialidade: desenvolver seu campo de pesquisa, que ainda é muito incipiente no país, e fortalecer-se perante o conjunto das outras especialidades, que passam a conhecer melhor a MFC e a compreender sua importância no cuidado, no ensino e na pesquisa.

REFERÊNCIAS E MATERIAL DE APOIO PARA APROFUNDAMENTO NO TEMA

1. Mendes EV. As redes de atenção à saúde. Cienc Saúde Coletiva. 2010;15(5):2297-305.
2. Macinko J, Mendonça CS. Estratégia saúde da família, um forte modelo de atenção primária à saúde que traz resultados. Saude Debate. 2018;42(Spe 1):18-37.
3. Harris M, Haines A. Brazil's family health programme. BMJ. 2010;341:c4945.
4. Pires GB, Santos ABS, Carneiro AL. Contribuições da atenção primária a saúde para a formação interprofissional em na atenção primária à saúde. In: Formação Interprofissional em Saúde: Caminhos Possíveis. Feira de Santana: UEFS; 2023. p. 137-50.
5. Cavalli LO, Carvalho BG. A formação médica na atenção primária à saúde: uma revisão de literatura. Rev Bras Educ Med. 2022;46(4):e131.
6. Brasil. Ministério da Educação. Resolução nº 3, de 20 de junho de 2014. Diretrizes Curriculares Nacionais do Curso de Graduação em Medicina. Brasília: MEC; 2014.
7. Brasil. Ministério da Saúde. SUS Brasil: cadernos de textos. Brasília: MS, 2004.
8. Brasil. Ministério da Saúde. Portaria Interministerial nº 421, de 3 de março de 2010. Institui o Programa de Educação pelo Trabalho para a Saúde (PET Saúde) e dá outras providências. Brasília: MS; 2010.
9. Brasil. Senado Federal. Constituição da República Federativa do Brasil. Brasília: Senado Federal; 2015.
10. Cunha ATR, Freitas FL. O ensino da medicina de família e comunidade na graduação e residência médica. In: Pereira Júnior GA, Guedes HTV, organizadores. Simulação clínica: ensino e avaliação nas diferentes áreas da medicina e enfermagem. Brasília: Associação Brasileira de Educação Médica; 2022.
11. Cruz KT. A formação médica no discurso da CINAEM [Dissertação]. Campinas: Universidade Estadual de Campinas; 2004.
12. Woods D. Strength in study: an informal history of the college of family physicians. Can Fam Physician. 1979;25:50-2.
13. Roberts M. Producing tomorrow's doctor: the new challenge for today's undergraduate medical curriculum. J Vocat Educ Train. 2004;56(4):467-84.
14. Taylor RB. The promise of family medicine: history, leadership, and the age of aquarius. J Am Board Fam Med. 2006;19(2):183-90.
15. Gutkin C. The specialty of family medicine in Canada. Can Fam Physician. 2006;52(3):404-3.
16. Garcia JC. A educação médica na América Latina. Salvador: EDUFBA; 2022.
17. Ferreira DC, Almeida LA, Souza DZDO, Zanirati JVPL. A experiência da medicina de família e comunidade enquanto disciplina no curso de graduação em medicina. Rev Bras Med Fam Comun. 2014;9(32):304-10.
18. Brasil. Ministério da Educação. Resolução CNE/CES Nº 4, de 7 de novembro de 2001. Institui Diretrizes Curriculares Nacionais do Curso de Graduação em Medicina. Brasília: MEC; 2001.
19. Accreditation Council for Graduate Medical Education. ACGME assessment guidebook [Internet]. Chicago: ACGME; 2019 [capturado em 09 nov 2024]. Disponível em: https://www.acgme.org/globalassets/pdfs/milestones/guidebooks/assessmentguidebook.pdf.
20. Frank JR, Snell L, Sherbino J, editors. CanMEDS 2015 physician competency framework. Ottawa: Royal College of Physicians and Surgeons of Canada; 2015.

21. McWhinney IR, Freeman T. Princípios da medicina de família e comunidade. In: McWhinney IR, Freeman T. Manual de medicina de família e comunidade. 3. ed. Porto Alegre: Artmed; 2009.
22. Starfield B. Atenção primaria, equilíbrio entre necessidades de saúde, serviços e tecnologia. Brasília: UNESCO; 2002.
23. Demarzo MMP, Almeida RCCD, Marins JJN, Trindade TGD, Anderson MIP, Stein AT, et al. Diretrizes para o ensino na atenção primária à saúde na graduação em medicina. Rev Bras Med Fam Comun. 2011;6(19):145-50.
24. Harding A, Vallersnes OM, Carelli F, Kiknadze N, Karppinen H, Simmenroth A. European standards for undergraduate medical education in general practice; a blueprint: for action. Educ Prim Care. 2023;34(1):2-6.
25. Fazio SB, Demasi M, Farren E, Frankl S, Gottlieb B, Hoy J, et al. Blueprint for an undergraduate primary care curriculum. Acad Med. 2016;91(12):1628-37.
26. Royal College of General Pratitioners. Teaching general practice: Guiding principles for undergraduate GP Curricula in UK Medical School [Internet]. 2nd ed. London: RCGP; 2021 [capturado em 12 nov 2024]. Disponível em: https://www.rcgp.org.uk/getmedia/bd108a4b-50ce-42f0-9de4-c3083a2c8586/teaching-general-practice.pdf.
27. Laughlin T, Wetmore S, Allen T, Brailovsky C, Crichton T, Bethune C, et al. Defining competency-based evaluation objectives in family medicine: Communication skills. Can Fam Phys. 2012;58(4):e217-24.
28. Porto MMA. Construção de uma matriz de competências para profissionalismo médico no Brasil [Tese]. Campinas: Universidade Estadual de Campinas; 2018.
29. Anderson MIP, Demarzo MMP, Rodrigues RD. A medicina de família e comunidade, a atenção primária à saúde e o ensino de graduação: recomendações e potencialidades. Rev Bras Med Fam Comun. 2007;3(11):157-72.
30. Peduzzi M, Agreli HLF, Silva JAM, Souza HS. Trabalho em equipe: uma revisita ao conceito e a seus desdobramentos no trabalho interprofissional. Trab Educ Saude. 2020;18(Suppl 1):1-20.
31. Brasil. Ministério da Educação. Resolução CNE/CES nº 7, de 18 de dezembro de 2018. Estabelece as Diretrizes para a Extensão na Educação Superior Brasileira e regimenta o disposto na Meta 12.7 da Lei nº 13.005/2014, que aprova o Plano Nacional de Educação - PNE 2014-2024 e dá outras providências. Brasília: MEC; 2018.

USO DE CASOS CLÍNICOS NO ENSINO DA MEDICINA

CAPÍTULO III

MARIANA MALERONKA FERRON
ALEXANDRE SIZILIO
CECILIA MALVEZZI

SINOPSE — Um dos recursos mais antigos — e talvez um dos mais usados — para o ensino na área da saúde é o estudo e discussão de casos clínicos. Desde o antigo Egito, passando pelos ensinamentos de Hipócrates, a descrição detalhada de doenças, lesões, tratamentos e evolução de pacientes vem sendo utilizada para análise e processo de aprendizagem de profissionais e estudantes da saúde.

ASPECTOS HISTÓRICOS

A sistematização do conhecimento médico, como o entendemos hoje, começa a aparecer com a formação das faculdades e a publicação das primeiras revistas médicas, como a *Medical Essays and Observations*, publicada pela *Royal Society of Edinburgh*. A revista tinha como foco a discussão de casos clínicos e observações sistemáticas, a partir da aplicação do método científico, que começa a despontar na sociedade europeia moderna a partir do século XV.[1]

Michel Foucault, em sua obra "O Nascimento da Clínica", argumenta que a transformação fundamental na organização do conhecimento médico e de sua prática no início do século XIX não se deve apenas ao refinamento conceitual ou à utilização de instrumentos técnicos mais potentes, mas a uma mudança nos objetos, conceitos e métodos do saber médico. Ele destaca que a medicina moderna se caracteriza pela substituição da doença abstrata pela observação do indivíduo como corpo doente, o que exigiu novas formas de conhecimento e práticas institucionais. O hospital, que antes era um local de assistência aos pobres e preparação para a morte, passou a ser um espaço privilegiado para a prática e o ensino da medicina, centrado na saúde e na cura.[2]

Nesse contexto, a medicina moderna se estruturou em torno de uma nova configuração que articula a doença não mais como uma essência abstrata, mas como uma realidade visível e tratável no corpo do paciente. Foucault aponta que essa mudança permitiu a emergência de uma medicina do espaço social, no qual a doença passou a ser vista como um problema político, e o médico como uma autoridade administrativa fundamentada no conhecimento científico. Esse deslocamento histórico foi crucial para a constituição das ciências humanas e sociais.[2]

O uso de casos clínicos dialoga, assim, com essa modernização e estruturação da medicina como ciência que concretiza a abstração da doença. Utilizar exemplos que têm interface com o real se torna fundamental para que o jovem médico também seja capaz de concretizar no seu raciocínio a doença em suas variadas facetas — e principalmente as várias dimensões dos portadores dessas doenças.

A partir da perspectiva foucaultiana, a clínica é um espaço de observação e de poder, onde o olhar médico disciplina e organiza o corpo doente. Esse olhar clínico, que Foucault descreve como um "golpe de vista" preciso, transforma a percepção médica ao focar nas lesões visíveis do organismo e na coerência das formas patológicas. Assim, a medicina moderna não só redefine a doença, mas também reorganiza as práticas institucionais e os saberes, integrando-os em um sistema que privilegia a visibilidade e a intervenção clínica direta.[2]

Apesar de sua vasta utilização como ferramenta de ensino, seja em discussões teóricas, seja no clássico modelo de apresentação de relato de casos por equipes de estudantes e profissionais de saúde, é a partir da incorporação das críticas em relação ao modelo de formação flexneriano, com o objetivo de superar o processo de fragmentação dos conhecimentos, que a sistematização do uso de casos clínicos de modo estruturado e elaborado, não apenas a partir do encontro com o paciente no cenário real, ganha força.[3]

Em sua análise histórica do desenvolvimento da medicina moderna, Foucault destaca que a transformação da prática médica não se deu apenas pelo avanço técnico e científico, mas por uma reconfiguração completa do saber médico e das instituições de saúde. O modelo flexneriano, ao enfatizar a centralidade do hospital e do laboratório na formação médica, pode ser visto como uma manifestação dessa reconfiguração. Flexner[4] propôs uma educação médica centrada no indivíduo doente e na observação clínica direta, aspectos que Foucault identifica como características fundamentais da medicina moderna. No entanto, essa abordagem tem implicações importantes que merecem ser criticamente avaliadas.

Em primeiro lugar, Foucault argumenta que a clínica moderna transforma o corpo do paciente em um objeto de observação e intervenção, subordinando-o ao olhar médico. Essa transformação, que Foucault chama de "olhar clínico", reorganiza a percepção da doença, tornando-a visível e tratável dentro do contexto institucional do hospital. Embora isso tenha contribuído para avanços significativos no diagnóstico e tratamento, também reforçou uma abordagem reducionista da medicina, focada exclusivamente no corpo físico e nas manifestações visíveis da doença.[2]

Além disso, o modelo flexneriano promoveu uma elitização da educação médica, restringindo o acesso às escolas médicas a uma elite social e econômica. A reorganização da medicina no século XIX não apenas transformou as práticas de saúde, mas também consolidou novas formas de poder e controle social. A exclusão de grupos sociais marginalizados do sistema de educação médica pode ser vista como uma extensão desse processo de controle, reforçando desigualdades sociais e limitando a diversidade dentro da profissão médica. Flexner,[4] ao propor critérios rigorosos de admissão e a centralização da educação médica em universidades bem equipadas, contribuiu para a criação de barreiras significativas ao acesso à formação médica para grupos desfavorecidos.

Por fim, a insistência de Flexner na cientificidade e no método experimental como único caminho legítimo para a produção de conhecimento médico pode ser vista como um modo de exclusão de outras formas de saber e prática médica, incluindo aquelas baseadas em conhecimentos tradicionais e holísticos.[4]

APRENDIZAGEM BASEADA EM CASOS CLÍNICOS

A partir dessa mudança de paradigma nos últimos anos, tem sido dada ênfase à formação de profissionais de saúde considerando o desenvolvimento de competências socioafetivas e éticas, além do desenvolvimento de habilidades clínicas. No entanto, a formação baseada unicamente em relações que expõem o estudante a questões clínicas complexas quando entra em contato direto com casos reais pode ser causadora de sofrimento e de desfechos desfavoráveis para os pacientes.

O estudo de casos clínicos variados, com diversas situações em diferentes pacientes, introduzindo as mais distintas realidades que podem ser vistas dentro e fora do hospital, na comunidade, nas unidades básicas de saúde – enfim, em todas as situações e não apenas naquelas relacionadas à visão tradicional dicotômica de saúde e doença – pode contribuir significativamente para o refinamento do raciocínio clínico e a melhor formação do médico.

A exposição a casos autênticos sistematizados prepara os alunos para atuarem na clínica, oferecendo oportunidade de formular diagnósticos, manejar planos de cuidado e compreender como diversos mecanismos subjacentes podem estar relacionados na identificação e no tratamento de doenças, ao mesmo tempo que prescinde do encontro com o paciente em tempo real.[5]

De maneira resumida, pode-se dizer que a aprendizagem baseada em casos clínicos (ABCC) pode ser considerada uma vertente utilizada na área da saúde da aprendizagem baseada em problemas (ABP), que surge inicialmente nos anos de 1920 na Harvard Business School e, mais tarde, na década de 1960, é incorporada no delineamento de currículos médicos pela Escola de Medicina da Universidade de McMaster, no Canadá, e em Maastrich, na Holanda.[6]

Embora a literatura aponte para uma variedade de definições sobre o que seria exatamente a ABCC, alguns consensos têm sido estabelecidos. De forma geral, a aprendizagem baseada em casos tem sido definida como uma metodologia de aprendizagem baseada em questionamento que incorpora o aprendizado estruturado e autoguiado, mediante aplicação do conhecimento aos casos, utilizando métodos de aprendizagem baseados em investigação.[5]

No Brasil, a utilização dessa metodologia ficou, a princípio, restrita aos processos de formação de estudantes da área de medicina. Posteriormente, diversos cursos incorporaram a nova metodologia aos currículos, processo que obteve maior força com a publicação das Diretrizes Curriculares da área da saúde,[7] que propõem:

Artigo 3

" VII – Utilização de metodologias de ensino que promovam a aprendizagem colaborativa e significativa – Com vistas ao alcance das competências profissionais almejadas, é importante que a avaliação da aprendizagem ocorra em consonância com as metodologias e com a dinâmica curricular definidas pelos Projetos Pedagógicos dos Cursos:

a) a utilização de metodologias diversificadas para o processo de ensino- -aprendizagem, que privilegiem a participação e a autonomia dos estudantes; ..."

EVIDÊNCIAS SOBRE A UTILIZAÇÃO DA APRENDIZAGEM BASEADA EM CASOS PARA O ENSINO MÉDICO

Embora a literatura aponte para uma variedade de definições sobre o que seria exatamente a ABCC, e esta multiplicidade tenha impacto no delineamento de pesquisas sobre a efetividade de seu uso na área, alguns estudos relevantes têm sido elaborados.

Evidências de estudos de revisão sistemática sugerem fortemente que estudantes de profissões da saúde têm uma avaliação positiva da ABCC e acreditam que isso os ajuda a aprender melhor.[5]

A metodologia permite ao estudante perceber a relevância direta e o direcionamento lógico da informação a ser apreendida para a prática clínica, aumentando sua motivação e a probabilidade de a informação ser lembrada. Deve-se destacar, entretanto, que não está claro se isso se reflete nos resultados das avaliações.[5]

De modo geral, maior engajamento e motivação podem estar relacionados à satisfação no ato de aprender, o que por si só é um efeito desejável e positivo. Estudos demonstram que os professores também têm avaliação positiva da ABCC: além de fazerem melhor uso do tempo de ensino disponível, alunos mais engajados e motivados proporcionam uma experiência de ensino mais prazerosa.[3]

A ABCC fomenta a eficácia no aprendizado, possivelmente pelo efeito de ter alunos mais engajados, mas também por ter atividades de aprendizagem mais estruturadas, estreitamente ligadas a cenários práticos clínicos autênticos.[5]

É importante destacar que, na atualidade, o método pode ser complementado por tecnologias avançadas, como simulação por computador, realidade virtual e inteligência artificial, a fim de proporcionar uma experiência de aprendizado mais rica e imersiva.

Além das evidências relacionadas ao maior engajamento dos alunos em relação ao conhecimento discutido, a ABCC torna-se, atualmente, ferramenta fundamental para o ensino do raciocínio clínico, requisito-chave em todos os níveis da educação médica.

O ensino do raciocínio clínico é baseado em vários princípios fundamentais da teoria educacional. A teoria da aprendizagem de adultos postula que o aprendizado é alcançado por meio de exposição repetida e deliberada a casos reais, que os exemplos de casos devem ser selecionados por sua reflexão sobre múltiplos aspectos do raciocínio clínico, e que a participação de um orientador aumenta o valor de uma experiência educacional (Quadro III.1).[8]

A utilização da ABCC permite o contato de estudantes com cenários complexos da prática já no início de seu processo de formação. Conceitos como geração de hipóteses, reconhecimento de padrões, formulação de contexto, interpretação de testes diagnósticos, diagnóstico diferencial e verificação diagnóstica fornecem tanto a linguagem quanto os métodos para a resolução de problemas clínicos. A *expertise* é alcançável, mesmo que os mecanismos precisos para atingi-la não sejam conhecidos.[8]

Quadro III.1
Importância do raciocínio clínico

O raciocínio clínico é uma competência fundamental na prática médica. Ele desempenha um papel na promoção da segurança do paciente e do uso eficaz dos recursos de saúde. Curiosamente, nem todos os programas de formação médica dão a devida ênfase a essa habilidade, apesar de sua importância central na tomada de decisões e na prevenção de erros diagnósticos.

Por meio do raciocínio clínico, os médicos são capacitados a tomar decisões informadas sobre diagnósticos e tratamentos, o que consequentemente leva a melhores desfechos para os pacientes. Além disso, um raciocínio clínico eficaz minimiza a probabilidade de erros médicos, que podem ter consequências adversas. Médicos com habilidades sólidas de raciocínio clínico também tendem a solicitar exames e tratamentos que são verdadeiramente necessários, otimizando o uso de recursos e evitando procedimentos desnecessários.

A confiança na prática clínica é outra vantagem derivada de um raciocínio clínico bem desenvolvido. Médicos são frequentemente confrontados com situações complexas e, com um raciocínio clínico robusto, podem responder aos desafios com maior segurança. A medicina é um campo em constante evolução, e um raciocínio clínico aguçado permite que os profissionais se adaptem e integrem novas informações e práticas à medida que surgem. Além disso, a capacidade de comunicar decisões clínicas de forma clara e compreensível fortalece a relação entre médico e paciente, estabelecendo um ambiente de confiança e compreensão mútua.

Em suma, o raciocínio clínico é mais do que uma habilidade técnica; é um pilar essencial na prática médica que influencia diretamente a qualidade do atendimento ao paciente.

Outro aspecto importante é o desenvolvimento de habilidades de comunicação e colaboração. Estudos diversos têm demonstrado que a discussão em grupo de casos clínicos incentiva a comunicação eficaz, a escuta ativa e o trabalho em equipe, habilidades essenciais para a prática médica.[9]

Além disso, os casos podem trazer dilemas éticos que demandem reflexão e discernimento por parte do aluno. Ao navegar por esses dilemas, os aprendizes adquirem uma compreensão mais rica dos princípios éticos e de como aplicá-los na vida real.

Em resumo, a literatura médica é repleta de evidências que destacam a importância e a eficácia do uso de casos clínicos no ensino médico. Essa abordagem, além de enriquecer o processo de aprendizagem, também prepara os futuros profissionais para os desafios multidimensionais da prática clínica (Figura III.1).

- **Aplicação prática** — Permite que os alunos apliquem conhecimentos teóricos a situações reais, ajudando-os a entender a relevância e a aplicabilidade do que estão aprendendo.
- **Desenvolvimento do pensamento crítico** — Ao analisarem e resolverem casos clínicos, os alunos são incentivados a pensar criticamente, avaliar diferentes opções de tratamento e tomar decisões informadas.
- **Aprendizado ativo** — Em vez de serem meros receptores passivos de informação, os alunos se envolvem ativamente na discussão e resolução de casos, o que pode melhorar a retenção e compreensão do material.
- **Habilidades de comunicação** — Discutir casos clínicos em grupos promove a comunicação e a colaboração entre os alunos, ajudando-os a desenvolver habilidades de comunicação essenciais para a prática clínica.
- **Preparação para a prática real** — Ao se familiarizarem com casos clínicos reais, os alunos estão mais bem preparados para enfrentar situações semelhantes em sua prática futura.

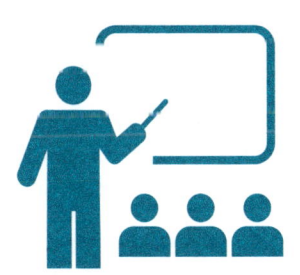

Aplicação prática
Permite que os alunos apliquem os conhecimentos teóricos a situações reais, ajudando-os a entender a relevância e a aplicabilidade do que estão aprendendo.

Aprendizado ativo
Em vez de serem meros receptores passivos de informação, os alunos se envolvem ativamente na discussão e resolução de casos, o que pode melhorar a retenção e compreensão do material.

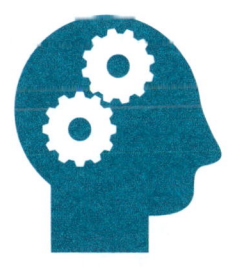

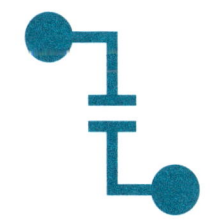

Desenvolvimento do pensamento crítico
Ao analisar e resolver casos clínicos, os alunos são incentivados a pensar criticamente, avaliar diferentes opções de tratamento e tomar decisões informadas.

● **FIGURA III.1**
Vantagens da aprendizagem baseada em casos clínicos.

- **Integração de conhecimentos** — A ABCC permite a integração de conhecimentos de diferentes disciplinas, ajudando os alunos a ver a "imagem completa" e a entender como diferentes aspectos da medicina se inter-relacionam.
- *Feedback* **imediato** — Ao discutirem e resolverem casos em um ambiente de grupo, os alunos recebem *feedback* imediato de seus colegas e instrutores, o que pode ajudar no processo de aprendizagem.
- **Estímulo à autonomia** — A ABCC incentiva os alunos a se tornarem aprendizes autônomos, buscando informações adicionais e recursos para resolver casos.
- **Desenvolvimento de habilidades éticas e profissionais** — Ao discutirem dilemas éticos e considerações profissionais em casos clínicos, os alunos desenvolvem uma compreensão mais profunda dos aspectos éticos e profissionais da medicina.

METODOLOGIAS QUE UTILIZAM APRENDIZAGEM BASEADA EM CASOS

Atualmente, diversas metodologias de ensino desenvolvidas com base na utilização de casos clínicos têm sido amplamente adotadas em programas de formação médica e em outras áreas da saúde, em combinação com outras estratégias de ensino.

Apesar de cada uma delas ter aspectos específicos, que mereceriam um detalhamento extenso, as principais estratégias utilizadas na atualidade são estas:

- **Método do caso** — Originário da Harvard Business School e adaptado para a medicina, esse método envolve a apresentação detalhada de um caso clínico para os alunos, que são então incentivados a analisá-lo, discuti-lo e tomar decisões com base nas informações fornecidas. O foco está na análise crítica, na tomada de decisão e na aplicação prática do conhecimento.
- **Aprendizagem baseada em problemas (PBL, do inglês** *problem-based learning*) — Nesta abordagem, os alunos são apresentados a um problema clínico e, por meio da colaboração em grupo, são encorajados a identificar lacunas em seu conhecimento, buscar informações relevantes e aplicar esse conhecimento para resolver o problema. A PBL promove a autodireção, a pesquisa e a aprendizagem colaborativa.
- **Simulação clínica** — Utiliza manequins, atores treinados (pacientes simulados) ou *softwares* de simulação para recriar situações clínicas específicas. Os alunos podem praticar habilidades clínicas, tomar decisões e receber *feedback* em um ambiente controlado e seguro.
- **Aprendizagem baseada em equipes (TBL, do inglês** *team-based learning*) — Trata-se de uma abordagem semelhante ao PBL, mas com uma estrutura mais definida. Os alunos se preparam individualmente, realizam testes de conhecimento, e depois discutem e resolvem casos clínicos em equipes. O TBL enfatiza a responsabilidade individual e a colaboração em grupo.
- **Estudos de caso dirigidos** — São narrativas detalhadas que descrevem situações clínicas reais. Os alunos leem e discutem o caso sob a orientação de um facilitador, explorando conceitos clínicos, dilemas éticos e decisões terapêuticas.
- **Jornadas clínicas** — Consistem em seminários ou conferências onde casos clínicos são apresentados e discutidos em detalhes, muitas vezes com a participa-

ção de especialistas de várias disciplinas. Essas sessões permitem uma análise aprofundada e uma discussão interdisciplinar.
- **Rotação baseada em casos** — Em vez de rotações tradicionais em hospitais ou clínicas, os alunos passam por uma série de casos clínicos simulados ou reais, abordando uma variedade de condições e cenários.

Essas metodologias, quando implementadas eficazmente, proporcionam aos alunos uma experiência de aprendizagem rica e contextualizada, preparando-os para enfrentar os desafios da prática clínica real com confiança e competência.

SELEÇÃO DE CASOS PARA DISCUSSÃO

Ao criar ou selecionar casos clínicos para fins de aprendizado, além da adequação à metodologia de base (PBL, TBL, etc.), é fundamental destacar algumas características para garantir que o caso seja eficaz como ferramenta de aprendizagem.

Em primeiro lugar, é imprescindível, para quem cria ou seleciona um caso, que as competências a serem aprendidas estejam delineadas e que os casos apresentados estejam alinhados. De acordo com diversos autores, os casos não precisam ser reais, mas sim autênticos, ou seja, devem estar baseados em uma situação real, estimulando o interesse dos alunos.

A utilização de termos empregados pelos pacientes, incorporando questões relacionadas à compreensão da linguagem e de diferentes contextos culturais, é uma ferramenta particularmente útil no desenvolvimento de habilidades para lidar com cenários diversos.

Casos cujas competências estejam ligadas ao desenvolvimento de habilidades de raciocínio clínico devem ser escritos de maneira cuidadosa, evitando a definição a *priori* de uma hipótese diagnóstica fechada e possibilitando o desenvolvimento de diagnósticos diferenciais ao longo de seu estudo.

A incorporação de diferentes profissionais na descrição dos casos, bem como a resolução de casos por equipes de estudantes e profissionais de diversas áreas, propicia o desenvolvimento de habilidades para o trabalho interprofissional.

Além disso, questões éticas complexas podem ser incorporadas na elaboração de casos clínicos, estimulando a discussão de situações mais complicadas já nos primeiros estágios de formação dos estudantes.

Um resumo sobre as características necessárias em um caso clínico é apresentado no Quadro III.2.

> **Quadro III.2**
> **Características necessárias em um caso clínico**
>
> - Ser autêntico, ou seja, basear-se em uma situação real
> - Envolver cenários comuns
> - Contar uma história
> - Estar alinhado com as competências a serem aprendidas
> - Estimular o interesse do aluno
> - Criar empatia com os personagens
> - Incluir citações com as palavras do paciente, acrescentando dramaticidade e realismo
> - Promover a tomada de decisões
> - Ter aplicabilidade universal

Fonte: Herreid.[10]

PASSO A PASSO PARA A UTILIZAÇÃO DE CASOS CLÍNICOS

Independentemente da metodologia a ser aplicada, alguns pontos para a utilização de casos clínicos, como ferramentas eficientes de ensino e aprendizagem, são fundamentais, incluindo o seguinte:

1. **Seleção** – Os casos devem ser relevantes para os objetivos de aprendizagem. Eles podem variar desde simples (para iniciantes) até complexos (para alunos avançados). É importante que os casos representem uma variedade de condições médicas e cenários clínicos.
2. **Preparação dos alunos** – Deve-se buscar leituras ou recursos relevantes antes da discussão do caso. Incentiva-se a revisão do material e se preparar para discutir o caso.
3. **Discussão em grupo** – Em grupos, deve analisar o caso, identificar problemas clínicos, considerar diagnósticos diferenciais e propor planos de tratamento.
4. **Facilitação** – Com a facilitação de um instrutor para guiar a discussão, este pode fazer perguntas abertas, esclarecer dúvidas e garantir que os objetivos de aprendizagem sejam atendidos. Pode, também, incentivar a participação ativa de todos para garantir que a discussão permaneça focada e produtiva.
5. **Apresentação e *feedback*** – Após discutir em grupo, cada grupo pode apresentar suas conclusões para a turma inteira. O facilitador e os colegas podem fornecer *feedback*, destacando pontos fortes e áreas de melhoria.
6. **Integração com outras modalidades de ensino** – Deve-se combinar a ABCC com simulações, *role-playing*, demonstrações práticas e outras modalidades de ensino para uma experiência de aprendizagem mais rica.
7. **Reflexão** – É importante refletir sobre o que se aprendeu, como aplicar esse conhecimento na prática e quais áreas precisam de estudo adicional.
8. **Avaliação** – É importante que a avaliação de desempenho dos alunos seja feita com base em sua participação, compreensão e aplicação do conhecimento, utilizando avaliações formativas e somativas para medir a eficácia da ABCC.

9 **Atualização de casos** — Deve-se revisar e atualizar regularmente os casos clínicos para garantir que eles permaneçam relevantes e reflitam as práticas médicas atuais.

10 **Ética e confidencialidade** — Ao utilizar casos reais de pacientes, deve-se garantir que todas as informações identificáveis sejam removidas para proteger a privacidade do paciente.

REFERÊNCIAS E MATERIAL DE APOIO PARA APROFUNDAMENTO NO TEMA

1. Ravindran V. Fifty Years of the College Journal: a fascinating journey. J Royal Coll Phys Edinb. 2021;51(1):3-6.
2. Foucault M. O nascimento da clínica. Rio de Janeiro: Forense Universitária; 2001.
3. França R, Jr., Maknamara M. A literatura sobre metodologias ativas em educação médica no Brasil: notas para uma reflexão crítica. Trab Educ Saude. 2019;17(1):1-22.
4. Flexner A. Medical education in the United States and Canada: a report to the Carnegie Foundation for the Advancement of Teaching. New York: The Carnegie Foundation for the Advancement of Teaching; 1910.
5. Thistlethwaite JE, Davies D, Ekeocha S, Kidd JM, MacDougall C, Matthews P, et al. The effectiveness of case-based learning in health professional education. A BEME systematic review: BEME guide No. 23. Med Teach. 2012;34(6):e421-44.
6. Silva SN, Paiva SG, Klautau-Guimarães MN, Villacis RAR, Baroneza JE, Oliveira SF. Aprendizagem baseada em casos clínicos no ensino de genética para medicina. Rev Bras Educ Med. 2024;48(1):e022.
7. Brasil. Resolução nº 569, de 8 de dezembro d 2017. Brasília: MS; 2017.
8. Kassirer JP. Teaching clinical reasoning: case-based and coached. Acad Med. 2010;85(7):1118-24.
9. Choudhary A, Gupta V. Teaching communications skills to medical students: introducing the fine art of medical practice. Int J Appl Basic Med Res. 2015;5(Suppl 1):S41-4.
10. Herreid CF. What makes a good case? J Coll Sci Teach. 1997/1998;27(3):163-5.

MATERIAL DE APOIO

Thomas M. Harvard Business School and a short history of the case study method. Boston: GlobalEd; 2013.

CASO CLÍNICO 1

APARECERAM ESSAS MANCHAS VERMELHAS, DOUTOR!

IAGO GONÇALVES FERREIRA

SINOPSE

O caso clínico descreve o quadro de um paciente em idade pré-escolar, 4 anos, que comparece à consulta médica em unidade de saúde, acompanhado pela mãe, apresentando episódios de febre e sintomas respiratórios, seguidos de **exantema** com disseminação cefalocaudal, caracterizando uma síndrome exantemática febril. A partir do caso, propõe-se uma discussão acerca das doenças exantemáticas na faixa etária pediátrica, abordando as características clínicas e os principais diagnósticos diferenciais dos exantemas. Entre essas doenças, o enfoque está no sarampo, tendo em vista a reemergência de surtos da doença nos últimos anos, em razão da baixa adesão populacional às campanhas e aos calendários do Programa Nacional de Imunizações.

OBJETIVOS DE APRENDIZAGEM DO CASO

1. Analisar as características clínicas das principais doenças exantemáticas, correlacionando os distintos padrões de manifestações cutâneas às variadas etiologias dos exantemas, com enfoque na faixa etária pediátrica.

2. Aplicar os critérios diagnósticos relativos ao sarampo para identificar casos suspeitos e confirmar a doença.

3. Construir estratégias de abordagem terapêutica para casos de sarampo, integrando o conhecimento clínico com as necessidades e os recursos em nível individual e comunitário.

4. Avaliar as principais complicações decorrentes do sarampo e indicar as alternativas terapêuticas para o manejo clínico dessas condições.

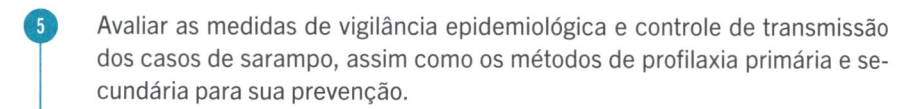

5. Avaliar as medidas de vigilância epidemiológica e controle de transmissão dos casos de sarampo, assim como os métodos de profilaxia primária e secundária para sua prevenção.

6. Discutir as implicações sociais, econômicas e de saúde pública associadas à baixa adesão ao Programa Nacional de Imunizações, com enfoque no impacto da disseminação de informações falsas por meio das redes sociais.

DESCRIÇÃO DO CASO

SUBJETIVO

Pedro, 4 anos e 4 meses, sexo masculino, branco, comparece à consulta acompanhado pela mãe, Joana, que se mostra preocupada com o filho após o surgimento de "manchas avermelhadas" pelo corpo da criança há cerca de dois dias. Joana conta que as lesões apareceram inicialmente nas regiões cervical e torácica, progredindo então para abdome e membros superiores.

A mãe relata ainda que Pedro apresentou mal-estar, coriza, tosse seca e episódios de febre, com temperaturas entre 38 e 38,5 °C. A febre ocorreu cerca de dois dias antes de as manchas terem surgido pelo corpo. Joana deu paracetamol em gotas ao filho para controlar a febre. Nega diarreia e vômitos. Nega coceira.

Segundo Joana, Pedro estava previamente hígido, não apresentando outros problemas de saúde, assim como não faz uso de medicações contínuas. Nega cirurgias e/ou internações hospitalares prévias. Pedro frequenta a escola de educação infantil, alimenta-se bem, ingerindo frutas, legumes, carne e frango.

Quanto ao calendário vacinal, Joana mostra-se receosa e arredia ao ser questionada. Confessa que não tem trazido Pedro para as consultas de puericultura há algum tempo e que não o trouxe para algumas das vacinas previstas. Indagada sobre os motivos do atraso na vacinação, Joana revela que passou a ter dúvidas e desconfianças sobre as vacinas após ter recebido algumas "notícias" em um grupo de mensagens da família. Acredita que elas podem causar problemas no crescimento e no aprendizado do filho.

OBJETIVO

Pedro encontra-se em bom estado geral ao exame. Está ativo, porém choroso. Apresenta-se anictérico e acianótico, com temperatura de 37,5 °C, frequência cardíaca de 84 bpm e frequência respiratória de 30 irpm.

As auscultas cardíaca e pulmonar estão dentro da normalidade.

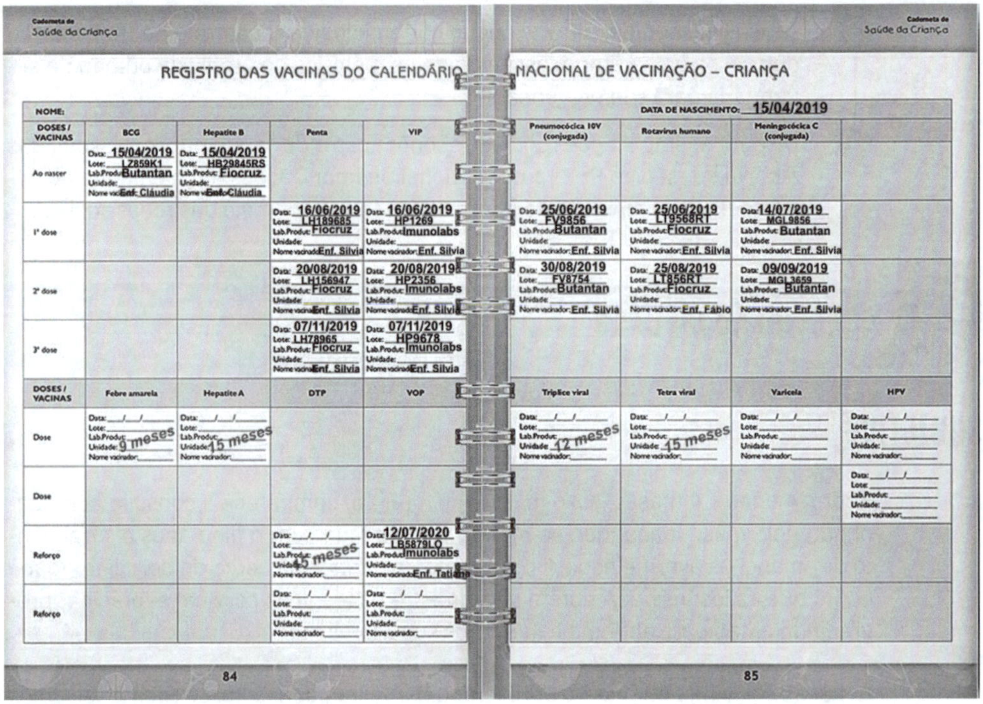

Caderneta de
Saúde da Criança

REGISTRO DAS VACINAS DO CALENDÁRIO NACIONAL DE VACINAÇÃO – CRIANÇA

NOME: DATA DE NASCIMENTO: 15/04/2019

DOSES / VACINAS	BCG	Hepatite B	Penta	VIP	Pneumocócica 10V (conjugada)	Rotavirus humano	Meningocócica C (conjugada)	
Ao nascer	Data: 15/04/2019 Lote: LZ859K1 Lab.Produt: Butantan Unidade: Nome vacinador: Enf. Cláudia	Data: 15/04/2019 Lote: HB29845RS Lab.Produt: Fiocruz Unidade: Nome vacinador: Enf. Cláudia						
1ª dose			Data: 16/06/2019 Lote: LH189685 Lab.Produt: Fiocruz Unidade: Nome vacinador: Enf. Silvia	Data: 16/06/2019 Lote: HP1269 Lab.Produt: Imunolabs Unidade: Nome vacinador: Enf. Silvia	Data: 25/06/2019 Lote: FV9856 Lab.Produt: Butantan Unidade: Nome vacinador: Enf. Silvia	Data: 25/06/2019 Lote: LT9568RT Lab.Produt: Fiocruz Unidade: Nome vacinador: Enf. Silvia	Data: 14/07/2019 Lote: MGL9856 Lab.Produt: Butantan Unidade: Nome vacinador: Enf. Silvia	
2ª dose			Data: 20/08/2019 Lote: LH156947 Lab.Produt: Fiocruz Unidade: Nome vacinador: Enf. Silvia	Data: 20/08/2019 Lote: HP2356 Lab.Produt: Imunolabs Unidade: Nome vacinador: Enf. Silvia	Data: 30/08/2019 Lote: FV8754 Lab.Produt: Butantan Unidade: Nome vacinador: Enf. Silvia	Data: 25/08/2019 Lote: LT856RT Lab.Produt: Fiocruz Unidade: Nome vacinador: Enf. Fábio	Data: 09/09/2019 Lote: MGL3659 Lab.Produt: Butantan Unidade: Nome vacinador: Enf. Silvia	
3ª dose			Data: 07/11/2019 Lote: LH78965 Lab.Produt: Fiocruz Unidade: Nome vacinador: Enf. Silvia	Data: 07/11/2019 Lote: HP9678 Lab.Produt: Imunolabs Unidade: Nome vacinador: Enf. Silvia				

DOSES / VACINAS	Febre amarela	Hepatite A	DTP	VOP	Tríplice viral	Tetra viral	Varicela	HPV
Dose	Data: __/__/__ Lote: Lab.Produt: Unidade: Nome vacinador: 9 meses	Data: __/__/__ Lote: Lab.Produt: Unidade: Nome vacinador: 15 meses			Data: __/__/__ Lote: Lab.Produt: Unidade: Nome vacinador: 12 meses	Data: __/__/__ Lote: Lab.Produt: Unidade: Nome vacinador: 15 meses	Data: __/__/__ Lote: Lab.Produt: Unidade: Nome vacinador:	Data: __/__/__ Lote: Lab.Produt: Unidade: Nome vacinador:
Dose								Data: __/__/__ Lote: Lab.Produt: Unidade: Nome vacinador:
Reforço			Data: __/__/__ Lote: Lab.Produt: Unidade: Nome vacinador: 15 meses	Data: 12/07/2020 Lote: LB5879LO Lab.Produt: Imunolabs Unidade: Nome vacinador: Enf. Tatiana				
Reforço			Data: __/__/__ Lote: Lab.Produt: Unidade: Nome vacinador:	Data: __/__/__ Lote: Lab.Produt: Unidade: Nome vacinador:				

84 85

FIGURA 1.1

Caderneta de vacinação de Pedro.

A conjuntiva apresenta-se com hiperemia discreta, bilateralmente, sem drenagem de secreção purulenta.

Ao exame dermatológico, notam-se placas eritematosas, circinadas, coalescentes, com bordas pouco nítidas e irregulares, acometendo regiões de tórax anterior e tórax posterior, abdome, braços e antebraços, coxas e pernas, bilateralmente. Contudo, as palmas das mãos e as plantas dos pés não apresentam lesões.

À oroscopia, observam-se pápulas vermelhas na mucosa jugal.

A mãe trouxe a caderneta de vacinação do menino (Figura 1.1).

NOTAS DE APRENDIZAGEM

POR QUE ESSE TEMA É RELEVANTE?

As doenças exantemáticas apresentam elevada prevalência na faixa etária pediátrica, sobretudo aquelas desencadeadas por etiologias virais. Embora frequentemente apresentem curso benigno e autolimitado, determinados quadros exantemáticos podem evoluir para condições clínicas graves, tornando imprescindível o diagnóstico precoce dessas doenças cutâneas.[1-3]

Nesse sentido, tendo em vista a elevada prevalência de doenças dermatológicas nos cenários de atenção primária à saúde, assim como o potencial de gravidade dos exantemas na faixa etária pediátrica, o diagnóstico e os manejos terapêutico e profilático adequados das doenças exantemáticas revelam-se fundamentais para médicos e médicas de família e comunidade.[1,4]

OUTROS PONTOS QUE PODEM SER ESTUDADOS A PARTIR DO CASO

A partir do estudo do caso apresentado, pode-se explorar aspectos relevantes acerca das doenças exantemáticas, que incluem:

- Etiologias (infecciosas, farmacológicas, inflamatórias)
- Apresentações clínicas e diagnósticos diferenciais
- Diagnóstico e exames complementares
- Manejo clínico e terapêutico
- Profilaxias primária e secundária
- Prognóstico e seguimento clínico

Ademais, a importância do programa de vacinação, sobretudo na infância, também pode ser considerada, tendo em vista que a mãe do paciente, Joana, mostrava-se reticente acerca das vacinas por preocupação com eventuais riscos e malefícios. O impacto da circulação de notícias inverídicas e/ou sensacionalistas sobre tópicos de saúde figura como outro aspecto relevante para se refletir.

● PERGUNTAS ABERTAS PARA RACIOCÍNIO DIAGNÓSTICO

1 Após a análise do quadro clínico, como podemos classificar a síndrome clínica apresentada pelo paciente?

Comentários A criança apresenta uma síndrome exantemática febril maculopapular, um padrão sindrômico comum em várias doenças infecciosas pediátricas.

2 Quais seriam os diagnósticos diferenciais possíveis, considerando as doenças mais prevalentes para essa faixa etária?

Comentários Além do sarampo, outras doenças exantematosas como rubéola, eritema infeccioso (parvovírus B19), exantema súbito (herpes-vírus 6) e doenças transmitidas por arbovírus, como dengue, chikungunya e zika, devem ser consideradas devido à apresentação clínica e ao contexto epidemiológico.

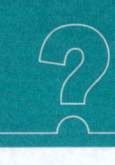

3 Quais dados epidemiológicos presentes no caso favorecem as hipóteses diagnósticas levantadas?

Comentários A idade da criança (pré-escolar), o fato de a vacinação estar desatualizada e a frequência em ambiente coletivo como a escola de educação infantil aumentam o risco de doenças infecciosas como o sarampo, que possui alta contagiosidade. A depender da região do país, deve-se considerar a possibilidade de área endêmica como um dado epidemiológico importante.

4 Quais são os achados no exame físico que contribuem, sustentam ou excluem cada uma das possibilidades diagnósticas? Algum achado patognomônico pode ser identificado no caso?

Comentários O exantema maculopapular (Figura 1.2) progressivo com distribuição cefalocaudal com aparecimento logo após o quadro febril e as lesões esbranquiçadas na mucosa oral (manchas de Koplik — Figura 1.3) são altamente sugestivos de sarampo.

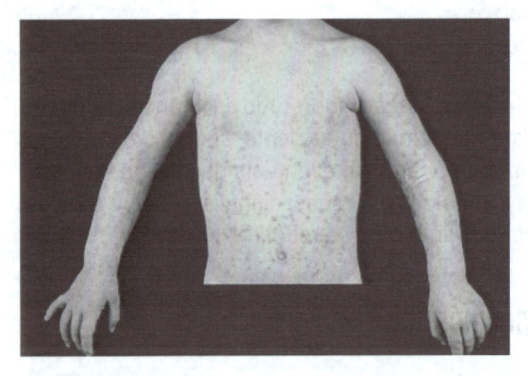

● **FIGURA 1.2**
Exame dermatológico de Pedro, evidenciando exantema morbiliforme (imagem ilustrativa).
Fonte: Wollf e colaboradores.[5]

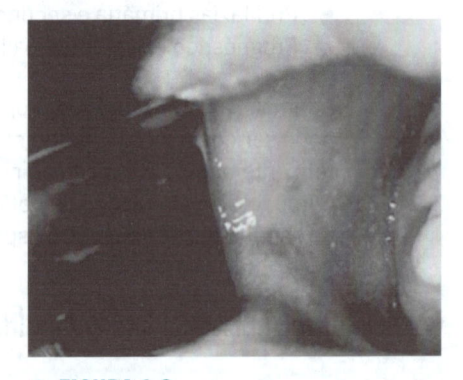

● **FIGURA 1.3**
Exame oroscópico de Pedro, evidenciando pápulas vermelhas na mucosa oral (imagem ilustrativa).
Fonte: Wollf e colaboradores.[5]

5 Quais são as formas clínicas dos exantemas e como elas se correlacionam com o diagnóstico do caso?

Comentários O exantema pode se manifestar em vários padrões de acometimento e tipos de lesão: maculopapular (morbiliforme), rubeoliforme, urticariforme, papulovesicular ou petequial/purpúrico. A forma clínica do exantema do caso é típica do sarampo (morbiliforme).

6 Há indicação de realização de exames laboratoriais? Por quê? Quais são os exames?

Comentários O papel do laboratório é crucial na vigilância do sarampo, especialmente na fase de eliminação viral, envolvendo a confirmação de casos suspeitos, o monitoramento de surtos e a identificação de genótipos virais. Métodos como ELISA são usados para detectar anticorpos IgM e IgG, enquanto RT-PCR ajuda a identificar o vírus em diferentes amostras como orofaringe, nasofaringe, urina e LCS.

● **PERGUNTAS FECHADAS PARA RACIOCÍNIO DIAGNÓSTICO**

1 Como o quadro clínico da criança pode ser classificado?

A Síndrome febril aguda não especificada
B Síndrome exantemática febril vesicular
C Síndrome exantemática febril maculopapular
D Síndrome respiratória aguda grave

Alternativa correta C

2 Quais diagnósticos diferenciais devem ser considerados para uma criança com síndrome exantemática febril maculopapular?

A Meningite, gastrenterite, hepatite viral
B Sarampo, rubéola, eritema infeccioso
C Influenza, mononucleose, exantema súbito
D Malária, leishmaniose, doença de Lyme

Alternativa correta B

3 No contexto de uma criança com exantema, qual achado no exame físico apoiaria fortemente o diagnóstico de sarampo?

A *Rash* petequial em membros e sinais inflamatórios em articulações
B Vesículas com base eritematosa e linfadenopatia generalizada
C Exantema maculopapular progressivo e manchas de Koplik na mucosa oral, característicos de sarampo
D Placas urticariformes em tronco e membros com prurido associado

Alternativa correta C

4 Quais exames laboratoriais poderiam ser utilizados na avaliação diagnóstica de uma suspeita de sarampo?

A Nenhum; o diagnóstico é clínico e baseado em sinais e sintomas característicos
B Hemograma para avaliação de possíveis infecções secundárias em casos graves
C ELISA, para detecção de IgM e IgG, e RT-PCR, para identificação viral em amostras
D Cultura de secreções respiratórias em até sete dias do início do quadro para isolar o vírus

Alternativa correta C

• PERGUNTAS ABERTAS PARA ABORDAGEM TERAPÊUTICA E PREVENTIVA

1 Como deve ser realizado o manejo terapêutico do caso?

Comentários Não existe tratamento específico para a infecção por sarampo. Devem ser prescritas medidas de suporte como hidratação e suporte nutricional. Para controle sintomático, podem ser prescritos antitérmicos e/ou analgésicos e lavagem nasal com soro. O uso de antibiótico é contraindicado, exceto se houver indicação específica na vigência de infecções secundárias.

2 Quais critérios de gravidade indicariam a necessidade de encaminhamento a um serviço de urgência e emergência?

Comentários A necessidade de encaminhamento a um serviço de urgência em casos de sarampo é indicada por sintomas como febre persistente, desidratação, dificuldade respiratória ou alterações do estado de consciência. Esses sintomas podem representar complicações potencialmente graves que exigem avaliação e intervenção o mais brevemente possível.

3 Alguma medida de isolamento e/ou profilaxia secundária deve ser adotada pelos familiares e/ou contatos domiciliares do paciente? Se sim, quais medidas devem ser adotadas?

Comentários Sim, devem ser adotadas as seguintes medidas: uso de máscara cirúrgica pelos indivíduos com suspeita ou confirmação de sarampo dentro da unidade de saúde; isolamento domiciliar para casos suspeitos ou confirmados, por quatro dias, a partir do início do exantema; orientação para cobrir a boca ao tossir ou espirrar; uso de lenços descartáveis e higiene das mãos com água e sabão, e/ou álcool em gel; limpeza regular de superfícies; bloqueio vacinal seletivo.

O bloqueio vacinal seletivo deve ser realizado em pacientes e profissionais dos serviços de saúde que tiveram contato com casos suspeitos ou confirmados de sarampo dentro de 72 horas após o contato. Recomenda-se a imunização de todos os indivíduos expostos com idade a partir de 6 meses, exceto gestantes e pessoas com sinais e sintomas de sarampo.

4   Quais são as possíveis complicações da doença exantemática do caso clínico? Qual é o manejo terapêutico desses quadros?

Comentários As possíveis complicações do sarampo incluem diarreia, otite média, pneumonia bacteriana, encefalite, xeroftalmia, ceratite e ulceração de córnea. O manejo terapêutico envolve hidratação oral ou intravenosa para diarreia; antibióticos para otite média e pneumonia, se indicado por suspeita de infecção bacteriana secundária; tratamento antiviral e suporte intensivo para encefalite; e acompanhamento oftalmológico com lubrificação ocular e outros tratamentos específicos para xeroftalmia, ceratite e ulceração de córnea. As intervenções precisam ser ajustadas individualmente, dependendo da gravidade, bem como da evolução e do contexto de cada paciente.

5   Há alguma conduta a ser tomada em relação aos contatos do caso?

Comentários O bloqueio vacinal é crucial para interromper a cadeia de transmissão do sarampo, devendo ser realizado até 72 horas após a identificação de um caso suspeito ou confirmado. Isso envolve a vacinação seletiva dos contatos do caso, independentemente de sua situação vacinal anterior, exceto para gestantes e pessoas com sinais e sintomas da doença.

6   A condição clínica do caso enquadra-se na lista de doenças exantemáticas que necessitam de notificação compulsória de acordo com o Ministério da Saúde?

Comentários O sarampo é uma das doenças de notificação compulsória segundo as diretrizes do Ministério da Saúde. A notificação deve ser imediata (em até 24 horas), sendo reportada ao Ministério da Saúde, à Secretaria Estadual de Saúde e à Secretaria Municipal de Saúde.[6]

Entre as hipóteses diagnósticas levantadas, são consideradas doenças de notificação compulsória: sarampo, rubéola, febre de chikungunya, doença aguda pelo vírus zika, dengue.

7   Como você abordaria as preocupações dessa mãe em relação às suas dúvidas sobre a segurança e os efeitos das vacinas no crescimento e aprendizado de seu filho?

Comentários A resposta deve refletir empatia e uma comunicação eficaz, demonstrando compreensão das preocupações da mãe, enquanto fornece informações baseadas em evidências sobre a segurança e eficácia das vacinas. A abordagem deve incluir a correção de informações equivocadas, a discussão sobre os riscos reais de não vacinar e o encorajamento à mãe para buscar fontes confiáveis de informação, como profissionais de saúde e órgãos oficiais de saúde pública.

● PERGUNTAS FECHADAS PARA ABORDAGEM TERAPÊUTICA E PREVENTIVA

1 Qual das seguintes afirmações é correta sobre o manejo terapêutico do sarampo?

A O manejo terapêutico inclui hidratação, suporte nutricional e controle sintomático em ambiente hospitalar
B Antibióticos são o tratamento de primeira linha e devem ser utilizados para evitar as complicações secundárias
C Medicamentos antivirais específicos devem ser administrados para evitar a reemergência do sarampo no Brasil
D Não há tratamento específico para o sarampo, e suporte como hidratação e controle sintomático são recomendados

Alternativa correta D

Comentários Não há tratamento específico para o sarampo, e suporte como hidratação e controle sintomático são recomendados; o encaminhamento urgente é necessário em caso de febre persistente, desidratação, dificuldade respiratória ou alterações da consciência.

2 Qual conjunto de ações deve ser implementado para contatos domiciliares de um caso confirmado de sarampo?

A Bloqueio vacinal dentro de 72 horas, uso de máscara em unidades de saúde, higiene respiratória e das mãos, e limpeza de superfícies
B Avaliação de sintomas para isolar apenas contatos que manifestem febre ou tosse, sem intervenções vacinais imediatas
C Isolamento domiciliar voluntário por sete dias para todos os contatos, higiene das mãos e máscaras apenas em locais públicos
D Higiene respiratória e lavagem de mãos, considerando a vacinação anterior de familiares como suficiente para prevenção

Alternativa correta A

3 Quais são as indicações para a vacinação de rotina contra o sarampo, conforme o Calendário Nacional de Vacinação?

A Apenas crianças menores de 12 meses de idade, com duas doses e gestantes, com uma dose

B Pessoas de 12 meses a 59 anos, com duas doses até 29 anos e uma dose de 30 a 59 anos
C Crianças de 6 a 11 meses e pessoas a partir de 60 anos de idade, com duas doses
D Somente trabalhadores da saúde e crianças de 6 a 11 meses, ambos com duas doses

Alternativa correta B

4 Qual é a melhor prática para um profissional de saúde ao lidar com hesitação vacinal causada por desinformação?

A Desconsiderar as preocupações dos pais e insistir na vacinação imediata da criança
B Oferecer panfletos e encaminhar a mãe para conversar com um especialista em vacinas
C Rejeitar as notícias compartilhadas como falsas e reforçar a importância de consultas regulares
D Escutar ativamente, fornecer informações claras e discutir os benefícios da vacinação

Alternativa correta D

ASPECTOS TEÓRICOS E DE EVIDÊNCIAS

As doenças exantemáticas representam um grupo heterogêneo de distúrbios cutâneos inflamatórios, caracterizados pela presença de manchas, pápulas e/ou placas eritematosas, acometendo regiões específicas ou todo o corpo. Os exantemas podem apresentar diferentes etiologias, incluindo infecções virais, bacterianas ou parasitárias, farmacodermias, alergias ou dermatoses autoimunes.[1,7-9]

A respeito das formas clínicas, os exantemas podem ser do tipo maculopapular (morbiliforme), rubeoliforme, urticariforme, papulovesicular ou petequial/purpúrico, sendo a apresentação maculopapular a mais frequente nas doenças infecciosas sistêmicas, assim como no sarampo,[1,3,9] diagnóstico do caso clínico relatado. Nesse sentido, as características clínicas contribuem para a elucidação diagnóstica dos quadros de exantema, ao propiciar a diferenciação entre as variadas etiologias a partir da evolução clínica e dos padrões das lesões cutâneas, incluindo morfologia, arranjo, distribuição e remissão[10] (Quadro 1.1).

O sarampo é uma doença infecciosa provocada por vírus de RNA do gênero *Morbillivirus* e da família Paramyxoviridae, cujas manifestações clínicas se iniciam após período de incubação de 6 a 21 dias (média de 13 dias).[1,3,9,11] A doença apresenta curso evolutivo caracterizado por três fases distintas:

- **Fase prodrômica** – Marcada por sinais e sintomas como febre alta (38-40 °C), anorexia, mal-estar, conjuntivite, fotofobia, odinofagia e tosse seca.

Quadro 1.1
Características clínicas, epidemiológicas e etiológicas das principais doenças exantemáticas na faixa etária pediátrica

Doença (agente)	Grupos etários*	Características clínicas
Sarampo (vírus RNA, gênero *Morbillivirus*, família Paramyxoviridae)	Todos, principalmente crianças e adultos jovens	• Febre alta (38-40 °C), anorexia, odinofagia, conjuntivite, rinorreia e tosse seca. • Exantema maculopapular (tipo morbiliforme), com surgimento 2-4 dias após os episódios de febre. Inicia-se nas regiões cervical e cefálica, progredindo para tronco e extremidades, sem acometer palmas das mãos e plantas dos pés, em disseminação cefalocaudal e centrífuga. As lesões tornam-se fixas em poucos dias, desaparecendo após 4-7 dias com descamação furfurácea. • Enantema na mucosa oral, sob a forma de pápulas vermelhas (manchas de Koplik) – lesão patognomônica de sarampo.
Rubéola (togavírus RNA, gênero *Rubivirus*)	Todos, principalmente crianças e adultos jovens	• Exantema maculopapular (tipo rubeoliforme), róseo, de início súbito, surgindo em rosto e progredindo em sentido cefalocaudal, com intensidade máxima no 2º dia de curso evolutivo, desaparecendo em 3-6 dias sem descamação. • Febre baixa (38-38,5 °C), linfadenopatias retroauriculares e occipitais, desaparecendo em 3 dias. • Pode evoluir com máculas petequiais hiperemiadas no palato mole (manchas de Forchheimer). • Pródromos habitualmente ausentes, principalmente em crianças de pouca idade.
Eritema infeccioso (parvovírus humano B19)	Principalmente crianças após o 1º ano de vida (pré-escolares e escolares)	• Febre, rinorreia, cefaleia, mialgia, astenia, náuseas e diarreia. • Exantema maculopapular, que se inicia cerca de 2-5 dias após os sintomas prodrômicos, acometendo inicialmente a região malar ("face esbofeteada"), poupando região perioral. O exantema dissemina-se para membros superiores e tronco, em padrão reticular. As lesões regridem progressivamente, remitindo na face em 1-4 dias e nas demais regiões do corpo em 5-20 dias, sem descamação associada. • As lesões cutâneas podem reaparecer ou intensificar-se em caso de exposição a substâncias irritantes, alterações de temperatura ou exposição solar, nas semanas ou meses seguintes à infecção.

> **Quadro 1.1**
> Características clínicas, epidemiológicas e etiológicas das principais
> doenças exantemáticas na faixa etária pediátrica

Doença (agente)	Grupos etários*	Características clínicas
Exantema súbito (herpes-vírus humanos – HHV 6 e 7)	Crianças menores de 4 anos, principalmente entre 6 meses e 2 anos	• Febre alta (39-40 °C) com evolução de 3-5 dias, seguida de exantema de início súbito. Os lactentes podem apresentar bom estado geral, a despeito da febre. • Exantema maculopapular, sob a forma de pequenas máculas e pápulas rosadas, que se inicia em região cervical e tronco, disseminando-se para face e extremidades, em padrão centrífugo. As lesões cutâneas desaparecem rapidamente, em 24-48 horas, sem descamação associada.
Escarlatina (*Streptococcus* do grupo A)	Crianças com idades entre 2 e 10 anos	• Febre alta, fadiga, cefaleia, náusea, êmese e taquicardia, com início após quadro de faringite ou infecção cutânea por *Streptococcus* do grupo A. • Exantema maculopapular apresentando-se sob a forma de lesões puntiformes e confluentes (tipo escarlatiniforme), ásperas ao toque, que surgem no 1º ou 2º dia da doença, acometendo inicialmente face e parte superior do tronco, disseminando-se então para o restante do corpo em progressão cefalocaudal. • O exantema pode ser mais acentuado em áreas intertriginosas, como as regiões axilares, inguinais, fossas antecubitais e poplíteas. Petéquias lineares também podem ser observadas nessas regiões, sendo denominadas sinal de Pastia. • O enantema pode surgir na mucosa oral, sob a forma de pequenas máculas hiperemiadas em palato duro, palato mole e/ou úvula palatina, denominadas manchas de Forchheimer. • A língua também pode evidenciar alterações decorrentes da infecção, demonstrando inicialmente coloração branca com papilas edemaciadas, hiperemiadas e dispersas (língua em morango branco). Posteriormente, por volta do 4º ou 5º dia de evolução, a mucosa lingual apresenta coloração vermelho-viva (língua em morango vermelho), devido ao desprendimento da membrana hiperceratótica formada no início do quadro. • O exantema regride após 4-5 dias do início do quadro, com descamação difusa em tronco e membros. Nas palmas das mãos, nos quirodáctilos, nas plantas dos pés e nos pododáctilos, a descamação ocorre sob a forma de esfoliação em lâminas (descamação lamelar).

→

Quadro 1.1
Características clínicas, epidemiológicas e etiológicas das principais doenças exantemáticas na faixa etária pediátrica

Doença (agente)	Grupos etários*	Características clínicas
Mononucleose infecciosa (vírus Epstein-Barr [EBV])	Adolescentes	• Febre, mal-estar, náuseas, fadiga, anorexia, sudorese, calafrios, odinofagia, linfadenopatia cervical posterior e esplenomegalia. • Exantema maculopapular, frequentemente associado à administração de ampicilina ou amoxicilina, que acomete face e tronco em apresentações clínicas bastante variáveis, incluindo formas de exantema morbiliforme, petequial/purpúrico, urticariforme, além de lesões nodulares e hemorrágicas. A apresentação mais prevalente é a forma maculopapular. As lesões raramente envolvem plantas dos pés e palmas das mãos. • Os exantemas acometem cerca de 3-15% dos casos de mononucleose. • Os sintomas e sinais podem durar de 7-14 dias, sendo que a fadiga pode persistir por alguns meses em cerca de 10% dos pacientes.

*Grupos etários mais suscetíveis ao acometimento pelas doenças exantemáticas.
Fonte: Elaborado pelo autor com base em Wollf e colaboradores;[5] Azevedo e colaboradores;[1] Reider e Fritsch;[8] Toscano e Kfouri;[9] Lopez e Sanders.[10]

- **Fase exantemática** – Evidenciada por máculas e pápulas eritematosas, que surgem cerca de 2 a 4 dias após o início da febre, acometendo as regiões cefálica e cervical primeiramente, progredindo então para tórax, abdome, membros superiores e inferiores (disseminação cefalocaudal e centrífuga).
- **Fase de convalescença** – Iniciada cerca de 4 a 7 dias após o surgimento do exantema, em que as lesões cutâneas involuem com descamação do tipo furfurácea, semelhante a farinha, e a tosse cessa, sendo o último sintoma a desaparecer.[1,3,9]

À vista disso, o caso relatado apresenta quadro de síndrome exantemática febril em paciente em idade pré-escolar, evidenciando manifestações clínicas indicativas de sarampo, incluindo os sintomas respiratórios no início do quadro e o padrão evolutivo das lesões cutâneas, as quais surgiram nas regiões cervical e torácica após os episódios febris, disseminando-se então em sentido cefalocaudal para abdome e membros. Ademais, os enantemas na mucosa oral (manchas de Koplik) corroboram o diagnóstico da infecção, tendo em vista serem alterações patognomônicas do sarampo.[3,9]

O diagnóstico de sarampo pode ser estabelecido tanto com base em achados clínicos e epidemiológicos, quanto a partir de confirmação laboratorial.[12,13] Os principais diagnósticos diferenciais da doença incluem rubéola, exantema súbito, dengue, enteroviroses e eritema infeccioso.[1,9] Assim, as características clínicas dos exantemas contribuem enormemente para a elucidação diagnóstica, como observado no caso descrito.

Contudo, a despeito da relevância dos aspectos clínico-epidemiológicos, o diagnóstico laboratorial é considerado o ideal nos casos suspeitos de sarampo, haja vista sua importância para o controle da transmissão da doença, altamente transmissível, assim como para a vigilância epidemiológica.[9,12,13] Os exames laboratoriais podem ser obtidos por sorologia (amostra de sangue) ou biologia molecular (amostras de secreção de orofaringe, nasofaringe, urina), tendo as amostras coletadas entre o início dos sintomas (fase prodrômica) e os primeiros dias após o surgimento do exantema, quando ocorre maior viremia.[9,13]

Recomenda-se a coleta de material para isolamento viral em toda a cadeia de transmissão ou em casos esporádicos de sarampo; entretanto, as medidas de prevenção da transmissão devem ser estabelecidas imediatamente, não devendo ser postergadas à espera dos resultados.[9,13] O sarampo apresenta período de maior transmissibilidade entre os quatro dias anteriores ao início dos sintomas prodrômicos até os quatro dias após o início do exantema.[13] Sendo assim, recomenda-se isolamento domiciliar dos indivíduos com suspeita ou confirmação de sarampo por pelo menos quatro dias a partir da data de surgimento do exantema.[9]

Nesse sentido, como observado no caso, em situações isoladas de sarampo, o diagnóstico laboratorial contribui para o estabelecimento de medidas de controle da transmissão, assim como para a identificação de cadeias de transmissão. Vale ressaltar que o sarampo é uma doença de notificação compulsória, de maneira que casos suspeitos e/ou confirmados devem ser informados à Vigilância em Saúde em até 24 horas.[13] As definições de casos suspeitos e confirmados são apresentadas no Quadro 1.2.

Cerca de 30% dos casos de sarampo podem evoluir com complicações, incluindo diarreia (mais comum), otite média, pneumonia bacteriana, encefalite, xeroftalmia, ceratite e ulceração de córnea.[9,11] Os grupos mais suscetíveis às complicações compreendem pacientes imunocomprometidos, gestantes, indivíduos com deficiência de vitamina A ou *status* nutricional deficitário, além dos extremos de idade.[11]

Em relação ao manejo terapêutico, não existe medicamento antiviral específico para o tratamento do sarampo, sendo recomendadas medidas de suporte e controle sintomático, como antitérmicos e/ou analgésicos, além de lavagem nasal com soro fisiológico para desobstrução.[1,9,11,13]

Alguns estudos ressaltam o benefício da suplementação com vitamina A nos quadros de sarampo, diminuindo a gravidade e os riscos de complicações. Entretanto, não foram identificadas evidências de redução do risco de morte em geral e de morte por pneumonia pela suplementação.[9,11] Os antibióticos podem ser prescritos em casos de complicações como otite média aguda ou pneumonia bacteriana, ao passo que a antibioticoterapia profilática ainda carece de evidências que suportem sua prescrição.[11]

A suplementação de vitamina A deve ser prescrita em duas doses — uma dose no dia do diagnóstico e outra dose no dia seguinte —, por via oral, sendo recomenda-

Quadro 1.2
Definições de casos suspeitos e confirmados de sarampo segundo o Guia de Vigilância em Saúde – Ministério da Saúde

Caso suspeito	Caso confirmado
Indivíduos que apresentem: Febre e exantema maculopapular morbiliforme, em disseminação cefalocaudal, acompanhados de um ou mais dos seguintes sinais e sintomas: • tosse • coriza • conjuntivite Independentemente de idade e de situação vacinal OU **Indivíduos que apresentem:** • História de viagem para locais com circulação do vírus do sarampo, nos últimos 30 dias • História de contato com alguém que viajou para local com circulação viral nos últimos 30 dias	**Indivíduos que apresentem casos suspeitos de sarampo, comprovados a partir de, pelo menos, um dos seguintes critérios:** **Critério laboratorial.** Sorologia reagente para sarampo (IgM e IgG) e/ou isolamento viral em biologia molecular (RT-PCR) **Critério de vínculo epidemiológico.** Caso suspeito, contato de um ou mais casos de sarampo confirmados por exame laboratorial, que apresentou os primeiros sinais e sintomas da doença entre 7 e 21 dias da exposição ao contato **Critério clínico*.** Febre e exantema maculopapular morbiliforme, em disseminação cefalocaudal, acompanhados de um ou mais dos seguintes sinais e sintomas: • tosse • coriza • conjuntivite Independentemente de idade e de situação vacinal

*A confirmação do caso suspeito pelo critério clínico não é recomendada na rotina; contudo, em situações de surto, esse critério poderá ser utilizado.
Fonte: Elaborado com base em Brasil.[13]

das doses de 50.000 UI para lactentes de até 6 meses, 100.000 UI para lactentes entre 6 e 12 meses, e 200.000 UI para crianças maiores de 1 ano.[9,11]

Dessa forma, a respeito do caso relatado, as condutas estabelecidas incluíram a prescrição de paracetamol, vitamina A e soro fisiológico para lavagem nasal, além da recomendação de medidas de controle da transmissão, tanto para Joana (mãe) quanto para Pedro (paciente), conforme mostra o Quadro 1.3.

O bloqueio vacinal seletivo deve ser realizado em pacientes e profissionais dos serviços de saúde que tiveram contato com casos suspeitos ou confirmados de sarampo dentro de 72 horas após o contato. Recomenda-se a imunização de todos os indivíduos expostos com idade a partir de 6 meses, exceto gestantes e pessoas com sinais e sintomas de sarampo.[13] Tais medidas deveriam ser tomadas na sequência do caso clínico em estudo.

> **Quadro 1.3**
> **Medidas de prevenção e controle da transmissão de sarampo**
>
> - Uso de máscara cirúrgica pelos indivíduos com suspeita ou confirmação de sarampo dentro da unidade de saúde.
> - Isolamento domiciliar para casos suspeitos ou confirmados, por 4 dias, a partir do início do exantema.
> - Orientação para cobrir a boca ao tossir ou espirrar.
> - Uso de lenços descartáveis e higiene das mãos com água e sabão, e/ou álcool em gel.
> - Limpeza regular de superfícies.
> - Bloqueio vacinal seletivo de pacientes e profissionais dos serviços de saúde expostos ao contato com casos suspeitos ou confirmados de sarampo.

Fonte: Elaborado com base em Brasil.[13]

MENSAGENS-CHAVE

- As doenças exantemáticas representam um grupo heterogêneo de afecções cutâneas inflamatórias, caracterizadas pela presença de manchas, pápulas e/ou placas eritematosas, acometendo regiões específicas ou todo o corpo.
- Os exantemas podem apresentar as formas clínicas maculopapular (morbiliforme), rubeoliforme, urticariforme, papulovesicular ou petequial/purpúrica.
- O sarampo apresenta curso evolutivo caracterizado por três fases distintas: fase prodrômica, fase exantemática e convalescença.
- O diagnóstico de sarampo pode ser estabelecido tanto com base em achados clínicos e epidemiológicos, quanto a partir de confirmação laboratorial, sendo o diagnóstico laboratorial considerado ideal, haja vista sua importância para o controle da transmissão da doença.
- O sarampo não tem terapêutica medicamentosa específica, sendo recomendadas medidas de suporte e controle sintomático. Alguns estudos ressaltam o benefício da suplementação com vitamina A nos quadros de sarampo, diminuindo a gravidade e os riscos de complicações.

REFERÊNCIAS E MATERIAL DE APOIO PARA APROFUNDAMENTO NO TEMA

1. Azevedo AC, Gomes AS, Rodrigues AS, Pinto F, Figueirinha J, Carvalho S, et al. Doenças exantemáticas em idade pediátrica: revisão teórica. Rev Ecos Minho. 2020;15:5-24.
2. Muzumdar S, Rothe MJ, Grant-Kels JM. The rash with maculopapules and fever in children. Clin Dermatol. 2019;37(2):119-28.

3. Takimi LN. Doenças exantemáticas na criança. In: Gusso G, Lopes JMC, Dias LC, organizadores. Tratado de medicina de família e comunidade: princípios, formação e prática. 2. ed. Rio de Janeiro: Artmed; 2019. p. 6875-940.
4. Ferreira IG, Godoi DF, Perugini ER. Nosological profile of dermatological diseases in primary health care and dermatology secondary care in Florianópolis (2016-2017). An Bras Dermatol. 2020;95(4):428-38.
5. Wollf K, Johnson RA, Saavedra AP. Doenças virais da pele e das mucosas. In: Dermatologia de Fitzpatrick: atlas e texto. 7. ed. Porto Alegre: Artmed; 2015.
6. Brasil. Ministério da Saúde. Lista nacional de notificação compulsória de doenças, agravos e eventos de saúde pública [Internet]. Brasília: MS; 2024 [capturado em 08 ago 2024]. Disponível em: https://www.gov.br/saude/pt-br/composicao/svsa/notificacao-compulsoria/lista-nacional-de-notificacao-compulsoria-de-doencas-agravos-e-eventos-de-saude-publica.
7. Mancini AJ, Shani-Adir A. Outras doenças virais. In: Bolognia JL, Jorizzo JL, Schaffer JV, organizadores. Dermatologia. 3. ed. Rio de Janeiro: Elsevier; 2015. p. 2129-30.
8. Reider N, Fritsch PO. Outras erupções eczematosas. In: Bolognia JL, Jorizzo JL, Schaffer JV, organizadores. Dermatologia. 3. ed. Rio de Janeiro: Elsevier; 2015. p. 382-402.
9. Toscano CM, Kfouri RA. Doença febril exantemática. In: Duncan BB, Schmidt MI, Giugliani ERJ, Duncan MS, Giugliani C, organizadores. Medicina ambulatorial: condutas de atenção primária baseadas em evidências. 5. ed. Porto Alegre: Artmed; 2022. p. 4183-228.
10. Lopez FA, Sanders CV. Fever and rash in the immunocompetent patient [Internet]. UpToDate. Waltham: UpToDate; 2023 [capturado em 20 ago 2023]. Disponível em: https://www.uptodate.com/contents/fever-and-rash-in-the-immunocompetent-patient?search=fever%20and%20rash&source=search_result&selectedTitle=1~150&usage_type=default&display_rank=1.
11. Gans H, Maldonado YA. Measles: clinical manifestations, diagnosis, treatment, and prevention [Internet]. UpToDate. Waltham: UpToDate; 2023 [capturado em 20 ago 2023]. Disponível em: https://www.uptodate.com/contents/measles-clinical-manifestations-diagnosis-treatment-and-prevention?search=fever%20and%20rash&topicRef=2744&source=see_link.
12. Brasil. Ministério da Saúde. Sarampo [Internet]. Brasília: MS; 2023 [capturado em 22 ago 2023]. Disponível em: https://www.gov.br/saude/pt-br/assuntos/saude-de-a-a-z/s/sarampo.
13. Brasil. Ministério da Saúde. Sarampo. In: Brasil. Ministério da Saúde. Guia de vigilância em saúde. 5. ed. Brasília: MS; 2022. p. 215-37.

MATERIAL DE APOIO

Brasil. Ministério da Saúde. Calendário nacional de vacinação [Internet]. Brasília: MS; 2023 [capturado em 20 ago 2023]. Disponível em: https://www.gov.br/saude/pt-br/assuntos/saude-de-a-a-z/c/calendario-nacional-de-vacinacao.

ACHO QUE DEI UMA ENGORDADINHA...

CASO CLÍNICO 2

LEONARDO CANÇADO MONTEIRO SAVASSI
NAYRA DA SILVA FREITAS

SINOPSE

Este caso apresenta a situação de uma mulher de 60 anos que procura atendimento médico devido a preocupações com **aumento de peso** e falta de energia, trazendo exames antigos para revisão. A paciente expressa temores relacionados à saúde cardíaca, influenciados pelo histórico familiar de doença cardíaca, mas suspeita que seu cansaço possa ser atribuído ao ganho de peso decorrente da inatividade física prolongada. A interação entre preocupações de saúde percebidas e estilo de vida sedentário destaca a complexidade do manejo clínico em abordar simultaneamente os aspectos físicos e psicológicos da saúde dos pacientes.

OBJETIVOS DE APRENDIZAGEM DO CASO

1. Identificar sinais e sintomas clínicos que alertem para a presença de DM2.
2. Entender a necessidade do cuidado integral e as condições clínicas que podem estar atreladas à obesidade.
3. Construir um plano terapêutico compartilhado e centrado na pessoa.
4. Conhecer o impacto do hipotireoidismo não controlado na qualidade de vida e no ganho de peso.
5. Identificar as implicações da obesidade na progressão do DM2 e no tratamento.
6. Apresentar as fases da mudança de comportamento (foco na adesão à dieta e atividade física).

7 Significar o papel da obesidade frente à sociedade (sociedade de consumo, *fast food*, sobrecarga de trabalho, visão pejorativa do obeso e gordofobia).

DESCRIÇÃO DO CASO

Maria, 60 anos, vem para atendimento de consulta agendada na sua unidade básica de saúde. A residente de medicina de família e comunidade (MFC) atende o caso.

- Lista de problemas: obesidade, hipotireoidismo
- Medicamentos: em uso de levotiroxina, 50 μg
- Contexto: mãe faleceu devido a infarto aos 65 anos

SUBJETIVO

"Oi, doutora, vim trazer meu exame da tireoide que fiz ano passado; já está antigo, mas queria que a senhora olhasse. A senhora também me pediu um exame de glicose que eu nunca trouxe. Também percebi que venho ganhando peso nos últimos meses e tenho me sentido muito cansada dos últimos tempos pra cá. Tenho certeza de que é por causa da tireoide, mas tenho medo de que o cansaço seja algo do coração; minha mãe morreu de infarto e isso me assusta. Às vezes, penso que o cansaço pode ser só porque engordei; queria emagrecer mais. Não consigo ir até o posto sem ficar cansada, chego na igreja já querendo me sentar. Tem algum exame que mostra por que estou tão gorda e cansada?"

Maria conta que não usa a levotiroxina todos os dias e que geralmente a toma após o café da manhã. Não faz atividade física há muitos anos, porque com o aumento de peso sentiu dificuldade de caminhar por dores nos joelhos e cansaço. Durante o exame físico, menciona constipação, poliúria e um episódio recente de candidíase genital que tratou por conta própria com dose única de fluconazol, 150 mg.

Maria é aposentada e se dedica a cuidar do marido que sofreu um acidente vascular cerebral há dois anos e se encontra acamado. Tem como ponto de apoio a igreja e a filha, que mora ao lado de sua casa.

OBJETIVO

Presença de *acantose nigricans* na região cervical e axilar, além da pele mais pegajosa e cabelos mais finos.

Ausculta cardíaca e respiratória sem anormalidades.

Peso: 75,5 kg; altura: 1,46 m; índice de massa corporal (IMC): 35,44 kg/m^2; pressão arterial (PA): 120 x 80 mmHg; frequência cardíaca (FC): 50 bpm

Hormônio tireoestimulante (TSH): 21; glicemia de jejum anterior: 136; hemoglobina glicada: 7,2; glicemia capilar: 203

Após o atendimento do caso, a residente de MFC o discute com o preceptor. Relata que, apesar de considerar que os exames já apontam para o diagnóstico de diabetes, tem dificuldade para comunicar o fato à paciente, pois acredita que ela ficará reticente em iniciar o tratamento.

NOTAS DE APRENDIZAGEM

POR QUE ESSE TEMA É RELEVANTE?

A obesidade é uma situação clínica em ascensão nas culturas ocidentais, relacionada a questões socioculturais (como a valorização e o menor custo de alimentos ultraprocessados e de *fast food*, e mais recentemente a comodidade de uso dos aplicativos de entrega de refeições), pressão pelo uso do tempo para o trabalho (associada à falta de espaço e tempo para alimentação saudável), redução das necessidades calóricas e das atividades físicas em geral, além de outra questão importante específica de nossa cultura: a vinculação do ato de alimentar ao afeto, típico das culturas latinas.

A obesidade em si não é classicamente uma "doença" sob o ponto de vista epistemológico, pois é assintomática, mas comporta-se como fator de risco para outras doenças (p. ex., as doenças cardiovasculares e cerebrovasculares) e para outros fatores de risco (p. ex., as alterações da concentração sérica de lipídeos e glicose, bem como resistência à insulina). Em menos de uma década, sua prevalência aumentou de 20% para 25% da população brasileira, mas cerca de 60% dos adultos brasileiros têm excesso de peso.[1,2] Na atenção primária, no ano de 2021, foram atendidos 9,1 milhões de brasileiros com sobrepeso e 4 milhões com obesidade, dos quais 624 mil tinham obesidade grau III.[3] A obesidade aumenta o risco de diabetes, doenças cardiovasculares e mortalidade geral.

Mesmo com a retomada da fome nos últimos anos, a obesidade emerge no Brasil atualmente como o problema nutricional mais prevalente, caracterizada por um aumento de incidência correlacionado à idade, sendo mais prevalente no sexo feminino, em indivíduos de baixa renda e com níveis de educação equivalentes ao ensino médio ou inferiores, além de afetar de maneira desproporcional as populações negras.[4]

As melhores medidas de obesidade são o IMC e a circunferência da cintura. Os limites que predizem maior mortalidade são o IMC superior a 25 kg/m^2 e a circunferência da cintura superior a 102 cm nos homens e superior a 88 cm nas mulheres. A obesidade abdominal (relação cintura-quadril [RCQ] elevada) indica um pior prognóstico do que a obesidade gluteofemoral, onde há uma RCQ reduzida.[5]

A compreensão e abordagem de comorbidades intimamente ligadas ao aumento de peso, como DM2 e hipotireoidismo, é fundamental para o profissional que atua na atenção primária à saúde. A interconexão dessas condições é notável: a obesidade, por exemplo, está intrinsecamente relacionada ao aumento da incidência de diabetes. Assim como pode ser resultante do hipotireoidismo, a obesidade pode afetar também a excreção de TSH e ser parte da gênese do hipotireoidismo.[3]

Uma das queixas mais comuns de pacientes com hipotireoidismo clínico evidente é o aumento de peso. Isso ocorre porque a deficiência de hormônios tireoidianos, como o T3 e T4, leva a uma desaceleração do metabolismo basal, reduzindo a capacidade do corpo de queimar calorias de forma eficiente. Além disso, o hipotireoidismo pode causar retenção de líquidos, contribuindo para o ganho de peso. Embora o aumento de peso seja geralmente moderado, ele é uma queixa frequente e pode ser um dos primeiros sinais percebidos pelos pacientes, especialmente quando associado a outros sintomas, como fadiga e intolerância ao frio.

Em um cenário onde a prevalência de obesidade, diabetes e hipotireoidismo continua a crescer, a atenção primária à saúde desempenha um papel insubstituível em termos de prevenção, diagnóstico e tratamento.

OUTROS PONTOS QUE PODEM SER ESTUDADOS A PARTIR DO CASO

- **PERGUNTAS ABERTAS PARA RACIOCÍNIO DIAGNÓSTICO**

1 Quais elementos são essenciais na abordagem do paciente com queixa de aumento de peso e/ou obesidade?

Comentários A matriz de competências da MFC (tanto nas orientações para a residência médica quanto a matriz de competências desenvolvida pela sua sociedade de especialistas) não estabelece niveis de competências para obesidade, abordando-a apenas no âmbito da prevenão e do risco cardiovascular. Assim, recomenda-se que, no processo de aprendizagem, a abordagem seja centrada inicialmente em elementos como a entrevista clínica centrada na pessoa para a percepção dos temas relacionados à obesidade, aprofundando-se na perspectiva do adoecimento e do significado da obesidade para aquela pessoa (ideias, sentimentos, expectativas na consulta e como isso afeta seu dia a dia). Em um segundo momento, a discussão pode trazer elementos da saúde baseada em evidências e da prevenção quaternária (quando, com que frequência e quais exames solicitar de acordo com o grau de obesidade), bem como do aconselhamento baseado em evidências. Neste capítulo, adiante, são indicadas estratégias específicas de abordagem da obesidade tanto no âmbito do controle do peso (aconselhamento para atividade físicas e alimentação saudável), quanto da redução de danos. Embora existam diferentes níveis de competências entre alunos, internos e residentes, o que vai definir o aprofundamento de cada um deles em conhecimentos, habilidades e atitudes tem mais relação com o grau de autonomia do que propriamente com competências crescentes para a abordagem da pessoa que vive com distúrbios relacionados ao peso

(p. ex., idealmente, estudante deveria identificar quais são os termos relacionados a gordofobia – tais como os relacionados a padrões estéticos ou culturais –, enquanto um residente deve saber aconselhar de forma adequada sem usar esses termos ou argumentos).

2. Quais são as principais condições clínicas associadas ao aumento de peso?

Comentários O aumento de peso pode ser influenciado por uma combinação de fatores sociais, ambientais e psicológicos. Estilo de vida moderno – com maior disponibilidade de alimentos ultraprocessados e sedentarismo – contribui significativamente para o ganho de peso. Além disso, estresse, ansiedade e depressão estão frequentemente associados a alterações nos padrões alimentares, levando ao consumo excessivo de calorias como mecanismo de compensação emocional. Fatores sociais, como a falta de acesso a alimentos saudáveis e ambientes que não incentivam a prática de atividade física, também desempenham um papel importante. Do ponto de vista orgânico, é fundamental investigar condições médicas que possam estar contribuindo para o ganho de peso. Distúrbios hormonais, como o hipotireoidismo, reduzem o metabolismo e favorecem o acúmulo de gordura corporal. A síndrome de Cushing, caracterizada pelo excesso de cortisol, pode levar ao aumento de gordura abdominal. Além disso, a resistência à insulina, comum no DM2 e na síndrome metabólica, interfere na regulação da glicose, promovendo o ganho de peso. Medicamentos como antidepressivos, antipsicóticos e corticoides também devem ser considerados, pois alteram o metabolismo e podem levar ao aumento do apetite e ao acúmulo de gordura.

3. Por qual motivo havia um pedido de exame de glicemia na rotina da paciente?

Comentários As principais indicações para a solicitação de exame de glicemia de jejum como parte do rastreamento de diabetes incluem indivíduos com fatores de risco aumentados para o desenvolvimento da doença. Esses fatores incluem idade acima de 45 anos, sobrepeso ou obesidade (índice de massa corporal > 25 kg/m^2), histórico familiar de DM2, sedentarismo, hipertensão arterial, dislipidemia (níveis elevados de colesterol ou triglicerídeos), e histórico de doenças cardiovasculares. Além disso, mulheres com histórico de diabetes gestacional ou que tiveram bebês com peso superior a 4 kg também devem ser rastreadas. Outras populações de risco incluem pessoas com síndrome dos ovários policísticos, acantose nigricans (sinal de resistência à insulina) e aqueles com histórico de pré-diabetes (glicemia de jejum alterada ou tolerância à glicose diminuída). Em geral, o exame de glicemia de jejum é indicado como parte de um rastreamento regular para pessoas com esses fatores de risco, ou para qualquer pessoa com sinais clínicos sugestivos de hiperglicemia, como sede excessiva, perda de peso inexplicada ou aumento da frequência urinária.

> **4** Quais elementos da história podem sugerir um descontrole do hipotireoidismo?

Comentários Elementos da história e exame físico que podem sugerir descontrole do hipotireoidismo incluem uma variedade de sintomas e sinais associados ao metabolismo lento e ao impacto hormonal da deficiência de hormônios tireoidianos. Na história, pacientes podem relatar fadiga intensa, ganho de peso inexplicado, constipação, sensação constante de frio, depressão, queda de cabelo e pele seca. Outros sintomas incluem diminuição da memória ou concentração e, em mulheres, irregularidades menstruais, como ciclos mais longos ou fluxo mais intenso. No exame físico, sinais sugestivos de descontrole do hipotireoidismo incluem pele seca e áspera, cabelos finos e quebradiços, inchaço do rosto, especialmente ao redor dos olhos (mixedema), bradicardia (frequência cardíaca lenta), reflexos tendinosos retardados e edema periférico, especialmente nas pernas. Em casos mais graves, a língua pode parecer aumentada e o paciente pode ter voz rouca. Esses achados, associados à história clínica, podem indicar a necessidade de ajuste no tratamento ou reavaliação do controle da doença.

• PERGUNTAS FECHADAS PARA RACIOCÍNIO DIAGNÓSTICO

> **1** Qual dos fatores abaixo deve ser o primeiro a ser investigado no raciocínio diagnóstico de obesidade, considerando a prevalência e o impacto no ganho de peso?

A   Distúrbios hormonais, como hipotireoidismo
B   Fatores genéticos
C   Estilo de vida e hábitos alimentares
D   Uso de medicamentos que favorecem o ganho de peso

Resposta correta C

Comentários Embora fatores hormonais, genéticos e o uso de medicamentos possam contribuir para o ganho de peso, o estilo de vida e os hábitos alimentares são as causas mais comuns e prevalentes da obesidade. O consumo excessivo de calorias, associado ao sedentarismo, é um dos principais fatores que levam ao aumento de peso. Portanto, a avaliação inicial deve focar na identificação de padrões alimentares inadequados e na falta de atividade física, antes de investigar outras causas menos comuns, como distúrbios hormonais ou medicamentos.

> **2** Qual é a principal diferença laboratorial entre o hipotireoidismo clínico e o hipotireoidismo subclínico?

A   Hipotireoidismo clínico apresenta TSH elevado e T4 livre normal.
B   Hipotireoidismo subclínico apresenta TSH elevado e T4 livre normal.
C   Hipotireoidismo subclínico apresenta TSH normal e T4 livre elevado.
D   Hipotireoidismo clínico apresenta TSH normal e T4 livre baixo.

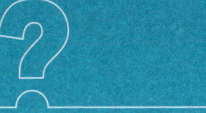

Resposta correta B

Comentários No hipotireoidismo subclínico, os níveis de TSH estão elevados, enquanto o T4 livre permanece dentro da faixa normal, indicando uma leve disfunção tireoidiana sem sintomas evidentes. Já no hipotireoidismo clínico, o TSH está elevado e o T4 livre está baixo, confirmando uma deficiência hormonal que se manifesta com sinais e sintomas claros da doença.

3 Qual dos seguintes achados clínicos é mais característico do diagnóstico de diabetes mellitus tipo 2 (DM2)?

A Perda de peso abrupta em jovens com cetoacidose
B Sede excessiva, poliúria e fadiga em adultos obesos
C Hipoglicemia severa após refeições
D Erupções cutâneas e perda de peso significativa

Resposta correta B

Comentários O diabetes mellitus tipo 2 é frequentemente caracterizado por sede excessiva (polidipsia), aumento da frequência urinária (poliúria) e fadiga em adultos, geralmente com sobrepeso ou obesidade. Esses sintomas resultam da hiperglicemia prolongada, que aumenta a osmolaridade sanguínea, levando à perda de fluidos e, consequentemente, à sede e à urinação frequente. Perda de peso abrupta e cetoacidose são mais comuns no diabetes tipo 1, enquanto a hipoglicemia severa e erupções cutâneas não são achados típicos do diagnóstico inicial de DM2.

4 Qual é uma das queixas mais comuns de pacientes com hipotireoidismo clínico evidente?

A Sede constante
B Perda de peso excessiva
C Ganho de peso
D Insônia crônica

Alternativa correta C

5 Qual é a verdadeira relação entre obesidade e hipotireoidismo?

A A obesidade causa hipotireoidismo ao aumentar o acúmulo de gordura no corpo, o que leva a uma alteração nos hormônios tireoidianos, promovendo um metabolismo mais lento e disfunções na produção de T3 e T4. O excesso de peso seria, então, a causa principal da disfunção tireoidiana.
B O hipotireoidismo causa obesidade severa em todos os pacientes afetados, já que a deficiência nos hormônios tireoidianos leva a uma desaceleração extrema do

metabolismo, que resulta em um aumento contínuo de peso, independentemente dos hábitos alimentares ou do nível de atividade física do paciente.

C O hipotireoidismo pode contribuir para o ganho de peso, mas a obesidade geralmente é leve a moderada.

D Não há relação entre obesidade e hipotireoidismo, pois são condições completamente independentes.

Alternativa correta D

O hipotireoidismo pode contribuir para o ganho de peso, mas a obesidade geralmente é leve a moderada.

Comentários O hipotireoidismo pode levar a um ganho de peso moderado, principalmente devido à redução do metabolismo e à retenção de líquidos, mas não costuma ser a principal causa de obesidade grave. A maioria dos pacientes com hipotireoidismo queixam-se de ganho de peso leve a moderado, e a obesidade grave geralmente resulta de uma combinação de outros fatores, como hábitos alimentares e estilo de vida. Portanto, enquanto o hipotireoidismo pode contribuir para o ganho de peso, não é a única causa, e o aumento de peso significativo deve ser investigado considerando outros fatores.

• PERGUNTAS ABERTAS PARA ABORDAGEM TERAPÊUTICA

1 Qual é a melhor forma de informar o diagnóstico de diabetes para o paciente?

Comentários Informar o diagnóstico de diabetes de maneira clara, empática e educativa é a melhor forma de fazê-lo. Usando uma linguagem simples e acessível, o médico deve explicar o que é o diabetes, como ele afeta o organismo e a importância do controle glicêmico. É essencial assegurar ao paciente que, embora seja uma condição crônica, o diabetes pode ser gerenciado com mudanças no estilo de vida e tratamento adequado. Além disso, oferecer suporte emocional e espaço para perguntas ajuda o paciente a processar o diagnóstico e a se engajar no autocuidado desde o início.

2 Como identificar o estágio de motivação do paciente e usá-lo para envolvê-lo no tratamento?

Comentários O estágio de motivação do paciente pode ser identificado por meio de uma conversa exploratória sobre sua percepção da doença e sua disposição para mudanças no estilo de vida e tratamento. O uso do modelo dos estágios de mudança de Prochaska e DiClemente (pré-contemplação, contemplação, preparação, ação e manutenção) auxilia o médico a avaliar em qual estágio o paciente se encontra. Após essa identificação, o profissional pode adaptar sua abordagem de acordo com o estágio em que o paciente se encontra: se na fase de contemplação, mais informações sobre os benefícios do tratamento são necessárias; se na fase de ação, suporte para implementar mudanças concretas e manter a motivação.

3. Quais orientações a paciente deve receber sobre o uso da levotiroxina?

Comentários As orientações sobre o uso da levotiroxina incluem tomá-la pela manhã, em jejum, com água, e aguardar pelo menos 30 minutos antes de ingerir alimentos ou outras medicações para garantir a absorção adequada. A levotiroxina deve ser tomada todos os dias no mesmo horário. O paciente também deve ser informado sobre a importância de evitar alimentos ricos em cálcio ou ferro, como suplementos, no mesmo horário da medicação, pois essas substâncias podem interferir na sua absorção. Além disso, ajustes na dose devem ser feitos apenas com orientação médica, e o acompanhamento regular dos níveis hormonais é essencial para o ajuste adequado do tratamento.

4. Qual seria a melhor proposta terapêutica para o manejo do diabetes?

Comentários A melhor proposta terapêutica para o manejo do diabetes envolve uma abordagem multidisciplinar, incluindo mudanças no estilo de vida - como dieta balanceada e atividade física regular - combinadas com o uso de medicamentos quando necessário. Dietas como a mediterrânea e a DASH são recomendadas por sua eficácia comprovada. Além disso, 150 minutos semanais de atividade física moderada são indicados. Para casos em que o controle glicêmico não é atingido apenas com essas medidas, medicamentos como metformina são frequentemente utilizados como primeira escolha, com novos medicamentos, como semaglutida e liraglutida, sendo indicados em casos mais complexos. Em pacientes com obesidade grave ou dificuldade de controle com outras terapias, a cirurgia bariátrica pode ser uma opção viável.

5. Quando se deve compartilhar esse tipo de caso com o especialista focal?

Comentários O encaminhamento para um especialista focal, como um endocrinologista, deve ser considerado quando o diabetes não estiver bem controlado apesar das intervenções iniciais, como ajustes na dieta, exercícios e uso de medicação padrão. Isso também se aplica a casos mais complexos, como pacientes com múltiplas comorbidades, complicações graves do diabetes (como neuropatia ou nefropatia) ou quando surgem dúvidas diagnósticas ou terapêuticas específicas, como resistência à insulina grave ou necessidade de terapia avançada, como a com uso de insulina. O suporte especializado pode proporcionar um manejo mais personalizado e eficaz nesses casos que são mais desafiadores.

PERGUNTAS FECHADAS PARA ABORDAGEM TERAPÊUTICA

1 Qual é o impacto da perda de peso de 15% em relação ao diabetes?

A Não há impacto
B Aumenta o risco de diabetes
C Pode levar à remissão do diabetes em quase metade das pessoas
D Causa complicações no tratamento do diabetes

Alternativa correta C

Comentários A perda de peso de 15% pode levar à remissão do diabetes em quase metade das pessoas, pois a redução significativa do peso corporal melhora a sensibilidade à insulina e diminui a resistência a esse hormônio, fatores fundamentais no controle da glicemia. Além disso, a perda de peso reduz a gordura visceral, que está fortemente associada à inflamação e ao agravamento do DM2. Estudos indicam que uma perda de peso substancial pode normalizar os níveis de glicose no sangue em muitos pacientes, o que contribui para a remissão da doença em uma porcentagem considerável dos casos.

2 Qual seria um valor razoável da Hb1Ac como meta da terapia para a maioria dos pacientes com DM2?

A ≤ 6% (45,0 mmol/mol)
B ≤ 7% (53,0 mmol/mol)
C < 8% (61,0 mmol/mol)
D ≤ 9% (69,0 mmol/mol)

Alternativa correta B

Comentários O valor razoável de HbA1C como meta para a maioria dos pacientes com DM2 é de 7%, pois esse nível está associado a um bom controle glicêmico e à redução do risco de complicações microvasculares e macrovasculares. No entanto, em pacientes que iniciam o tratamento com A1C muito elevada, a meta inicial pode ser a redução de 1 ponto percentual em um período de 3 a 6 meses, ajustando progressivamente a meta para valores mais baixos ao longo do tempo. Além disso, essa meta pode ser flexibilizada em pacientes com comorbidades graves, idosos ou com maior risco de hipoglicemia, nos quais um controle glicêmico mais rigoroso pode não ser seguro. Nessas situações, metas mais elevadas, entre 7,5% e 8%, podem ser mais apropriadas, levando em consideração a segurança e a qualidade de vida do paciente.

3 Considerando as informações disponíveis, qual alternativa contém a análise correta sobre a abordagem inicial para um paciente com obesidade na medicina de família e comunidade?

A   Focar exclusivamente em recomendações para perda de peso rápida por meio de dietas restritivas
B   Priorizar a realização de exames laboratoriais extensivos para avaliar comorbidades associadas à obesidade
C   Utilizar a Entrevista Clínica Centrada na Pessoa para entender a percepção do paciente sobre sua obesidade
D   Encaminhar imediatamente para cirurgia bariátrica sem avaliação clínica detalhada

Alternativa correta C

Comentários A abordagem inicial recomendada envolve a utilização da Entrevista Clínica Centrada na Pessoa, permitindo uma compreensão profunda das percepções, das ideias e dos sentimentos do paciente sobre sua condição. Isso ajuda a estabelecer uma relação terapêutica eficaz e a personalizar o plano de manejo.

4 Qual estratégia é recomendada para aprofundar na abordagem da obesidade após a entrevista inicial?

A   Prescrever medicamentos para perda de peso sem considerar outras intervenções
B   Discutir elementos da saúde baseada em evidências e da prevenção quaternária
C   Recomendar jejum intermitente como única abordagem dietética
D   Focar exclusivamente em exercícios de alta intensidade desde o início

Alternativa correta B

Comentários Após a entrevista inicial, é recomendado discutir elementos da saúde baseada em evidências e da prevenção quaternária, incluindo quando e quais exames solicitar, além de aconselhamento baseado em evidências. Isso permite uma abordagem mais holística e personalizada.

A estratégia recomendada de discutir elementos da saúde baseados em evidências e de prevenção quaternária é fundamental para aprofundar a abordagem da obesidade após a entrevista inicial, pois permite que o profissional de saúde adote intervenções eficazes e seguras, com base em estudos científicos robustos. A saúde baseada em evidências garante que o tratamento da obesidade se apoie em práticas comprovadas, como mudanças no estilo de vida e intervenções farmacológicas, quando indicadas. Já a prevenção quaternária tem por objetivo evitar intervenções desnecessárias ou potencialmente danosas, como o uso excessivo de exames ou tratamentos ineficazes, promovendo um cuidado mais humanizado e centrado nas reais necessidades do paciente. Ao utilizar essas duas abordagens, o profissional assegura que as decisões clínicas respeitem a individualidade do paciente e priorizem sua qualidade de vida, evitando a medicalização excessiva ou danos desnecessários.

5 Quando considerar a solicitação de exames complementares no manejo da obesidade?

A Logo após o diagnóstico de obesidade, independentemente de sintomas ou riscos associados
B Apenas quando o paciente solicitar, para satisfazer suas expectativas
C Com base no grau de obesidade e riscos associados, conforme indicado pela prevenção quaternária
D Nunca, pois exames complementares não são úteis no manejo da obesidade

Alternativa correta C

Comentários Exames complementares devem ser considerados com base no grau de obesidade e riscos associados, seguindo princípios da prevenção quaternária. Isso ajuda a evitar intervenções desnecessárias e foca no que é mais benéfico para o paciente.

6 Qual abordagem é recomendada para o controle do peso em pacientes com obesidade?

A Aumento da atividade física intensa sem necessidade de grandes mudanças alimentares, focando no gasto calórico diário.
B Dietas de muito baixo carboidrato, como a cetogênica, associadas a exercícios físicos leves e intermitentes, sem uso de medicamentos ou intervenção cirúrgica.
C Alimentação equilibrada com redução de calorias, combinada com atividade física regular e uso de medicamentos ou cirurgia bariátrica em casos específicos, conforme indicação médica.
D Foco no uso de suplementos naturais e dietas da moda, combinado com exercícios físicos esporádicos e jejum prolongado.

Alternativa correta C

Comentários A abordagem recomendada para o controle do peso em pacientes com obesidade deve se basear em uma alimentação equilibrada, com foco na redução de calorias, e atividade física regular, conforme as diretrizes internacionais de saúde. Dietas com evidência robusta de eficácia, como a dieta mediterrânea e a DASH, são mais seguras e sustentáveis do que dietas da moda, como a cetogênica, que pode ser restritiva e difícil de manter a longo prazo. A atividade física recomendada inclui pelo menos 150 minutos de exercícios aeróbicos moderados por semana. Em alguns casos, medicamentos para perda de peso, como semaglutida e liraglutida, podem ser indicados, especialmente quando as mudanças no estilo de vida isoladas não resultam em perda de peso suficiente. A cirurgia bariátrica é considerada em casos de obesidade grave (IMC > 40 kg/m² ou > 35 kg/m² com comorbidades) e quando outras abordagens não foram eficazes.

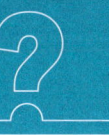

7 — Qual fator NÃO deve ser considerado um determinante direto na profundidade do conhecimento sobre obesidade entre alunos, internos e residentes?

A O grau de autonomia do aprendiz
B A presença de gordofobia explícita no currículo educacional
C Competências crescentes especificamente para a abordagem da obesidade
D A experiência clínica e exposição a pacientes com obesidade

Alternativa correta B

Comentários Enquanto o grau de autonomia, as competências crescentes e a experiência clínica são fatores relevantes para o aprofundamento em conhecimentos, habilidades e atitudes, a presença de gordofobia explícita no currículo não é um determinante direto do nível de conhecimento sobre a obesidade. A educação médica deve visar à eliminação de preconceitos e promover uma abordagem inclusiva e empática.

MENSAGENS-CHAVE

- A matriz de competências foca mais na prevenção e no risco cardiovascular, sem estabelecer níveis específicos de competência para obesidade.
- É importante iniciar com a Entrevista Clínica Centrada na Pessoa para entender a percepção do paciente sobre a obesidade.
- Deve haver aprofundamento na perspectiva do adoecimento e do significado de ser obeso para o indivíduo, incluindo ideias, sentimentos e expectativas.
- É essencial incorporar elementos da saúde baseada em evidências e prevenção quaternária, como a seleção de exames e a frequência de solicitação baseada no grau de obesidade.
- O aconselhamento baseado em evidências pode ser trabalhado em um segundo momento.
- Estratégias relacionadas ao controle do peso por meio de aconselhamento para alimentação saudável e atividades físicas, bem como redução de danos associados à obesidade, também são aspectos importantes a serem abordados.

REFERÊNCIAS E MATERIAL DE APOIO PARA APROFUNDAMENTO NO TEMA

1. Fundação Oswaldo Cruz. Painel de indicadores de saúde: pesquisa nacional de saúde 2013 [Internet]. Rio de Janeiro: Fiocruz; 2021 [capturado em 08 ago 2024]. Disponível em: https://www.pns.icict.fiocruz.br/painel-de-indicadores-mobile-desktop/.

2. Instituto Brasileiro de Geografia e Estatística. Pesquisa nacional de saúde 2019: atenção primária à saúde e informações antropométricas. Rio de Janeiro: IBGE; 2020.
3. Brasil. Ministério da Saúde. O impacto da obesidade: entenda por que as consequências vão muito além das questões de saúde pública [Internet]. Brasília: MS; 2022 [capturado em 08 ago 2024]. Disponível em: https://www.gov.br/saude/pt-br/assuntos/saude-brasil/eu-quero-ter-peso-saudavel/noticias/2022/o-impacto-da-obesidade.
4. Neumann CR, Marcon ER, Molina-Bastos C G. Obesidade. In: Gusso G, Lopes JMC, Dias LC Tratado de medicina de família e comunidade: princípios, formação e prática. 2. ed. Porto Alegre: Artmed; 2019. v. 2, p. 1509-27.
5. McGee S. Evidence-based physical diagnosis. 4th ed. Philadelphia: Elsevier; 2018.

MATERIAL DE APOIO

Bertoluci MC, coordenador. Posicionamento oficial SBD n° 02/2020: tratamento da hiperglicemia no diabetes tipo 2. 02/2020. São Paulo: Sociedade Brasileira de Diabetes; 2020.

Centers for Disease Control and Prevention. CDC overweight & obesity [Internet]. Atlanta: CDC; 2023 [capturado em 1º out 2023]. Disponível em: https://www.cdc.gov/healthy-weight-growth/food-activity/overweight-obesity-impacts-health.html.

Dohms M, Gusso G. Comunicação clínica: aperfeiçoando os encontros em saúde. Porto Alegre: Artmed; 2021.

Dora JM, Biscolla RPM, Caldas G, Cerutti J, Graf H, Hoff AO, et al. Choosing wisely for thyroid conditions: recommendations of the Thyroid Department of the Brazilian Society of Endocrinology and Metabolism. Arch Endocrinol Metab. 2021;65(2):248-52.

Duncan BB, Schimidt MI, Giugliani ERJ, organizadores. Medicina ambulatorial: condutas de atenção primária baseada em evidências. 5. ed. Porto Alegre: Artmed; 2022. 2 v.

Kapoor E, Collazo-Clavell ML, Faubion SS. Weight gain in women at midlife: a concise review of the pathophysiology and strategies for management. Mayo Clin Proc. 2017;92(10):1552-8.

Nathan DM, Buse JB, Davidson MB, Ferrannini E, Holman RR, Sherwin R, et al. Medical management of hyperglycemia in type 2 diabetes: a consensus algorithm for the initiation and adjustment of therapy: a consensus statement of the American Diabetes Association and the European Association for the Study of Diabetes. Diabetes Care. 2009;32(1):193-203.

Nguyen NT, Magno CP, Lane KT, Hinojosa MW, Lane JS. Association of hypertension, diabetes, dyslipidemia, and metabolic syndrome with obesity: findings from the National Health and Nutrition Examination Survey, 1999 to 2004. J Am Coll Surg. 2008;207(6):928-34.

Prochaska JO, DiClemente CC, Norcross JC. In search of how people change: applications to addictive behaviors. Am Psychol. 1992;47(9):1102-14.

Schwartz MW, Seeley RJ, Zeltser LM, Drewnowski A, Ravussin E, Redman LM, et al. Obesity pathogenesis: an endocrine society scientific statement. Endocr Rev. 2017;38(4):267-96.

Universidade Federal do Rio Grande do Sul. TeleCondutas: hipotireoidismo: versão digital 2020. Porto Alegre: TelessaúdeRS-UFRGS; 2020.

US Preventive Services Task Force, Davidson KW, Barry MJ, Mangione CM, Cabana M, Caughey AB, et al. Screening for prediabetes and type 2 diabetes: US preventive services task force recommendation statement. JAMA. 2021;326(8):736-43.

Usitupa M. Remission of type 2 diabetes: mission not impossible. Lancet Lond Engl. 2018;391(10120):515-6.

ESTOU CHEIA DE BOLINHAS QUE COÇAM MUITO!

CASO CLÍNICO 3

DENIZE ORNELAS PEREIRA SALVADOR DE OLIVEIRA
DIÂNGELI SOARES CAMARGO

SINOPSE

Trata-se de um caso de uma pessoa com queixa de surgimento súbito de **lesões de pele** acompanhadas de prurido, sem outros sintomas associados e com história epidemiológica que pode sugerir doença infectocontagiosa. O caso aborda o impacto das lesões na vida da pessoa atendida, além das nuances do diagnóstico diferencial relacionadas à cor da sua pele. Por fim, traz a discussão sobre possibilidades terapêuticas e pontos específicos do plano de cuidado, como necessidade de afastamento laboral, mencionando aspectos esperados da evolução e da possibilidade de encaminhamento.

OBJETIVOS DE APRENDIZAGEM DO CASO

1. Entender as implicações de lesões na pele para o indivíduo afetado, apoiando-se no método clínico centrado na pessoa.

2. Revisar aspectos da história clínica e do exame físico que são relevantes no diagnóstico diferencial de lesões de pele.

3. Compreender as necessidades relativas à solicitação de exames complementares.

4. Relatar os principais diagnósticos diferenciais.

5. Descrever os tratamentos possíveis e a evolução esperada.

6. Aplicar critérios para encaminhamento a especialista focal.

DESCRIÇÃO DO CASO

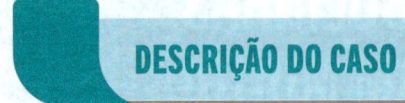

SUBJETIVO

Josefa, 25 anos, parda, bissexual, solteira, enfermeira, sem religião, paulista, moradora da Zona Leste, chega para uma consulta agendada no dia. Queixa-se de que no fim da manhã do dia anterior notou o surgimento de diversas "bolinhas" que pinicam na pele da barriga e das costas, as quais foram aumentando de tamanho durante o dia, coçando muito durante a noite. No dia da consulta, acordou apresentando lesões e prurido nos braços, no pescoço, nas pernas e no tronco. Nega febre e qualquer outro sintoma associado, assim como alergias conhecidas a medicamentos ou alimentos. Não usou qualquer remédio para esse quadro. Há dois dias fez uso de anti-inflamatório para lombalgia baixa localizada em faixa horizontal, já resolvida. Nega comorbidades, internações, cirurgias prévias e uso de métodos anticoncepcionais. Nega contato com pessoas doentes ou com quadro parecido. Nunca teve quadros semelhantes no passado. Não é tabagista nem consome bebidas alcoólicas e outras drogas. Refere vida sexual ativa, nem sempre fazendo uso de preservativo.

Sentimentos, ideias, funcionalidade e expectativas (SIFE): Acha que pode ser alguma alergia, mas tem medo de outra doença. Pensa que conseguiria trabalhar mesmo com o desconforto trazido pelo prurido se fosse medicada com algo que aliviasse a coceira. Está preocupada de ir ao trabalho e os pacientes acharem que está com alguma doença contagiosa. Deseja um remédio para fazer as manchas sumirem. Pensa que exames podem ajudar a elucidar a origem do quadro e deseja um encaminhamento para o dermatologista e afastamento laboral pelo dia.

OBJETIVO

Placas acastanhadas, algumas coalescentes, de até 3 cm em seu maior diâmetro (Figura 3.1).

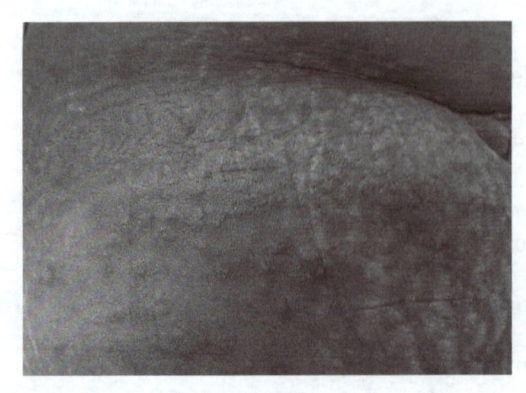

● **FIGURA 3.1**
Lesões dermatológicas semelhantes às apresentadas pela paciente.
Fonte: Clack & Brown Skin.[1]

NOTAS DE APRENDIZAGEM

POR QUE ESSE TEMA É RELEVANTE?

O caso foi organizado para apresentar a possibilidade de uso do método clínico centrado na pessoa (MCCP) em situações clínicas em que, em geral, ele não seria utilizado, uma vez que as lesões dermatológicas muitas vezes são apresentadas no curso de medicina de forma essencialmente biológica (Quadro 3.1). As perguntas sugeridas mostram como nortear o processo diagnóstico e o plano de cuidado, integrando a agenda médica e a do paciente.

Quadro 3.1
Explorando a saúde, a doença e a experiência da doença

Domínio	Exemplos de exploração	Exemplo no caso
Sentimentos	Vergonha, tristeza (devido ao impacto na aparência) Medo (de doença grave, de recorrências futuras, de não obter melhora) Irritabilidade, raiva (em razão de desconforto associado, prurido, impactos na agenda social)	Está preocupada de ir ao trabalho e os pacientes acharem que está com alguma doença contagiosa.
Ideias	Quanto à causa ("Foi algo que eu comi?", "Foi algo que eu usei?") Quanto ao tratamento ("Se o médico me passar aquela mesma pomada que eu já conheço, não vai adiantar nada", "Se eu usar novamente a mesma coisa que usei da outra vez que tive isso, vai ajudar, pois eu melhorei", "Se eu usar o mesmo remédio que usei da outra vez que tive isso, não vai adiantar nada, afinal de contas os sintomas voltaram") Quanto à gravidade ("Isso é algo simples", "Isso pode ser sério")	Acha que está com alguma alergia, mas tem medo de que seja outra doença.
Funcionalidade	Impacto em atividades cotidianas (lazer, trabalho, sono, etc.). A atividade laboral é significativamente prejudicada pelos impactos da doença de pele na aparência? (pessoas que trabalham com atendimento direto ao público, na área de estética, saúde, etc.)	Pensa que conseguiria trabalhar mesmo como desconforto trazido pelo prurido se fosse medicada com algo que aliviasse a coceira.

> **Quadro 3.1**
> **Explorando a saúde, a doença e a experiência da doença**

Domínio	Exemplos de exploração	Exemplo no caso
Expectativas	Quanto ao diagnóstico ("Espero que o médico me diga o que eu tenho") Quanto ao tratamento ("Preciso de um remédio forte e que funcione rápido", "Preciso de um remédio que não me faça mal, pois meu estômago é muito sensível") Quanto ao local de tratamento ("Vim aqui pois espero ser tratada aqui", ou "Vim aqui pois espero ser encaminhada para um especialista focal")	*Deseja um remédio para fazer as manchas sumirem. Pensa que exames podem ajudar a elucidar a origem do quadro e deseja um encaminhamento para o dermatologista e afastamento laboral pelo dia da consulta.*

As afecções cutâneas são motivos frequentes de consulta na atenção primária à saúde devido aos significativos impactos físicos e emocionais que causam nos seus portadores. Muitas vezes, a crença equivocada de que essas doenças são contagiosas provoca constrangimentos sociais injustificados, além de afetar negativamente a autoimagem e a autoestima, resultando em sofrimento mental. Lesões de pele acompanhadas de prurido aumentam o desconforto e a expectativa do paciente por um tratamento sintomático eficaz, bem como por uma explicação para o quadro e um tratamento que evite a recorrência dos sintomas. Uma boa comunicação clínica é essencial para que o paciente compreenda seu diagnóstico, opções de tratamento, necessidade de investigações adicionais, evolução esperada e prognóstico, de modo que suas dúvidas, medos e preocupações sejam adequadamente abordados.

Deve-se enfatizar na discussão também que a avaliação visual das lesões de pele é a base fundamental do diagnóstico dermatológico e que o diagnóstico de problemas dermatológicos pode ser particularmente complexo em pacientes de pele não branca.

OUTROS PONTOS QUE PODEM SER ESTUDADOS A PARTIR DO CASO

● **PERGUNTAS ABERTAS PARA O RACIOCÍNIO DIAGNÓSTICO**

1. Quais características clínicas das lesões cutâneas são essenciais para diferenciar a urticária de outras erupções cutâneas, especialmente em pacientes de diferentes tonalidades de pele?

2. Como a presença de edema central e eritema reflexo contribui para o diagnóstico de urticária e de que maneira essas características podem variar em peles não brancas?

③ Quais infecções podem estar associadas à urticária, e de que maneira a eosinofilia pode sugerir uma causa parasitária em crianças?

④ Em que situações a urticária está relacionada a reações alérgicas mediadas por IgE, e quais são os alimentos e medicamentos mais comumente associados a essa resposta?

⑤ Quais medicamentos podem estar relacionados com a formação de quadros de urticária?

⑥ Quais as causas infeciosas mais comuns de urticária?

● **PERGUNTAS FECHADAS PARA RACIOCÍNIO DIAGNÓSTICO**

1 Quais são as características básicas das lesões de urticária?

A Lesões com edema central, prurido ausente e natureza permanente
B Lesões sem edema central, sem eritema reflexo e natureza permanente
C Lesões com eritema reflexo, prurido ausente e natureza efêmera
D Lesões com edema central, circundado por eritema reflexo, prurido associado e natureza efêmera

Alternativa correta D

Comentários As lesões de urticária têm prurido associado e não são permanentes, ao contrário do que afirma a alternativa A. Além disso, elas apresentam edema central e eritema reflexo, o que contradiz a alternativa B. A alternativa C também está incorreta, pois as lesões de urticária têm prurido associado. As Figuras 3.2 e 3.3 trazem exemplos de urticária em pacientes de pele branca.

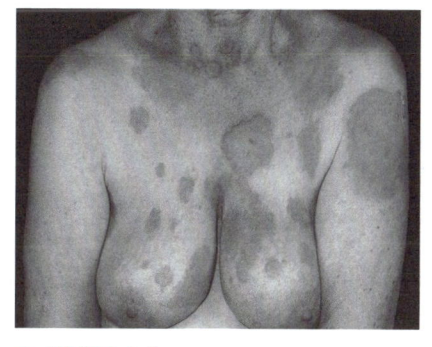

● **FIGURA 3.2**
Urticária aguda em paciente de pele clara.
Fonte: Wolff e colaboradores.[2]

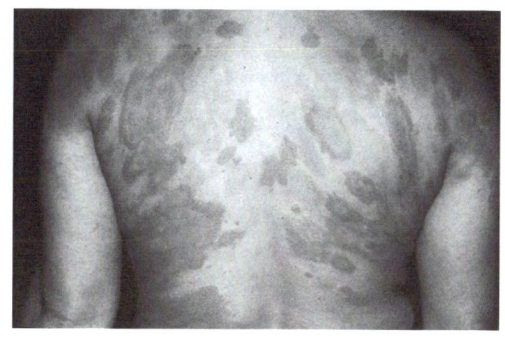

● **FIGURA 3.3**
Lesões por urticária em paciente de pele clara.
Fonte: Rivitti.[3]

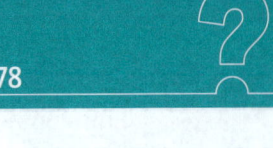

2 Quais aspectos do exame físico são importantes para corroborar a hipótese diagnóstica de urticária, especialmente em pacientes negros (pretos e pardos) e indígenas?

A Caracterização da lesão com base em mudanças de coloração, temperatura e edema, destacando que nas peles não brancas a tonalidade vermelha pode variar em tons arroxeados ou bordô
B Identificação de lesões sem palidez central, com coloração uniforme e ausência de edema
C Avaliação de lesões que desaparecem sem deixar marcas residuais, sem considerar a tonalidade da pele
D Observação de lesões com base eritematosa apenas em peles claras, sem variação de coloração em peles escuras

Alternativa correta A

Comentários A caracterização da lesão com base em mudanças de coloração, temperatura e edema é crucial, especialmente destacando que nas peles não brancas a tonalidade vermelha pode variar em tons arroxeados ou bordô. A alternativa B está incorreta porque a palidez central e o edema são características importantes das lesões de urticária. A alternativa C está errada porque a tonalidade da pele é relevante para o diagnóstico. A alternativa D está incorreta porque a coloração pode variar em peles escuras, ao contrário do que é sugerido. A Figura 3.4 traz um exemplo de urticária em paciente de pele escura.

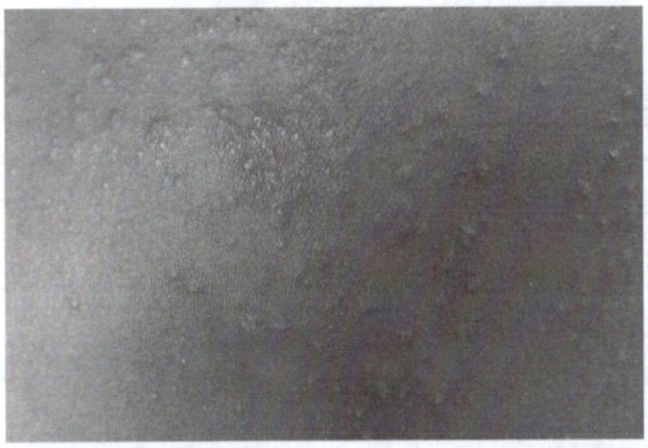

● **FIGURA 3.4**
Urticária em paciente de pele escura.
Fonte: Clack & Brown Skin.[1]

3 Qual é a diferença entre urticária e angiedema?

A A urticária afeta apenas as peles pigmentadas, enquanto o angiedema afeta apenas as peles brancas
B A urticária é caracterizada pela ausência de prurido, enquanto o angiedema sempre tem prurido
C A urticária dura mais de 72 horas, enquanto o angiedema dura menos de 24 horas
D A urticária é o edema da derme superficial, enquanto o angiedema é o edema da derme profunda, do subcutâneo e do trato gastrintestinal

> **Quadro 3.2**
> Classificação da urticária

Critério	Classificação
Quanto à duração	• Aguda: < 6 semanas • Crônica: > 6 semanas
Quanto à gravidade	• Leve: Prurido leve, < 20 urticas • Moderada: Prurido moderado, 2 a 50 urticas • Grave: Prurido grave, > 50 urticas ou grandes áreas confluentes de urticas

Alternativa correta D

Comentários A urticária e o angiedema podem afetar qualquer tipo de pele, ao contrário do que sugere a alternativa A. A urticária costuma ser associada a prurido, diferentemente do que é mencionado na alternativa B. Além disso, a urticária em geral é efêmera, desaparecendo em menos de 24 horas, enquanto o angiedema pode durar até 72 horas, ao contrário do que afirma a alternativa C.

O Quadro 3.2 traz as classificações de urticária mais relevantes para a prática clínica na atenção primária à saúde.

4 Quais são as características das lesões de urticária que corroboram a hipótese diagnóstica?

A Lesões tipicamente circunscritas, elevadas, marcadas por palidez central e variando de 1 cm a vários centímetros de diâmetro
B Lesões que são permanentes, com prurido leve e desaparecimento em mais de 24 horas
C Lesões com prurido ausente, que aparecem apenas em uma área específica do corpo
D Lesões permanentes, sem palidez central, que deixam marcas residuais na pele

Alternativa correta A

Comentários As lesões de urticária são circunscritas, elevadas e marcadas por palidez central, com variação de tamanho de 1 cm a vários centímetros de diâmetro. Elas apresentam prurido intenso e são transitórias, desaparecendo em cerca de 24 horas, ao contrário do que é mencionado na alternativa B. A alternativa C está incorreta, pois as lesões de urticária apresentam prurido associado e podem surgir em qualquer área do corpo. A alternativa D está errada porque as lesões de urticária são transitórias e não deixam marcas residuais na pele.

5 Quais fatores da história clínica podem corroborar a hipótese diagnóstica de urticária aguda?

A   Presença de angiedema afetando geralmente os lábios, a face, as extremidades e os genitais
B   Ausência de infecção respiratória recente e uso de medicamentos sem relação com anti-inflamatórios não esteroides
C   Infecção respiratória recente e uso de anti-inflamatórios não esteroides
D   Lesões que não coalescem e desaparecem em mais de 24 horas, sem deixar marcas residuais na pele

Alternativa correta C

Comentários A presença de angiedema, afetando geralmente os lábios, a face, as extremidades e os genitais, é um fator que corrobora a hipótese diagnóstica de urticária aguda. A alternativa B está incorreta porque a ocorrência de uma infecção respiratória recente e o uso de anti-inflamatórios não esteroides são fatores corroborantes. A alternativa D está incorreta porque as lesões de urticária podem coalescer e desaparecem em cerca de 24 horas, sem deixar marcas residuais na pele.

O Quadro 3.3 traz as principais causas desencadeantes de urticária.[4-6]

Quadro 3.3
Causas de urticária

Causas		Comentários
Infecções	• Virais • Bacterianas • Parasitárias	• Podem ocorrer no curso ou na sequência de uma infecção • São umas das principais causas de urticária em crianças • A presença de eosinofilia proeminente em pacientes com urticária é sugestiva de doença parasitária
Reações alérgicas mediadas por IgE	• Picadura de insetos • Exposição ao látex • Alimentos • Medicamentos	• Geralmente a urticária surge em até duas horas após o contato • Leite, ovos, soja, amendoim, nozes e trigo são causas comuns de urticária generalizada em crianças • Medicamentos que mais causam urticária mediada por IgE são os antibióticos beta-lactâmicos
Ativação direta de mastócitos	• Narcóticos • Relaxantes musculares	

Quadro 3.3
Causas de urticária

Causas		Comentários
	• Contrastes • Vancomicina	
Anti-inflamatórios não esteroides	• Aspirina • Ibuprofeno • Naproxeno • Outros	• Causam urticária por dois mecanismos possíveis: (1) alergia; (2) reação pseudoalérgica, assim chamada pois a urticária não tem origem em um mecanismo imunológico e sim secundário a anormalidades no metabolismo do ácido araquidônico em alguns indivíduos

---

6 Quais perguntas são úteis para explorar a história clínica de um paciente com suspeita de urticária?

A Quando as lesões surgiram, se pioraram ou aumentaram e se existe prurido associado
B Quando as lesões surgiram, se pioraram ou aumentaram e se houve perda ponderal inexplicada
C Se as lesões são permanentes, se ocorrem apenas em uma área específica e se o paciente tem febre
D Se o paciente tem alergias conhecidas, se as lesões surgiram em uma área específica e se há dor óssea presente

Alternativa correta A

Comentários Para explorar a história clínica de um paciente com suspeita de urticária, é útil perguntar quando as lesões surgiram, se pioraram ou aumentaram e se existe prurido associado. A alternativa B está incorreta porque a perda ponderal inexplicada não é um foco inicial na suspeita de urticária. A alternativa C está errada porque as lesões de urticária não são permanentes e podem ocorrer em qualquer área do corpo. Já a alternativa D está incorreta porque a dor óssea e a presença de febre são mais relevantes para excluir outras condições, e não para a história inicial de urticária.

---

7 Quais fatores são importantes para determinar a etiologia aparente de urticária?

A O paciente esteve doente recentemente, tomou medicamentos que podem desencadear urticária ou sofreu picada de insetos

B O paciente esteve doente recentemente, apresentou artralgia ou teve desconforto torácico
C O paciente tomou medicamentos sem relação com anti-inflamatórios não esteroides, sofreu lesões permanentes ou apresentou náusea
D O paciente apresentou rouquidão, lesões que ocorrem apenas em uma área específica ou teve dor abdominal

Alternativa correta A

Comentários Fatores importantes para determinar a etiologia aparente de urticária incluem se o paciente esteve doente recentemente, tomou medicamentos que podem desencadear urticária ou sofreu picada de insetos. A alternativa B está incorreta porque artralgia e desconforto torácico são mais indicativos de reações graves ou outras condições. A alternativa C está errada porque medicamentos sem relação com anti-inflamatórios não esteroides e lesões permanentes não são comuns em urticária. Já a alternativa D está incorreta porque lesões que ocorrem apenas em uma área específica e rouquidão não são características iniciais da etiologia de urticária.

8 Quais são os principais diagnósticos diferenciais para urticária, considerando condições pruriginosas e não pruriginosas?

A Condições pruriginosas incluem exantema viral e exantema da sífilis, enquanto condições não pruriginosas incluem dermatite atópica e dermatite de contato
B Condições pruriginosas incluem dermatite atópica, dermatite de contato, pênfigo bolhoso e eritema multiforme *minor*, enquanto condições não pruriginosas incluem exantema viral e exantema da sífilis
C Condições pruriginosas incluem pênfigo bolhoso e exantema da sífilis, enquanto condições não pruriginosas incluem eritema multiforme *minor* e exantema viral
D Condições pruriginosas incluem dermatite atópica e exantema viral, enquanto condições não pruriginosas incluem dermatite de contato e pênfigo bolhoso

Alternativa correta B

Comentários Os principais diagnósticos diferenciais para urticária incluem condições pruriginosas como dermatite atópica, dermatite de contato, pênfigo bolhoso e eritema multiforme *minor*, e condições não pruriginosas como exantema viral e exantema da sífilis. A alternativa A está incorreta porque exantema viral e exantema da sífilis são condições não pruriginosas, e dermatite atópica e dermatite de contato são condições pruriginosas. A alternativa C está incorreta porque pênfigo bolhoso é pruriginoso, e eritema multiforme *minor* é pruriginoso, enquanto exantema viral é não pruriginoso. Já a alternativa D está incorreta porque o exantema viral é não pruriginoso e a dermatite de contato é pruriginosa.

- **PERGUNTAS ABERTAS PARA ABORDAGEM TERAPÊUTICA**

1 Quais exames complementares seriam indicados em um caso de urticária aguda sem sinais de outras condições clínicas ou vasculite?

② Em quais situações a investigação laboratorial se torna necessária nos casos de urticária?

③ Quais são os anti-histamínicos H1 de segunda geração recomendados para o tratamento de urticária aguda, e por que são preferíveis em relação aos de primeira geração?

④ Como deve ser manejado o uso de glicocorticoides em pacientes com urticária aguda e quando são indicados?

⑤ Quais fatores indicam a necessidade de encaminhamento ao especialista, como um alergista ou dermatologista, em casos de urticária aguda?

⑥ Qual é a evolução esperada para um paciente com urticária aguda após o início do tratamento, e quando deve ser realizada a reavaliação do caso?

⑦ Quais são os principais sentimentos, ideias, impactos funcionais e expectativas que devem ser explorados na história clínica de um paciente com urticária aguda?

● PERGUNTAS FECHADAS PARA ABORDAGEM TERAPÊUTICA

1 Quando é indicada a utilização de glicocorticoides em pacientes com urticária aguda?

A Sempre, independentemente da presença de angiedema
B Em casos associados a angiedema ou de duração mais prolongada
C Nunca, pois não são eficazes no tratamento de urticária aguda
D Somente em crianças

Alternativa correta B

Comentários A alternativa A está errada porque os glicocorticoides não são indicados em todos os casos de urticária aguda. A alternativa C está incorreta porque os glicocorticoides podem ser úteis em certos casos de urticária aguda. A alternativa D está errada porque os glicocorticoides não são indicados exclusivamente para crianças.

2 Qual é o principal objetivo inicial do tratamento para urticária aguda?

A Curar completamente a condição em um dia
B Promover alívio em curto prazo do prurido e do angiedema
C Evitar a necessidade de qualquer medicação
D Usar antibióticos para prevenir infecções secundárias

Alternativa correta B

Comentários A alternativa A está errada porque a urticária aguda em geral não é curada em um dia. A alternativa C está incorreta porque a medicação é frequentemente necessária. A alternativa D está errada porque antibióticos não são a base do tratamento para urticária aguda.

3 Qual é a evolução esperada para um paciente com urticária aguda após o início do tratamento?

A Resolução do prurido e das lesões em poucos dias, com novas lesões podendo surgir por alguns dias
B Desaparecimento completo das lesões em menos de 24 horas, sem possibilidade de novas lesões
C Agravamento contínuo dos sintomas sem alívio significativo
D Necessidade de tratamento contínuo com antibióticos

Alternativa correta A

Comentários A alternativa B está errada porque novas lesões podem surgir mesmo após o início do tratamento. A alternativa C está incorreta porque se espera alívio dos sintomas com o tratamento. A alternativa D está errada porque antibióticos não são necessários para a urticária aguda.

4 Quais anti-histamínicos são considerados de segunda geração e recomendados para o tratamento de urticária aguda?

A Difenidramina e clorfeniramina
B Loratadina e cetirizina
C Prednisona e dexametasona
D Amoxicilina e ciprofloxacino

Alternativa correta B

Comentários A alternativa A está errada porque difenidramina e clorfeniramina são anti-histamínicos de primeira geração. A alternativa C está incorreta porque prednisona e dexametasona são glicocorticoides, não anti-histamínicos. A alternativa D está errada porque a amoxicilina e o ciprofloxacino são antibióticos.

5 Qual é a abordagem terapêutica recomendada para mulheres em idade fértil ao tratar urticária aguda?

A Prescrever anti-histamínicos de primeira geração sempre após realizar o teste de gravidez
B Prescrever anti-histamínicos de segunda geração como loratadina ou cetirizina após avaliar possibilidade de gestação

C Evitar o uso de qualquer medicação anti-histamínica se houver possibilidade de gestação
D Prescrever antibióticos de amplo espectro para prevenir infecções secundárias

Alternativa correta B

Comentários A abordagem correta é prescrever anti-histamínicos de segunda geração, como loratadina ou cetirizina, após avaliar possibilidade de gestação. Não se deve inferir que qualquer mulher em idade fértil tem relações sexuais que resultem em gestações. A alternativa A está errada porque os anti-histamínicos de primeira geração têm mais efeitos colaterais e interações. A alternativa C está incorreta porque a medicação anti-histamínica é necessária para o tratamento da urticária aguda. A alternativa D está errada porque antibióticos não são necessários para o tratamento da urticária.

6 Quando é recomendada a reavaliação de um caso de urticária aguda?

A Imediatamente após a primeira dose de medicação
B Entre 2 e 6 semanas de evolução
C Apenas se os sintomas desaparecerem completamente
D Após seis meses, independentemente da evolução dos sintomas

Alternativa correta B

Comentários A alternativa A está errada porque a reavaliação imediata não é necessária. A alternativa C está incorreta porque a reavaliação deve ocorrer mesmo que os sintomas não desapareçam completamente. A alternativa D está errada porque seis meses é um período muito longo para a reavaliação inicial.

7 Quais pacientes com urticária aguda devem ser encaminhados para um especialista?

A Todos os pacientes, independentemente da gravidade
B Pacientes com urticária associada à anafilaxia ou sintomas persistentes após 1 a 2 semanas de tratamento
C Apenas pacientes que não têm prurido
D Somente crianças

Alternativa correta B

Comentários A alternativa A está errada porque nem todos os casos de urticária aguda requerem encaminhamento. A alternativa C está incorreta porque o prurido não é o único critério para encaminhamento. A alternativa D está errada porque o encaminhamento não é exclusivo para crianças.

OUTRAS QUESTÕES QUE PODEM SER CONSIDERADAS

Este é um caso que abre espaço para reflexão de outros pontos, como:

1. Saúde da população negra e baixa representação das peles melaninadas no ensino médico
2. Demanda oculta na atenção primária à saúde
3. Demandas de saúde do trabalhador

É possível ainda aprofundar os temas clínicos que o caso aborda, tais como:

1. Diagnósticos diferenciais
2. Abordagem ao risco de infecções sexualmente transmissíveis
3. Prescrição de medicamentos para mulheres em idade fértil e com possibilidade de engravidar

MENSAGENS-CHAVE

- A discussão sobre a baixa representação das peles melaninadas no ensino médico é crucial para melhorar o diagnóstico e instituir tratamento adequado de lesões dermatológicas em pacientes de pele não branca.
- Identificar e abordar as demandas ocultas na atenção primária à saúde podem levar a uma compreensão mais abrangente das necessidades dos pacientes e à melhora da qualidade do atendimento.
- Considerar as demandas de saúde do trabalhador ao elaborar planos de cuidado é essencial, especialmente quando as condições dermatológicas podem impactar a capacidade laboral e a qualidade de vida do paciente.
- A análise detalhada dos diagnósticos diferenciais é fundamental para a assertividade terapêutica e deve ser uma parte central da avaliação clínica em casos de urticária e outras afecções cutâneas.
- A abordagem ao risco de infecções sexualmente transmissíveis deve ser integrada ao cuidado de pacientes com lesões dermatológicas, garantindo uma avaliação abrangente e a oferta de testes e aconselhamento adequados.
- A prescrição de medicamentos para mulheres em idade fértil e com vida sexual ativa deve ser feita com cautela, sem pressupor heterossexualidade compulsória, considerando os riscos potenciais e garantindo a segurança do tratamento.
- O caso destaca a importância do método clínico centrado na pessoa em situações clínicas aparentemente simples, promovendo uma abordagem holística que integra as necessidades médicas e pessoais do paciente, assegurando que sentimentos, ideias e impactos na funcionalidade sejam abordados no plano de cuidado.

REFERÊNCIAS E MATERIAL DE APOIO PARA APROFUNDAMENTO NO TEMA

1. Clack & Brown Skin. Urticaria/hives [Internet]. 2024 [capturado em 19 ago 2024]. Disponível em: https://www.blackandbrownskin.co.uk/chest/urticariahives.
2. Wolff K, Johnson RA, Saavedra AP, Roh EK. Dermatologia de Fitzpatrick: atlas e texto. 8. ed. Porto Alegre: Artmed; 2019.
3. Rivitti EA. Manual de dermatologia clínica de Sampaio e Rivitti. 2. ed. Porto Alegre: Artmed; 2024.
4. Stweart M, Brown JB, Weston WW, McWhinney IR, McWilliam C, Frreman TR. Medicina centrada na pessoa. 3. ed. Porto Alegre. Artmed; 2017.
5. Criado PR, Criado RFJ, Azulay DR. Urticária e angioedema. In: Azulay RD, Azula DR, Azulay-Abulafia L. Dermatologia. 6. ed. Rio de Janeiro: Guanabara Koogan; 2013. p. 207-21.
6. Asero R. New-onset urticaria [Internet]. In: UpToDate. Waltham: UpToDate; 2023 [capturado em 14 jun 2024]. Disponível em: https://www.uptodate.com/contents/new-onset-urticaria.

MATERIAL DE APOIO

Alchorne MMA, Conceição KC, Barraza LL, Abreu MAM. Dermatologia da pele negra. An Bras Dermatol. 2024;99(3):327-41.

Brasil. Ministério da Saúde. Protocolo clínico e diretrizes terapêuticas para prevenção da transmissão vertical do HIV, sífilis e hepatites virais [Internet]. Brasília: MS; 2022 [capturado em 19 ago 2024]. Disponível em: https://bvsms.saude.gov.br/bvs/publicacoes/protocolo_clinico_hiv_sifilis_hepatites.pdf.

Creswell C. Urticária e erupção medicamentosa. In: Souto C, Hordinsky M. Dermatologia clínica. Porto Alegre: AMGH; 2015. p. 127-37.

Ipenburg NA, editor. Acute urticaria [Internet]. Ipswich: DynaMed/EBSCO; 2023 [capturado em 19 ago 2024]. Disponível em: https://www.dynamed.com/condition/acute-urticaria#GUID-616E25DA-D0A-1-4239-BABE-5C13D611E8B4.

Mukwende M, Tamony P, Turner M. Mind the gap: a handbookof clinical signs in black and brown skin [Internet]. St. Georges University of London [capturado em 19 ago 2024]. Disponível em: https://www.blackandbrownskin.co.uk/mindthegap#google_vignette.

Patient education: hives (urticaria) (beyond the basics) [Internet]. In: UpToDate. Waltham: UpToDate; 2023 [capturado em 14 jun 2024]. Disponível em: https://www.uptodate.com/contents/hives-urticaria-beyond-the-basics.

Saini S. Patient education: hives (the basics) [Internet]. In: UpToDate. Waltham: UpToDate; 2023 capturado em 14 jun 2024]. Disponível em: https://www.uptodate.com/contents/hives-urticaria-beyond-the-basics.

DOUTOR, VIM FAZER MEU *CHECK-UP*!

ADELSON GUARACI JANTSCH

SINOPSE

Este caso trata de uma situação extremamente prevalente no cenário da atenção primária: a demanda por uma consulta para avaliação do estado de saúde, comumente chamada pelos pacientes de uma "consulta de *check-up*". Não se trata aqui de um caso de um paciente único, mas sim – como acontece em muitos casos no ambulatório – de uma família inteira, com homens e mulheres em distintas etapas da vida. Alguns membros da família encontram-se hígidos, outros apresentam algum fator de risco, porém nenhum sintoma, e outros ainda apresentam alguns sinais clínicos que chamam a atenção do médico responsável.

OBJETIVOS DE APRENDIZAGEM DO CASO

1. Conhecer e compreender os princípios de um programa de rastreamento populacional.
2. Conhecer os requisitos fundamentais para uso de um teste diagnóstico dentro de um programa de rastreamento.
3. Compreender que rastreamento não se trata somente de um exame médico ou teste isolado, mas sim de um programa que vai desde a seleção da população-alvo até o manejo dos casos positivos identificados.
4. Identificar os grupos populacionais e seus problemas de saúde potencialmente rastreáveis.
5. Conhecer e operacionalizar os seguintes conceitos da epidemiologia clínica importantes para discussões acerca de rastreamento e medidas preventivas

em saúde pública: prevalência, incidência, níveis de evidência e graus de recomendação.

6. Conhecer e operacionalizar os seguintes conceitos da epidemiologia clínica importantes na validação de testes diagnósticos: risco relativo e redução do risco relativo; ganho na expectativa de vida; custo por caso detectado; custo por vida salva; anos de vida ajustados por qualidade (QALYs, do inglês *quality-adjusted life year*); número necessário para tratar (NNT); e número necessário para rastrear (NNR).

7. Conhecer e identificar os vieses que podem estar presentes em um programa de rastreamento, como viés de seleção, viés de tempo de antecipação, viés de tempo de duração e viés de sobrediagnóstico.

8. Conhecer, saber como utilizar e como interpretar as guias de recomendação das principais instituições internacionais dedicadas a produzir recomendações baseadas em evidências sobre medidas preventivas populacionais, como a colaboração Cochrane (https://www.cochrane.org/), a Força-Tarefa Americana para Serviços Preventivos [USPSTF – U.S. Preventive Service Task Force] (https://www.ahrq.gov/prevention/guidelines/index.html) e a Força-Tarefa Canadense [CTFPHC – Canadian Task Force on Preventive Health Care] (www.canadiantaskforce.ca).

9. Saber recomendar corretamente, para cada grupo populacional, a realização de rastreamentos pertinentes.

10. Saber orientar os pacientes sobre potenciais riscos inerentes ao exame de rastreamento.

11. Saber orientar os pacientes sobre os possíveis resultados do exame de rastreamento e orientar as medidas que devem ser tomadas nos casos de resultados positivos ou negativos.

12. Saber como desaconselhar que pacientes realizem medidas de rastreamento sem evidências de benefícios ou que tenham sabidamente mais malefícios do que benefícios.

DESCRIÇÃO DO CASO

Doutor Mendonça é um médico muito preocupado com seus pacientes. Tenta escutá-los e sempre tenta deixá-los falar, para esgotarem suas ideias e preocupações ao máximo, antes de fazer perguntas direcionadas às queixas. Doutor Mendonça recentemente aprendeu que pode escutar o que está preocupando o paciente enquanto deixa seu cérebro raciocinar sobre o problema, reconhecendo padrões na fala do paciente, descobrindo brechas na descrição dos sintomas que deverão ser mais bem esclarecidas depois e identificando o que está preocupando o paciente. Ainda se sente inseguro, pois está há seis meses trabalhando como médico de família em uma Equipe de Saúde da Família.

Sua próxima paciente se chama Matilde. Ele já a atendeu previamente em duas ocasiões – uma vez por causa de um resfriado (estava preocupada que fosse covid) e outra para renovação de prescrição de contraceptivos. Tem uma recordação de que é uma paciente saudável e então pensa que esta será uma consulta simples novamente. Ao chamá-la pelo nome na sala de espera, ela se levanta e vai em sua direção acompanhada por um homem – "Provavelmente seu marido!", pensou ele. Percebe então que não havia informações no prontuário de Matilde sobre ser casada, há quanto tempo, com quem, se tem filhos, como é sua família. Ele se dá conta de que deveria ter perguntado essas informações nos encontros anteriores. Não tem lembrança disso. Se o fez, não anotou a resposta.

Ao entrar no consultório, Matilde relata seu problema: "Doutor, vim aqui fazer um *check-up* da minha saúde, um hemograma completo para ver como estou por dentro. Lá em casa estamos preocupados com a nossa saúde e por isso resolvi trazer o Gilmar, meu marido, pra fazer um *check-up* também na saúde dele".

Disfarçando a impaciência que este tipo de queixa lhe causa, respira fundo, aproveita a dica que Matilde lhe deu e pergunta ao casal: "O que aconteceu para vocês estarem preocupados com a saúde em casa?".

Matilde reponde: "Ah, doutor, sabe como é... Às vezes acontecem algumas coisas e a gente se preocupa, né? O irmão mais velho do Gilmar esteve internado na semana passada com suspeita de infarto. Ele tem 54 anos e até que se cuida bem, faz exercícios e joga bola sempre. Tinha todos os *check-ups* em dia, mas acabou tendo essa ameaça de infarto e deixou a gente preocupado. Fiquei preocupada com o Gilmar, que é mais novo, mas não se cuida direito. Ele é caminhoneiro, viaja muito e acaba comendo uma comida de rua que não é como a de casa, sabe? Aí eu falei para ele que a gente tinha que vir ao posto fazer um *check-up* da saúde dele, pra evitar de acontecer a mesma coisa que aconteceu com o irmão".

Doutor Mendonça pensa: "Será que o cunhado teve mesmo um infarto? Não deve ter sido! De qualquer forma, acho importante avaliar o risco cardiovascular dos dois, pois ambos já têm idade para isso".

Ela acrescenta: "Doutor, acho que seria bom pedir um exame de colesterol pro Gilmar; ele vive viajando e sempre come na rua, comida gordurosa, pesada". Doutor Mendonça comenta: "Entendi; quer dizer que o senhor é caminhoneiro?". Seu Gilmar responde: "Pois é, doutor. Já faz 15 anos que eu dirijo caminhão, sempre viajando. Passo uma, duas, às vezes até três semanas fora! Aí a gente tem que se virar para comer bem". Matilde complementa: "E tem o cigarro também, doutor. Já falei para ele parar, mas tá difícil". "É meu companheiro de viagem, doutor!", completa Gilmar. Matilde pergunta: "Não seria bom fazer um raio X de tórax pra ver se está tudo bem com o pulmão dele, doutor?".

Doutor Mendonça pensa: "Boa pergunta! Não seria má ideia fazermos uma radiografia de tórax". "Seu Gilmar, há quanto tempo o senhor fuma?" "Desde jovem, doutor, mas eu fumo muito pouco. Estou pensando mesmo em parar." Matilde insiste: "Já ouvi essa história, doutor. Tem ainda a mãe dele, que vive com a gente. Ela não fuma, nunca fumou, mas acho que seria bom fazer um hemograma dela também, doutor. Ela está com 72 anos e ultimamente me parece que está sem energia. Não sei se não é anemia o que ela tem. Ela nunca foi assim".

Matilde tem 38 anos e Gilmar, 51. Ambos têm uma filha (Mariana) de 23 anos de idade, que trabalha como vendedora de roupas e namora um rapaz cinco anos mais velho. Durante a consulta, doutor Mendonça se lembra dela e da prescrição de contraceptivos que lhe fez pouco tempo atrás: "Minha mãe me teve muito cedo, doutor. Não quero ter filhos tão cedo assim". Já usava contraceptivos há alguns anos, pois começara a ter relações sexuais aos 15.

Após fazer mais algumas perguntas, doutor Mendonça realiza um exame físico em ambos, mede pressão arterial, avalia sinais vitais, faz exame cardiológico, pulmonar, pergunta se têm sentido algo de diferente ultimamente, questiona sobre alimentação e sobre prática de atividade física. Por fim, solicita os seguintes exames complementares para ambos: hemograma completo, glicemia em jejum, hemoglobina glicada, creatinina, ureia, sódio, potássio, ácido úrico, parcial de urina, colesterol total, colesterol HDL, colesterol LDL, triglicerídeos, TSH, T_3, T_4 e T_4 livre, gama GT, proteína total e frações, TGO, TGP e parasitológico de fezes.

Para Matilde, solicita também ultrassonografia pélvica, ultrassonografia de tireoide, FSH, LH e estradiol.

Para Gilmar, solicita ainda PSA total e livre.

NOTAS DE APRENDIZAGEM

POR QUE ESSE TEMA É RELEVANTE?

Falar sobre rastreamento é um assunto de extrema importância por diversos motivos. Trata-se de uma abordagem paradigmática da prática médica e de saúde pública que se faz presente na cultura popular por meio de dizeres como "é sempre melhor prevenir do que remediar". Apesar de otimista, essa frase não está de todo correta e carrega em si um olhar enviesado sobre o poder dos testes diagnósticos e sobre a capacidade da medicina de detectar doenças e tratá-las adequadamente. Além disso, essa frase traz consigo uma ideia ingênua de que exames médicos são isentos de perigo, são 100% precisos no resultado e são capazes de identificar tudo o que houver de errado no organismo das pessoas. Infelizmente, isso está bem distante da verdade. Poucos são os problemas de saúde que podem ser rastreados com segurança e promover aumento de longevidade e melhora da qualidade de vida. Na maioria dos casos, o rastreamento pode trazer benefícios modestos, e os exames nunca são isentos de riscos aos pacientes.

Todas essas ideias são bastante equivocadas até mesmo para muitos médicos e profissionais de saúde. Compreender os elementos fundamentais de um programa de rastreamento – e não de um teste somente – é essencial para que o médico de família e comunidade cumpra algumas de suas atribuições na prática, como garantir a segurança dos pacientes, fazer bom uso dos recursos ao seu dispor, engajar pacientes no autocuidado e sempre tomar decisões clínicas de forma compartilhada com seus pacientes.

OUTROS PONTOS QUE PODEM SER ESTUDADOS A PARTIR DO CASO

Este tema pode e deve ser trabalhado na área da saúde em diversas etapas de formação, tanto na graduação quanto na formação especializada e educação continuada, pois trata de uma situação extremamente prevalente: a demanda por uma "consulta de *check-up*".

Como é um tema muito vasto, que combina conhecimentos da epidemiologia clínica e da clínica médica, bem como de comunicação clínica, relação médico-paciente, cuidado centrado no paciente e níveis de prevenção (incluindo prevenção quaternária), este caso foi pensado visando a múltiplas oportunidades de uso.

Ele pode ser abordado para entender conceitos de medidas preventivas populacionais – algo que todos os profissionais clínicos realizam diariamente, não somente médicos. Pode também ser utilizado para a formulação de atividades em pequenos grupos, para fóruns de discussão em ensino a distância, para momentos de interação com alunos em uma aula expositiva (p. ex., grupos *buzz*), ou ainda como guia para uma sessão de aprendizagem baseada em problemas (APB, do inglês *problem-based learning*).

● PERGUNTAS ABERTAS SOBRE RASTREAMENTO

1 Qual é o propósito de um programa de rastreamento?

Comentários A publicação de 2020 da Organização Mundial da Saúde, *Screening programmes: a short guide. Increase effectiveness, maximize benefits and minimize harm*,[1] descreve em quatro pontos os objetivos de um programa de rastreamento:

- Reduzir a mortalidade a partir da detecção precoce e do tratamento precoce de uma doença, como em casos de neoplasia de mama.
- Reduzir a incidência de uma doença por meio da identificação e do tratamento dos seus precursores (identificação de lesões intraepiteliais em colo uterino).
- Reduzir a gravidade de uma condição, reconhecendo pessoas com a doença e oferecendo tratamento eficaz (rastrear retinopatia diabética em pacientes diabéticos).
- Aumentar a possibilidade de escolhas, distinguindo condições ou fatores de risco em uma fase inicial do ciclo de vida, quando mais opções ainda estão disponíveis, como nos casos de interrupção voluntária de gravidez em países onde isso é legalmente apoiado.

2 Quais as diferenças entre os três níveis de prevenção: primária, secundária e terciária? Ilustre-os com exemplos e indique onde os programas de rastreamento se encontram.

Comentários A ideia de prevenção é a essência por trás da palavra *check-up* e dos programas de rastreamento de doenças e fatores de risco. Contudo, sabemos que prevenção não significa um único tipo de ação em saúde, os testes diagnósticos. As definições de prevenção primária, secundária e terciária podem ser facilmente encontradas na internet. No Caderno de Atenção Primária nº 29 sobre rastreamento, esses conceitos podem ser acessados na página 14.* É importante perceber que as ações realizadas junto a Gilmar e Matilde são medidas de prevenção secundária, não primária, como adoção de estilo de vida saudável, por exemplo. Um bom exercício para entender os conceitos é elaborar uma lista de medidas preventivas, sem preocupar-se, num primeiro momento, se é primária, secundária ou terciária. Após, identifique quais medidas se configuram como prevenção primária, secundária e terciária. Caso você já tenha conhecimento acerca do conceito de prevenção quaternária (Questão 14), relacione exemplos de medidas de prevenção quaternária, como reduzir medicações de uso crônico em pacientes em regime de polifarmácia, reduzir medicações em pacientes com expectativa de vida limitada e desencorajar a realização de procedimentos para condições que não trarão impacto na sobrevida ou na qualidade de vida do paciente.

3 Qual é a diferença entre rastreamento oportunístico e programas organizados de rastreamento?

Comentários O *Caderno de Atenção Primária* nº 29 sobre rastreamento,[2] à página 17, tem um ótimo texto de referência para esse tema. Em geral, quando estudamos rastreamento, aprendemos apenas qual teste deve ser feito, para qual condição e com que aprazamento. Se a discussão for um pouco mais aprofundada, chegamos a discutir níveis de evidência, graus de recomendação e número necessário para tratar. Contudo, pouco se discute sobre a distinção entre rastreamento oportunístico e programas organizados de rastreamento. Um programa organizado de rastreamento comporta não somente o teste, sua recomendação, público-alvo e aprazamento, mas também um fluxo de atendimento aos pacientes que testam positivamente, passando por testes mais específicos, biópsias e, quando necessário, tratamento adequado. O rastreamento oportunístico ocorre quando um indivíduo busca serviços de saúde por uma razão qualquer, e o profissional aproveita a oportunidade para realizar o rastreamento de alguma doença ou fator de risco. Um programa organizado de rastreamento, por outro lado, possui uma organização desde a captação dos pacientes até o direcionamento daqueles que foram testados e que tiveram o resultado positivo. Quando um teste de rastreamento está disponível para ser feito junto à população, não significa que ele esteja dentro de um programa de rastreamento organizado. Este é o caso da pesquisa de sangue oculto em fezes e da colonoscopia. Esses exames são utilizados no rastreamento de câncer de cólon, mas não são oferecidos na forma de um programa de rastreamento organizado no Brasil por alguns motivos: tais testes não estão disponíveis universalmente em nosso país, não existe uma rede organizada para realização de colonoscopia naqueles cuja pesquisa de sangue oculto em fezes tenha resultado positivo, e tampouco há uma rede estruturada para realização de biópsia nos pacientes com achados suspeitos na colonoscopia. Apesar de dispormos de tais exames no sistema público de saúde, solicitá-los sem se ter a certeza de que o paciente com resultado positivo te-

---

* Disponível em https://bvsms.saude.gov.br/bvs/publicacoes/rastreamento_caderno_atencao_primaria_n29.pdf

nha acesso às próximas etapas de investigação pode trazer mais problemas para o paciente do que o benefício desejado.

> **4** A fim de estabelecer um programa de rastreamento, é preciso levar em conta alguns critérios para se ter maior certeza de que a iniciativa atingirá seus propósitos. Quais seriam esses critérios?

Comentários Em 1968, a publicação feita pela Organização Mundial da Saúde intitulada *Principles and practice of screening for disease*[3] foi o primeiro documento a apresentar tais critérios de forma estruturada. São eles:

- a condição rastreada deve ser um problema de saúde importante;
- deve haver uma fase latente ou sintomática precoce reconhecível;
- a história natural da condição, incluindo o desenvolvimento da fase latente para a doença declarada, deve ser adequadamente compreendida;
- deve haver um tratamento aceito para pacientes com doença reconhecida;
- deve haver um teste ou exame adequado que tenha alto nível de precisão;
- o teste deve ser aceitável para a população;
- deve haver uma política acordada sobre quem tratar como pacientes;
- devem estar disponíveis instalações para diagnóstico e tratamento;
- o custo da triagem (incluindo diagnóstico e tratamento de pacientes diagnosticados) deve ser equilibrado economicamente em relação ao possível gasto com atendimento médico como um todo; e
- a triagem deve ser um processo contínuo, e não um projeto "uma vez por todas".

Também no *Caderno de Atenção Primária* nº 29 sobre rastreamento,[2] encontramos os mesmos critérios organizados de forma distinta:

- a doença deve representar um importante problema de saúde pública que seja relevante para a população, levando em consideração os conceitos de magnitude, transcendência e vulnerabilidade;
- a história natural da doença ou do problema clínico deve ser bem conhecida;
- deve existir estágio pré-clínico (assintomático) bem definido, durante o qual a doença possa ser diagnosticada;
- o benefício da detecção e do tratamento precoce com o rastreamento deve ser maior do que se a condição fosse tratada no momento habitual de diagnóstico;
- os exames que detectam a condição clínica no estágio assintomático devem estar disponíveis e ser aceitáveis e confiáveis;
- o custo do rastreamento e tratamento de uma condição clínica deve ser razoável e compatível com o orçamento destinado ao sistema de saúde como um todo; e
- o rastreamento deve ser um processo contínuo e sistemático.

> **5** Quanto ao tipo de problema de saúde a ser rastreado, que tipo de problema seria mais adequado a um programa de rastreamento? E que tipo de problema não seria?

Comentários Reforçando o que foi apresentado na Questão 4, a doença deve representar um importante problema de saúde pública que seja relevante para a população, levando em consideração os conceitos de magnitude, transcendência e vulnerabilidade. Dessa forma, o problema deve ser prevalente na população, deve ter um grande impacto na vida das pessoas e da sociedade, e deve ser passível de intervenções, sejam elas preventivas, curativas ou paliativas. Um problema de saúde que seja prevalente, cause grande dano à população, mas que não possua um tratamento disponível à população, não deveria, portanto, ser rastreado. O documento *Criteria for a population screening programme* pode ser bastante útil aqui.[4] Para uma atividade, estudantes podem se reunir em pequenos grupos para propor um problema de saúde a ser rastreado, justificando sua escolha a partir dos critérios antes apresentados. Outra possibilidade é pensar em um problema que não possui recomendação de rastreamento e buscar o motivo pelo qual o rastreamento não é recomendado utilizando os mesmos critérios. Depois compreender bem os critérios, entender o rastreamento da fenilcetonúria de forma universal no teste do pezinho entendendo como os critérios não são absolutos. Embora fenilcetonúria seja um problema de saúde pouco prevalente, seu rastreamento é de fácil realização e muda radicalmente o futuro do bebê acometido e da sua família.[5]

6 Alguns conceitos da epidemiologia clínica são importantes para compreendermos como um programa de rastreamento em saúde pública é elaborado. Para entendermos níveis de evidência, relembre os tipos de estudos clínicos e epidemiológicos que geram evidências.

Comentários Diversos *websites* de universidades disponibilizam material e documentos sobre níveis de evidências e tipos de estudos epidemiológicos. As fontes de referências são abundantes, em inglês e em português. O *website* Students for Best Evidence (S4BE) apresenta uma explicação de forma simples, direta e bem ilustrada sobre o tema. Esse *website* tem versões em espanhol e português, além do original em inglês. O documento The Evidence-Based Medicine Pyramid! é outro exemplo útil para se entender essa questão.[6] É importante perceber que a construção de evidências não acontece a partir de um único estudo que encontra uma versão definitiva, mas sim a partir da soma de diversos estudos feitos ao longo do tempo e em populações distintas. Além disso, espera-se que seja entendido que a base da pirâmide de evidências é feita por opiniões de especialistas (o que leigos muitas vezes tomam como a informação de maior valor). Sobre essas opiniões, temos evidências de estudos científicos isolados e, sobre este grupo, os três tipos de sumarização de evidências: sinopses, protocolos baseados em evidências e revisões sistemáticas e metanálises.

7 Sumarize os graus de recomendação feitos pela força-tarefa americana (USPSTF) e pela Canadian Task Force. Compare o uso que a última faz do enquadramento GRADE e o enquadramento proposto pela primeira.

Comentários Esta atividade pode ser feita em grupo, acessando as plataformas, organizando as informações e colocando em paralelo os dois enquadramentos. O artigo Comparing the USPSTF and GRADE* Approaches to Recommendations pode ajudar nesta análise.[7] Identificar a presença da "recomendação I", usada pela

---

* Grading of Recommendations, Assessment, Development, and Evaluations.

USPSTF para demarcar quando uma intervenção não possui suficientes estudos para afirmar com, ao menos, moderada evidência, a favor ou contra sua recomendação ao público pode ser um bom ponto de partida para discussão em grupo.

8 De acordo com os conceitos nas questões discutidas anteriormente, como poderíamos avaliar a testagem para rubéola feita por muitos médicos no acompanhamento pré-natal?

Comentários Aqui é importante analisar a testagem para rubéola segundo os critérios de magnitude, transcendência e vulnerabilidade. Apesar de não ser um problema tão prevalente, sua transcendência é grande, pois um caso de rubéola congênita afetará a vida de toda a família. Rastrear poderia ser uma boa opção, caso a legislação brasileira suportasse a decisão de interrupção da gestação como escolha individual da mulher — no Brasil o aborto é autorizado somente em casos de gravidez decorrente de estupro, risco à vida da mulher e anencefalia do feto. Portanto, por não atender ao terceiro critério — vulnerabilidade do problema —, um programa de rastreamento de infecção por rubéola dentro do pré-natal não seria viável no Brasil.

9 Com base nas informações disponíveis sobre o paciente Gilmar, que dados importantes da entrevista estão faltando? Que informações deveriam ser coletadas como parte do rastreio?

Comentários Gilmar tem 51 anos e seria importante discutir com ele alguns aspectos que muitos médicos têm receio de abordar com seus pacientes: comportamento sexual de risco, uso de álcool e uso de drogas ilícitas. As evidências para esses rastreamentos podem ser encontradas no livro *Rastreamento de doenças: inovando o check-up*,[8] bem como nos *websites* das forças-tarefas canadense[9] e americana.[10]

10 Ainda sobre o paciente Gilmar e as informações faltantes de sua entrevista, como essas informações deveriam ser coletadas? Que instrumentos deveríamos utilizar?

Comentários Antes de abordar esses três assuntos, deve-se abrir a conversa com o paciente e pedir sua autorização para discuti-los, explicando que isso seria importante para a avaliação da sua saúde. Por serem temas sensíveis, seria importante também que isso fosse feito em uma consulta privativa, para que o paciente se sinta mais confortável em responder a perguntas sobre uso de álcool, drogas ilícitas e comportamento sexual de risco. Após explicar sobre o que será falado e perguntado, peça autorização do paciente para avançar. Para se abordar comportamento sexual de risco, seria importante perguntar sobre relação sexual com parceiros(as) fora do casamento e sobre uso de preservativo. Após abordar o paciente, deveria lhe ser oferecida testagem para HIV, hepatite B e sífilis. Para abordar o uso de álcool, seria possível utilizar o ASSIST, o CAGE, o AUDIT-C (três perguntas) ou o M-SASQ com uma só pergunta. Para se abordar o uso de drogas ilícitas, o ASSIST modificado pergunta diretamente "No ano passado, com que frequência você usou as seguintes substâncias — drogas ilegais?".

11. Sobre os exames laboratoriais solicitados para o casal, identifique o que doutor Mendonça estava tentando rastrear com cada um deles.

Comentários Ao fazer este exercício (para uso individual ou em grupo), podemos mudar a ideia de "solicitar exames para ver como está" para "doenças e fatores de risco que precisamos rastrear". Dessa forma, ficará mais claro que a maioria dos testes solicitados por doutor Mendonça é desnecessária.

12. Ainda sobre os exames laboratoriais solicitados para o casal: quais exames são obsoletos e não deveriam ser solicitados?

Comentários Da lista comum, apenas os exames de glicemia em jejum (para Gilmar – e para Matilde apenas se o resultado de seu Findrisc[11] apontar risco elevado de diabetes), creatinina, colesterol total, colesterol HDL e triglicerídeos teriam alguma serventia para o rastreamento de dislipidemia e diabetes. Os demais exames são obsoletos. Hemoglobina glicada e glicose se sobrepõem, podendo-se escolher apenas um ou outro. Ácido úrico, ureia e sódio ajudariam no manejo de pacientes com insuficiência cardíaca e renal na atenção primária à saúde, mas não seriam úteis para pessoas saudáveis. A dosagem de potássio é útil apenas na avaliação de pacientes com diabetes ou que usem medicação que faça depleção de potássio. A dosagem de hormônios da tireoide não ajudaria no manejo do problema e acabaria por sobrediagnosticar condições subclínicas, levando ao tratamento de um resultado de um exame laboratorial, e não de uma condição clínica. O mesmo se aplica à dosagem de enzimas hepáticas. O exame parasitológico de fezes é muito pouco sensível, além de muito trabalhoso para o paciente. Se houver preocupação com contaminação, melhor seria fazer um vermífugo profilático.

Dos exames específicos para Matilde e Gilmar, ultrassonografia pélvica e ultrassonografia de tireoide para rastreio de câncer de ovário e tireoide, respectivamente, têm recomendação D pela USPSTF (recomendação de não realizar o rastreio). FSH, LH e estradiol são comumente solicitados para mulheres em idade fértil, mas não trazem nenhuma informação relevante para detecção de alguma doença prevenível. Para Gilmar, a solicitação de PSA total e livre apresenta alguns problemas. A USPSTF apresenta um grau de recomendação C para homens entre 55 e 75 anos, ressaltando que a escolha pela realização do rastreamento deve ser feita pelo paciente somente após a demonstração de potenciais riscos e benefícios.

13. Especificamente sobre o rastreio de câncer de próstata usando o PSA, quais são os potenciais benefícios e malefícios da sua realização?

Comentários Como explicado antes, a USPSTF[10] apresenta um grau de recomendação C para homens entre 55 e 75 anos, ressaltando que a escolha pela realização do rastreamento deve ser feita pelo paciente somente após a demonstração de potenciais riscos e benefícios. A realização desse exame de forma periódica não reduz a mortalidade por câncer de próstata e não aumenta a sobrevida de pacientes com câncer de próstata. Por outro lado, há um aumento considerável de casos diagnosticados em fases iniciais. Essa discrepância de aumento de número de casos sem aumento da sobrevida ou diminuição de mortalidade se deve provavelmente ao fato de os casos diagnosticados serem indolentes e de baixo risco para o paciente, configurando uma situação de sobrediagnóstico – situação na qual uma alteração no corpo do paciente é detectada e diagnosticada, sem se tratar, contudo, de uma alteração que traga sofrimento, doença ao paciente ou leve-o à morte. Além disso, como malefícios da testagem, um em cada cinco homens que realizam rastreamento acabam tendo que passar por um exame de biópsia desnecessariamente.

14 Além dos três níveis de prevenção conhecidos, o médico de família belga Marc Jamoulle propôs em 2015 o conceito de prevenção quaternária.[12] Descreva esse conceito e use exemplos do caso anterior em que a prevenção quaternária deveria ser aplicada.

Comentários Neste exercício, o objetivo é refletir sobre cada procedimento solicitado pelo doutor Mendonça e analisá-los de acordo com os quatro princípios de todo programa de rastreamento. Ou seja, determinar primeiramente qual problema de saúde o exame está tentando identificar e então descobrir se o exame solicitado consegue reduzir a mortalidade, diminuir a incidência de uma doença, reduzir a gravidade de uma condição ou aumentar a possibilidade de escolhas terapêuticas. Se nenhum dos quesitos é atendido, o exame solicitado é obsoleto e pode ser danoso ao paciente, tanto pelo procedimento em si quanto pelo risco de resultados falso-positivos, levando à cascata de procedimentos desnecessários.

15 O irmão de Gilmar "tinha todos os *check-ups* em dia, mas acabou tendo uma ameaça de infarto". Outra frase comum é "Fiz meus exames em dia e estavam todos bem, mas agora estou doente. Como isso é possível?"

Comentários Frases como essa refletem a expectativa que os pacientes têm sobre fazer exames de rastreamento e são um desafio para médicos de família, pois envolvem conhecimento sobre o assunto e habilidades de comunicação para dialogar com o paciente. Com base no aprendizado adquirido com as perguntas anteriores e no conceito de "ideias, preocupações e expectativas do paciente", crie um cenário de dramatização para exercitar as habilidades de comunicação junto aos pacientes fictícios que tragam as seguintes perguntas ao consultório:

A Mulher de 64 anos diagnosticada com câncer de ovário estágio 4 após um quadro de derrame pleural. "Fiz meus exames em dia e estavam todos bem, mas agora estou doente. Como isso é possível?"
B Homem de 48 anos, sadio, mas com sobrepeso, preocupado com seu estado de saúde e contemplativo quanto a fazer atividade física. "Sempre ouvi falar que era bom fazer um eletrocardiograma para ver como está o coração. Meu amigo fez dias atrás e estava tudo bem no exame dele. Por que agora o senhor está dizendo que não vale a pena?"
C Homem de 58 anos, hígido, acostumado a realizar toque retal e dosagem de PSA anual. "Como assim? Esse exame pode me fazer mal?" Converse com o paciente sobre potenciais riscos inerentes ao rastreamento de câncer de prósta-

ta e então faça uma comparação entre os potenciais benefícios frente aos potenciais malefícios desse rastreamento, abordando suas preocupações atuais.

● PERGUNTAS FECHADAS SOBRE RASTREAMENTO

1 Qual é o propósito de um programa de rastreamento?

A   Descobrir se um paciente tem ou não determinada doença
B   Identificar se o paciente possui um fator de risco para determinada doença
C   Reduzir a incidência de uma doença por meio de identificação e tratamento de lesões precursoras
D   Afastar a possibilidade de um paciente ter determinada doença

Alternativa correta C

Comentários Como descrito na questão aberta 1, a publicação de 2020 da Organização Mundial da Saúde *Screening programmes: a short guide. Increase effectiveness, maximize benefits and minimize harm*[1] descreve em quatro pontos os objetivos de um programa de rastreamento, os quais embasam a resposta correta.

2 Mariana, a filha do casal, de 23 anos de idade, está usando contraceptivos há mais de um ano e já tem relações sexuais há cinco. Quanto ao programa de rastreio de câncer de colo uterino, Mariana deveria:

A   Iniciar prontamente o rastreamento, pois começou a ter relações sexuais oito anos atrás
B   Aguardar completar 25 anos para iniciar o rastreamento
C   Ter iniciado o rastreamento aos 18 anos
D   Ter iniciado o rastreamento aos 15 anos, quando começou a ter relações sexuais

Alternativa correta B

Comentários Programas de rastreamento são medidas populacionais, e não individuais. Mesmo que tenha havido contato com o papilomavírus no início da vida sexual, a progressão da infecção para neoplasia acontece de forma muito lenta, o que justifica que não se inicie o rastreamento antes dos 25 anos de idade, ainda que a mulher tenha iniciado relações sexuais precocemente. Realizar o rastreio em mulheres abaixo de 25 anos de idade não reduz a mortalidade pela doença, tampouco sua morbidade. De acordo com as diretrizes brasileiras para o rastreamento do câncer do colo do útero, a população-alvo para o rastreamento são mulheres entre 25 e 64 anos de idade.[13]

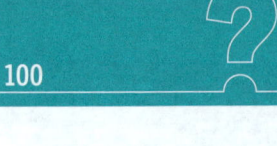

3 Caso Mariana decida iniciar a coleta do citopatológico de colo uterino aos 23 anos, as melhores condutas que doutor Mendonça poderia tomar seriam:

A   Aproveitar a oportunidade e coletar o exame
B   Desencorajá-la a realizar o rastreio
C   Conversar com Mariana sobre a baixa probabilidade de que ela tenha alguma lesão neoplásica nesta idade
D   Orientá-la quanto aos possíveis riscos envolvidos no exame, como colposcopias e tratamentos desnecessários, e maior risco de morbidades futuras, como incompetência cervical e parto prematuro

Alternativa correta C e D

Comentários Coletar o exame ou desencorajá-la deliberadamente, sem nenhuma explicação sobre o que pode acontecer com a paciente, é uma conduta pouco adequada e que pode minar a relação de confiança entre médico e paciente. Como estamos lidando com um evento hipotético no futuro, não temos nunca 100% de certeza se o evento ocorrerá ou não com aquela paciente. O máximo que podemos fazer é orientá-la quanto aos benefícios (pequenos, neste caso) e possíveis malefícios. No final, a decisão deve ser tomada pela paciente, com apoio do seu médico. Neste caso, a paciente não deixará de fazer o exame, mas aguardará dois anos até atingir a idade da população-alvo.

4 Matilde está com 38 anos, mas pergunta durante a consulta se não deveria já realizar uma mamografia. A melhor resposta que doutor Mendonça poderia dar a essa pergunta seria:

A   Orientar aguardar até os 40 anos, quando pode começar o rastreio com mamografia a cada dois anos
B   Perguntar sobre antecedentes familiares, idade na primeira gestação e idade da menarca para estimar seu risco para câncer de mama em cinco anos
C   Orientar aguardar até os 50 anos para começar o rastreio com mamografia a cada dois ou três anos
D   Solicitar ultrassonografia de mamas pela idade da paciente – menor que 40 anos

Alternativa correta B

Comentários A ferramenta Breast Cancer Risk Assessment Tool (BCRAT) é baseada no Modelo Gail, desenvolvido por Mitchell Gail, da Divisão de Epidemiologia e Genética do Câncer do National Cancer Institute (NCI). Ela utiliza informações pessoais para calcular o risco de desenvolver câncer de mama invasivo ao longo de períodos específicos de tempo. Os fatores considerados incluem idade, idade ao início da menstruação, idade no primeiro parto, número de parentes de primeiro grau com câncer de mama, número de biópsias mamárias anteriores e presença de hiperplasia atípica em uma biópsia. O modelo foi criado usando dados do Breast Cancer Detection Demonstration Project (BCDDP) e do Surveillance, Epidemiology, and End Results Program do NCI (SEER). Foram feitos ajustes para diferentes grupos étnicos: dados do Estudo de Experiências Contraceptivas e Reprodutivas (CARE) para mulheres negras/afro-americanas, dados do Asian American Breast Cancer Study (AABCS) para mulheres asiáticas e das ilhas do Pacífico, e dados do San Francisco Bay Area Breast Cancer Study (SFBCS) para mulheres hispânicas. Esta ferramenta está disponível gratuitamente no *link* https://bcrisktool.cancer.gov/calculator.html.

5 Quando Matilde pergunta se não seria bom seu marido fazer um raio X de tórax para ver se está tudo bem com o pulmão, pelo fato de ser fumante, doutor Mendonça deveria, além de oferecer ajuda para que Gilmar pare de fumar, propor a realização de:

A Uma radiografia de tórax como rastreamento de câncer de pulmão, por ser um exame barato, acessível e sensível, e pelo fato de Gilmar ser tabagista com mais de 50 anos de idade
B Uma radiografia de tórax como rastreamento de câncer de pulmão, mesmo com uma força de recomendação FRACA, para qualquer tabagista e pela alta prevalência da doença
C Uma tomografia de tórax de baixa dosagem para rastreio de câncer de pulmão, pelo alto poder desse exame em reduzir mortalidade relacionada a essa doença
D Uma tomografia de tórax de baixa dosagem para rastreio de câncer de pulmão, mesmo com uma força de recomendação FRACA

Alternativa correta D

Comentários Este exame é capaz de detectar lesões pulmonares compatíveis com câncer de pulmão, mesmo em fases iniciais. Ao ser realizado anualmente, de cada 219 pessoas em alto risco para desenvolver câncer de pulmão, uma morte será evitada. Ou seja, seu benefício está no fato de que uma pessoa – de cada 219 pessoas em alto risco que realizam o exame – deixará de morrer por qualquer causa, seja pelo câncer de pulmão ou por qualquer outra doença. Em outras palavras, as mortes que foram prevenidas dentro de estudos não estavam todas relacionadas à morte por câncer de pulmão. Assim, o benefício deste procedimento é pequeno e limitado, pois 218 pessoas em alto risco não terão benefício algum de aumento de longevidade ao realizar o exame anualmente. Isso torna fraca a força de recomendação feita pelas três instituições que o indicam (USPSTF, Canadian Task force e National Comprehensive Cancer Network). Tal recomendação é usada para sugerir uma intervenção quando seu potencial de gerar benefícios aos pacientes é modesto.

6 A realização de uma tomografia de tórax de baixa dosagem para rastreio de câncer de pulmão possui:

A Alto potencial benéfico, pois reduz mortalidade por câncer de pulmão, e baixo potencial de dano, pois não expõe pacientes à radiação excessiva
B Modesto potencial benéfico, em razão da modesta redução de mortalidade por causas gerais (não específica por câncer de pulmão), e moderado potencial de dano, pois pode levar pacientes com lesões benignas e inócuas a exames de biópsias desnecessários

C Moderado potencial benéfico, pois é capaz de detectar casos de câncer de pulmão ainda em fases iniciais da doença, e alto potencial de dano, pois pode identificar equivocadamente casos benignos como casos de câncer de pulmão
D Modesto potencial benéfico, devido à modesta redução de mortalidade por câncer de pulmão, e baixo potencial de dano, pois poucos pacientes sem doença precisarão passar por biópsias desnecessárias

Alternativa correta B

Comentários O benefício desse rastreamento na redução de mortalidade não é específico para morte de pacientes por câncer de pulmão, mas para morte por causas gerais em pacientes que passaram pelo rastreamento. Isso diminui o potencial benefício desse rastreamento. Além disso, mais pacientes passarão por exames desnecessários, terão que fazer biópsias e poderão sofrer danos por exames invasivos por conta desse rastreamento do que pessoas terão o benefício encontrado. Em números, 219 pessoas devem ser rastreadas para se evitar uma morte por causas gerais, enquanto uma em cada 19 pessoas encontrarão alguma alteração benigna no exame, e uma de cada 78 pessoas rastreadas encontrará alguma alteração benigna na imagem que levará a exames invasivos com potencial de dano ao paciente.

7 Sobre a sogra de Matilde, que tem 72 anos, a frase "ultimamente me parece que está sem energia. Não sei se não é anemia o que ela tem. Ela nunca foi assim" chama a atenção do doutor Mendonça. Ele deveria, portanto:

A Rastrear anemia com um hemograma
B Rastrear depressão aplicando o questionário General Health Questionnaire (GHQ-12)
C Rastrear hipotireoidismo, medindo os níveis de TSH
D Não há indicação de rastreamento nesse momento

Alternativa correta D

Comentários Em primeiro lugar, a sogra de Matilde não deve ser "rastreada" para nada. Ela apresenta uma queixa de saúde e deve ter essa queixa propriamente investigada. É necessário entrevistá-la e examiná-la para se identificar o quadro sindrômico – possivelmente fadiga – e então se encontrar o diagnóstico. A frase "ela nunca foi assim" deve sempre servir de alerta para médicos de família, pois em geral significa que algo de errado está acontecendo com o paciente. É importante ainda lembrar que "rastreamento" se aplica a pessoas saudáveis, sem nenhuma queixa clínica, e esse não é o caso da sogra de Matilde. Se um paciente está com um sintoma que precisa ser investigado (focado na pessoa), não usamos nem a palavra rastreamento, tampouco pensamos com a mentalidade de rastreamento (focado em uma população).

8 Um programa organizado de rastreamento deve sempre ter como objetivo final:

A Reduzir a gravidade de uma condição presente
B Identificar aqueles que possuem a condição rastreada
C Oferecer tratamento para aqueles em risco de desenvolver a doença
D Reduzir custos dos sistemas de saúde por meio do tratamento precoce

Alternativa correta A

Comentários Esta questão é uma alternativa na forma de múltipla escolha à Questão 1 feita de forma aberta. A chave para encontrar a resposta correta está no "objetivo final", que aparece somente na letra A – reduzir a gravidade de uma condição presente, como no caso da retinopatia diabética. Uma vez detectada, pode ser tratada, modificando a história da doença no indivíduo. Diagnosticar (letra B) não é o objetivo, mas sim prolongar a vida e oferecer melhor qualidade de vida depois do diagnóstico. Oferecer tratamento para quem está em risco de desenvolver a doença (letra C) é uma medida de prevenção primária, e não de rastreamento. Por fim, embora reduzir custos seja sempre uma meta a ser atingida por sistemas e serviços de saúde, não é este o objetivo final de um programa de rastreamento. O custo total de um programa sempre será levado em conta durante sua implementação, e espera-se que as pessoas possam viver mais, com mais qualidade de vida e de forma mais produtiva se forem diagnosticadas precocemente e tratadas ainda nas fases iniciais da doença. Contudo, um programa de rastreamento requer um custo que a sociedade aceita pagar em troca de um benefício em sobrevida e qualidade de vida.

MENSAGENS-CHAVE

- Não existe "*check-up*" como procedimento médico para "ver como está a saúde do paciente", mas sim programas de rastreamento de doenças.
- Programas de rastreamento são medidas de saúde pública e obedecem a uma abordagem populacional, e não individual.
- Situações individuais de pacientes com sintomas clínicos devem ser investigadas, e não "rastreadas".
- Os níveis de evidências que suportam as recomendações de sociedades para o estabelecimento de um programa de rastreamento devem passar por atualizações periódicas, e médicos de família precisam saber utilizar as fontes de informação aqui apresentadas.

MENSAGENS-CHAVE

- Médicos de família devem desenvolver habilidades de comunicação para a tomada de decisão compartilhada. Essa habilidade será útil em toda a prática médica, especialmente em conversas sobre realização de exames de rastreamento com baixo potencial de benefício e/ou alto potencial de causar danos.
- Entender as estatísticas por trás das recomendações de rastreamento pode ser algo maçante para muitos médicos de família. Contudo, mesmo sem saber toda a matemática envolvida, todos os médicos de família devem conhecer os quatro objetivos de um programa de rastreamento. Com essa informação na mente, é mais fácil identificar e conversar com os pacientes sobre os benefícios de um procedimento – ou a ausência deles.
- Tenha sempre em mente que solicitar um exame de rastreamento é fácil. O que fazer com o resultado desse exame, nem tanto, principalmente se o resultado do exame não for "dentro do normal esperado". Um resultado de exame alterado levará o paciente invariavelmente a uma cascata de exames complementares, e tanto o médico quanto o paciente devem estar muito cientes disso no momento da solicitação do primeiro exame.

REFERÊNCIAS E MATERIAL DE APOIO PARA APROFUNDAMENTO NO TEMA

1. World Health Organization. Screening programmes: a short guide. Increase effectiveness, maximize benefits and minimize harm [Internet]. Copenhagen: WHO Regional Office for Europe; 2020 [capturado em 09 ago 2024]. v. 1. Disponível em: https://apps.who.int/iris/bitstream/handle/10665/330829/9789289054782-eng.pdf.
2. Brasil. Ministério da Saúde. Caderno de atenção primária nº 29: rastreamento. Brasília: MS; 2010.
3. Wilson J, Jungner G. Principles and practice of screening for disease. Geneva: WHO; 1968.
4. UK National Screening Committee. Criteria for a population screening programme [Internet]. London: UK National Screening Committee; 2022 [capturado em 10 ago 2023]. Disponível em: https://www.gov.uk/government/publications/evidence-review-criteria-national-screening-programmes/criteria-for-appraising-the-viability-effectiveness-and-appropriateness-of-a-screening-programme.
5. Santos MP, Haack A. Fenilcetonúria: diagnóstico e tratamento. Com Cienc Saude. 2012;23(4):263-70.
6. Students 4 Best Evidence. The evidence-based medicine pyramid! [Internet]. Oxford: S4BE; 2014 [capturado em 30 ago 2023]. Disponível em: https://s4be.cochrane.org/blog/2014/04/29/the-evidence-based-medicinepyramid/.
7. Guyatt GH, Helfand M, Kunz R. Comparing the USPSTF and GRADE approaches to recommendations. Ann Intern Med. 2009;15(5):363-4.
8. Ferreira M, Jr., Oliveira RV, Lichtenstein A, Favarato MHS, Martins MA. Rastreamento de doenças: inovando o check-up. Barueri: Manole; 2023.
9. Canadian Task Force on Preventive Health Care [Internet]. 2023 [capturado em capturado em 30 ago 2023]. Disponível em: https://canadiantaskforce.ca/.

10. United States Preventive Services Task Force. Task force at a glance [Internet]. 2023 [capturado em 09 ago 2024]. Disponível em: https://www.uspreventiveservicestaskforce.org/uspstf/about-uspstf/task-force-at-a-glance.
11. Sociedade Brasileira de Diabetes. FINDRISC: qual meu risco de desenvolver diabetes? Devo fazer exame de sangue para ver se tenho diabetes? [Internet]. São Paulo: SBD; 2023 [capturado em 30 ago 2023]. Disponível em: https://www.diabetes.org.br/calculadoras/findrisc/.
12. Jamoulle M. Quaternary prevention, an answer of family doctors to overmedicalization. Int J Heal Policy Manag. 2015;4(2):61-4.
13. Instituto Nacional de Câncer. Diretrizes brasileiras para o rastreamento do câncer do colo do útero [Internet]. Rio de Janeiro: INCA; 2011. Disponível em: http://bvsms.saude.gov.br/bvs/publicacoes/inca/rastreamento_cancer_colo_uter o.pdf.

CASO CLÍNICO 5

MEU FILHO ESTÁ COM CHIADO NO PEITO. O QUE SERÁ QUE ELE TEM?

ISABEL BRANDÃO CORREIA
DUSAN KOSTIC

SINOPSE

Trata-se de um caso de uma criança de 4 anos de idade, trazida por sua mãe para consulta na unidade de saúde da família (USF) por quadro de **chiado** no peito. O quadro clínico teve início súbito, à noite, após chegar da escola, caracterizado por **tosse** seca, chiado no peito e respiração ofegante. O exame físico evidenciou sibilos difusos à ausculta, além de frequência respiratória e cardíaca normais e ausência de cianose. Esses achados devem ser considerados na definição da gravidade do quadro. O caso aborda o manejo terapêutico imediato, o diagnóstico diferencial e o seguimento na atenção primária à saúde (APS) de uma criança com asma de 5 anos de idade ou menos.

OBJETIVOS DE APRENDIZAGEM DO CASO

1. Construir raciocínio clínico para abordar crianças com história de asma no contexto da APS.

2. Analisar os achados da anamnese e do exame físico mais relevantes para estabelecimento do diagnóstico diferencial.

3. Avaliar os achados da anamnese e do exame físico mais relevantes para tomada de decisão acerca do manejo imediato.

4. Indicar adequadamente exames complementares para abordagem diagnóstica e manejo.

5. Definir manejo terapêutico a longo prazo com base na identificação da gravidade do caso.

DESCRIÇÃO DO CASO

SUBJETIVO

João, 4 anos de idade, foi trazido por sua mãe, Rita, a uma primeira consulta na USF. A família se mudou recentemente para o território adscrito. Rita, uma mãe bastante cuidadosa, percebeu o filho "ofegante", com chiado no peito e tosse seca na noite anterior, após buscá-lo na escola. Além desses achados, identificou que o filho estava roncando ao dormir, com sono inquieto, há dois dias, mas pensou que poderia ter sido devido à faxina que realizou na casa. Percebe João muito alérgico à poeira e diz que deve ter puxado ao pai, que tinha asma na infância. Conta que a criança já havia chiado outras vezes, mas nunca ninguém explicou a ela o que o menino tinha, apenas receitando "bombinha" nas crises e dando alta após melhora graças à ótima resposta clínica. Não observou nenhum chiado nas últimas quatro semanas, mas no último ano teve de levá-lo à emergência por cinco vezes. O filho nasceu de parto normal e nunca precisou ficar internado por nenhuma condição de saúde. A amamentação foi exclusiva até os 2 meses e cessou aos 4 meses devido ao retorno ao trabalho. Lembra que ele já era grandinho quando chiou pela primeira vez, com idade aproximada de 1 ano e 6 meses.

OBJETIVO

Ao realizar exame físico, João estava falando normalmente, não apresentando sonolência nem cianose. A ausculta pulmonar evidenciou sibilos discretos difusos. Apresentava frequência respiratória de 32 irpm e frequência cardíaca de 124 bpm. À inspeção de cavidades nasais, foi constatada a presença de pólipos nasais hiperemiados (Figura 5.1) e secreção hialina. Otoscopia e exame de orofaringe não demonstraram achados anormais. Oximetria: saturação de 97% em ar ambiente.

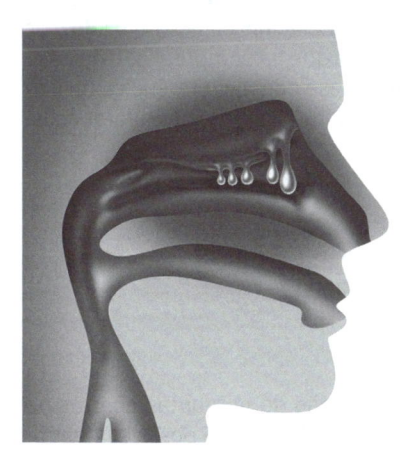

● **FIGURA 5.1**
Pólipos nasais.

O calendário vacinal estava em dia, conforme observado no cartão da criança. Não há nenhum registro no prontuário de consultas anteriores.

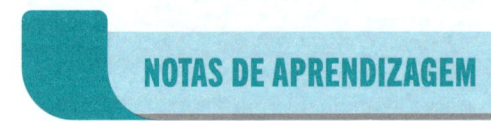

NOTAS DE APRENDIZAGEM

POR QUE ESSE TEMA É RELEVANTE?

A sibilância recorrente em crianças é uma causa comum de busca por cuidados na APS.[1-3] Aproximadamente 25 a 30% das crianças terão pelo menos um episódio de chiado. Quando se recorta esse dado por faixa etária, 40% das crianças com até 3 anos de idade e 50% das crianças com até 6 anos de idade apresentam pelo menos um episódio de chiado.[2] Das principais condições que causam chiado no peito, as mais comuns incluem asma, doença do refluxo gastresofágico, infecções como bronquiolite, bronquite, pneumonia, infecções de vias aéreas superiores e apneia obstrutiva do sono.[4] Na abordagem integral às crianças com chiado no peito, a anamnese com foco na idade de início do quadro, história familiar, fatores associados, padrão do chiado, fatores desencadeantes e associação com outros achados deve nortear os principais diagnósticos.[2] Exames adicionais devem ser considerados com base na resposta ou não ao broncodilatador e no estabelecimento do diagnóstico de asma. Atividades educacionais e abordagem multidisciplinar são imprescindíveis para garantir o cuidado integral às crianças com chiado no peito.[3,5]

OUTROS PONTOS QUE PODEM SER ESTUDADOS A PARTIR DO CASO

O caso foi organizado de maneira a possibilitar sua apresentação e discussão aos poucos ou por completo. As perguntas descritas a seguir podem ser adaptadas para uso por residentes, estudantes de graduação e internato, ou para momentos de educação permanente de profissionais da saúde. O foco deste capítulo é o manejo terapêutico imediato, o diagnóstico diferencial e o seguimento.

Para a primeira etapa da consulta, "estreitando os principais diagnósticos diferenciais", as questões abertas possibilitam identificar o raciocínio clínico utilizado e os conhecimentos prévios acerca do tema. É importante que na compreensão do caso sejam relacionados os dados encontrados na anamnese com as referências utilizadas para construção do seu racional na etapa de estreitar diagnósticos diferenciais.

- **PERGUNTAS ABERTAS PARA RACIOCÍNIO DIAGNÓSTICO**

1 Considerando os achados identificados na entrevista clínica, qual é o principal diagnóstico da criança?

Comentários Na entrevista clínica, a partir da utilização de perguntas abertas no início da consulta, sem interrupção da mãe que narra a história, é possível identificar os elementos que sugerem o diagnóstico principal. Caso as variáveis da história clínica não sejam reveladas, pode-se fazer uso de questões fechadas para avaliar especificamente os elementos que necessitam ser investigados. No caso em questão, há características sugestivas do diagnóstico de asma em pré-escolares (Quadro 5.1):

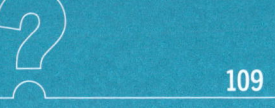

- Dispneia (filho ofegante), sibilância (chiado no peito), tosse, despertar noturno (sono inquieto) na noite anterior após ter buscado a criança na escola, ambiente de maior atividade física da criança.
- Resposta a broncodilatador inalatório, acompanhada e comprovada por médico, durante as crises de sibilância. A mãe relata que ninguém nunca explicou o que o filho tinha, mas houve prescrição de "bombinha" seguida de alta por ótima resposta clínica.
- Três ou mais episódios de sibilância no ano na ausência de viroses respiratórias.

Na entrevista clínica, a mãe relata que não observou nenhum chiado nas últimas quatro semanas, mas no último ano teve de levá-lo à emergência por cinco vezes.

Quadro 5.1
Características sugestivas para diagnóstico de asma em lactentes e pré-escolares

- Três ou mais episódios de sibilância ao ano na ausência de viroses respiratórias
- Pais e/ou irmãos receberam prescrição e usaram medicação inalatória (broncodilatadores, corticosteroides) em algum momento no passado
- Dispneia, sibilância e tosse noturna desencadeadas por exercício físico ou risada, exposição a aeroalérgenos e na ausência de viroses respiratórias
- Resposta a broncodilatador inalatório, acompanhada e comprovada por médico, durante as crises de sibilância
- Controle dos sintomas após prova terapêutica com corticosteroide inalatório por 2 a 3 meses com subsequente piora após a suspensão

Fonte: Silva.[1]

2 Quais critérios do exame físico devem ser utilizados para se estabelecer a gravidade da crise no momento da consulta?

Comentários No caso em questão, o manejo de uma criança com 5 anos ou menos na APS que apresenta um episódio de sibilância deve incluir a avaliação minuciosa da crise.[3] Qualquer um dos seguintes achados representa crise grave ou ameaça à vida:

- incapacidade de falar ou de ingerir líquidos;
- cianose central;
- confusão mental ou sonolência;
- frequência respiratória (FR) > 40 irpm;
- Sat O_2 < 92%;
- ausculta de tórax silencioso; e
- frequência cardíaca (FC) > 180 bpm (0-3 anos) ou FC > 150 bpm (4-5 anos).

A ausência dos achados supracitados na exacerbação da asma aguda ou subaguda, ou episódio agudo de sibilância e a presença dos achados que se seguem representam uma crise leve a moderada:

- agitação, dispneia;
- FC < 180 bpm (0-3 anos) ou FC < 150 bpm (4-5 anos);
- Sat O_2 > 92%.

3 Quais elementos da história se relacionam com cada um dos diagnósticos diferenciais de uma criança menor de 5 anos com chiado no peito?

Comentários Estabelecer o diagnóstico de asma em crianças menores de 5 anos pode representar um desafio na prática clínica, uma vez que sintomas respiratórios como sibilância (chiado) e tosse podem se manifestar em crianças, nessa faixa etária, que não apresentam asma.[3] No entanto, por meio da identificação de sintomas e outros achados na entrevista clínica, é possível estreitar os diagnósticos diferenciais e aumentar a probabilidade diagnóstica de asma. Na entrevista clínica, lançar mão de perguntas abertas e fechadas possibilita identificar os elementos que aumentam a probabilidade de cada um dos diagnósticos. No caso em questão, a história narrada sugere o diagnóstico de asma por serem identificados (i) episódios recorrentes de sibilância, tosse e dispneia associados a despertares noturnos (identificados na anamnese); (ii) história familiar de asma (mãe relata que o pai tinha asma na infância); e (iii) boa resposta terapêutica ao broncodilatador (mãe relata que o filho responde bem à bombinha). Outros diagnósticos diferenciais a serem considerados estão apresentados no Quadro 5.2. No caso em questão, é importante atentar para a idade da criança, 4 anos, e apenas considerar os diagnósticos para essa faixa etária.[3]

Quadro 5.2
Diagnósticos diferenciais para asma em crianças com 5 anos ou menos

Condição	Características típicas
Infecções virais do trato respiratório recorrentes	Principalmente tosse, coriza e congestão nasal por menos de 10 dias e ausência de sintomas entre as infecções.
Refluxo gastresofágico	Tosse quando se alimenta, infecções pulmonares de repetição, vômitos frequentes especialmente se refeição volumosa, resposta ruim a medicações para asma.
Aspiração de corpo estranho	Episódio abrupto e severo de tosse e/ou estridor durante alimentação ou brincadeira, infecções respiratórias e tosse recorrentes, sinais pulmonares focais.
Bronquite bacteriana protraída	Tosse produtiva persistente, resposta ruim a medicações para asma.

> **Quadro 5.2**
> Diagnósticos diferenciais para asma em crianças com 5 anos ou menos

Condição	Características típicas
Traqueomalácia	Respiração ruidosa quando chora ou se alimenta, ou durante infecções de via aérea superior (inspiração ruidosa se extratorácica e expiração ruidosa se intratorácica), tosse forte, retração inspiratória ou expiratória, sintomas frequentemente presentes desde o nascimento, resposta ruim a medicações para asma.
Tuberculose	Respiração ruidosa e tosse persistentes, febre não responsiva aos antibióticos habituais, linfonodos aumentados, resposta ruim a broncodilatadores ou corticoide inalatório, contato com alguém que tenha tuberculose.
Doença cardíaca congênita	Sopro cardíaco, cianose quando se alimenta, falha de crescimento, taquicardia, taquipneia ou hepatomegalia, resposta ruim a medicações para asma.
Fibrose cística (mucoviscidose)	Tosse iniciada logo após o nascimento, infecções respiratórias recorrentes, falha de crescimento (má absorção), fezes gordurosas e volumosas.
Discinesia ciliar primária	Tosse e infecções pulmonares recorrentes, dificuldade respiratória neonatal, infecções de ouvido recorrentes e secreção nasal persistente desde o nascimento, resposta ruim a medicações para asma; *situs inversus* ocorre em até 50% das crianças com essa condição.
Anel vascular	Respiração persistentemente ruidosa, resposta ruim a medicações para asma.
Displasia broncopulmonar	Nascimento prematuro, muito baixo peso ao nascer, necessidade de ventilação mecânica prolongada ou oxigenoterapia, dificuldade para respirar presente desde o nascimento.
Imunodeficiência primária	Febre e infecções recorrentes (incluindo não respiratórias), falha de crescimento.

Fonte: Universidade Federal do Rio Grande do Sul.[5]

● PERGUNTAS ABERTAS PARA EXAMES COMPLEMENTARES

Para a etapa da consulta "identificando a necessidade de exames complementares", as questões abertas possibilitam compreender a racionalidade para a utilização dos exames.

> **1** Qual é a racionalidade para definição da solicitação de exames complementares considerando o estabelecimento dos principais diagnósticos diferenciais?

Comentários Não há exame complementar capaz de especificamente e definitivamente estabelecer o diagnóstico de asma nessa faixa etária da criança menor de

5 anos. Os exames complementares devem ser considerados de maneira bastante singularizada. Devido à incapacidade da criança de 4 anos de realizar o exame específico – prova de função pulmonar –, deve ser postergado para uma faixa etária mais avançada.[3]

2 — Qual é a racionalidade para solicitação de exame complementar no momento da consulta?

Comentários No momento da consulta, a avaliação da criança com crise de asma deve ser realizada com base nos achados do exame físico e da anamnese. Os sintomas associados conjuntamente possibilitam estabelecer o diagnóstico da crise e definir o manejo imediato.[3]

● PERGUNTAS ABERTAS PARA PLANO TERAPÊUTICO

Para a etapa da consulta "definindo o plano terapêutico", as questões abertas devem guiar o raciocínio de modo a considerar os principais aspectos relacionados ao manejo da condição, no momento da consulta e no seguimento.

1 — Qual tratamento medicamentoso deve ser instituído considerando o momento da consulta? Quais são os elementos utilizados para basear essa decisão?

Comentários Considerando a avaliação da criança com crise de asma do caso em questão, por se estabelecer o diagnóstico de crise de asma leve, os achados do exame físico e a boa resposta ao uso de SABA na crise anterior, recomenda-se o uso de SABA.[3]

2 — Quais critérios devem ser considerados na tomada de decisão para instituição de manejo medicamentoso a longo prazo?

Comentários No caso em questão, o tratamento da criança deve levar em consideração o número e a gravidade das crises de sibilância anteriores e a resposta à medicação utilizada. A mãe relata mais de três episódios de sibilância em um ano, e o padrão sintomático é compatível com asma. Nesse caso, o uso de corticoide inalatório em baixas doses diariamente deve ser instituído para o manejo de controle.

● PERGUNTAS FECHADAS PARA O RACIOCÍNIO CLÍNICO NA ETAPA DIAGNÓSTICA

Nessa etapa, deve-se considerar os principais diagnósticos diferenciais de criança com chiado no peito, considerando a epidemiologia, os achados da anamnese e do exame físico. Caso haja necessidade de exames complementares, a racionalidade para cada um desses exames deve ser considerada.

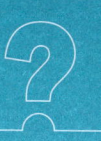

A sibilância recorrente em crianças é a principal causa de morbidade infantil em termos de afastamento da escola, atendimentos na urgência médica e hospitalizações.

1 Qual das assertivas a seguir é a correta quanto à epidemiologia de sibilância recorrente em crianças?

A A asma é a causa mais comum de chiado em crianças menores de 5 anos
B A bronquiolite obliterante e a fibrose cística são causas comuns de chiado em crianças
C A probabilidade de asma diminui quando há história familiar de asma e atopia
D O chiado persistente desde o nascimento sugere causas não congênitas

Alternativa correta A

Comentários A asma é a causa mais comum de chiado recorrente em crianças menores de 5 anos. A idade de início dos episódios ajuda a diferenciar entre as causas congênitas e não congênitas. É mais provável que o chiado persistente desde o nascimento tenha origem congênita. As causas mais comuns de chiado em crianças são asma, alergias, doença do refluxo gastresofágico, infecções e apneia obstrutiva do sono. Dos fatores que aumentam a probabilidade de asma, destacam-se história familiar de asma, alergias, eczemas e atopias.

2 Considerando os dados da história e do exame físico do caso, qual é a principal hipótese diagnóstica?

A Doença do refluxo gastresofágico
B Pneumonia
C Asma
D Tuberculose

Alternativa correta C

Comentários A doença do refluxo gastresofágico está associada a vômitos, tosse quando se alimenta e infecções respiratórias de repetição, achados não presentes no caso. Deve-se suspeitar de tuberculose no caso de presença de tosse prolongada, sibilância que não responde a broncodilatador, febre e contato com portador de tuberculose. As características da anamnese que sugerem quadro de asma em menores de 5 anos incluem tosse, chiado, respiração pesada ou difícil, ou falta de ar, atividade diminuída, história familiar e boa resposta a broncodilatadores. A pneumonia deve ser considerada quando está presente quadro de febre, tosse, taquipneia ou taquidispneia, dor abdominal, alteração de ausculta pulmonar com presença de crepitação ou estertoração.

3 Considere os achados do exame físico no momento da consulta e selecione a assertiva adequada quanto à avaliação da crise de sibilância:

A Frequência respiratória é um parâmetro que indica crise grave de asma quando maior que 20 em crianças menores de 5 anos
B Tórax silencioso, sem presença de sibilos, se relaciona com baixa probabilidade de crise grave de asma
C Presença de cianose, confusão mental ou sonolência são critérios que sugerem crise de asma grave
D Saturação < 95% indica crise de asma grave mesmo que presente isoladamente

Alternativa correta C

Comentários O manejo da crise de asma na APS exige a avaliação da gravidade da crise, afastamento de outros diagnósticos e identificação dos fatores de risco para hospitalização. No caso em questão, os parâmetros do exame físico excluem o diagnóstico de asma grave. Os parâmetros que indicam crise grave de asma (pelo menos um) em menores de 5 anos incluem incapacidade de falar ou de ingerir líquidos, cianose central, confusão mental, ou sonolência, FR > 40 irpm, saturação < 92%, tórax silencioso à ausculta, FC > 180 em crianças de 4 a 5 anos e FC > 150 em crianças de 0 a 3 anos.

4 Qual das assertivas a seguir melhor descreve os principais diagnósticos diferenciais de chiado em crianças?

A Tosse provocada por alimentação em crianças com história de sibilância recorrente associada a boa resposta a broncodilatadores sugere doença do refluxo gastresofágico
B O diagnóstico de bronquiolite viral aguda deve ser considerado no primeiro episódio de sibilância em crianças com idade < 1 ano
C Apneia obstrutiva do sono deve ser considerada em crianças com baixo peso, desnutrição calórico-proteica e esteatorreia
D O diagnóstico de asma em crianças com sibilância é pouco provável se a sibilância ou tosse acontece com exercício, risada ou ausência de infecção

Alternativa correta B

Comentários Infecções virais do trato respiratório recorrentes, doença do refluxo gastresofágico, apneia obstrutiva do sono e asma estão entre as causas mais frequentes de chiado em crianças de até 5 anos. Tosse quando se alimenta, infecções pulmonares de repetição, vômitos frequentes, especialmente se refeição volumosa, e resposta ruim a medicações para asma sugerem doença do refluxo gastresofágico. O diagnóstico diferencial entre asma e bronquiolite deve ser considerado quando a evolução mostra tendência a episódios de chiado independentemente de viroses nos asmáticos e em associação com viroses nos não asmáticos. Em crianças menores de 1 ano, o primeiro episódio de sibilância é associado com infecção por vírus sincicial respiratório e deve ser considerado diagnóstico de bronquiolite viral aguda. O quadro se inicia geralmente com sinais e sintomas de vias aéreas superiores, recusa alimentar, irritabilidade, hipertermia (em geral até 38 °C), coriza e espirros que duram de 1 a 3 dias. O diagnóstico de asma em crianças com história de sibilância é mais provável se a sibilância e tosse são provocadas por exercício, risada e ocorrem na ausência de infecção respiratória aparente. A asma deve ser considerada em casos de história positiva para outras doenças alérgicas, asma em parentes de primeiro grau, melhora clínica durante dois ou mais meses de tratamento e piora com sua suspensão. A apneia obstrutiva do sono deve ser investigada em criança cuja tosse ou chiado a desperta durante o sono e está associada a roncos. A fibrose cística é um diagnóstico provável em crianças com chiado desde o nascimento, com baixo peso, desnutrição e esteatorreia, devendo ser rastreada pelo teste do pezinho.

5 Qual das assertivas a seguir é a correta considerando o manejo da crise da criança com sibilância na unidade de saúde da família do caso em questão?

A   Acionar o Serviço de Atendimento Móvel de Urgência (SAMU) para encaminhamento à emergência e, enquanto espera o transporte, iniciar salbutamol, 100 µg, 6 jatos com espaçador
B   Acionar o SAMU para encaminhamento à emergência e, enquanto espera o transporte, iniciar prednisolona, 2 mg/kg, dose máxima de 30 mg
C   Iniciar tratamento com salbutamol, 100 µg, 2 jatos com espaçador, e repetir a cada 20 minutos na primeira hora, se necessário
D   Iniciar tratamento com nebulização com brometo de ipratrópio 20 gotas (0,25 mg) em soro fisiológico a 0,9% 3 mL e repetir a cada 20 minutos

Alternativa correta C

Comentários O manejo da crise de asma na APS exige avaliação da gravidade da crise e reavaliação quanto à resposta ao tratamento, na hipótese de não ser diagnosticado um caso grave com necessidade de encaminhamento à emergência via SAMU. O fluxograma apresentado na Figura 5.2, adaptado da Global Initiative for Asthma (GINA), é disponibilizado no manual de telecondutas do Telessaúde RS e define o manejo com base na gravidade da crise.

6 Analise as assertivas a seguir e assinale a correta quanto à racionalidade para o uso de exames complementares neste caso:

A   A espirometria é mais acurada para crianças maiores de 8 anos de idade e pode detectar obstrução reversível e hiper-responsividade das vias aéreas
B   A radiografia de tórax é indicada para diagnóstico de crianças com chiado recorrente com boa resposta ao broncodilatador
C   A imunoglobulina E (IgE) sérica total tem alta acurácia no diagnóstico de asma quando associada a alergias e é um exame que deve ser solicitado neste caso
D   A medição de pico de fluxo expiratório (peak flow meter) é utilizada para fechar diagnóstico de asma por ser facilmente realizada no consultório e não ser esforço-dependente

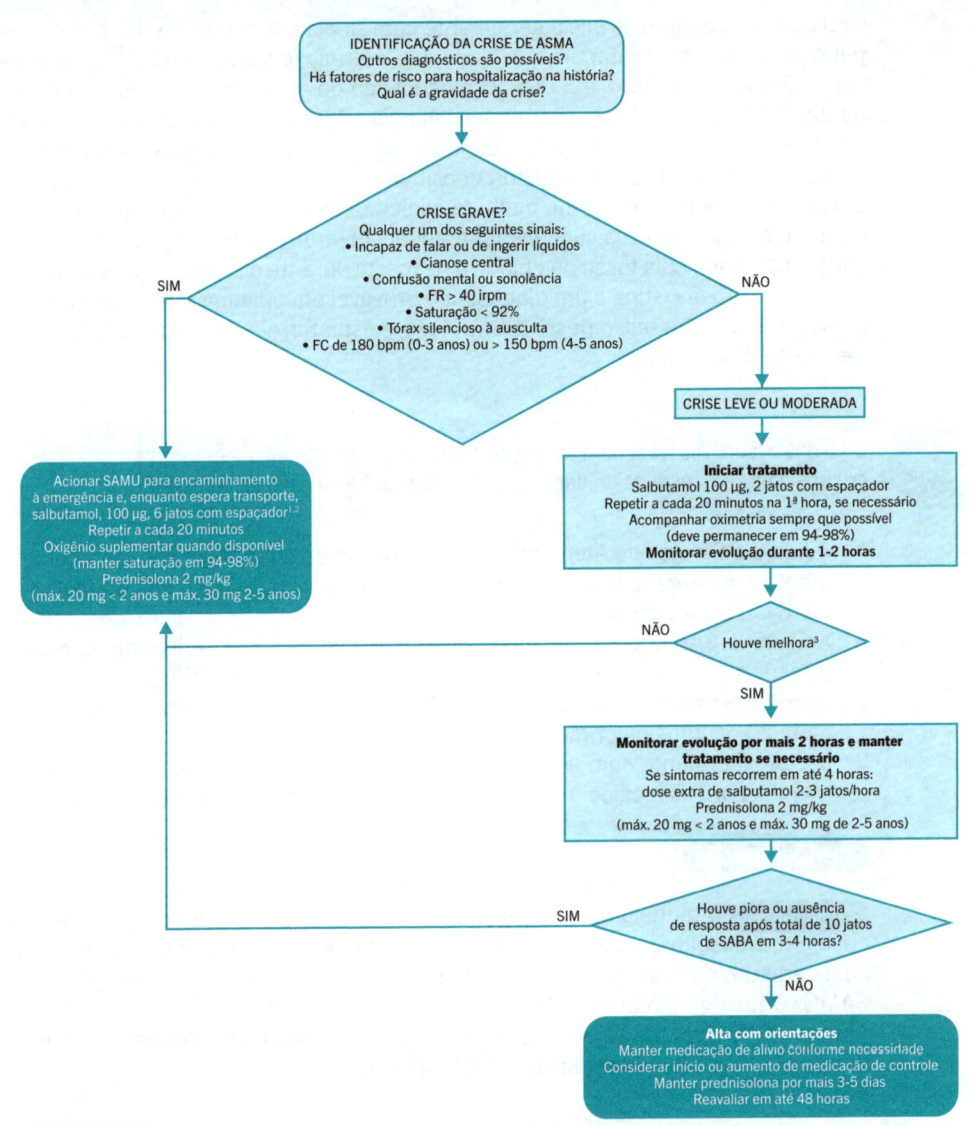

```
                    ┌─────────────────────────────────┐
                    │  IDENTIFICAÇÃO DA CRISE DE ASMA │
                    │  Outros diagnósticos são possíveis? │
                    │  Há fatores de risco para hospitalização na história? │
                    │  Qual é a gravidade da crise?   │
                    └─────────────────────────────────┘
                                    │
                                    ▼
                    ╱╲
                   ╱  ╲  CRISE GRAVE?
                  ╱    ╲ Qualquer um dos seguintes sinais:
                 ╱      ╲ • Incapaz de falar ou de ingerir líquidos
         SIM   ╱        ╲ • Cianose central                 NÃO
         ◄────╱          ╲ • Confusão mental ou sonolência  ────►
              ╲          ╱ • FR > 40 irpm
               ╲        ╱  • Saturação < 92%
                ╲      ╱   • Tórax silencioso à ausculta
                 ╲    ╱    • FC de 180 bpm (0-3 anos) ou > 150 bpm (4-5 anos)
                  ╲  ╱
                   ╲╱
```

FIGURA 5.2
Manejo da crise de asma na atenção primária à saúde em crianças de 5 anos ou menos.

[1] Alternativas: nebulização com soro fisiológico a 0,9% 3 mL + bromidrato de fenoterol (0,25 mg/gota) até 10 gotas e dose conforme a idade:
- Crianças de 1-6 anos: 5-10 gotas (1,25-2,5 mg) na crise e, após, 3×/dia até melhora completa.
- Crianças de até 1 ano: 3-7 gotas (0,75-1,75 mg) na crise e, após, 2-3×/dia até melhora completa. Salbutamol para nebulização (2,5 mg/2,5 mL) a partir de 18 meses.
- A dose inicial adequada de salbutamol administrado por inalação é de 2,5 mg (1 flaconete) na crise e, após, 4×/dia. Essa dose pode ser aumentada para 5 mg, conforme resposta.

[2] Na crise grave, pode ser feita nebulização com soro fisiológico a 0,9% 3 mL + bromidrato de fenoterol (0,25 mg/gota) + brometo de ipratrópio (0,25 mg/mL) 8-20 gotas (0,1-0,25 mg).

[3] Ausência de resposta ao salbutamol em 1 hora, surgimento de qualquer sinal de crise grave, aumento da frequência respiratória ou redução da saturação.

Fonte: Universidade Federal do Rio Grande do Sul.[5]

Fluxograma (conteúdo):

SIM (Crise Grave):
Acionar SAMU para encaminhamento à emergência e, enquanto espera transporte, salbutamol, 100 µg, 6 jatos com espaçador[1,2]
Repetir a cada 20 minutos
Oxigênio suplementar quando disponível (manter saturação em 94-98%)
Prednisolona 2 mg/kg
(máx. 20 mg < 2 anos e máx. 30 mg 2-5 anos)

NÃO → CRISE LEVE OU MODERADA:
Iniciar tratamento
Salbutamol 100 µg, 2 jatos com espaçador
Repetir a cada 20 minutos na 1ª hora, se necessário
Acompanhar oximetria sempre que possível (deve permanecer em 94-98%)
Monitorar evolução durante 1-2 horas

Houve melhora?[3]
- NÃO → retorna ao fluxo de crise grave
- SIM ↓

Monitorar evolução por mais 2 horas e manter tratamento se necessário
Se sintomas recorrem em até 4 horas: dose extra de salbutamol 2-3 jatos/hora
Prednisolona 2 mg/kg
(máx. 20 mg < 2 anos e máx. 30 mg de 2-5 anos)

Houve piora ou ausência de resposta após total de 10 jatos de SABA em 3-4 horas?
- SIM → retorna ao fluxo de crise grave
- NÃO ↓

Alta com orientações
Manter medicação de alívio conforme necessidade
Considerar início ou aumento de medicação de controle
Manter prednisolona por mais 3-5 dias
Reavaliar em até 48 horas

Alternativa correta A

Comentários Ainda não há exames complementares específicos para o diagnóstico de asma em crianças menores de 5 anos. A radiografia de tórax está indicada para quadros de sibilância recorrente que não respondem aos broncodilatadores. A medição de pico de fluxo expiratório (*peak flow meter*) realizada em ambulatório é um teste esforço-dependente e compara volume expiratório forçado antes e depois de uso de broncodilatador para avaliar resposta ao tratamento ao longo do tempo. A determinação da concentração de IgE sérica total tem valor limitado no diagnóstico de alergia, sendo realizada como um exame de triagem. Níveis séricos elevados de IgE total sugerem a possibilidade de sensibilização, porém valores normais não são capazes de excluí-la.

7 Considere os dados do exame físico e da anamnese do caso e selecione a assertiva que descreve a recomendação adequada que deve ser dada à mãe quanto ao manejo terapêutico do quadro:

A Deve ser iniciado duplo corticoide inalatório em baixa dose e indicada avaliação com especialista
B Deve ser iniciado β_2-agonista de curta duração conforme necessário e indicada avaliação com especialista
C Deve ser iniciado antagonista do receptor de leucotrieno diário associado a cursos curtos de corticoide inalatório quando no início do quadro
D Deve ser iniciado corticoide inalatório diário em baixa dose associado a β_2-agonista de curta duração quando necessário

Alternativa correta D

Comentários O tratamento de controle da asma deve ser iniciado em crianças de 5 anos ou menos se história e padrão de sintomas sugerem asma ou se um dos seguintes estiverem presentes: sintomas respiratórios não controlados e/ou sibilância frequente (três ou mais episódios em uma estação); ou sintomas menos frequentes, porém mais graves de sibilância, em resposta a uma infecção viral; ou se o diagnóstico de asma é duvidoso e cursos de β_2-agonista de curta duração mais antibióticos precisam ser repetidos frequentemente (mais do que a cada 6-8 semanas). Uma tentativa de tratamento regular de controle está indicada para confirmar se os sintomas são devidos à asma. As opções de medicamentos para asma estão descritas no Quadro 5.3.

8 Considere os dados da anamnese e achados do exame físico e selecione a assertiva que descreve corretamente a explicação que deve ser dada à mãe sobre o que a criança apresenta:

A O diagnóstico de asma em crianças menores de 5 anos deve ser estabelecido a partir de exames complementares que incluem radiografia de tórax e testes de alergia
B Crianças menores de 5 anos com padrão sintomático de asma devem ter os sintomas tratados independentemente da realização de testes objetivos de limitação de fluxo aéreo

Quadro 5.3
Tratamento de asma em crianças de 5 anos ou menos

Estágios*	Definição clínica	Primeira linha de tratamento	Segunda linha de tratamento
Estágio 1	Sibilância eventual com infecções virais	Fixo: – Se necessário: SABA**	–
Estágio 2	Sibilância frequente com infecções virais OU Padrão sintomático compatível com asma	Fixo: CI (dose baixa)*** Se necessário: SABA	Fixo: LTRA Se necessário: SABA OU Fixo: cursos curtos e intermitentes de CI no início de infecções respiratórias Se necessário: SABA
Estágio 3	Diagnóstico de asma OU Asma malcontrolada com CI em dose baixa	Fixo: CI (dobro da dose baixa) Se necessário: SABA	Fixo: CI (dose baixa[1]) + LTRA Se necessário: SABA Considerar encaminhamento a especialista
Estágio 4	Asma malcontrolada com CI no dobro da dose	Manter o tratamento fixo + se necessário (SABA), conforme estágio 3, e encaminhar a especialista	Adicionar LTRA ao esquema fixo OU Aumentar frequência do CI OU Adicionar CI intermitente no início das infecções respiratórias

* Em todos os estágios: controle ambiental, educação em asma e técnica inalatória, exercício físico, revisão de controle e avaliação de risco futuro.

** Considerar apenas tratamento de alívio para crianças com:
- Sibilância viral infrequente e poucos ou nenhum sintoma nos intervalos.
- Padrão de sintomas não compatível com asma, mas episódios de sibilância exigindo SABA frequentemente (≥ 3 por ano). Teste diagnóstico por três meses. Considerar encaminhamento a especialista.
- Padrão de sintomas consistente com asma e sintomas de asma não bem-controlada ou ≥ 3 exacerbações/ano.
- Diagnóstico de asma, asma não bem-controlada com CI em baixa dose.
- Antes de passar para o próximo passo: checar diagnósticos alternativos, habilidades da técnica inalatória, revisar adesão e exposições.
- Asma não bem-controlada com CI (dobro da dose baixa).
- Antes de passar para o próximo passo: checar diagnósticos alternativos, habilidades da técnica inalatória, revisar adesão e exposições.

*** Beclometasona 50 µg – 1 jato de 12/12 h; ou propionato de fluticasona 50 µg a partir de 4 anos – 1 jato de 12/12 h; ou budesonida suspensão para nebulização 0,25 mg/mL e 0,50 mg/mL a partir de 6 meses de idade – administrado via nebulizador a jato com solução salina a 0,9% na dose diária total de 0,25-0,50 mg em 1 ou 2 doses.

CI, corticoide inalatório; LABA, broncodilatador adrenérgico de longa ação; SABA, broncodilatador adrenérgico de curta ação; LTRA, antagonista do receptor de leucotrieno (p. ex., montelucaste 4 mg – 1 comprimido mastigável ou 1 sachê de grânulos orais diluído 1×/dia, preferencialmente à noite).

Fonte: Universidade Federal do Rio Grande do Sul.[5]

C Uma abordagem baseada em probabilidade diagnóstica para o caso afasta o diagnóstico de asma pela presença de história familiar de asma e alergia
D A resposta ao broncodilatador é facilmente avaliada nessa faixa etária principalmente em crianças menores de 2 anos com o uso de nebulizadores

Alternativa correta B

Comentários O diagnóstico de asma em crianças menores de 5 anos é dificultado pois sintomas respiratórios episódicos como chiado e tosse também são comuns em crianças sem asma, particularmente em menores de 2 anos. Além disso, é difícil avaliar rotineiramente resposta a broncodilatador e limitação ao fluxo aéreo por testes objetivos nessa faixa etária. A decisão sobre as crianças que vão se beneficiar do tratamento de sibilância recorrente deve ser realizada com base em uma abordagem de probabilidade diagnóstica e discutida com os pais de forma singularizada. História familiar de asma, dermatite atópica, alergias alimentares e sensibilização alérgica aumentam a probabilidade de diagnóstico de asma.[3]

9 Qual das assertivas a seguir é a correta quanto às recomendações para o seguimento do caso em questão?

A O retorno da criança à USF para reavaliação em até 1 a 2 dias é recomendado, pois crianças que experimentam exacerbação de asma estão sob risco de novas crises
B A reavaliação da criança deve ser realizada na emergência mesmo se a exacerbação for classificada como leve e com boa resposta a broncodilatador
C A prednisona deve ser iniciada nas crises leves e moderadas e continuada por mais 3 a 5 dias, inclusive nas situações que respondem à dose inicial de broncodilatador
D Para as crises leves que voltam a exacerbar após 3 a 4 horas do início do broncodilatador, a transferência para emergência independe dos sinais de gravidade

Alternativa correta A

Comentários Após o manejo da crise da criança com asma na USF, o retorno deve acontecer em até 1 a 2 dias em razão do risco de novas crises. Para crianças com crises leves a moderadas que respondem ao broncodilatador, e sem necessidade de medicamentos adicionais, o seguimento pode ser realizado na própria USF. O uso de corticoide oral está indicado para crianças com exacerbações graves. A observação da crise na USF possibilita a identificação dos sinais de gravidade que requerem encaminhamento para o serviço de emergência.

10 Na consulta de retorno, após quatro semanas da terapêutica instituída, a mãe de João não identificou despertares noturnos causados por tosse. No entanto, houve a necessidade de uso da medicação de alívio por duas vezes na semana, pois percebeu ele chiando após a educação física, na escola.

Selecione a alternativa que corretamente descreve a análise do caso quanto ao controle dos sintomas:

A A necessidade do uso de medicação de alívio por mais de uma vez na semana caracteriza o quadro como asma não controlada
B A ausência de despertares noturnos, atrelados à tosse ou asma, isoladamente caracteriza o quadro como asma bem controlada
C A necessidade do uso de medicação de alívio por mais de uma vez na semana caracteriza o quadro como asma parcialmente controlada
D A necessidade do uso de medicação de alívio quando associada ao exercício físico caracteriza o quadro como asma bem controlada

Alternativa correta C

Comentários Os objetivos do tratamento de controle da asma em crianças menores de 5 anos incluem o alcance do controle dos sintomas, a manutenção das atividades mais próximas do normal, a minimização dos riscos futuros dos desfechos de asma e a redução dos efeitos colaterais dos medicamentos (Quadro 5.4).

Quadro 5.4
Avaliação do controle da asma em crianças de 5 anos ou menos

Descrição dos sintomas	Nível de controle dos sintomas		
Nas últimas 4 semanas, a criança teve:	Bem-controlada	Parcialmente controlada	Não controlada
Sintomas de asma diurnos por mais do que poucos minutos, mais do que 1×/semana? ☐ SIM ☐ NÃO	NÃO para todas as questões	SIM para 1 ou 2 questões	SIM para 3 ou 4 questões
Qualquer limitação de atividade devido à asma (corre/brinca menos do que outras crianças, cansa mais facilmente durante caminhadas/brincadeiras)? ☐ SIM ☐ NÃO			
Medicação de alívio* necessária mais de 1-2×/semana? ☐ SIM ☐ NÃO			
Algum despertar noturno ou tosse noturna devido à asma? ☐ SIM ☐ NÃO			

*Exclui medicação de alívio antes de exercício.
Fonte: Universidade Federal do Rio Grande do Sul.[5]

DICAS PARA OUTRAS POSSIBILIDADES DE USO DO CASO

- O caso pode ser utilizado em discussão de grupos tutoriais de estudantes dos primeiros períodos dos cursos de graduação em saúde a partir da revisão dos objetivos de aprendizagem e guia para que desenvolvam as perguntas abertas.
- A utilização das questões fechadas se aplica bem para acessar conhecimento prévio em atividades de exposição dialogada acerca do tema.
- Nas atividades de aprendizagem baseada em equipe (*team-based learning*), aplicadas com frequência em programas de residência em MFC, as questões fechadas do caso podem ser utilizadas na primeira etapa da atividade.
- A criação de mapas mentais para abordagem sindrômica de problemas comuns na APS, nas etapas de diagnóstico e manejo, também pode ser construída a partir do caso.

MENSAGENS-CHAVE

- O diagnóstico de asma em crianças menores de 5 anos com chiado é mais provável quando associado a outras doenças alérgicas, sensibilização alérgica, parentes de primeiro grau com diagnóstico de asma; melhora clínica após uso de doses baixas de corticoide inalatório, β_2-agonistas de curta duração e piora dos sintomas ao cessar o tratamento, tosse e chiado que ocorre após exercício, risada ou choro sem infecção respiratória aparente.
- A asma é a causa mais provável de chiado no peito recorrente em crianças menores de 5 anos.
- A cada consulta na APS de asma em crianças, é importante avaliar diagnóstico, controle de sintomas, adesão medicamentosa, uso correto de inaladores, preferência dos pais e fatores de risco; também é essencial revisar a resposta ao tratamento e efeitos colaterais, bem como ajustar o tratamento medicamentoso, medidas de controle de fatores de risco e estratégias não medicamentosas.
- A educação em saúde para crianças menores de 5 anos com suspeita e diagnóstico de asma na APS deve incluir treinamento de habilidades dos pais e crianças para uso dos inaladores, monitoramento dos sintomas pelos pais e construção de um plano de ação singularizado e integral.
- A revisão do tratamento antes de continuá-lo deve ser realizada. Se a resposta for ausente ou incompleta quando o tratamento está otimizado e bem instituído (adesão e uso correto de inaladores), é necessário considerar outros diagnósticos diferenciais.
- Episódios de sibilância em crianças menores de 5 anos devem ser tratados com β_2-agonistas de curta ação mesmo quando o diagnóstico de asma não tenha sido completamente estabelecido.

REFERÊNCIAS E MATERIAL DE APOIO PARA APROFUNDAMENTO NO TEMA

1. Silva D. Sibilância recorrente em lactente e pré-escolar. In: Sociedade Brasileira de Pediatria. Tratado de pediatria. 5. ed. Barueri: Manole; 2021.
2. Weiss LN. The diagnosis of wheezing in children. Am Fam Physician. 2008;77(8):1109-14.
3. Global Initiative for Asthma [Internet]. 2023 GINA main report [Internet]. Fontana: GINA; 2023 [capturado em 31 ago 2023 1]. Disponível em: https://ginasthma.org/2023-gina-main-report/.
4. Delcin P. Asma. In: Duncan BB, Schmidt MI, Giugliani ERJ, Duncan MS, Giugliani C. Medicina ambulatorial: condutas de atenção primária baseadas em evidências. 5. ed. Porto Alegre: Artmed; 2022.
5. Universidade Federal do Rio Grande do Sul. Telecondutas: asma [Internet]. Porto Alegre: TelessaúdeRS-UFRGS; 2022 [capturado em 03 abr 2024]. Disponível em: https://lume.ufrgs.br/bitstream/handle/10183/266057/001177879.pdf?sequence=1&isAllowed=y.

DOUTOR, TEM UM REMÉDIO PARA ELA VOLTAR A SER COMO ANTES?

CASO CLÍNICO 6

SIMONE ALMEIDA DA SILVA

SINOPSE

O caso apresentado refere-se a uma mulher idosa, em acompanhamento na atenção primária à saúde (APS), que desenvolve quadro de *delirium*. A equipe de saúde da família foi acionada, pois a paciente apresentou mudança abrupta de comportamento, ficando sonolenta, apática e confusa. Entretanto, além do quadro agudo relacionado ao *delirium*, no último ano a paciente já vinha desenvolvendo alterações cognitivas nos campos da memória, da atenção, do comportamento e das funções executivas, além de sintomas depressivos. O quadro agudo da paciente, a história clínica prévia e o exame físico devem ser considerados no raciocínio clínico, na elaboração de diagnósticos diferenciais e no manejo terapêutico do quadro.

OBJETIVOS DE APRENDIZAGEM DO CASO

1. Construir raciocínio diagnóstico com base na anamnese e nos padrões de acometimento cognitivo no indivíduo com suspeita de síndrome demencial no contexto da APS.

2. Avaliar quais aspectos do exame neurológico e da avaliação cognitiva são relevantes para o caso.

3. Indicar adequadamente exames complementares para abordagem diagnóstica e acompanhamento de indivíduos com síndrome demencial.

4. Elaborar um plano terapêutico para o manejo dos indivíduos com síndrome demencial.

5. Discutir medidas preventivas primárias, secundárias e quaternárias para as síndromes demenciais.

> **6** Avaliar critérios de gravidade e indicação de encaminhamento especializado para diagnóstico e manejo dos casos complexos.

DESCRIÇÃO DO CASO

SUBJETIVO

Dona Antônia, 78 anos, recebe a visita domiciliar de sua médica de família e dois estudantes do quarto ano da faculdade de medicina. A equipe foi acionada no dia anterior por Dalva, 55 anos, filha e cuidadora de dona Antônia.

Dona Antônia trabalhou na roça com os pais até casar-se e vir para São Paulo aos 20 anos de idade, não frequentou a escola e é viúva há 10 anos. Tem hipertensão, diabetes tipo 2 não insulino-dependente, e teve um acidente vascular cerebral (AVC) isquêmico há pouco mais de um ano, mas com manutenção de sua independência quase completa para atividades da vida diária. Faz uso de diversos medicamentos, mas estava compensada de suas doenças desde a última consulta há 30 dias. A única queixa da filha nessa ocasião havia sido uma piora na memória da paciente no último ano. Dona Antônia vinha esquecendo onde colocava documentos importantes, chave de casa e óculos; esquecia algumas palavras, além de ter deixado o fogão aceso em três ocasiões. Desde então, Dalva começou a limitar algumas atividades domésticas da mãe, situação que deixou a paciente bastante entristecida e sem o mesmo entusiasmo pela vida.

Durante a visita domiciliar, dona Antônia encontrava-se deitada no quarto. Dalva, muito ansiosa, referia que a mãe não se alimentava adequadamente há dois dias e que apresentava momentos de confusão, em que "não falava coisa com coisa". A filha não havia percebido febre, tendo notado apenas que a paciente estava indo menos ao banheiro, com alguns episódios de perda de urina na roupa.

OBJETIVO

O estudante de medicina realiza o exame físico e relata:

- Paciente na cama, sonolenta e apática, com discurso confuso e desorganizado.
- Estado geral regular (REG), desidratação 2+/4+, acianótica, anictérica, afebril, hipocorada, extremidades perfundidas.
- Pressão arterial: 100 × 70 mmHg.
- Dextro: 164.
- Temperatura axilar: 36,7 °C.
- Ausculta pulmonar: Murmúrio vesicular positivo e simétrico, sem ruídos adventícios, eupneica.
- Ausculta cardiovascular: Ritmo irregular, em dois tempos, sopro sistólico 2+/6+.
- Frequência cardíaca: 100 bpm.

- Exame abdominal: Depressível, ruídos hidroaéreos normais, dor leve à palpação de região suprapúbica, sem massas ou visceromegalias palpáveis. Sem sinais de peritonismo.
- Exame neurológico: Pupilas fotorreagentes, sem sinais meníngeos, sem ataxia, sem desvio de rima, força preservada em membros superiores e inferiores.

Dalva, desesperada, olha para o estudante e pergunta: "Doutor, tem um remédio para ela voltar a ser como antes?".

NOTAS DE APRENDIZAGEM

POR QUE ESSE TEMA É RELEVANTE?

A demência consiste em um processo neuropatológico caracterizado por deterioração cognitiva. Esse declínio cognitivo pode ocorrer em um ou mais domínios, o que leva o indivíduo a perder sua capacidade funcional e a apresentar grande prejuízo nas atividades da vida diária. A demência é a quinta principal causa de morte globalmente, sendo a doença de Alzheimer e a demência vascular suas principais causas. A América Latina apresenta a maior prevalência de demência no mundo, com uma estimativa de aumentar sua proporção em cerca de quatro vezes até 2040.[1] Por se tratar de um problema de saúde pública, que apresenta fatores de risco que são potencialmente modificáveis, a APS torna-se o local propício para ações de promoção e prevenção à saúde. Além disso, esse nível de atenção tem um papel importante no diagnóstico precoce dos casos de síndromes demenciais e diferenciação de outras condições semelhantes. É no contexto da atenção primária que o apoio estruturado às famílias e a atenção multidisciplinar vão atuar de forma mais eficiente no cuidado longitudinal desses pacientes.

OUTROS PONTOS QUE PODEM SER ESTUDADOS A PARTIR DO CASO

- **PERGUNTAS ABERTAS PARA RACIOCÍNIO DIAGNÓSTICO**

    1. Quais alterações cognitivas estão presentes no quadro da paciente?
    2. Levando em consideração as alterações cognitivas presentes na história e no exame físico, quais diagnósticos iniciais podemos pensar para a paciente?
    3. Quais são as principais causas relacionadas às alterações cognitivas agudas da paciente?
    4. Quais seriam os fatores de risco modificáveis para o desenvolvimento das alterações cognitivas de maior tempo de evolução dessa paciente?
    5. Considerando a epidemiologia e o quadro clínico, quais outros diagnósticos diferenciais devemos pensar para dona Antônia?

6. Quais exames neuropsiquiátricos e cognitivos são relevantes nesse caso?

7. Que tipo de avaliação complementar deve ser realizada para o diagnóstico da paciente, pensando em causas potencialmente reversíveis para o quadro?

8. Quais outros sintomas neuropsiquiátricos podem estar presentes nas hipóteses diagnósticas relacionadas ao quadro clínico da paciente?

● **PERGUNTAS FECHADAS PARA RACIOCÍNIO DIAGNÓSTICO**

1 Considerando o quadro apresentado por dona Antônia durante a visita domiciliar da equipe, podemos pensar que provavelmente se trata de:

A *Delirium*, pois se apresenta como um quadro de alteração aguda do estado mental e com sintomas flutuantes ao longo do dia
B *Delirium*, pois a memória é o domínio mais afetado em função do dano irreversível do sistema nervoso central
C Síndrome demencial, pois se apresenta como quadro de alteração crônica do estado mental, principalmente da atenção e da consciência
D Síndrome demencial, pela descompensação das doenças crônicas preexistentes e possível quadro depressivo

Alternativa correta A

Comentários O *delirium* e a demência são quadros muito diferentes. O *delirium* apresenta-se como um quadro agudo, reversível, com alteração do estado mental, sobretudo da atenção e da consciência. Essa alteração de estado mental pode ser flutuante ou não flutuante ao longo de um mesmo dia, apresentando grande variedade de causas, muitas delas externas ao sistema nervoso central (p. ex., causas metabólicas, infecções, eventos cardiovasculares, medicações ou drogas, entre outras). Já as síndromes demenciais caracterizam-se por alterações geralmente crônicas e irreversíveis, com declínio progressivo da função cognitiva e comprometimento da capacidade funcional do paciente. Os domínios cognitivos mais afetados são aqueles relacionados a aprendizado e memória, funções executivas, atenção complexa, linguagem e cognição social. A Figura 6.1 apresenta as principais diferenças entre *delirium* e demência.

2 No caso de dona Antônia, qual seria uma possível causa relacionada ao quadro de *delirium*?

A Sífilis
B Hipotireoidismo
C Infecção urinária
D Novo AVC isquêmico

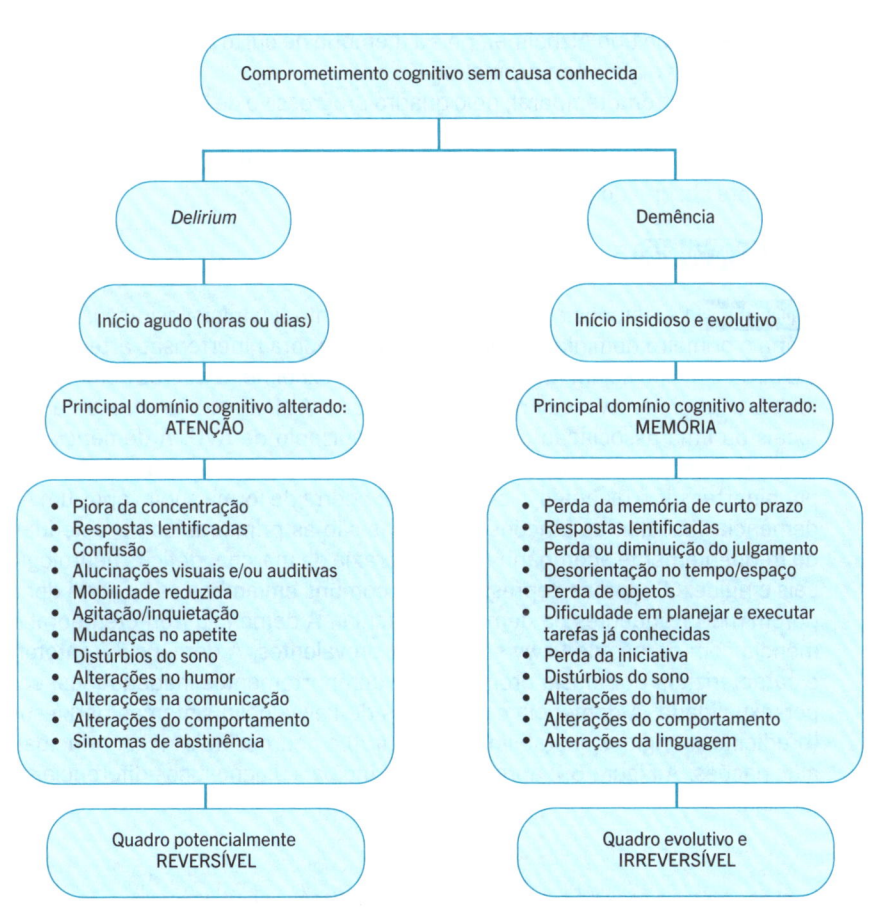

```
                    ┌─────────────────────────────────────┐
                    │ Comprometimento cognitivo sem causa │
                    │            conhecida                │
                    └─────────────────────────────────────┘
                             /              \
                    ┌──────────────┐    ┌──────────────┐
                    │   Delirium   │    │   Demência   │
                    └──────────────┘    └──────────────┘
                           │                    │
              ┌───────────────────────┐  ┌───────────────────────────┐
              │ Início agudo          │  │ Início insidioso e        │
              │ (horas ou dias)       │  │ evolutivo                 │
              └───────────────────────┘  └───────────────────────────┘
                           │                    │
              ┌───────────────────────┐  ┌───────────────────────────┐
              │ Principal domínio     │  │ Principal domínio         │
              │ cognitivo alterado:   │  │ cognitivo alterado:       │
              │      ATENÇÃO          │  │        MEMÓRIA            │
              └───────────────────────┘  └───────────────────────────┘
```

- **Delirium:**
  - Piora da concentração
  - Respostas lentificadas
  - Confusão
  - Alucinações visuais e/ou auditivas
  - Mobilidade reduzida
  - Agitação/inquietação
  - Mudanças no apetite
  - Distúrbios do sono
  - Alterações no humor
  - Alterações na comunicação
  - Alterações do comportamento
  - Sintomas de abstinência

  → Quadro potencialmente **REVERSÍVEL**

- **Demência:**
  - Perda da memória de curto prazo
  - Respostas lentificadas
  - Perda ou diminuição do julgamento
  - Desorientação no tempo/espaço
  - Perda de objetos
  - Dificuldade em planejar e executar tarefas já conhecidas
  - Perda da iniciativa
  - Distúrbios do sono
  - Alterações do humor
  - Alterações do comportamento
  - Alterações da linguagem

  → Quadro evolutivo e **IRREVERSÍVEL**

● **FIGURA 6.1**
Principais diferenças entre os quadros de *delirium* e demência.

Alternativa correta C

Comentários A infecção urinária em idosos é uma causa comum de *delirium*, frequentemente associada a desidratação ou outras alterações metabólicas. Embora sífilis e hipotireoidismo sejam causas raras de demência, é importante considerá-las durante a avaliação inicial para descartar outras síndromes demenciais. Um novo AVC isquêmico poderia causar sintomas como confusão, sonolência e apatia, mas seria acompanhado por sinais neurológicos específicos, como diminuição da força em membros, afasia, ataxia, entre outros, dependendo de sua localização.

3 Analisando o histórico clínico e as alterações cognitivas de longa data de dona Antônia, qual seria um possível diagnóstico?

A Demência vascular, pois os sintomas iniciais começaram após o AVC isquêmico da paciente

B Demência do tipo Alzheimer, pois a memória de curto prazo foi o primeiro domínio cognitivo a ser comprometido
C Demência frontotemporal, pelo quadro progressivo de limitações motoras e inadequação social
D Demência com corpos de Lewy, caracterizada pelo quadro de confusão da paciente observado durante a visita domiciliar

Alternativa correta B

Comentários A demência de Alzheimer apresenta um início insidioso, sendo a memória o primeiro domínio cognitivo afetado. Embora hipertensão arterial sistêmica e diabetes melito sejam fatores de risco para Alzheimer e muitas demências sejam mistas (Alzheimer e vascular), os pacientes com Alzheimer não apresentam déficits focais ou uma associação direta com um episódio de AVC. A demência vascular também tem um início insidioso, relacionado a lesões microvasculares causadas por hipertensão e diabetes, e em geral não ocorre de forma súbita após um AVC. Na demência vascular, as funções executivas são as primeiras comprometidas, sendo frequentemente acompanhadas de apraxia de marcha, déficits neurológicos focais e rigidez. Sintomas depressivos são comuns em ambos os tipos de demência, porém mais frequentes na demência vascular. A demência frontotemporal e a demência com corpos de Lewy são menos prevalentes. A demência frontotemporal é caracterizada por afasia progressiva e comportamentos inadequados, como hipersexualidade. A demência com corpos de Lewy inclui sintomas parkinsonianos (bradicinesia, rigidez, instabilidade postural) e neuropsiquiátricos, principalmente alucinações. A Figura 6.2 apresenta os principais diagnósticos diferenciais de demência.

4 Qual dos testes a seguir é o mais usado como avaliação cognitiva breve em pacientes com o quadro como o de dona Antônia?

A CERAD (Consortium to Establish a Registry for Alzheimer Disease)
B MDRS (Escala de Classificação de Demência de Mattis)
C MoCA (Avaliação Cognitiva de Montreal)
D MEEM (Miniexame do Estado Mental)

Alternativa correta D

Comentários Em pacientes com demência, uma anamnese de qualidade com o paciente e familiares/cuidadores é essencial para a triagem inicial do quadro. No entanto, testes breves de avaliação cognitiva são importantes para identificar sinais e sintomas não relatados pelo paciente ou familiar. O MEEM é o exame de rastreamento cognitivo mais utilizado nessa avaliação, considerando a escolaridade do paciente. Embora o MEEM tenha limitações na avaliação das funções executivas e da função visuoespacial, estas podem ser complementadas com o teste do relógio. Existem outras escalas, como as supramencionadas, mas revisões sistemáticas indicam que nenhuma é superior às outras em termos de precisão diagnóstica. O diagnóstico é complementado por exame físico e neurológico dirigido, avaliação psiquiátrica, avaliação de funcionalidade, além de testes laboratoriais e de ima-

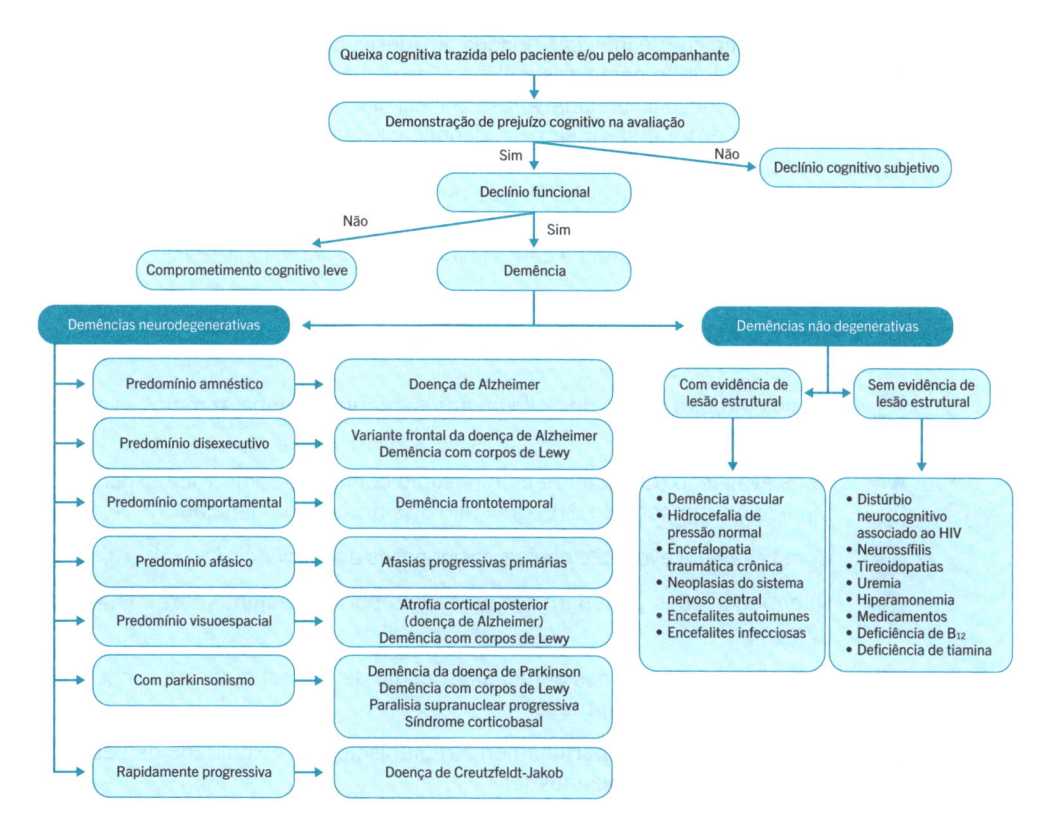

FIGURA 6.2
Principais diagnósticos diferenciais de demência.
Fonte: Smid e colaboradores.[2]

Fluxograma:

- Queixa cognitiva trazida pelo paciente e/ou pelo acompanhante
  - Demonstração de prejuízo cognitivo na avaliação
    - **Sim** → Declínio funcional
      - **Não** → Comprometimento cognitivo leve
      - **Sim** → Demência
    - **Não** → Declínio cognitivo subjetivo

Demências neurodegenerativas:
- Predomínio amnéstico → Doença de Alzheimer
- Predomínio disexecutivo → Variante frontal da doença de Alzheimer / Demência com corpos de Lewy
- Predomínio comportamental → Demência frontotemporal
- Predomínio afásico → Afasias progressivas primárias
- Predomínio visuoespacial → Atrofia cortical posterior (doença de Alzheimer) / Demência com corpos de Lewy
- Com parkinsonismo → Demência da doença de Parkinson / Demência com corpos de Lewy / Paralisia supranuclear progressiva / Síndrome corticobasal
- Rapidamente progressiva → Doença de Creutzfeldt-Jakob

Demências não degenerativas:

Com evidência de lesão estrutural:
- Demência vascular
- Hidrocefalia de pressão normal
- Encefalopatia traumática crônica
- Neoplasias do sistema nervoso central
- Encefalites autoimunes
- Encefalites infecciosas

Sem evidência de lesão estrutural:
- Distúrbio neurocognitivo associado ao HIV
- Neurossífilis
- Tireoidopatias
- Uremia
- Hiperamonemia
- Medicamentos
- Deficiência de B_{12}
- Deficiência de tiamina

---

gem. É importante ressaltar que a avaliação cognitiva breve deve ser realizada apenas após a plena recuperação do paciente de qualquer quadro de *delirium*.

5. Considerando o caso de dona Antônia, qual exame complementar deve ser realizado para o diagnóstico da paciente, pensando em causas potencialmente reversíveis para o quadro?

A Ressonância magnética do crânio para identificar lesões cerebrais
B Teste de glicemia para monitorar níveis de açúcar no sangue
C Exame de urina para avaliar a possibilidade de infecção urinária
D Tomografia computadorizada do tórax para avaliar doenças pulmonares

Alternativa correta C

Comentários Em pacientes idosos com sintomas de confusão e sonolência, é crucial considerar infecções urinárias como uma causa potencialmente reversível de *delirium*. A infecção urinária é comum em idosos e pode causar sintomas significativos de confusão mental, sobretudo quando associada a desidratação ou outras alterações metabólicas. Sintomas atípicos de infecção urinária em idosos podem incluir alteração no estado mental (*delirium*), aumento da sonolência, perda de apetite, incontinência urinária e diminuição da frequência urinária. A ressonância magnética do crânio e a tomografia computadorizada do tórax são úteis para identificar lesões cerebrais e doenças pulmonares, respectivamente, mas não são prioritárias na avaliação inicial de um quadro de *delirium* com suspeita de infecção. O teste de glicemia é importante para monitorar o controle do diabetes, mas a avaliação específica para detectar infecção urinária é mais relevante para identificar e tratar a causa reversível do *delirium* neste caso.

● **PERGUNTAS ABERTAS PARA ABORDAGEM TERAPÊUTICA**

1. Como o quadro agudo de *delirium* apresentado por dona Antônia deverá ser manejado?
2. Após avaliação da paciente com declínio cognitivo, como você explicaria à familiar o diagnóstico e o prognóstico da síndrome demencial?
3. Como avaliar a evolução clínica nos quadros de demência?
4. Que medicações poderiam ser prescritas para a paciente para manejo da demência?
5. E no caso das síndromes demenciais, como devem ser manejados possíveis sintomas neuropsiquiátricos?
6. Como planejar o compartilhamento multidisciplinar do cuidado da paciente depois da definição diagnóstica?
7. A paciente deve ser encaminhada para avaliação com neurologista?
8. Quais aspectos do diagnóstico principal devem levantar alerta e podem ser considerados para a implementação de ações de prevenção quaternária?

● **PERGUNTAS FECHADAS PARA ABORDAGEM TERAPÊUTICA**

1 Considerando o caso clínico de dona Antônia, qual é o manejo mais indicado para o quadro de *delirium*?

A Iniciar antipsicóticos de forma imediata para controlar a agitação e a confusão mental
B Manter a paciente em ambiente hospitalar com restrição física para evitar quedas
C Identificar e tratar a causa subjacente do *delirium* e proporcionar um ambiente calmo e seguro
D Prescrever sedativos para garantir que a paciente tenha um sono adequado

Alternativa correta C

Comentários O manejo mais indicado para o quadro de *delirium* em dona Antônia é identificar e tratar sua causa subjacente. Manter a paciente em um ambiente tranquilo e bem iluminado, evitando restrições físicas, ajuda a reduzir a agitação e a confusão. O uso de antipsicóticos e sedativos deve ser reservado para casos específicos e feito com cautela, pois esses medicamentos podem agravar o quadro em idosos. A prioridade deve ser sempre abordar a causa subjacente e proporcionar cuidados de suporte para a paciente.

2. Qual das abordagens mencionadas a seguir apresenta evidência na prevenção primária de síndromes demenciais?

A Suplementação de ômega-3
B Vitamina D
C Manejo de fatores de risco cardiovasculares
D Treinamento cognitivo

Alternativa correta C

Comentários Identificar fatores de risco para a prevenção de demência deve ser um dos objetivos da APS. Existem diversos fatores de risco considerados como potencialmente modificáveis que são importantes na prevenção ou atraso da instalação de quadros demenciais no mundo, e prioritariamente em países de baixa e média rendas. Entre eles, podemos citar baixa escolaridade, obesidade, tabagismo, sedentarismo, hipertensão arterial sistêmica, diabetes, depressão, abuso de álcool, perda auditiva, traumatismo cranioencefálico, isolamento social e poluição do ar. Ações preventivas e educacionais são mandatórias para identificação, promoção de tratamento e combate a esses diferentes fatores. Revisões sistemáticas de ensaios clínicos randomizados e controlados não encontraram evidências suficientes para respaldar as seguintes intervenções preventivas: uso de estatinas, aspirina, inibidores da colinesterase, ácidos graxos ômega-3, *ginkgo biloba*, vitaminas B, vitamina D, betacaroteno e polivitamínicos e treinamento cognitivo.

3. No caso de dona Antônia, quais sintomas neuropsiquiátricos são mais comumente associados às síndromes demenciais e deveriam ser investigados e tratados precocemente, inclusive como forma de prevenção primária?

A Apatia e sintomas depressivos
B Afasia progressiva e desinibição
C Apatia e alucinações
D Sintomas ansiosos e euforia

Alternativa correta A

Comentários A depressão e outros transtornos psiquiátricos podem comprometer a função cognitiva e, inclusive, piorar o prognóstico das demências. Dessa forma, é importante a avaliação de transtornos psiquiátricos como diagnóstico diferencial ou como transtorno associado às síndromes demenciais. A apatia, a ansiedade e os delírios são sinais frequentes e precoces da doença de Alzheimer. A depressão e os delírios são comuns em pacientes com demência vascular, e uma ampla labilidade humoral pode ser encontrada em estágios avançados. Alterações da personalidade, comportamentos desinibidos, afasia e falta de crítica costumam ser encontrados nos estágios iniciais da demência frontotemporal. Os sintomas afetivos e psicóticos podem estar presentes em pacientes com doença de Parkinson que estejam desenvolvendo um transtorno demencial. Estudos brasileiros e americanos mostraram que a apatia, os sintomas depressivos, a ansiedade e a agitação são os sintomas mais comuns de pacientes com síndromes demenciais, principalmente doença de Alzheimer e demência vascular.

4 Caso seja confirmado o diagnóstico de demência em dona Antônia, como deve ser introduzido o tratamento medicamentoso da paciente?

A   A donepezila pode ser prescrita nos quadros de demência leve, atuando principalmente na melhora dos sintomas de memória
B   A rivastigmina deve ser prescrita nos quadros de demência grave, atuando sobretudo nos sintomas neuropsiquiátricos
C   A donepezila e a memantina, prescritas em conjunto, têm alta probabilidade de postergar a evolução de quadros demenciais leves
D   A piridostigmina pode ser prescrita nos quadros de demência leve e moderada, atuando principalmente na melhora dos sintomas de memória

Alternativa correta A

Comentários É importante ressaltar que não existe tratamento que modifique o curso natural das demências. O tratamento medicamentoso deve focar em desacelerar a progressão dos sintomas, preservar a memória e as habilidades funcionais, reduzir as perturbações comportamentais e retardar a necessidade de cuidados paliativos. Existem duas classes principais de medicamentos:

1   Inibidores da colinesterase: Donepezila, rivastigmina e galantamina são usadas para demências leves a moderadas. A donepezila oral e a rivastigmina transdérmica podem ser usadas em demências leves a graves.
2   Antiglutamatérgicos: A memantina é indicada para demências moderadas a graves.

O efeito terapêutico dessas medicações costuma ser observado em 2 a 3 meses. Se não houver melhora dos sintomas, a medicação deve ser suspensa gradualmente para evitar a piora do quadro.

5 No caso do quadro demencial de dona Antônia, quais medidas comportamentais podem ajudar na melhora dos sintomas e da qualidade de vida?

A   Mudar o ambiente onde ela vive
B   Manter ao máximo a rotina diária
C   Evitar exposição solar durante o dia
D   Evitar longas conversas e estímulos não verbais

Alternativa correta B

Comentários Existe um crescente interesse no uso de abordagens de tratamento não farmacológico, isoladamente ou em combinação com farmacoterapia, para o tratamento e manejo da demência. Várias terapias são sugeridas, incluindo terapias de base cognitiva, terapias psicossociais, terapias físicas e terapias sensoriais. Essas estratégias podem ser implementadas em uma variedade de ambientes (domicílio, instituições de acolhimento) e modalidades de tratamento (terapia individual ou em grupo). A eficácia clínica dos tratamentos não farmacológicos ainda precisa ser mais bem avaliada, mas entende-se que o objetivo principal dessas abordagens é melhorar a qualidade de vida dos indivíduos com demência. Dessa forma, diversas diretrizes descrevem recomendações para cuidadores sobre medidas comportamentais que podem aliviar sintomas e melhorar a qualidade de vida do paciente idoso, como manter ao máximo sua rotina diária; não modificar bruscamente o ambiente onde ele vive; expô-lo à luz solar no período da manhã por pelo menos 60 minutos; fazê-lo praticar atividades físicas; evitar luminosidade e barulho à noite; estimulá-lo cognitiva e emotivamente por meio de linguagem verbal e não verbal; participar de musicoterapia; realizar exercícios de reabilitação cognitiva, entre outras.

6 Quais das seguintes indicações justificaria o encaminhamento de dona Antônia para seguimento com o neurologista?

A   Para indicação da primeira medicação a ser usada e definição inicial da dose terapêutica
B   Na presença de sintomas neuropsiquiátricos graves que não respondem ao primeiro mês de tratamento
C   Se o quadro estivesse indefinido, suscitando dúvidas mesmo após avaliações diagnósticas iniciais
D   Todos os quadros demenciais devido à melhor definição diagnóstica pelo especialista focal

Alternativa correta C

Comentários O encaminhamento de dona Antônia para seguimento com o neurologista é indicado principalmente para quadros indefinidos, quando há dúvidas nas avaliações diagnósticas iniciais sobre o tipo de demência. A presença de sintomas neuropsiquiátricos graves que não respondem ao tratamento inicial também pode justificar o encaminhamento, mas o primeiro mês de tratamento em geral é gerenciado pelo médico de família. A indicação da primeira medicação e a definição da dose terapêutica inicial costumam ser feitas pelo médico de família ou clínico geral, não necessariamente exigindo o envolvimento imediato de um neurologista. Embora todos os quadros demenciais possam se beneficiar de uma avaliação especializada, o encaminhamento imediato de todos os casos para um especialista não é uma prática comum e deve ser restringido a situações específicas em que o diagnóstico e/ou o manejo são complexos e requerem a *expertise* de um neurologista.

7 Quais medidas poderiam ser tomadas pela equipe da APS para apoiar a filha nos cuidados de dona Antônia?

A Orientar a filha a centralizar os cuidados da paciente para melhor evolução do quadro demencial
B Centralizar o cuidado da paciente no melhor serviço de referência, mesmo que haja dificuldades de acesso
C Acionar o serviço social, para preparar e organizar a família nas questões socioeconômicas do cuidado
D Encaminhar a paciente para institucionalização no início do quadro a fim de evitar estresse familiar e dificuldades de cuidado

Alternativa correta C

Comentários A melhor abordagem para o cuidado de indivíduos com síndromes demenciais envolve o apoio multidisciplinar. As equipes multidisciplinares podem variar em composição, atribuições e forma de trabalho, podendo ser estruturadas formal ou informalmente e vinculadas a diferentes níveis de atenção, incluindo a APS. As equipes em geral são formadas por neurologistas, geriatras, neuropsicólogos, enfermeiros, fisioterapeutas, terapeutas ocupacionais, nutricionistas e assistentes sociais. Neurologistas e geriatras são essenciais em casos de maior dificuldade diagnóstica e no manejo de casos complexos ou com sintomas acentuados.

Na atenção primária, o papel do enfermeiro é avaliar e gerir o paciente com demência, bem como apoiar os cuidadores no processo da doença. Fisioterapeutas ajudam os pacientes a otimizarem o condicionamento físico e manterem a mobilidade segura, prolongando a vida independente e adiando a necessidade de institucionalização. Terapeutas ocupacionais auxiliam o paciente e seus cuidadores a se adaptarem às limitações nas atividades diárias. Nutricionistas são essenciais para prevenir desnutrição e desidratação, além de manejar condições coexistentes comuns em idosos. Assistentes sociais ajudam o paciente e a família a identificar e acessar os recursos necessários para lidar com a doença crônica. À medida que a doença progride, será necessário um apoio crescente.

Outro ponto essencial no manejo do paciente com síndrome demencial é o monitoramento da saúde do cuidador principal pela equipe de atenção primária. Diversos estudos mostram que cuidadores têm maiores taxas de depressão e doenças físicas. Avaliar, acompanhar e apoiar o estado do cuidador pode levar à implementação de medidas que minimizem seu adoecimento e atrasem a institucionalização do paciente. Recomenda-se organizar e compartilhar o cuidado para evitar o estresse do cuidador.

Por fim, quando houver necessidade de encaminhamento para especialistas da atenção secundária ou equipe multidisciplinar externa, a equipe da atenção primária deve garantir que os serviços sejam acessíveis às pessoas com demência. Os principais fatores a considerar incluem a ausência de cuidadores ou cuidadores que não podem sustentar o paciente por conta própria, a falta de acesso a transporte, cuidadores com outras responsabilidades (como trabalho e filhos), dificuldades de aprendizagem, deficiências sensoriais (como perda de visão ou audição) ou físicas, e pessoas com menor probabilidade de acessar os serviços de saúde.

MENSAGENS-CHAVE

- A prevalência global das síndromes demenciais está aumentando, sobretudo em países de média e baixa rendas, nos quais ainda existem grandes desigualdades de renda, educação e cuidados em saúde.
- A prevenção primária dos fatores de risco de doenças crônicas, como hipertensão e diabetes, deve ser altamente priorizada.
- A abordagem inicial do paciente com suspeita de demência apresenta baixa complexidade e pode ser facilmente empregada pelo médico da atenção primária.
- Tratamentos medicamentosos para as síndromes demenciais mais prevalentes são ainda pouco efetivos, mas podem estabilizar sintomas e postergar a progressão da doença por curtos períodos.
- Os sintomas depressivos e psicóticos associados aos quadros de demência devem ser tratados de forma adequada.
- A abordagem familiar e a organização de redes de cuidado para o paciente são ferramentas que devem ser disponibilizadas pela APS.
- Casos de maior dificuldade diagnóstica ou de manejo devem ser encaminhados para especialistas, como neurologistas, psiquiatras e geriatras.

REFERÊNCIAS E MATERIAL DE APOIO PARA APROFUNDAMENTO NO TEMA

1. Noronha JC, Castro L, Gadelha P, organizadores. Doenças crônicas e longevidade: desafios para o futuro. Rio de Janeiro: Fiocruz; 2023.
2. Smid J, Studart-Neto A, César-Freitas KG, Dourado MCN, Kochhann R, Barbosa BJAP, et al. Declínio cognitivo subjetivo, comprometimento cognitivo leve e demência: diagnóstico sindrômico: recomendações do Departamento Científico de Neurologia Cognitiva e do Envelhecimento da Academia Brasileira de Neurologia. Dement Neuropsychol. 2022;16(3):1-24.

MATERIAL DE APOIO

Galvin JE, Sadowsky CH. Practical guidelines for the recognition and diagnosis of dementia. J Am Board Fam Med. 2012;25(3):367-82. GBD 2019 Diseases and Injuries Collaborators. Global burden of 369 diseases and injuries in 204 countries and territories, 1990-2019: a systematic analysis for the Global Burden of Disease Study 2019. Lancet. 2020;396(10258):1204-22.

Grand JH, Caspar S, Macdonald SW. Clinical features and multidisciplinary approaches to dementia care. J Multidiscip Healthc. 2011;4:125-47.

Gupta A. Avaliação da demência [Internet]. London: BMJ Best Practice; 2023 [capturado em 11 set 2023]. Disponível em: https://bestpractice.bmj.com/topics/pt-br/242.

National Institute for Health and Care Excellence. Dementia: assessment, management and support for people living with dementia and their carers [Internet]. London: NICE; 2018 [capturado em 30 mar 2024]. Disponível em: www.nice.org.uk/guidance/ng97.

National Institute for Health and Care Excellence. Delirium: prevention, diagnosis and management in hospital and long-term care [Internet]. London: Nice; 2023 [capturado em 30 mar 2024]. Disponível em: www.nice.org.uk/guidance/cg103.

Neugroschi J. Doença de Alzheimer [Internet]. London: BMJ Best Practice; 2023 [capturado em 11 set 2023]. Disponível em: https://bestpractice.bmj.com/topics/pt-br/317.

Passmore P. Demência vascular [Internet]. London: BMJ Best Practice; 2022 [capturado em 11 set 2023]. Disponível em: https://bestpractice.bmj.com/topics/pt-br/319.

Profyri E, Schillinger A, Förstl H, Ibach B, Kurz A. Effectiveness of treatments for people living with severe dementia: asystematic review and meta-analysis of randomised controlled clinical trials. Ageing Res Rev. 2022;82:101758.

Roriz M, Schultz RR, Noble JAC, Bertolucci PHF. Síndromes demenciais e comprometimento cognitivo leve. In: Duncan BB, Schmidt MI, Giugliani ERJ, Duncan MS, Giugliani C. Medicina ambulatorial: condutas de atenção primária baseadas em evidências. 5. ed. Porto Alegre: Artmed; 2022. p. 617-37.

Sanghani PK. I have a patient with delirium or dementia. How do I determine the cause? In: Stern SDC, Cifu AS, Altkorn D, editors. Symptom to diagnosis: an evidence-based guide. 4th ed. New York: McGraw-Hill Education; 2020.

Vega UM, Marinho V, Engelhardt E, Laks J. Sintomas neuropsiquiátricos nas demências: relato preliminar de uma avaliação prospectiva em um ambulatório do Brasil. Arq Neuropsiquiatr. 2007;65(2b):498-502.

DOUTOR, TÔ DESMAIANDO TODA HORA. O QUE SERÁ QUE TÁ ACONTECENDO?

CASO CLÍNICO 7

GIULIANO DIMARZIO
FERNANDA DE ALMEIDA SILVEIRA
EDMÍLSON ROCHA MARQUES

SINOPSE

Este é um caso clínico de um idoso, 66 anos, que está apresentando alguns episódios de **desmaios** rápidos nos últimos meses. Com histórico de hipertensão arterial e diabetes, ele vem fazendo uso das seguintes medicações: hidroclorotiazida 25 mg, enalapril 20 mg, anlodipino 5 mg e metformina 850 mg. O exame físico cardiorrespiratório está normal, mas apresentou teste ortostático positivo, o que deve ser considerado no raciocínio diagnóstico de perda de consciência, juntamente com detalhes da anamnese, do exame físico e dos exames complementares.

OBJETIVOS DE APRENDIZAGEM DO CASO

1. Identificar os principais pontos da anamnese que auxiliam no raciocínio diagnóstico diferencial de perda da consciência, considerando a prevalência dessas condições na atenção primária à saúde.

2. Indicar a propedêutica essencial do exame físico para pacientes com perda de consciência.

3. Indicar a necessidade de exames complementares adequados para a investigação etiológica da perda de consciência com base nas evidências científicas atuais.

4. Interpretar os exames diagnósticos iniciais da investigação de perda da consciência.

5. Elaborar plano terapêutico (não farmacológico e farmacológico) para as causas mais comuns de síncope em idosos.

DESCRIÇÃO DO CASO

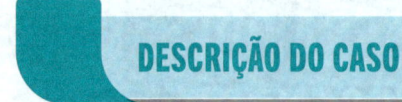

SUBJETIVO

O paciente Roberto, de 66 anos, procura a unidade básica de saúde para consulta de demanda espontânea devido a episódios recorrentes de desmaios nos últimos meses. Os episódios iniciaram com a chegada do verão, há cerca de dois meses, sendo descritos por ele como uma perda súbita de consciência de rápida duração, sem qualquer aviso prévio. O sintoma ocorre principalmente ao se levantar após períodos prolongados de repouso (sentado ou deitado). Roberto não relata sintomas prodrômicos, como tontura ou palpitações, e após o desmaio tem rápida recuperação, porém ele e a família estão bastante preocupados, com receio de que seja algo mais grave.

No primeiro episódio, procurou um pronto-atendimento particular. Lá, foi avaliado pelo médico da emergência, que procedeu à investigação realizando alguns exames bioquímicos, triagem infecciosa e um eletrocardiograma, todos com resultados dentro do padrão de normalidade.

Foi encaminhado pelo emergencista para avaliação com cardiologista e neurologista, com solicitação de vários exames, como ultrassonografia com Doppler de artérias carótidas, ressonância magnética do crânio, eletrencefalograma, ecocardiograma, além de uma série de exames bioquímicos. Ao verificar os valores dos exames, o paciente constatou que seria difícil pagar por tudo, de modo que resolveu procurar atendimento na unidade básica de saúde para uma avaliação e realização dos exames.

Roberto é aposentado (trabalhava na construção civil), está viúvo, tem três filhos e hoje mora sozinho. Nega etilismo e tabagismo, tem diabetes e hipertensão arterial, que trata corretamente com as seguintes medicações: hidroclorotiazida 25 mg pela manhã, enalapril 20 mg, 2 vezes ao dia, anlodipino 5 mg pela manhã e metformina 850 mg após café, almoço e jantar. Refere arritmia cardíaca quando descobriu a hipertensão arterial há 15 anos, usou atenolol 50 mg de 12 em 12 horas, mas o medicamento foi retirado posteriormente pelo seu médico devido à normalização do quadro.

OBJETIVO

O paciente encontra-se em bom estado geral, sem alterações de pele ou mucosa e demais sistemas. Apresenta pressão arterial (PA) de 114 × 62 mmHg (deitado), frequência cardíaca (FC) de 68 bpm e índice de masa corporal (IMC) de 23. As auscultas cardíaca e respiratória estão normais. Não há sinais de mordedura da língua nem hematomas.

No que se refere ao exame neurológico, foram realizadas avaliações de marcha e do equilíbrio com uso do teste de Romberg, testando-se também reflexos, sensibilidade, força de membros e pares cranianos, todos sem qualquer alteração. Quanto ao teste para hipotensão postural, foi feita nova aferição da pressão arterial após três minutos em pé, tendo como resultado 90 × 48 mmHg.

NOTAS DE APRENDIZAGEM

POR QUE ESSE TEMA É RELEVANTE?

As pesquisas sugerem que cerca de 40% da população adulta já experimentou ao menos um episódio de síncope, sendo que 30 a 50% desses adultos serão admitidos em algum hospital. A frequência aumenta com a idade: 75% das pessoas acima de 70 anos experimentaram um episódio de síncope pelo menos uma vez na vida. É algo mais comum nas mulheres e apresenta mortalidade relativamente pequena (0,7% em 10 dias, 1,6% em 30 dias e 8,4% em um ano).[1]

As principais características da síncope são perda súbita e transitória da consciência com perda do tônus postural, recuperação espontânea, ausência de sequelas neurológicas e curta duração (cerca de 20 a 30 segundos). Independentemente da causa, o mecanismo fisiopatológico envolvido é a redução da perfusão cerebral.[1]

OUTROS PONTOS QUE PODEM SER ESTUDADOS A PARTIR DO CASO

É importante que alunos de graduação tenham material de apoio simplificado para discussão de pontos importantes da anamnese e do exame físico. Alunos do internato e residentes podem utilizar o caso para discussão de diagnósticos diferenciais e tratamento medicamentoso ou não, destacando pontos de prevenção.

Além dos objetivos de aprendizagem propostos neste capítulo, o presente caso possibilita a discussão de outros pontos, descritos a seguir.

- **Níveis de prevenção** — Quais aspectos relacionados à prevenção podem ser elencados pelo caso? É possível pensar em intervenções para os quatro níveis de prevenção?
- **Medicina baseada em evidências e práticas consolidadas** — Quais as evidências de conduta para o caso? Conforme o nível da graduação ou pós-graduação, é possível trazer elementos da epidemiologia clínica e do raciocínio clínico (terceiro e quarto anos), diagnósticos diferenciais, propedêutica com exames complementares e evidência clínica para a tomada de decisão.
- **Método clínico centrado na pessoa (MCCP)** — Dependendo do objetivo (p. ex., enfatizar o papel do cuidador de um paciente como este, ou ampliar a abordagem familiar, enfocando nos componentes do MCCP), quais aspectos podem ser individualizados frente ao caso apresentado?
- **Importância da equipe multidisciplinar no processo de cuidado** — Qual é o papel de cada profissional da atenção primária frente às queixas e ao caso apresentado?

Essas questões podem ser utilizadas em estratégias de aprendizagem baseada em problemas ou como desencadeadoras de aprendizagem baseada em equipes.

● PERGUNTAS ABERTAS PARA RACIOCÍNIO DIAGNÓSTICO

1 Quais são as principais causas de síncope em adultos?

Comentários A principal causa de síncope em adultos é a neuromediada, sendo subdividida em tipo vasovagal (ortostática ou emocional), situacional ou hipersensibilidade do seio carotídeo. Em idosos, as causas costumam ser multifatoriais e podem estar associadas a diversos fatores do histórico pessoal, entre eles síncope neuromediada, hipotensão ortostática, desidratação e alterações cardiovasculares.

É importante compreender se houve queda com perda de consciência. Em caso negativo, as principais causas possíveis são queda acidental, narcolepsia, pseudossíncope psicogênica, tontura e convulsão não epiléptica psicogênica.

Outras possíveis causas com perda de consciência incluem convulsão generalizada, AVC, causas metabólicas (hipoglicemia, drogas narcóticas) e *status* epiléptico.

2 Quais aspectos da história clínica do Sr. Roberto são mais relevantes para investigar a causa da síncope?

Comentários Pontos importantes para serem considerados incluem o seguinte: idade acima de 60 anos, sexo masculino, hipertensão arterial de longa data com uso de algumas medicações e perda abrupta de consciência sem pródromos. É fundamental investigar se a queda ocorre antes ou depois da sensação de desmaio, considerando que uma queda da própria altura ou de outra natureza pode causar traumatismo craniencefálico e concussão, embora um evento cardiovascular ou cerebrovascular também possa cursar com a queda.

3 Quais dados complementares da anamnese devem ser questionados para melhor elucidação diagnóstica?

Comentários

- Explore detalhes sobre o ambiente em que os desmaios ocorrem. Isso inclui a posição do paciente no momento do desmaio, a presença de testemunhas, e se os episódios ocorrem em locais específicos.
- Pergunte sobre a frequência dos episódios e se há algum fator desencadeante específico.
- Investigue o histórico médico e familiar em busca de doenças cardíacas, neurológicas ou outras condições médicas relevantes.[2]

4 Quais manobras de exame físico não podem faltar neste caso?

Comentários

- Realize um exame físico abrangente, incluindo avaliação cardíaca e neurológica.
- Meça a PA e a FC com o paciente em diferentes posições (deitado, sentado e em pé) para avaliar a resposta ortostática.
- Observe se há sinais de distúrbios neurológicos, como fraqueza, alterações sensoriais ou reflexos anormais.[2]

5 Cite os exames complementares essenciais para o início de investigação clínica.

Comentários O eletrocardiograma é um exame inicial importante na investigação de síncope, já que são observadas alterações em aproximadamente 90% das pessoas com síncope de origem cardíaca e em 6% das pessoas com síncope neuromediada.[1]

Quanto a exames adicionais, deve-se considerar a realização de um Holter para avaliar a atividade elétrica do coração ao longo do tempo, dado o caráter súbito dos desmaios.

Um teste de inclinação pode ser útil para avaliar a resposta cardiovascular à posição vertical.

6 Quais seriam os principais diagnósticos diferenciais do caso apresentado?

Comentários

- **Síncope vasovagal** – Pode ser uma causa comum de síncope, especialmente em situações de estresse ou mudanças de posição.
- **Síncope cardíaca** – Distúrbios do ritmo cardíaco, como bradicardia ou taquicardia, e distúrbios das estruturas cardíacas podem levar a desmaios.
- **Hipotireoidismo** – Pode causar sintomas semelhantes e deve ser considerado no diagnóstico diferencial.
- **Distúrbios neurológicos** – Epilepsia e outras condições neurológicas podem causar episódios semelhantes, AVC ou AIT.
- **Insuficiência autonômica secundária** – Doenças como diabetes, amiloidose e insuficiência renal podem evoluir com síncope ortostática.
- **Efeitos colaterais de medicamentos** – Avalie se o paciente está tomando algum medicamento que possa estar contribuindo para os desmaios.

PERGUNTAS FECHADAS PARA RACIOCÍNIO DIAGNÓSTICO

1 Qual é a classificação de síncope que envolve uma breve perda de consciência devido à diminuição temporária do fluxo sanguíneo cerebral, frequentemente associada a uma mudança postural?

A Síncope neurocardiogênica
B Síncope vasovagal
C Síncope cardiogênica
D Síncope reflexa

Alternativa correta B

Comentários A perda transitória de consciência pode ser dividida em traumática e não traumática. Entre as causas não traumáticas, temos síncope, crises epilépticas, causas psicogênicas e causas raras.[3]

Quando considerada apenas a síncope, temos a seguinte divisão: neuromediada, ortostática e cardíaca. Sua prevalência depende da faixa etária avaliada, sendo a neuromediada a mais comum em qualquer idade. No entanto, os idosos apresentam aumento importante nas causas cardíacas e ortostáticas. O Quadro 7.1 mostra as divisões entre as causas mais comuns de síncope.

Quadro 7.1
Classificação da síncope

Neuromediada

- Vasovagal
    - Ortostática: "desmaio comum" (geralmente a pessoa está em pé).
    - Emocional: medo, dor (somática ou visceral), procedimentos.
- Situacional: ao espirrar, tossir, defecar, urinar e pós-exercício.
- Seio carotídeo: hipersensibilidade do seio carotídeo.
- Outras de apresentação atípica.

Ortostática

- Medicamentosa: vasodilatadores, diuréticos, antidepressivos, etc.
- Depleção de volume: hemorragia, diarreia, vômitos, etc.
- Insuficiência autonômica primária: atrofia múltipla de sistemas, doença de Parkinson, insuficiência autonômica pura.
- Insuficiência autonômica secundária: diabetes, amiloidose, insuficiência renal.

Cardíaca

- Arritmias
    - Bradicardia: disfunção do nó sinusal, alterações de condução atrioventricular.
    - Taquicardia: supraventricular ou ventricular.
- Estrutural: estenose aórtica e mitral, cardiomiopatia hipertrófica, infarto agudo do miocárdio, doenças pericárdicas, entre outras.

Fonte: Adaptado de Brignole e colaboradores.[3]

2 Qual é a causa mais provável da síncope no Sr. Roberto, considerando a descrição dos eventos?

A Síncope neuromediada vasovagal
B Síncope cardíaca estrutural
C Síncope neuromediada situacional
D Síncope ortostática medicamentosa

Alternativa correta D

Comentários A anamnese do paciente com síncope deve conter o máximo possível de detalhes, já que pode ser suficiente na definição do diagnóstico em grande parte dos casos. A entrevista com os indivíduos que presenciaram o episódio é útil na investigação, assim como os relatos dos períodos pré, durante e pós-síncope.

Considerando a avaliação inicial com anamnese detalhada, exame físico completo e resultado de eletrocardiograma, tem-se o diagnóstico da causa da síncope em até 50% dos casos.

No caso do Sr. Roberto, temos idade acima de 60 anos, sexo masculino, possível diminuição da função ventricular por hipertensão arterial de longa data, perda abrupta de consciência sem pródromos, todas características relacionadas à alta probabilidade de síncope de origem cardíaca.[4] No entanto, considerando que se trata de um idoso, a causa da síncope em geral é multifatorial devido à associação de diversos fatores como polifarmácia, desidratação e disautonomias. Até 40% dos pacientes com síncope recorrente podem permanecer sem diagnóstico, particularmente os idosos portadores de algum grau de distúrbio cognitivo.[5]

As medicações do Sr. Roberto devem ser avaliadas em detalhe, já que, quando usadas conjuntamente, podem levar a eventos adversos. O enalapril usado com hidroclorotiazida, apesar de ser uma associação comum, aumenta a probabilidade de hipotensão e hipovolemia em comparação com qualquer um dos medicamentos de forma isolada. Quando se considera o uso concomitante de enalapril e anlodipino, podem ser observados efeitos hipotensores aditivos. Embora esses medicamentos sejam frequentemente utilizados de maneira segura em conjunto, é recomendado um monitoramento cuidadoso da pressão arterial sistêmica durante a coadministração, em especial durante as primeiras três semanas de terapia.[6]

Conclui-se que com exame físico normal e exames complementares adequados à idade, a causa provável é de síncope ortostática (não neuromediada) devido a interações medicamentosas entre os fármacos anti-hipertensivos.

3 Na primeira avaliação do Sr. Roberto no serviço de urgência, quais aspectos são relevantes para elucidar o caso?

A O paciente se alimenta em intervalos regulares de três horas

B Os sintomas ocorrem principalmente ao se levantar após períodos prolongados de repouso
C O paciente não fuma ou ingere bebida alcoólica
D O paciente mora sozinho e desenvolve todas as suas atividades sem ajuda

Alternativa correta B

Comentários Na primeira avaliação realizada no serviço de urgência e emergência, devemos responder às seguintes questões:

- O episódio foi realmente uma síncope? A síncope e as quedas são muitas vezes indistinguíveis pelo fato de não serem testemunhadas na maior parte dos casos e em razão de a amnésia posterior à crise ser um sintoma comum. Além das quedas, outro diagnóstico diferencial importante são as crises convulsivas.
- O paciente possui alguma doença cardíaca estrutural?
- Esta avaliação inicial já é suficiente para sugerir um diagnóstico?

Além disso, os dados de anamnese a seguir são fundamentais para auxiliar neste diagnóstico:

- **Antes da síncope** – Em que local o paciente se encontrava (ambiente quente e sem ventilação)? Qual posição e o que estava fazendo (parado, caminhando, defecando, urinando ou se alimentando)? Apresentou algum sintoma prodrômico?
- **Durante a síncope** – Como caiu ao chão (subitamente ou teve tempo para chamar ajuda)? Houve convulsão?
- **Depois da síncope** – Apresentou sequela ou sinal neurológico focal (pensar em AIT ou AVC)? Teve dor muscular? Apresentou rápida recuperação de consciência?[5]

4 Ao realizar a avaliação física inicial de um paciente com histórico de episódios de desmaio, qual aspecto do exame físico é especialmente relevante para identificar possíveis causas cardíacas estruturais associadas à síncope?

A Verificação da pressão arterial no início do exame físico
B Avaliação da resposta emocional do paciente a estímulos
C Ausculta cardíaca para identificação de sopros ou galopes
D Observação de palidez e sudorese durante a manobra de Valsalva

Alternativa correta C

Comentários A avaliação física inicial deve ser abrangente e incluir a determinação da pressão arterial ortostática e das mudanças na frequência cardíaca nas posições deitada e sentada, imediatamente após ficar em pé e após três minutos em posição vertical. Durante a avaliação cardíaca, deve-se prestar atenção à frequência cardíaca e ao ritmo, bem como à presença de sopros ou galopes que indicariam uma doença cardíaca estrutural. Uma avaliação neurológica básica deve ser realizada, procurando por sinais neurológicos focais como fraqueza, alterações sensoriais ou reflexos anormais.[4]

5 Qual(is) dos seguintes achados sugere(m) uma etiologia mais grave para casos de síncope?

A Síncope em idoso que se levanta muito rapidamente
B Múltiplas recidivas e lesão significativa durante a síncope
C Desmaio em pessoa jovem exposta a situações de medo
D Paciente com hipertensão arterial sistêmica de longa data

Alternativa correta B

Comentários Achados que sugerem etiologia mais grave para o caso incluem síncope aos esforços, múltiplas recidivas em curto período, sopro cardíaco ou outros achados que indiquem cardiopatia estrutural (p. ex., dor torácica), idade avançada, lesão significativa durante a síncope e história familiar de morte súbita e inesperada, síncope por esforço, ou síncope recorrente inexplicada ou convulsões.[4]

6 Considerando que os exames iniciais realizados na emergência eram normais, qual é o próximo exame complementar mais apropriado para avaliar uma causa cardíaca de síncope no Sr. Roberto?

A Ressonância magnética cerebral
B Eletrencefalograma
C Eletrocardiograma contínuo por 24 horas (Holter)
D Hemograma completo

Alternativa correta C

Comentários No caso do Sr. Roberto, devido ao caráter súbito dos episódios e ao histórico prévio de arritmia relatado pelo paciente, o Holter deve ser um exame que auxiliará no diagnóstico diferencial de síncope de origem cardíaca.

O eletrocardiograma deve ser o primeiro exame complementar da investigação. É disponível e acessível, podendo fornecer informações sobre a causa potencial e específica do episódio de síncope, como bradiarritmias, taquicardia ventricular, bloqueios, etc. Em outros casos como síndrome do QT longo, cardiomiopatia hipertrófica e outros, esse exame já indica a necessidade de investigações cardiológicas mais aprofundadas.[4]

Outros exames complementares devem ser guiados pela anamnese e pelo exame físico com o intuito de esclarecer a natureza da apresentação de síncope ou comorbidades associadas.

Não existem dados sobre a utilidade de um amplo painel padronizado de testes laboratoriais em pacientes com síncope.[4]

Na suspeita de arritmias que não foram verificadas no eletrocardiograma, deve-se seguir a investigação com monitoramento eletrocardiográfico contínuo, como o Holter.[5]

O ecocardiograma transtorácico pode ser útil em pacientes que apresentam suspeita de cardiopatia estrutural.[4]

O Tilt test é indicado quando há suspeita de síncope vasovagal e a avaliação prévia foi inconclusiva. A resposta ao teste é positiva, indicando a possibilidade em torno de 70 a 80% de síndrome da taquicardia ortostática postural. Deve-se correlacionar esse resultado à avaliação clínica inicial para evitar diagnósticos equivocados devido a um teste falso-positivo. O teste de inclinação também pode ajudar a diferenciar entre os casos de síncope e epilepsia, hipotensão ortostática e pseudossíncope.[4]

Exames neurológicos como eletrencefalograma, tomografia computadorizada ou ressonância magnética de crânio não devem ser rotineiramente solicitados aos pacientes com síncope. Tais exames são úteis no diagnóstico etiológico quando há presença de sinais neurológicos focais.[4]

A ultrassonografia com Doppler de artérias carótidas não deve ser rotineiramente solicitada, já que a doença carotídea não costuma ser uma causa de síncope.[5]

A consideração do contexto familiar e individual do paciente, bem como a vulnerabilidade institucional pela falta de acesso aos exames, devem sempre ser parte do raciocínio clínico e da tomada de decisão pelo médico de família e comunidade. A excelência no cuidado e a satisfação do paciente, indo ao encontro das necessidades diagnósticas e terapêuticas, são objetivos essenciais para uma clínica de qualidade.

● PERGUNTAS ABERTAS PARA ABORDAGEM TERAPÊUTICA

1 Como explicar ao Sr. Roberto sobre prevenção de eventos futuros?

Comentários Dê explicações ao paciente sobre o diagnóstico apresentado e possíveis causas. Informe o paciente e seus familiares sobre as medidas de autocuidado, como mudar de posição corporal de forma lenta e evitar fatores desencadeantes conhecidos. A prevenção de síncope e quedas em idosos é uma questão importante e envolve várias medidas de autocuidado:

- **Avaliação do risco de queda** – É importante que os idosos, seus familiares e cuidadores estejam cientes dos fatores de risco para quedas secundárias a síncopes.
- **Exercícios físicos** – Os exercícios contribuem para o fortalecimento muscular, a capacidade motora e a melhora cognitiva.
- **Revisão periódica da medicação** – É importante que a medicação seja revisada regularmente pela equipe da atenção primária.
- **Calçados inadequados podem aumentar o risco de quedas** – Recomenda-se o uso de calçados fechados, com sola antiderrapante e que se ajustem bem aos pés.

- **Educação dos pacientes e dos profissionais** — A educação sobre os riscos e a prevenção de quedas é fundamental. Isso pode incluir a discussão sobre as condições de saúde que aumentam o risco de quedas, a importância de manter a casa segura (p. ex., removendo obstáculos que possam causar tropeções) e a importância de manter-se hidratado e bem alimentado.

2 Qual é a melhor abordagem terapêutica para o caso apresentado?

Comentários A primeira abordagem medicamentosa neste caso seria a suspensão do diurético. O paciente deve ser orientado a realizar medições residenciais da pressão arterial por sete dias, retornando para reavaliação.

3 Quando se deve encaminhar um paciente com episódios de desmaios para avaliação do especialista?

Comentários Um paciente deve ser encaminhado para um especialista em cardiologia para uma avaliação cardíaca mais aprofundada quando forem identificados alertas vermelhos: dor torácica sem possibilidade de avaliação inicial, sinais de insuficiência cardíaca ou outras doenças cardiológicas prévias sem possibilidade de avaliação ou manejo na atenção primária, alterações não habituais no eletrocardiograma e história familiar de morte súbita.

4 Descreva medidas de prevenção primária, secundária, terciária e quaternária para casos de desmaios.

Comentários A **prevenção quaternária** deve ser abordada durante todo o processo de atendimento e tratamento do caso descrito. Por exemplo, na identificação da causa subjacente, deve-se evitar a solicitação de exames desnecessários em um primeiro momento de investigação, como exames de tomografia ou ressonância magnética, iniciando pela investigação-padrão com eletrocardiograma e monitoramento ambulatorial. É importante, também, que sejam evitados tratamentos empíricos que possam não ter relevância clínica para o caso e que podem trazer danos ao paciente. Na educação do paciente é importante contemplar informações sobre desmaios e as possíveis causas subjacentes. Isso pode ajudar a reduzir a ansiedade e o medo associados à síncope e melhorar a adesão ao tratamento.

Prevenção primária — O foco pode estar na mudança de hábitos; a síncope pode ser desencadeada por fatores de estilo de vida, como desidratação, estresse ou exercício físico intenso. Modificar esses fatores pode ajudar a prevenir futuros episódios de síncope.

Prevenção secundária — Pode ser necessário monitorar continuamente o paciente para detectar futuros episódios de síncope.

Prevenção terciária – O tratamento da causa subjacente da síncope pode ajudar a prevenir futuros episódios. Por exemplo, se a síncope for causada por uma arritmia cardíaca, o tratamento pode incluir medicamentos ou procedimentos para controlar a arritmia. A reabilitação pode ajudar a prevenir a síncope, melhorando a capacidade funcional e a qualidade de vida do paciente.

● PERGUNTAS FECHADAS PARA ABORDAGEM TERAPÊUTICA

1 Qual seria a primeira linha de tratamento não farmacológico recomendada para o Sr. Roberto?

A   Suspender qualquer tipo de atividade física
B   Alimentar-se de 3 em 3 horas
C   Aumentar a ingesta de água
D   Evitar a ingesta de alimentos ricos em gordura

Alternativa correta C

Comentários Para todos os casos de síncope, é importante realizar um trabalho educacional sobre o diagnóstico e o prognóstico da condição encontrada. Nos casos que apresentam síncope neuromediada e síncope ortostática, algumas medidas gerais diminuem os episódios: aumento da ingesta de água, uso de meia elástica de alta compressão, cabeceira elevada, identificação e afastamento de fatores desencadeantes como longos períodos em pé ou lugares muito quentes.[5]

2 Que intervenção medicamentosa você sugeriria para o tratamento da síncope no Sr. Roberto?

A   Suspensão da hidroclorotiazida
B   Prescrição de atenolol
C   Prescrição de fludrocortisona
D   Suspensão da metformina

Alternativa correta A

Comentários Mesmo considerando o caráter multifatorial da síncope em idosos, ao se identificar uma medicação hipotensora que tem seu efeito hipovolêmico aumentado quando associada a outros anti-hipertensivos, deve-se suspendê-la e acompanhar a variação pressórica.[3]

A terapia farmacológica pode ser considerada apenas em pacientes com síncope recorrente quando não houver melhora após medidas iniciais.[3]

A fludrocortisona aumenta a reabsorção renal de sódio e a expansão do volume plasmático, podendo neutralizar a cascata fisiológica que leva ao reflexo vasovagal ortostático. Há evidências moderadas de sua eficácia na redução de recorrências de síncope em pacientes jovens com valores normais baixos de pressão arterial, mas ela está contraindicada em pacientes hipertensos ou com infarto miocárdico prévio.[3]

Os vasoconstritores alfa-agonistas (como a midodrina) têm sido usados para aumentar a pressão arterial como parte do tratamento da síncope recorrente vasovagal, mas ainda são necessários mais estudos que comprovem o impacto positivo dessa terapêutica.[3]

Há evidências científicas suficientes de que os betabloqueadores não são apropriados na redução das recorrências de síncope.[3]

MENSAGENS-CHAVE

- O presente caso fornece uma oportunidade para discussões sobre a abordagem diagnóstica de síncope, incluindo a importância da anamnese detalhada, do exame físico abrangente e da escolha criteriosa dos exames complementares.
- É fundamental o médico atentar para os elementos essenciais de uma investigação de perda de consciência: anamnese detalhada e exame físico abrangente, incluindo avaliação cardíaca, neurológica e resultado de eletrocardiograma.
- A anamnese deve ser direcionada para o paciente, incluindo número, frequência e duração dos episódios; início da síncope; posição do paciente; fatores desencadeantes; sintomas associados antes do evento; sintomas associados após o evento; sinais testemunhados (por outros); condições médicas preexistentes; medicamentos em uso; e história familiar.
- Quanto ao diagnóstico diferencial, a principal causa a ser confirmada ou descartada é a convulsão. Os sinais que aumentam o valor preditivo para convulsão são estes:
    - Pródromo com característica de aura e não de síncope neurocardiogênica.
    - Episódio abrupto associado com lesão de sistema nervoso central.
    - Presença de fase tônica seguida de movimentos clônicos ou rítmicos.
    - Mordedura da língua.
    - Perda de controle esfincteriano.
    - Desvio da cabeça ou postural.
    - Tempo prolongado de confusão mental após o evento.

REFERÊNCIAS E MATERIAL DE APOIO PARA APROFUNDAMENTO NO TEMA

1. Siqueira C, Bastos R. Síncope e desmaio. In: Gusso G, Lopes JMC, Dias LC. Tratado de medicina de família e comunidade: Princípios, formação e prática. 2. ed. Porto Alegre: Artmed; 2019. v. 2, cap. 86.

2. National Institute for Health and Care Excellence. Transient loss of consciousness ('blackouts') in over 16s [Internet]. Manchester: NICE; 2010 [capturado em 13 ago 2024]. Disponível em: www.nice.org.uk/guidance/cg109.
3. Brignole M, Moya A, De Lange FJ, Deharo JC, Elliott PM, Fanciulli A, et al. 2018 ESC guidelines for the diagnosis and management of syncope. Eur Heart J. 2018;39(21):1883-948.
4. Shen WK, Sheldon RS, Benditt DG, Cohen MI, Forman DE, Goldberger ZD, et al. 2017 ACC/AHA/HRS guideline for the evaluation and management of patients with syncope: a report of the American College of Cardiology/American Heart Association Task Force on Clinical Practice Guidelines and the Heart Rhythm Society. Circulation. 2017;136(5):e60-122.
5. Lenccastre MC, Lins MCD. Tonturas. In: Freitas EV. Tratado de geriatria e gerontologia. 4. ed. Rio de Janeiro: Guanabara Koogan; 2016. Cap. 95.
6. Anderson LA, editor. Drugs interaction checker [Internet]. Drugs.com; 2023 [capturado em 13 ago 2024]. Disponível em: https://www.drugs.com/drug_interactions.html.

PRECISA DAR ALGUMA COISA PARA ELE PARAR DE IR AO BANHEIRO, DOUTORA!

MARIANA MALERONKA FERRON
CECILIA MALVEZZI

SINOPSE — Trata-se de um caso de uma criança indígena de 6 anos que é atendida pela primeira vez pelo serviço de saúde, pois sua família mudou-se recentemente para São Paulo. O paciente apresenta quadro de **diarreia** aguda há sete dias. Ao exame físico, observam-se sinais de desidratação e desnutrição.

OBJETIVOS DE APRENDIZAGEM DO CASO

1. Construir um raciocínio diagnóstico baseado na história clínica da criança e nos sintomas apresentados, considerando as possíveis causas da diarreia e os fatores de risco associados à desnutrição.

2. Avaliar quais sinais no exame físico são cruciais para confirmar o estado de desidratação e determinar a gravidade da desnutrição.

3. Indicar exames complementares adequados para diagnóstico preciso e acompanhamento da saúde da criança.

4. Elaborar um plano terapêutico focado na reidratação, na correção dos desequilíbrios nutricionais e no tratamento da causa subjacente da diarreia.

5. Compreender determinantes culturais e sociais e seu impacto epidemiológico na saúde dos povos indígenas.

6. Discutir medidas preventivas para evitar a recorrência da desidratação e melhorar o estado nutricional da criança.

7. Avaliar a necessidade de encaminhamento para serviços de saúde de referência, caso o tratamento inicial não seja suficiente ou se a condição se agravar.

DESCRIÇÃO DO CASO

SUBJETIVO

Natalia e Carla são internas da equipe azul e acompanham Beatriz, agente comunitária de saúde, a uma área de ocupação recente no território, para auxiliar no cadastramento dos novos moradores. A região, próxima a um córrego, não tem saneamento básico e a água foi instalada há pouco tempo, mas não em todas as casas. A primeira visita que realizam é para Tainá, 22 anos, indígena guarani que veio recentemente de Bertioga morar na ocupação. Tainá mora com o marido, Joilson, que está trabalhando, e com seus filhos, Caíque (6 anos) e Yara (6 meses). Tainá diz que está muito preocupada com Caíque, que está há sete dias com diarreia, cerca de oito evacuações por dia, sem sangue, mas com vômitos e recusa alimentar. Yara também está começando a ter diarreia, mas ainda mama bem no peito. Outras crianças da região também estão com esse sintoma.

Tainá pergunta se as estudantes podem dar algo que pare a diarreia de Caíque e diz que está muito preocupada, pois já viu crianças pequenas que ficam assim e acabam morrendo.

OBJETIVO

EXAME FÍSICO DE CAÍQUE

Quanto ao estado geral, Caíque apresenta-se com aparência frágil, cansada. Está deitado em um colchão improvisado no chão, com os olhos semiabertos e uma expressão facial de desconforto. Sua pele está pálida e fria ao toque, indicando possível desidratação. Temperatura: 37,8 °C. Frequência cardíaca (FC): 110 bpm. Frequência respiratória (FR): 24 irpm.

Ao realizar o teste do turgor cutâneo, nota-se uma resposta lenta e diminuída, sugerindo desidratação leve. Seus lábios estão secos, e não há sinais de lágrimas ao chorar. Ele parece magro e desnutrido, com pouca reserva de gordura subcutânea e músculos pouco desenvolvidos.

Ao apalpar o abdome de Caíque, observa-se uma leve sensibilidade difusa, mas não há distensão abdominal evidente. Não são palpáveis massas ou órgãos aumentados.

EXAME FÍSICO DE YARA

Quanto ao estado geral, Yara encontra-se tranquila e alerta. Está calma no colo da mãe, observando o ambiente ao redor com curiosidade. Sua pele está corada e quente ao toque, indicando boa perfusão periférica e hidratação adequada. Temperatura: 37,2 °C. FC: 120 bpm. FR: 30 irpm sem desconforto.

Yara parece bem hidratada, com lábios úmidos e sem sinais de desidratação. Tem uma aparência saudável, com bochechas rosadas e uma distribuição adequada de gordura subcutânea. Seu peso parece adequado para a idade.

Não há distensão abdominal palpável, e o abdome está macio e indolor à palpação. Não são detectadas massas ou órgãos aumentados. Não apresenta sinais de desconforto abdominal durante o exame.

NOTAS DE APRENDIZAGEM

POR QUE ESSE TEMA É RELEVANTE?

Apesar de a mortalidade infantil por doença diarreica aguda ter apresentado uma queda significativa nos últimos anos, ela ainda é um grave problema de saúde pública, afetando anualmente cerca de 1,7 bilhão de crianças no mundo e representando a terceira maior causa de mortalidade infantil em menores de 5 anos, segundo a Organização Mundial da Saúde (OMS).[1] Alguns fatores, como acesso inadequado à água potável e falhas no saneamento, contribuem de forma significativa para altas taxas de mortalidade e para a elevada incidência do problema, sobretudo em países em desenvolvimento.

No Brasil, a doença diarreica aguda vem mantendo uma incidência anual de mais de 4 milhões de casos e mais de 4 mil óbitos por DDA, registrados por meio da vigilância epidemiológica em unidades sentinelas e pelo Sistema de Informação sobre Mortalidade (SIM).[2] A relação entre desnutrição e doença diarreica é particularmente preocupante, pois a desnutrição aumenta a vulnerabilidade a formas mais graves da doença, enquanto a diarreia recorrente contribui para o agravamento da desnutrição. Entre os povos indígenas do Brasil, a morbimortalidade de crianças relacionada à diarreia é ainda muito elevada quando comparada à do restante da população do país. O manejo adequado e as medidas preventivas são essenciais para reduzir internações e mortalidade, destacando a importância da atenção primária e de abordagens multidisciplinares no tratamento e na prevenção da doença diarreica aguda. O saneamento básico nos territórios indígenas é um dos principais problemas a serem enfrentados, relacionados à pressão sobre seus territórios, ao progressivo esgotamento dos recursos naturais e ao violento contato interétnico. É necessário adequar os cuidados de saúde às questões interculturais, evitando estigmas e preconceitos, para garantir um atendimento mais eficaz e respeitoso.

OUTROS PONTOS QUE PODEM SER ESTUDADOS A PARTIR DO CASO

- **PERGUNTAS ABERTAS PARA RACIOCÍNIO DIAGNÓSTICO**

    1. Quais são as características específicas das fezes (como presença de muco, sangue ou pus) que podem ajudar a diferenciar entre diarreia aquosa aguda e disenteria?

    2. Como a história epidemiológica e os antecedentes de contato com outros casos ou o consumo de alimentos específicos podem influenciar o diagnóstico da causa da diarreia?

    3. Quais sinais clínicos devem ser avaliados para determinar o grau de desidratação em uma criança com diarreia aguda?

    4. Com base na idade e na região geográfica, quais agentes etiológicos têm mais probabilidade de serem responsáveis pela diarreia aguda na criança?

    5. Que comorbidades podem agravar ou estar associadas ao quadro de diarreia aguda, e como isso altera a abordagem clínica?

    6. De que forma avaliar o risco de complicações, como choque ou alterações eletrolíticas, e qual deve ser a abordagem para preveni-las?

- **PERGUNTAS FECHADAS PARA RACIOCÍNIO DIAGNÓSTICO**

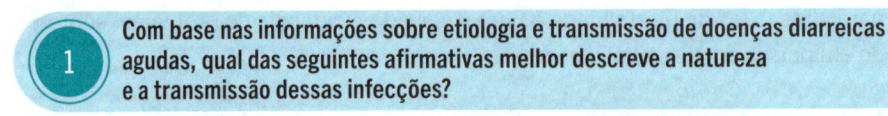

    1. Com base nas informações sobre etiologia e transmissão de doenças diarreicas agudas, qual das seguintes afirmativas melhor descreve a natureza e a transmissão dessas infecções?

        A A doença diarreica aguda é comumente causada por vírus e pode ser transmitida por contato pessoal direto
        B A doença diarreica aguda em geral dura mais de duas semanas e é transmitida somente por meio de alimentos contaminados
        C A doença diarreica aguda pode ser causada por bactérias, vírus e parasitas, e é transmitida por via oral e fecal-oral, incluindo o contato direto e indireto com água e alimentos contaminados
        D A doença diarreica aguda é uma doença transmitida exclusivamente por animais e não envolve a contaminação de água ou alimentos

        Alternativa correta C

        Comentários Esta alternativa resume corretamente a natureza multifatorial da etiologia da doença diarreica e descreve as principais vias de transmissão, que incluem tanto o contato direto com pessoas ou animais infectados quanto o contato indireto por meio de consumo de água e alimentos contaminados ou por utensílios contaminados.[1]

2 Qual dos seguintes aspectos da história epidemiológica é mais importante para determinar a causa da diarreia em um paciente?

A A frequência de consultas médicas e exames de rotina realizados pelo paciente
B A descrição de viagens recentes, incluindo destinos e datas específicas
C Um resumo das preferências e restrições alimentares do paciente
D Detalhes sobre contato com casos conhecidos de diarreia ou ingestão de alimentos suspeitos

Alternativa correta D

Comentários Esta opção aborda de modo direto os fatores epidemiológicos críticos que podem influenciar o diagnóstico da causa da diarreia, focando na possível exposição a agentes patogênicos por meio de contato com indivíduos infectados ou consumo de alimentos contaminados. Esses detalhes são essenciais para direcionar a investigação diagnóstica e estabelecer estratégias de prevenção. As demais alternativas, apesar de relevantes para uma história médica completa, são menos diretamente relacionadas à determinação da causa específica de um episódio de diarreia.

3 Qual dos seguintes fatores sociais é mais significativo na propagação da diarreia em comunidades?

A Acesso a cuidados de saúde de qualidade
B Educação formal
C Condições de saneamento inadequadas
D Disponibilidade de alimentos orgânicos

Alternativa correta C

Comentários O acesso inadequado a saneamento básico, como água potável limpa e instalações sanitárias adequadas, é um dos principais fatores sociais associados à propagação da diarreia em comunidades. A falta de saneamento adequado aumenta a exposição a agentes infecciosos presentes em fezes humanas e água contaminada, contribuindo significativamente para a incidência de diarreia. As outras opções (A, B e D) não têm uma relação direta com a propagação da doença diarreica.

4 Qual é o impacto da desnutrição na incidência e gravidade de quadros diarreicos, de acordo com as informações fornecidas?

A A desnutrição reduz a incidência de quadros diarreicos, promovendo melhor absorção de nutrientes
B Desnutridos são menos propensos a sofrer de diarreia devido à imunidade aumentada
C A desnutrição aumenta a vulnerabilidade para quadros diarreicos mais graves, mas não influencia na incidência

D   Quadros diarreicos frequentes são mais comuns em indivíduos bem nutridos devido à sua dieta diversificada

Alternativa correta C

Comentários A desnutrição aumenta a vulnerabilidade para quadros diarreicos mais graves, mas não influencia na sua incidência, porque a desnutrição compromete o sistema imunológico e reduz a capacidade do organismo de combater infecções, tornando as crianças desnutridas mais suscetíveis a desenvolver quadros diarreicos graves. Além disso, a desnutrição também pode levar a complicações adicionais durante os episódios de diarreia, como desidratação mais severa e agravamento do estado nutricional. No entanto, a incidência de diarreia não é diretamente afetada pela desnutrição, pois é influenciada por diversos fatores, que incluem higiene, saneamento, acesso à água potável e condições socioeconômicas.

5. Quais sinais clínicos são essenciais para avaliar o grau de desidratação em uma criança com diarreia aguda?

A   Turgor cutâneo, estado geral e tempo de enchimento capilar
B   Frequência respiratória e padrão de respiração
C   Temperatura corporal e coloração da pele
D   Nível de atividade e resposta a estímulos

Alternativa correta A

Comentários O turgor cutâneo, o estado geral da criança e o tempo de enchimento capilar são indicadores críticos para avaliar a desidratação. Esses sinais ajudam a determinar rapidamente se a criança está leve, moderada ou severamente desidratada, o que é crucial para direcionar a terapia de reidratação adequada. As demais alternativas, embora possam refletir o estado de saúde geral, não fornecem informações diretas sobre o nível de desidratação resultante da diarreia aguda.

6. Na avaliação da desidratação em crianças que apresentam diarreia aguda, qual parâmetro é considerado fundamental para o acompanhamento e a avaliação do estado de hidratação?

A   Percentual de perda de peso
B   Avaliação do turgor cutâneo
C   Medição do tempo de enchimento capilar
D   Observação do estado geral e das membranas mucosas

Alternativa correta A

Comentários O percentual de perda de peso é considerado o melhor indicador de desidratação, pois fornece uma medida objetiva do impacto da perda de fluidos no corpo. Embora seja desafiador obter o peso anterior da criança em muitos casos, quando disponível, essa informação permite uma avaliação precisa do grau de desidratação, sendo classificada em leve (até 5% de perda), moderada (5-10%) ou grave (mais de 10%).

7. Qual é a melhor estratégia para avaliar e prevenir complicações sérias como choque ou alterações eletrolíticas em crianças com diarreia aguda?

A Monitoramento contínuo de sinais vitais e administração preventiva de eletrólitos
B Avaliação periódica do peso corporal e suplementação nutricional
C Uso rotineiro de antibióticos e reidratação oral exclusiva
D Exames de sangue ocasionais e restrição de líquidos

Alternativa correta A

Comentários Esta alternativa destaca a importância do monitoramento contínuo de sinais vitais, que pode ajudar na detecção precoce de sinais de choque, e da administração preventiva de eletrólitos, essencial para evitar alterações eletrolíticas perigosas. Essas práticas são fundamentais para identificar e mitigar o risco de complicações graves em crianças com diarreia aguda, permitindo intervenções rápidas e eficazes para estabilizar o paciente.

8. Qual é a faixa etária recomendada para a administração da primeira e segunda doses da vacina contra o rotavírus, considerando sua importância na redução significativa dos casos de diarreia em bebês?

A Primeira dose: 2 a 4 meses de idade; segunda dose: 6 a 8 meses e 0 dias de idade
B Primeira dose: 6 a 14 semanas de idade; segunda dose: 3 meses e 7 dias a 5 meses e 15 dias de idade
C Primeira dose: 12 a 18 meses de idade; segunda dose: 3 a 5 anos de idade
D Primeira dose: 1 a 6 meses de idade; segunda dose: 9 a 12 meses de idade

Alternativa correta B

Comentários De acordo com o calendário vacinal brasileiro, a primeira dose de algumas vacinas, como a vacina contra o rotavírus, deve ser administrada entre 6 a 14 semanas de idade, com a segunda dose administrada entre 3 meses e 7 dias e 5 meses e 15 dias de idade. Essas orientações seguem as recomendações do Programa Nacional de Imunizações (PNI), que estabelece intervalos específicos para garantir a proteção adequada ao bebê contra doenças preveníveis por vacinas.

As demais alternativas estão incorretas porque não seguem as recomendações do calendário vacinal brasileiro para a administração de vacinas em crianças:

No caso das alternativas A e D, elas estão incorretas porque, para vacinas como a do rotavírus, o intervalo entre doses é mais curto e a segunda dose deve ser aplicada até os 5 meses e 15 dias de idade, não se estendendo até os 8 ou 12 meses. A razão de a alternativa C estar incorreta se deve ao fato de que o esquema de vacinas como a do rotavírus é iniciado muito antes, nos primeiros meses de vida. Vacinas administradas a partir de 12 meses, como a tríplice viral e pneumocócica, não seguem esse intervalo determinado para a prevenção contra o rotavírus.

- **PERGUNTAS ABERTAS PARA ABORDAGEM TERAPÊUTICA**

    1. Como deve ser determinada a escolha entre a reidratação oral e a reidratação intravenosa em crianças com diarreia aguda, baseando-se nos sinais clínicos de desidratação?
    2. Quais métodos podem ser utilizados para monitorar efetivamente a eficácia da reidratação em crianças, considerando os diferentes estágios de desidratação?
    3. Qual é o papel da alimentação durante o tratamento da diarreia aguda em crianças e como deve ser reintroduzida a alimentação regular após o início da reidratação?
    4. Em que circunstâncias específicas o uso de antibióticos é justificado no tratamento da diarreia aguda em crianças, e como deve ser feita a escolha do agente antibiótico adequado?
    5. Quais são as considerações para seleção e uso de probióticos no tratamento da diarreia aguda em crianças e quais benefícios eles podem oferecer?
    6. De que maneira a vacinação contra o rotavírus tem impactado as taxas de hospitalização e mortalidade por diarreia em crianças no Brasil, e como essa estratégia se enquadra no manejo geral da diarreia aguda?

- **PERGUNTAS FECHADAS PARA ABORDAGEM TERAPÊUTICA**

    1 Qual característica das fezes é mais indicativa de disenteria, em contraste com diarreia aquosa aguda?

    A Presença de sangue nas fezes
    B Consistência amolecida das fezes
    C Aumento do número de evacuações
    D Presença de uma coloração mais clara nas fezes

    Alternativa correta A

    Comentários A presença de sangue nas fezes é um indicador significativo de disenteria, diferenciando-a da diarreia aquosa aguda, que em geral não envolve sangue, muco ou pus. As fezes com sangue sugerem lesão na mucosa intestinal, característica comum em infecções bacterianas graves como as causadas por *Shigella*. A consistência amolecida e o aumento do número de evacuações são mais comuns em tipos gerais de diarreia, incluindo a aquosa aguda, e não são tão específicas para a disenteria. Já a coloração das fezes pode variar por muitos motivos e não é um indicador específico de disenteria.

2 **Qual é a abordagem correta em relação ao uso da história clínica e da coprocultura no diagnóstico de doenças diarreicas agudas?**

A   Realizar coprocultura em todos os casos de diarreia aguda para confirmar o diagnóstico, independentemente da história clínica
B   Depender exclusivamente da história clínica para diagnóstico, evitando o uso de coprocultura devido ao seu alto custo
C   Utilizar a história clínica para guiar a decisão de realizar coprocultura apenas em casos com sintomas graves ou que requerem hospitalização
D   Priorizar a realização de coprocultura apenas em pacientes sem uma história clara, enquanto se ignora a necessidade em casos bem documentados clinicamente

Alternativa correta C

Comentários Esta opção destaca a importância da história clínica como ferramenta primária no diagnóstico de doenças diarreicas agudas, utilizando-a para identificar casos em que a coprocultura é necessária, como em situações de sintomas graves ou hospitalização. A resposta correta sugere uma abordagem seletiva e baseada em evidências, otimizando recursos e focando nos casos em que a coprocultura pode influenciar o manejo clínico. As outras opções ou exageram a necessidade de coprocultura ou subestimam a utilidade da história clínica no processo diagnóstico.

3 **Qual é a recomendação para o tratamento de crianças com diarreia aguda que não apresentam sinais de desidratação, segundo a estratégia AIDPI do Ministério da Saúde (Figura 8.1)?**

A   Plano A: tratamento domiciliar, mantendo hidratação adequada com líquidos disponíveis em casa
B   Plano D: tratamento com solução de reidratação oral em unidade básica de saúde se houver sinais de desidratação leve
C   Plano A: continuar a amamentação e o uso de solução de reidratação oral conforme necessário, em casa
D   Plano B: monitoramento e administração de fluidos intravenosos em casos de desidratação moderada a grave em unidade básica de saúde

Alternativa correta A

Comentários O Plano A é indicado para crianças com diarreia aguda que não mostram sinais de desidratação. Esse plano enfatiza o tratamento domiciliar, utilizando líquidos comuns, como água e bebidas balanceadas, para manter a hidratação. A alternativa C também descreve o Plano A, porém com ênfase na continuidade da amamentação e uso de solução de reidratação oral quando necessário, o que também é correto, mas é uma descrição complementar ao tratamento básico do Plano A. As alternativas B e D, por sua vez, mencionam o Plano B e são aplicáveis em situações em que há sinais de desidratação, requerendo uma abordagem mais intensiva.

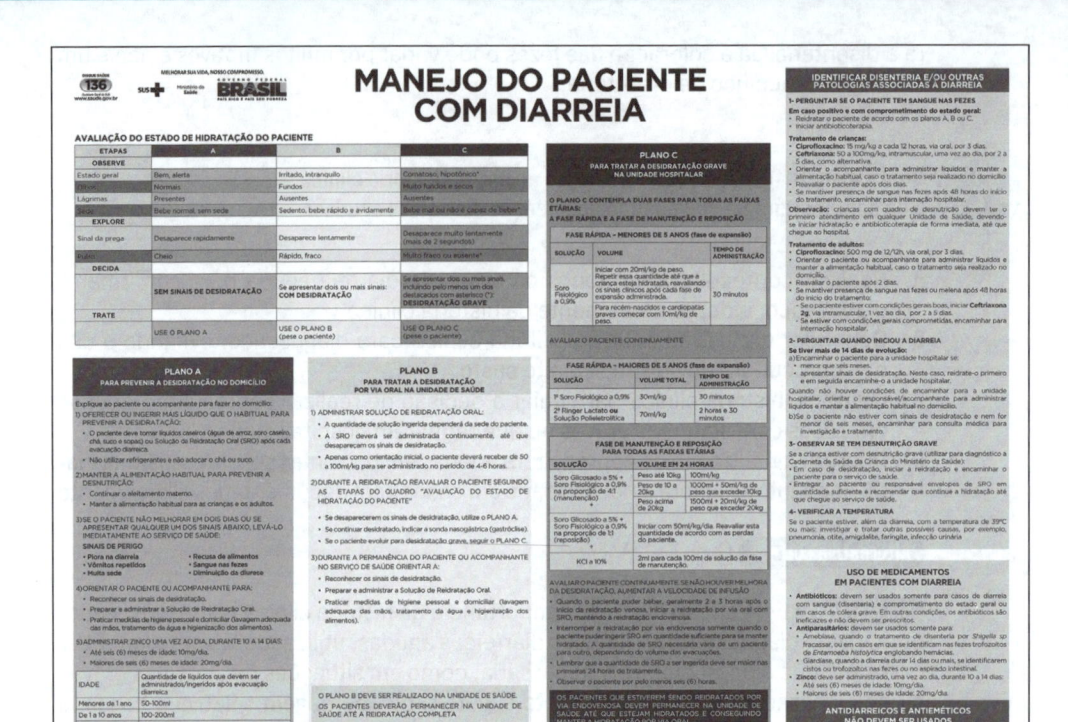

● **FIGURA 8.1**
Infográfico do Ministério da Saúde para o manejo do paciente com diarreia e os diferentes planos de tratamento utilizados. Acesse o site do Ministério da Saúde por meio do QR code ao lado para ver o conteúdo em detalhes.
Fonte: Brasil.[3]

> **4** Como deve ser conduzido o seguimento de crianças em tratamento de reidratação para diarreia aguda conforme os planos A e B?

- A Monitorar continuamente sem necessidade de reavaliação específica após a administração inicial de solução de reidratação oral
- B Reavaliar a criança a cada 24 horas, ajustando o tratamento com base na resposta inicial à solução de reidratação oral
- C Observar a criança após a administração inicial de líquidos, reavaliando e ajustando o tratamento conforme necessário com nova pesagem após 2 a 4 horas
- D Aguardar a cessação dos sintomas antes de qualquer reavaliação ou ajuste no tratamento

Alternativa correta C

Comentários Esta alternativa destaca a importância de uma observação atenta e uma reavaliação cuidadosa durante o processo de reidratação em crianças com diarreia aguda. A pesagem após 2 a 4 horas da primeira administração de líquidos é essencial para avaliar de forma objetiva os ganhos e perdas de líquidos, permitindo ajustes precisos no tratamento para garantir a eficácia da reidratação. Esse procedimento é fundamental para responder adequadamente às necessidades de reidratação da criança e para decidir sobre a continuação do plano A ou B ou a necessidade de avançar para o plano C, conforme a evolução do quadro de hidratação.

5. De acordo com o Plano C de tratamento para desidratação grave em crianças com diarreia aguda, em que momento a terapia com solução de reidratação oral deve ser reintroduzida após o início da hidratação intravenosa?

A A solução de reidratação oral deve ser reintroduzida imediatamente após a conclusão da fase de manutenção de 24 horas da hidratação intravenosa
B A solução de reidratação oral deve ser reintroduzida apenas se a criança não responder à hidratação intravenosa dentro das primeiras duas horas
C A solução de reidratação oral deve ser reintroduzida assim que a criança puder beber, em geral após 2 a 3 horas do início da terapia intravenosa
D A solução de reidratação oral deve ser reintroduzida antes do início da hidratação intravenosa para avaliar a capacidade da criança de manter a hidratação oral

Alternativa correta C

Comentários Esta abordagem maximiza a eficácia do tratamento, integrando hidratação intravenosa e a oral de forma sequencial. A reintrodução da solução de reidratação oral após 2 a 3 horas do início da hidratação intravenosa permite que a criança continue a reidratação oral assim que for seguro e prático, garantindo que a transição da hidratação seja feita de maneira adequada e baseada na capacidade da criança de tolerar líquidos oralmente. Isso é crucial para a recuperação efetiva da desidratação grave.

6. Quando é recomendado o uso de antibióticos no tratamento de crianças com doença diarreica aguda?

A Em todos os casos de doença diarreica aguda para prevenir potenciais complicações bacterianas
B Apenas quando há presença de sangue ou muco nas fezes e comprometimento do estado geral, ou em casos de cólera com desidratação grave
C Sempre que a criança apresentar qualquer nível de desidratação, independentemente de outros sintomas
D Somente em casos leves de doença diarreica aguda para acelerar o processo de recuperação

Alternativa correta B

Comentários O uso de antibióticos deve ser criterioso e baseado em indicações claras para evitar resistência a medicamentos e outros efeitos adversos. Nesse contexto, os antibióticos são recomendados especificamente para infecções graves como *Shigella* e cólera, em particular quando há sinais claros de doença invasiva (sangue ou muco nas fezes) e um estado geral comprometido, ou desidratação grave. Tal abordagem assegura que o tratamento seja direcionado e eficaz, reservando o uso de antibióticos para casos em que há clara indicação médica e benefício potencial significativo.

7 Qual é a recomendação atual para a administração da solução de sais de reidratação oral em crianças com diarreia aguda, levando em consideração a prevenção de efeitos colaterais do soro hipertônico e a utilização da sonda nasogástrica?

A Administração exclusiva por via oral, priorizando a solução de reidratação oral com osmolaridade reduzida para evitar efeitos colaterais, com possibilidade de uso de sonda nasogástrica em crianças desnutridas ou incapazes de ingerir oralmente
B Utilização de soro hipertônico por via oral, sobretudo em casos graves, evitando o uso de sonda nasogástrica para não comprometer a absorção dos nutrientes
C Administração preferencial por via intravenosa para garantir uma hidratação mais rápida, independentemente da condição da criança, evitando a necessidade de sonda nasogástrica
D Escolha da solução de reidratação oral com maior concentração de sódio para garantir uma hidratação mais eficaz, com administração exclusiva por via oral, sem considerar a possibilidade de uso de sonda nasogástrica

Alternativa correta A

Comentários A administração preferencial da solução de reidratação por via oral, com a utilização de uma solução com osmolaridade reduzida, visa a evitar possíveis efeitos colaterais do soro hipertônico. Além disso, a opção de usar sonda nasogástrica deve ser considerada em crianças desnutridas ou incapazes de ingerir líquidos oralmente, garantindo uma hidratação eficaz e segura.

8 Qual é a recomendação para o manejo nutricional em lactentes com menos de 6 meses e em crianças durante o curso da diarreia aguda, considerando a alimentação oral?

A Interrupção da amamentação em lactentes com menos de 6 meses e introdução imediata de fórmula diluída ou modificada, para evitar complicações gastrintestinais
B Manutenção da amamentação em lactentes com menos de 6 meses e reintrodução precoce da alimentação oral regular em todas as crianças, no máximo em até 4 a 6 horas após o início da reidratação
C Suspensão temporária da amamentação em lactentes com menos de 6 meses e introdução de dieta líquida restrita até a resolução completa da diarreia aguda
D Utilização exclusiva de fórmula de leite sem lactose em todas as crianças durante o curso da diarreia aguda, independentemente da idade

Alternativa correta B

Comentários A manutenção da amamentação em lactentes com menos de 6 meses é fundamental para garantir a oferta de nutrientes e proteção imunológica. Além disso, a reintrodução precoce da alimentação oral regular em todas as crianças, no máximo em até 4 a 6 horas após o início da reidratação, é recomendada para evitar a desnutrição e promover a recuperação mais rápida durante o curso da diarreia aguda.

9 Qual é o papel dos probióticos no tratamento ativo da diarreia e qual é o cuidado importante a ser observado em relação à administração desses produtos?

A Os probióticos devem ser utilizados como substitutos da terapia de reidratação oral para maximizar a eficácia do tratamento
B Os probióticos devem ser administrados apenas em casos de desidratação grave para reduzir a intensidade e a duração dos sintomas
C Os probióticos devem ser administrados no início do curso da doença para maximizar sua eficácia, mas não devem substituir a terapia de reidratação oral e devem ser usados como complemento ao tratamento com solução de reidratação oral
D Os probióticos são eficazes apenas em crianças com menos de 6 meses e não devem ser administrados em casos de diarreia aguda em crianças mais velhas

Alternativa correta C

Comentários Os probióticos têm sido utilizados no tratamento ativo da diarreia para reduzir a intensidade e a duração dos sintomas, e sua administração deve ocorrer no início do curso da doença. No entanto, é importante observar que os probióticos não devem substituir a terapia de reidratação oral, sendo necessário administrá-los como complemento ao tratamento com solução de reidratação oral para garantir a hidratação adequada e maximizar a eficácia do tratamento.

10 Quais são as recomendações para o tratamento de vômitos em crianças com diarreia, considerando o uso de ondansetrona e metoclopramida?

A A ondansetrona é recomendada em dose única de 0,2 mg/kg/dose até 3 vezes ao dia para crianças com mais de 6 meses, enquanto a metoclopramida é indicada para crianças com menos de 4 anos
B A ondansetrona é recomendada em dose única de 0,2 mg/kg/dose até 3 vezes ao dia para crianças com mais de 6 meses, enquanto a metoclopramida é indicada para crianças com vômitos incoercíveis
C A metoclopramida é recomendada em dose única de 0,2 mg/kg/dose até 3 vezes ao dia para crianças com mais de 6 meses, enquanto a ondansetrona é indicada para crianças com menos de 4 anos
D A metoclopramida é recomendada em dose única de 0,1 mg/kg/dose até 3 vezes ao dia para crianças com mais de 6 meses, enquanto a ondansetrona é indicada para crianças com mais de 4 anos

Alternativa correta B

Comentários A ondansetrona é recomendada em dose única de 0,2 mg/kg/dose até 3 vezes ao dia para crianças com mais de 6 meses para reduzir o vômito e evitar a internação hospitalar. Por outro lado, a metoclopramida pode ser usada em crianças com vômitos incoercíveis, embora tenha efeitos colaterais significativos e não seja recomendada em casos de vômito em geral.

11. Quais são as indicações para a reposição de zinco e vitamina A em crianças com diarreia aguda?

A O zinco é recomendado como um complemento à terapia de hidratação oral em crianças com idade > 6 meses de países em desenvolvimento ou em áreas de alto risco para deficiência de zinco, enquanto a vitamina A deve ser administrada em populações com risco de deficiência, especialmente em crianças de 6 a 59 meses de idade
B Tanto o zinco quanto a vitamina A devem ser administrados em todas as crianças com diarreia aguda, independentemente da idade ou condição nutricional
C O zinco deve ser administrado em crianças com idade < 6 meses, enquanto a vitamina A é indicada apenas para crianças com mais de 2 anos de idade
D A reposição de zinco é recomendada apenas em crianças desnutridas, enquanto a vitamina A deve ser administrada em todas as crianças hospitalizadas com diarreia aguda

Alternativa correta A

Comentários A reposição de zinco é indicada como um complemento à terapia de hidratação oral em crianças com idade superior a 6 meses, especialmente em áreas onde há alto risco de deficiência de zinco. Já a vitamina A deve ser administrada em populações com risco de deficiência, sobretudo em crianças de 6 a 59 meses de idade, principalmente em regiões como Nordeste, Sudeste e Norte do Brasil, que são consideradas áreas de risco para a deficiência dessa vitamina.

12. Quais são as contraindicações para o uso de antidiarreicos no tratamento da gastrenterite aguda em crianças?

A O uso de antidiarreicos é contraindicado em crianças com mais de 6 meses de idade
B Antidiarreicos como a loperamida são contraindicados devido ao risco de efeitos colaterais graves
C Antidiarreicos são contraindicados em crianças com menos de 1 ano de idade
D A racecadotrila é contraindicada devido à falta de evidências sólidas sobre sua eficácia no tratamento da diarreia aguda em crianças

Alternativa correta B

Comentários Antidiarreicos que atuam como agentes antidiarreicos que atuam diminuindo a motilidade intestinal, como a loperamida, são contraindicados no tratamento da gastrenterite aguda em crianças devido ao risco de efeitos colaterais graves, como a redução do trânsito intestinal que pode levar a complicações. Portanto, seu uso não é recomendado nesse contexto clínico.

MENSAGENS-CHAVE

- É crucial diferenciar entre os tipos de diarreia, como diarreia aquosa aguda e disenteria, para direcionar o manejo apropriado, incluindo decisões sobre reidratação e uso de antibióticos.
- Uma coleta detalhada da história clínica ajuda a identificar possíveis causas e fatores de risco associados, como a ingestão de alimentos contaminados ou contato com outras pessoas infectadas.
- O diagnóstico preciso do estado de hidratação da criança é fundamental, utilizando sinais clínicos e, se possível, pesagem para determinar o grau de desidratação e o plano de tratamento adequado.
- A adesão aos planos A, B e C, conforme recomendado pela estratégia AIDPI do Ministério da Saúde, orienta o tratamento baseado no nível de desidratação, desde manejo domiciliar até intervenção intravenosa.
- A continuidade da amamentação e a reintrodução precoce da alimentação regular são cruciais para apoiar a recuperação e evitar a desnutrição durante episódios de diarreia.
- O uso de antibióticos deve ser reservado para casos específicos de diarreia com sangue ou quando identificados patógenos específicos. Probióticos podem ser uma adição útil para reduzir a duração e a gravidade dos sintomas.
- A vacinação contra o rotavírus demonstrou ser eficaz na redução da morbidade e mortalidade por diarreia. Além disso, a promoção de práticas adequadas de higiene e a educação em saúde são essenciais para a prevenção de doenças diarreicas.
- A condição de saúde dos povos indígenas no Brasil é precária, com altas taxas de morbimortalidade infantil e falta de acesso a serviços básicos. É necessário adequar os cuidados de saúde às questões interculturais, evitando estigmas e preconceitos, para garantir um atendimento eficaz.

REFERÊNCIAS E MATERIAL DE APOIO PARA APROFUNDAMENTO NO TEMA

1. World Health Organization. Water, sanitation and hygiene and infection prevention and control measures for infectious diarrhoea in health-care settings [Internet]. Geneva: WHO; 2024 [capturado em 25 set 2024]. Disponível em: https://www.who.int/publications/i/item/9789240098985.
2. Brasil. Ministério da Saúde. Saúde de A a Z. Doenças diarreicas agudas [Internet]. Brasília: MS; 2024 [capturado em 25 set 2024]. Disponível em: https://www.gov.br/saude/pt-br/assuntos/saude-de-a-a--z/d/dda.

3. Brasil. Ministério da Saúde. Manejo do paciente com diarreia [Internet]. [capturado em 5 set 2024]. Disponível em: https://bvsms.saude.gov.br/bvs/cartazes/manejo_paciente_diarreia_cartaz.pdf.

MATERIAL DE APOIO

Brandt KG, Antunes MMC, Silva GAP. Diarreia aguda: manejo baseado em evidências. J Pediatr. 2015;91(6 Suppl 1):S36-43.

Brasil. Ministério da Saúde. Saúde de A a Z. Doenças diarreicas agudas (DDA): apresentação de perfil epidemiológico [Internet]. Brasília: MS; 2020 [capturado em 11 jan 2021]. Disponível em: https://www.gov.br/saude/pt-br/assuntos/saude-de-a-a-z/d/dda/situacao-epidemiologica.

Bühler HF, Ignotti E, Neves SMAS, Hacon SS. Análise espacial de indicadores integrados de saúde e ambiente para morbimortalidade por diarreia infantil no Brasil, 2010. Cad Saude Publica. 2014;30(9):1921-34.

Goldani HAS, Silva CH. Diarreia aguda na criança. In: Duncan BB, Schmidt MI, Giugliani ER, Duncan MS, Giugliani C. Medicina ambulatorial: condutas de atenção primária baseadas em evidências. 5. ed. Porto Alegre: Artmed; 2022. v. 2, p. 1569-80.

Guarino A, Lo Vecchio A, Dias JA, Berkley JA, Boey C, Bruzzese D, et al. Universal recommendations for the management of acute diarrhea in nonmalnourished children. J Pediatr Gastroenterol Nutr. 2018;67(5):586-93.

Marinho G, Pontes ALM. Saúde indígena: políticas comparadas na América Latina. Cad Saude Publica. 2017;33(3):e00024117.

Mendes ERR, Paula PHA, Lima KF, Almeida PC, Pinheiro PNC, Melo ESJ, et al. Social determinants of health and self-efficacy of mothers/caregivers for preventing diarrhea. Acta Paul Enferm. 2021;34:eAPE000615.

Oliveira BSB, Oliveira RKL, Bezerra JC, Melo FMS, Monteiro FPM, Joventino ES. Condições sociais e condutas maternas na prevenção e manejo da diarreia infantil. Cogitare Enferm. 2017;4(22):e50294.

Reis AC, Casanova AO, Cruz MM, Cunha MLS, Gomes MF, Suárez-Mutis MC, et al. Estudo de avaliabilidade do Sistema de Informação da Atenção à Saúde Indígena: potencialidades e desafios para apoiar a gestão em saúde no nível local. Cad Saude Publica. 2022;38(5):PT021921.

Santos FS, Santos FCS, Santos LH, Leite AM, Mello DF. Breastfeeding and protection against diarrhea: an integrative review of literature. Einstein (São Paulo). 2015;13(3):435-40.

Siqueira SMC. Estado da arte sobre diarreia infantil com ênfase na criança quilombola. EPUC. 2021;48:1-13.

Sociedade Brasileira de Pediatria. Diarreia aguda: diagnóstico e tratamento [Internet]. Rio de Janeiro: SBP; 2017 [capturado em 5 set 2024]. Disponível em: https://www.sbp.com.br/fileadmin/user_upload/2017/03/Guia-Pratico-Diarreia-Aguda.pdf.

Tavares FG, Ferreira AA. Saúde de crianças e adolescentes indígenas na América Latina. Cad Saude Publica. 2019;35(Suppl 3):e00130819.

Taveira ZZ, Scherer MDA, Diehl EE. Implantação da telessaúde na atenção à saúde indígena no Brasil. Cad Saude Publica. 2014;30(8):1793-7.

ESTA DOR DE CABEÇA AINDA VAI ME MATAR!

CASO CLÍNICO 9

DANIEL T. A. DO ESPIRITO-SANTO

SINOPSE

Este caso aborda uma paciente com **cefaleia**, queixa comum no cotidiano da atenção primária à saúde (APS). A situação ilustra a complexidade do raciocínio clínico e as dificuldades no manejo das cefaleias, destacando a importância de uma abordagem multifatorial desta enfermidade. O caso também enfatiza a necessidade de comunicação eficaz e consideração de fatores psicossociais para um adequado desenvolvimento do raciocínio diagnóstico. Por meio da análise do presente caso, é possível discutir estratégias terapêuticas, prevenção de desfechos negativos e o impacto da cefaleia na qualidade de vida dos pacientes.

OBJETIVOS DE APRENDIZAGEM DO CASO

1. Discutir o impacto da cefaleia na qualidade de vida dos pacientes e no sistema de saúde.
2. Desenvolver habilidades para raciocínio diagnóstico das cefaleias primárias e secundárias no contexto da APS.
3. Discutir a acurácia dos sinais de alarme para o diagnóstico diferencial das cefaleias.
4. Avaliar e indicar a terapêutica farmacológica mais adequada para enxaqueca, incluindo profilaxia.
5. Discutir a importância de ferramentas como diários e questionários para cefaleia e as habilidades de comunicação para um bom acompanhamento clínico.

DESCRIÇÃO DO CASO

Joyce, médica de família e comunidade, recém-chegada à unidade básica de saúde (UBS), sente-se muito pressionada pelas metas de atendimento, as quais julga inatingíveis. Ela pede que o interno, Charles, inicie o atendimento de uma paciente conflituosa, que tumultuou a sala de espera, e vai até a copa tomar umas gotas de dipirona para dor de cabeça.

Charles: — Boa tarde, Sônia. Sinto muito pelo atraso! Como poderíamos amenizá-lo?

Sônia: — Isso é um absurdo! Estou há duas horas esperando, com dor; vocês acham que, por terem diploma, podem tratar a gente de qualquer maneira?

Charles (*pausa silenciosa*): — Entendo seu desconforto! Qual seria o motivo da consulta hoje?

Sônia (*responde chorando*): — Doutor, me perdoe! Não é nada pessoal! Minha vida está difícil... Essa dor de cabeça diária está tirando meu sono de tanta preocupação! Não tem como fazer uma tomografia?

Charles: — Vamos examinar esta dor e fazer algo para aliviá-la? Dra. Joyce está lhe aguardando.

SUBJETIVO

Sônia, 39 anos, primeiro atendimento nesta UBS, queixa-se de dor de cabeça há dois anos, sendo os últimos três meses com crises intermitentes mais frequentes. A dor retornou hoje, pela segunda vez na quinzena, durante o trabalho, descrita como holocraniana. Mas sob insistência para descrição fidedigna, relata ser unilateral e pulsátil (paciente com dúvidas sobre as características da dor, retifica respostas quando Dra. Joyce repete algumas perguntas). Sônia diz que a dor não piora com esforço físico ou decúbito. Teve um episódio de vômito durante a dor de ontem, acompanhado de intensas foto e fonofobia, e na sequência começou a enxergar pontos brilhantes no ar. Durante crises como esta, mal consegue falar.

A paciente tem abusado de dipirona e ibuprofeno, sem sucesso para abortar as crises de dor. Confessa que andou tomando sertralina e rivotril da mãe, se automedicando, devido à vida triste que está vivendo. Quando esteve namorando, utilizava contraceptivo oral combinado. Ela não tem histórico de adoecimentos prévios e apresenta rastreios adequados para a idade. Filha única, nulípara, cuida da casa e dos pais, idosos e hipertensos, com os quais sempre morou. Ela tem novo emprego como caixa de supermercado, onde tem desavenças com o patrão. Está sedentária, é tabagista (fuma três cigarros por dia quando se sente estressada) e nega uso de álcool e outras drogas.

OBJETIVO

Ao exame, Sônia encontra-se consciente, oxímetro mostrando frequência cardíaca (FC) de 90 batimentos por minuto e saturação de oxigênio de 98%, ritmo cardíaco regular, em dois tempos, compatível com pulsos, sem alterações audíveis às auscultas cardíaca e pulmonar. Palpação indolor e sem massas de abdome e pelve.

Em tempo: após analgesia venosa, foi iniciado genograma de Sônia, que relata estresse vivido com tia materna, acamada, pós-derrame, cuidada por Sônia às terças-feiras. Tem medo de que a tia possa morrer em seus braços.

NOTAS DE APRENDIZAGEM

POR QUE ESSE TEMA É RELEVANTE?

A dor de cabeça é uma queixa muito comum na APS e sua avaliação e manejo iniciais podem prevenir incapacitação permanente. Entre essas queixas, mais de 90% são cefaleias primárias. Segundo estudo da Organização Mundial da Saúde (OMS), o Global Burden Disease, a enxaqueca se mantém entre os 20 adoecimentos mais incapacitantes.[1] A enxaqueca impacta fortemente a família – reduzindo atividades familiares – e o trabalho – contribuindo para absenteísmo e presenteísmo com dor. Diagnósticos e tratamentos equivocados das cefaleias primárias são frequentes entre médicos generalistas, acentuando o impacto negativo para os pacientes e o sistema de saúde.

- **PERGUNTAS ABERTAS PARA RACIOCÍNIO DIAGNÓSTICO**

1 Quais informações você acrescentaria à anamnese realizada pela Dra. Joyce para melhor elucidação do caso?

Comentários Para uma análise completa no contexto da atenção primária à saúde, é essencial determinar quando a dor começou, diferenciando entre cefaleia recente (menos de sete dias) e crônica (mais de seis meses). Também é importante avaliar o tempo necessário para atingir o pico da dor e o que a paciente estava fazendo quando a dor começou.

Além disso, é necessário investigar a presença de sintomas associados, como febre, foto/fonofobia, vômitos, dor no pescoço, no crânio e em articulações, déficits neurológicos focais e sonolência. O inquérito sobre o uso de medicações é crucial, especialmente considerando o histórico de automedicação de Sônia com dipirona, ibuprofeno, sertralina e rivotril. Também deve-se questionar sobre gravidez e histórico de câncer, entre outras condições. Essas informações são essenciais para orientar o diagnóstico diferencial e ajudar a identificar possíveis causas subjacentes da cefaleia, além de distinguir entre cefaleias primárias e secundárias, o que pode ter um impacto significativo na escolha do tratamento e no manejo da paciente.

2 Há algum dado a ser acrescentado no exame físico realizado pela Dra. Joyce para uma avaliação mais completa?

Comentários Para uma avaliação física completa no contexto da cefaleia, é importante incluir vários aspectos adicionais. Primeiro, deve-se avaliar o estado vígil da paciente e verificar a presença de febre e hipertensão arterial, que são indicadores importantes de possíveis condições subjacentes. Além disso, é essencial realizar uma avaliação neurológica completa, incluindo pares cranianos, função cerebelar, força e motricidade, sinais de meningismo e possíveis déficits focais. O exame das regiões da cabeça, olhos, ouvidos, nariz e garganta também deve ser detalhado, verificando quaisquer anormalidades que possam estar associadas à cefaleia. No caso de Sônia, pelo relato do exame físico percebe-se a ausência de antropometria e de medição da pressão arterial, ambos cruciais para uma avaliação completa.

3 Como deveria ser realizado o exame neurológico sumário de Sônia?

Comentários Médicos generalistas, sobretudo os recém-formados, muitas vezes não se sentem confiantes para realizar exame neurológico sumário. Aproveite essa pergunta para discussão do exame físico neurológico (sugestão de vídeo no *link* https://abrir.link/neurologia).

4 As características do quadro são compatíveis com cefaleia primária ou secundária?

Comentários As cefaleias primárias incluem condições como enxaqueca, cefaleia tensional e cefaleia em salvas, todas sem uma causa específica identificável. As cefaleias secundárias, por outro lado, resultam de outras condições, como infecções, tumores, lesões na cabeça, hipertensão e uso de medicamento, entre outras. No caso de Sônia, a descrição da dor como unilateral e pulsátil, a presença de náusea, foto e fonofobia, bem como a visualização de pontos brilhantes, são características clássicas de enxaqueca, uma forma de cefaleia primária. Além disso, a ausência de sinais de alarme, como febre persistente e déficit neurológico focal, sugere que a cefaleia não é secundária a uma condição grave. Entretanto, é importante considerar o uso excessivo de analgésicos, como dipirona e ibuprofeno, que pode contribuir para a cefaleia de rebote, um tipo de cefaleia secundária ao uso excessivo de medicamentos. Adicionalmente, o estresse psicossocial significativo e a automedicação com sertralina e rivotril também podem estar contribuindo para o quadro de dor. Esses últimos fatores devem ser considerados na abordagem e no manejo terapêutico do caso.

5 O exame neurológico de pares cranianos, função cerebelar, força e motricidade de Sônia encontram-se sem alterações. No entanto, ela tem dor à palpação de pontos-gatilho no trapézio, os quais intensificam a dor de cabeça, sem sinais de meningismo.

Considerando os novos achados (descritos acima), será necessário algum exame complementar?

Comentários Pacientes que atendem aos critérios para cefaleias primárias, cujas dores são aliviadas por analgésicos, que não mudaram de padrão e que não apresentam sinais de irritação meníngea, exame neurológico ou sinais vitais anormais têm chances remotas de desenvolver uma moléstia grave. Nesses casos, não estão indicados exames de imagem. No entanto, há situações desafiadoras em que a apresentação da cefaleia pode ser atípica, como uma enxaqueca bilateral que não piora com exercício físico, uma cefaleia recorrente descrita como nova pelo paciente, uma enxaqueca incapacitante ou uma hemorragia subaracnóidea moderada que melhora com analgésicos. Em tais casos, pode haver coexistência de características de cefaleias primárias e secundárias, ou comportamentos atípicos que justifiquem uma investigação mais aprofundada. A presença de pontos-gatilho no trapézio que intensificam a dor sugere um componente de cefaleia tensional, que é uma cefaleia primária. No entanto, a coexistência de características de enxaqueca e a automedicação com vários analgésicos aumenta a complexidade do caso. O fato de haver sinais de alarme nem sempre é determinante para a presença de uma cefaleia secundária grave e pode estar presente em cefaleias primárias. Por exemplo, nem todo vômito é sinal de alerta, mas aquele relacionado às complicações do SNC deve ser considerado com cautela. Para cefaleias primárias obscuras, não responsivas, ou para cefaleias secundárias, é importante compartilhar o cuidado com um neurologista. A decisão de solicitar exames complementares deve ser baseada na avaliação clínica detalhada e na presença de fatores que possam sugerir uma condição subjacente mais séria.

6 Considerando que Dra. Joyce realiza exame clínico e descarta o cenário de urgência médica, qual é o diagnóstico mais provável e quais são os critérios que suportam essa conclusão?

Comentários O diagnóstico mais provável para a cefaleia de Sônia é a enxaqueca. Esse diagnóstico é suportado pelos seguintes critérios:

- **Características da dor**:
    - A dor é descrita como unilateral e pulsátil – características típicas de enxaqueca.
    - A paciente relatou a presença de náusea e vômitos durante os episódios de dor – sintomas frequentemente associados a enxaquecas.
- **Sintomas associados**:
    - Presença de foto e fonofobia (sensibilidade à luz e ao som) – sintomas comuns em crises de enxaqueca.
    - A visualização de pontos brilhantes no ar, conhecida como escotomas cintilantes, é um sintoma visual característico das auras de enxaqueca.

- **História da dor** – A paciente tem uma história de dor de cabeça recorrente, com crises intermitentes mais frequentes nos últimos três meses, um padrão consistente com enxaqueca crônica.
- **Exclusão de outras causas** – A ausência de sinais de alarme, como febre persistente, déficit neurológico focal ou alteração do estado mental, apoia a exclusão de outras causas secundárias graves de cefaleia.

Ao considerar esses critérios, o diagnóstico de enxaqueca é fortemente sugerido. No caso da enxaqueca, suas fases estão bem conhecidas (Figura 9.1). Alguns sinais clínicos são premonitórios da dor, outros sinais neurológicos focais transitórios constituem a aura, que pode se manifestar de diferentes maneiras, a saber: visual (*flashs*), sensitiva (formigamento), motora (fraqueza), de linguagem.

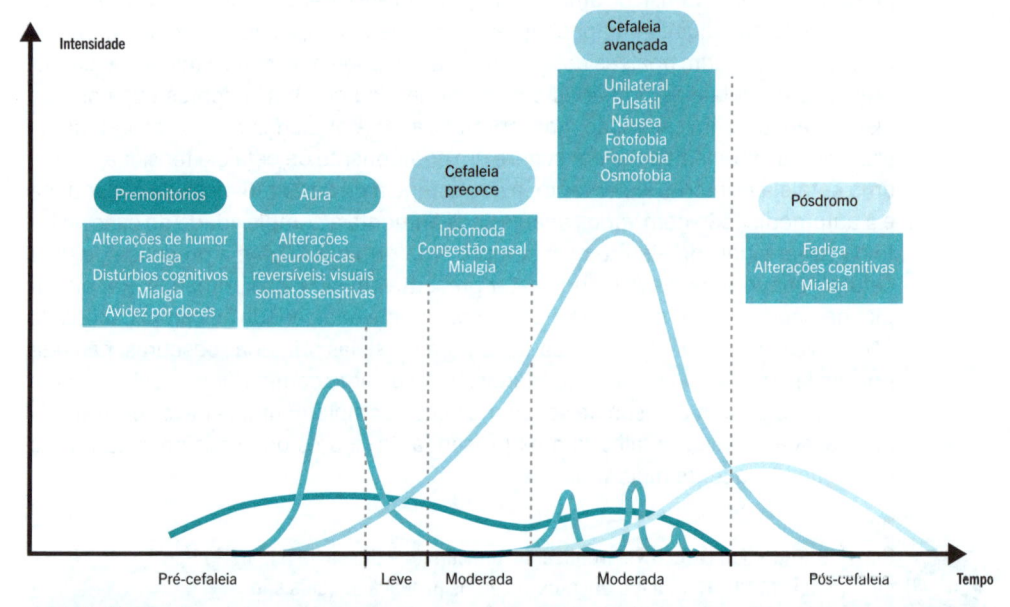

● **FIGURA 9.1**
Fases da enxaqueca.
Fonte: Cady e colaboradores.[2]

7 Quais fatores psicossociais presentes na história de Sônia podem estar contribuindo para sua cefaleia?

Comentários Entre os principais fatores identificados, estão:

- **Estresse ocupacional** – Sônia relatou desavenças com seu patrão no novo emprego como caixa de supermercado, o que contribui para um ambiente de trabalho estressante. O estresse ocupacional é um conhecido fator desencadeante e agravante de cefaleias, especialmente enxaquecas.

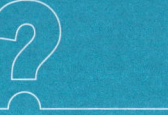

- **Responsabilidades de cuidadora** — Ela cuida dos pais idosos e hipertensos, além de uma tia materna acamada após um derrame. As responsabilidades de cuidadora podem gerar uma carga emocional e física significativa, aumentando o estresse e a pressão psicológica.
- **Isolamento social e falta de suporte** — Sônia é filha única e nulípara, o que pode indicar uma rede de suporte social limitada e contribuir para a exacerbação dos sintomas de cefaleia.
- **Sedentarismo e hábitos de vida** — A paciente está sedentária e é tabagista, sendo que ambos os fatores podem agravar os episódios de dor.
- **Histórico de relações pessoais** — O término de um relacionamento amoroso pode ter influenciado o estado emocional de Sônia, contribuindo para o estresse e os episódios de cefaleia.

Esses fatores psicossociais devem ser considerados no manejo da cefaleia de Sônia. Intervenções que abordem redução do estresse, suporte psicológico, mudanças nos hábitos de vida e estratégias adequadas de manejo da dor podem ser benéficas para melhorar a qualidade de vida da paciente e reduzir a frequência e a intensidade das cefaleias.

8 Considerando o uso de medicamentos por Sônia, como isso pode impactar seu quadro de cefaleia?

Comentários O uso de medicamentos pode ter um impacto significativo no quadro de cefaleia de Sônia, tanto de forma positiva quanto negativa. Sônia tem abusado de dipirona e ibuprofeno para tentar controlar suas crises de dor, e o uso frequente e inadequado de analgésicos pode levar à cefaleia de rebote, uma condição em que o uso excessivo de medicamentos para alívio da dor pode, paradoxalmente, causar cefaleias crônicas diárias. A automedicação com sertralina (um antidepressivo) e rivotril (um benzodiazepínico) pode indicar uma tentativa de Sônia de tratar sintomas de depressão e ansiedade, porém seu uso inadequado e sem supervisão médica pode levar a efeitos colaterais e interações medicamentosas indesejadas. Sônia utilizou contraceptivo oral combinado no passado, o que pode estar associado a um aumento do risco de enxaqueca em algumas mulheres, especialmente aquelas com histórico de enxaqueca com aura. Embora ela não esteja utilizando contraceptivo oral combinado atualmente, é importante considerar esse histórico na avaliação global da paciente.

● PERGUNTAS FECHADAS PARA RACIOCÍNIO DIAGNÓSTICO

1 Qual dos gráficos apresentados na Figura 9.2 representaria melhor a descrição da dor de Sônia?

A   Cefaleia de início súbito recente
B   Cefaleia progressiva recente
C   Cefaleia paroxística recorrente
D   Cefaleia diária crônica

[Gráficos: A - Cefaleia de início súbito recente; B - Cefaleia progressiva recente; C - Cefaleia paroxística recorrente; D - Cefaleia diária crônica]

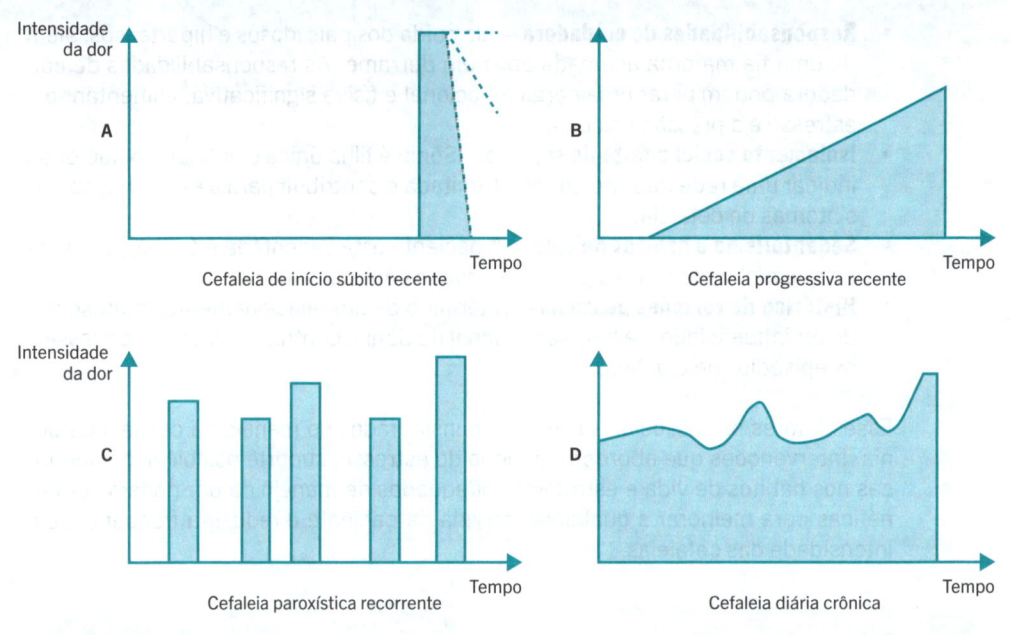

● **FIGURA 9.2**
Tipos de dor de cabeça.
Fonte: Moisset e colaboradores.[3]

Alternativa correta C

Comentários Esses padrões não são suficientes para definir o diagnóstico, mas podem apoiá-lo, uma vez que as cefaleias de início recente acendem alertas para causas secundárias, e as recorrentes, para riscos de cronificação incapacitante.

2 Os seguintes tipos de cefaleias compõem diagnóstico diferencial no caso de Sônia. A fim de rememorar critérios diagnósticos para essas dores, correlacione as colunas:

1 Cefaleia tensional
2 Enxaqueca
3 Cefaleia em salvas

a. Dor muito intensa frequentemente confundida com cefaleias secundárias
b. Caráter de pressão ou aperto, localização bilateral
c. Fotofobia ou fonofobia
d. Congestão nasal ou rinorreia

A 1b; 2d; 3a
B 1b; 2a; 3d
C 1b; 2c; 3a
D 1d; 2b; 3c

Alternativa correta C

Comentários Para a avaliação das cefaleias, é fundamental observar os critérios da International Headache Society (IHS), que ajudam a diferenciar entre cefaleia tensional e enxaqueca. As cefaleias tensionais são mais prevalentes, caracterizadas por uma dor bilateral, de intensidade leve a moderada, com sensação de pressão ou aperto, sem sintomas associados significativos. Por outro lado, as enxaquecas são mais severas, frequentemente unilaterais e pulsáteis, acompanhadas de náuseas, vômitos e foto/fonofobia, sendo uma causa mais comum de consultas médicas devido à sua gravidade e ao seu impacto na qualidade de vida. A cefaleia em salvas é uma forma menos comum de cefaleia primária, mas é marcada por dor extremamente intensa, que surge em poucos minutos e pode ser acompanhada de sintomas autonômicos, como lacrimejamento e congestão nasal. Devido à sua intensidade e rápida instalação, é considerada uma emergência neurológica e requer atenção imediata.

Nos casos em que a apresentação clínica da cefaleia é atípica ou existe a possibilidade de uma cefaleia secundária, exames de imagem, como tomografia computadorizada (TC) ou ressonância magnética (RM), podem ser necessários para excluir condições subjacentes graves. Isso é particularmente relevante se o paciente não realizou exames de imagem recentes.

A Figura 9.3 traz um fluxograma sugerido para a abordagem das cefaleias na APS, o qual pode ajudar os profissionais de saúde a realizarem uma avaliação sistemática e eficiente.

3 Caso Sônia apresentasse sinais de alerta durante a consulta, a Dra. Joyce poderia encaminhar a paciente ao pronto-socorro para investigações indisponíveis na APS. Dos sinais a seguir, todos indicam investigação de causa secundária para a cefaleia, EXCETO:

A Cefaleia que não melhora com uso diário de analgésico
B Despertar noturno e vômitos em jato
C Ataxia e alteração visual
D Início da dor após 50 anos de idade

Alternativa correta A

Comentários Para facilitar este diagnóstico diferencial, o estudo SNOOP10 desenvolveu um mnemônico que lista as cefaleias secundárias mais prevalentes, ressaltando as importantes bandeiras vermelhas a serem checadas. As bandeiras vermelhas para cefaleia secundária (SNOOP) são:[5]

- *Systemic* (**Sistêmicos**) – Infecção (meningite), HIV, drogas, distúrbio intracraniano não vascular.
- *Neurologic* (**Neurológicos**) – Déficit focal, convulsão, papiledema, sinais secundários a trauma.
- *Older* (**Idade**) > **50 anos** – Arterite de células gigantes, neoplasias.
- *Onset* (**Apresentação em início súbito**) – Hemorragia subaracnóidea, distúrbios vasculares intracranianos.
- *Pattern* (**Mudança no padrão**) – Neoplasias, distúrbios intracranianos.

Para mais informações, leia o trabalho de Do e colaboradores.[5]

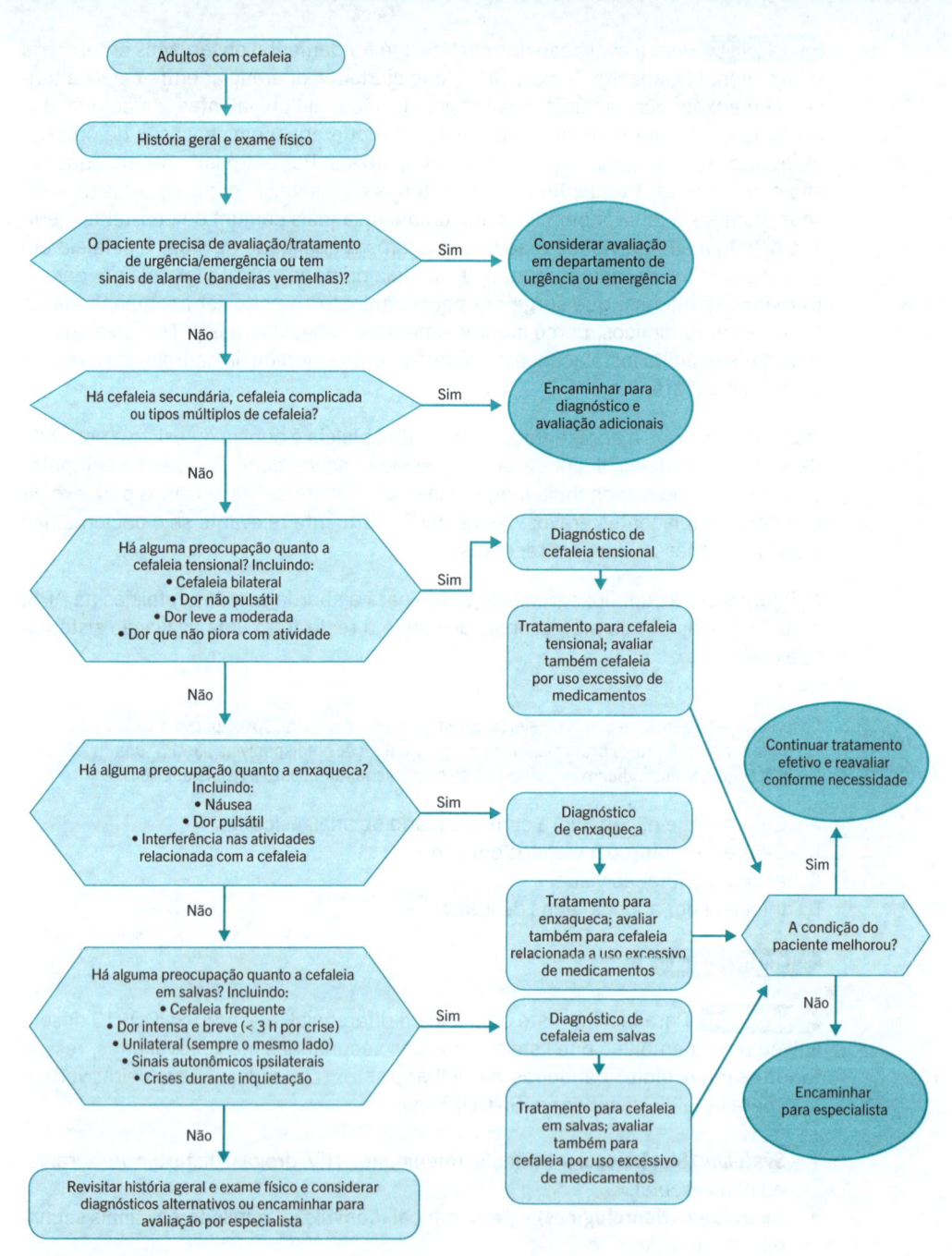

```
                    ┌─────────────────────┐
                    │ Adultos com cefaleia│
                    └──────────┬──────────┘
                               ▼
                 ┌───────────────────────────┐
                 │ História geral e exame físico │
                 └─────────────┬─────────────┘
                               ▼
        ┌──────────────────────────────────┐    Sim    ┌─────────────────────┐
        │ O paciente precisa de avaliação/  ├──────────▶│ Considerar avaliação│
        │ tratamento de urgência/emergência │           │ em departamento de  │
        │ ou tem sinais de alarme           │           │ urgência ou emergência│
        │ (bandeiras vermelhas)?            │           └─────────────────────┘
        └───────────────┬──────────────────┘
                        │ Não
                        ▼
        ┌──────────────────────────────────┐    Sim    ┌─────────────────────┐
        │ Há cefaleia secundária, cefaleia │──────────▶│ Encaminhar para     │
        │ complicada ou tipos múltiplos    │           │ diagnóstico e       │
        │ de cefaleia?                     │           │ avaliação adicionais│
        └───────────────┬──────────────────┘           └─────────────────────┘
                        │ Não
                        ▼
    ┌──────────────────────────────────────┐  Sim   ┌─────────────────────┐
    │ Há alguma preocupação quanto a       ├───────▶│ Diagnóstico de      │
    │ cefaleia tensional? Incluindo:       │        │ cefaleia tensional  │
    │  • Cefaleia bilateral                │        └──────────┬──────────┘
    │  • Dor não pulsátil                  │                   ▼
    │  • Dor leve a moderada               │        ┌─────────────────────┐
    │  • Dor que não piora com atividade   │        │ Tratamento para     │
    └───────────────┬──────────────────────┘        │ cefaleia tensional; │
                    │ Não                           │ avaliar também      │
                    ▼                               │ cefaleia por uso    │
                                                    │ excessivo de        │
                                                    │ medicamentos        │
                                                    └──────────┬──────────┘
                                                               │
    ┌──────────────────────────────────────┐                   │
    │ Há alguma preocupação quanto a       │                   │        ┌──────────────────┐
    │ enxaqueca? Incluindo:                │  Sim  ┌─────────────────┐  │ Continuar        │
    │  • Náusea                            ├──────▶│ Diagnóstico     │  │ tratamento       │
    │  • Dor pulsátil                      │       │ de enxaqueca    │  │ efetivo e        │
    │  • Interferência nas atividades      │       └────────┬────────┘  │ reavaliar conforme│
    │    relacionada com a cefaleia        │                ▼           │ necessidade      │
    └───────────────┬──────────────────────┘       ┌─────────────────┐  └─────────▲────────┘
                    │ Não                          │ Tratamento para │            │ Sim
                    ▼                              │ enxaqueca;      │            │
                                                   │ avaliar também  │   ┌─────────────────┐
                                                   │ para cefaleia   ├──▶│ A condição do   │
                                                   │ relacionada a   │   │ paciente melhorou?│
                                                   │ uso excessivo   │   └────────┬────────┘
                                                   │ de medicamentos │            │ Não
                                                   └─────────────────┘            ▼
    ┌──────────────────────────────────────┐  Sim  ┌─────────────────┐
    │ Há alguma preocupação quanto a       ├──────▶│ Diagnóstico de  │   ┌─────────────────┐
    │ cefaleia em salvas? Incluindo:       │       │ cefaleia em     │   │ Encaminhar      │
    │  • Cefaleia frequente                │       │ salvas          │   │ para especialista│
    │  • Dor intensa e breve (< 3 h por crise)│    └────────┬────────┘   └─────────────────┘
    │  • Unilateral (sempre o mesmo lado)  │                ▼
    │  • Sinais autonômicos ipsilaterais   │       ┌─────────────────┐
    │  • Crises durante inquietação        │       │ Tratamento para │
    └───────────────┬──────────────────────┘       │ cefaleia em     │
                    │ Não                          │ salvas; avaliar │
                    ▼                              │ também para     │
    ┌──────────────────────────────────────┐       │ cefaleia por uso│
    │ Revisitar história geral e exame     │       │ excessivo de    │
    │ físico e considerar diagnósticos     │       │ medicamentos    │
    │ alternativos ou encaminhar para      │       └─────────────────┘
    │ avaliação por especialista           │
    └──────────────────────────────────────┘
```

● **FIGURA 9.3**
Fluxograma para avaliação da cefaleia na atenção primária à saúde.
Fonte: Sico e colaboradores.[4]

● PERGUNTAS ABERTAS PARA ABORDAGEM TERAPÊUTICA

1 Que tipo de ferramentas de apoio para avaliação clínica pode ser utilizado para analisar o impacto da cefaleia na vida de Sônia?

Comentários Para avaliar o impacto da cefaleia na vida de Sônia, podemos utilizar ferramentas como o Headache Impact Test (HIT-6) ou o Migraine Disability Assessment (MIDAS). O HIT-6 é um questionário simples que ajuda a medir o impacto das cefaleias na vida diária, avaliando aspectos como dor, limitações sociais e atividades diárias. O MIDAS quantifica a deficiência relacionada à enxaqueca em termos de dias perdidos de trabalho ou atividades, fornecendo uma visão clara da gravidade da condição. Essas ferramentas podem guiar o plano de tratamento, identificando áreas específicas onde a intervenção pode melhorar a qualidade de vida da paciente.

2 Quais são as possibilidades de manejo farmacológico para a cefaleia de Sônia?

Comentários A enxaqueca é uma condição prevalente, mas subtratada; frequentemente, há encaminhamentos equivocados para o especialista focal, o que justificaria melhores treinamentos para graduação e médicos formados. Para o tratamento abortivo das crises de enxaqueca de Sônia, pode-se prescrever um triptano, como o sumatriptano (50-100 mg), administrado ao início da dor. Para profilaxia, betabloqueadores como o propranolol (40-160 mg/dia), amitriptilina (25-150 mg/dia) ou anticonvulsivantes como o topiramato (50-100 mg/dia) podem ser considerados (Figura 9.4). É crucial educar Sônia sobre a importância de não usar analgésicos mais de duas vezes por semana para evitar a cefaleia de rebote. Além disso, devem ser observadas contraindicações específicas, como, por exemplo, asma (betabloqueadores), arritmia (amitriptilina) e doença renal (topiramato) antes da decisão clínica e monitorar regularmente a eficácia e os efeitos colaterais desses medicamentos, ajustando as doses conforme necessário.

3 Qual tratamento não farmacológico poderia ser proposto para os pontos-gatilho miofasciais no músculo trapézio de Sônia?

Comentários O tratamento não farmacológico para os pontos-gatilho miofasciais pode incluir fisioterapia, que oferece técnicas de alongamento e fortalecimento muscular, além de massagem terapêutica para aliviar a tensão muscular. A acupuntura é utilizada para tratar cefaleias primárias ou secundárias a pontos-gatilho miofasciais. Embora ainda carente de evidências, uma revisão Cochrane revelou redução na frequência das crises de cefaleia com o uso dessa técnica.[6] Técnicas de relaxamento como a meditação, prática regular de exercícios físicos, ioga, compressão isquêmica e outras práticas integrativas e complementares em saúde (PICS) podem ser usadas como terapêutica complementar de forma personalizada e em decisão compartilhada.

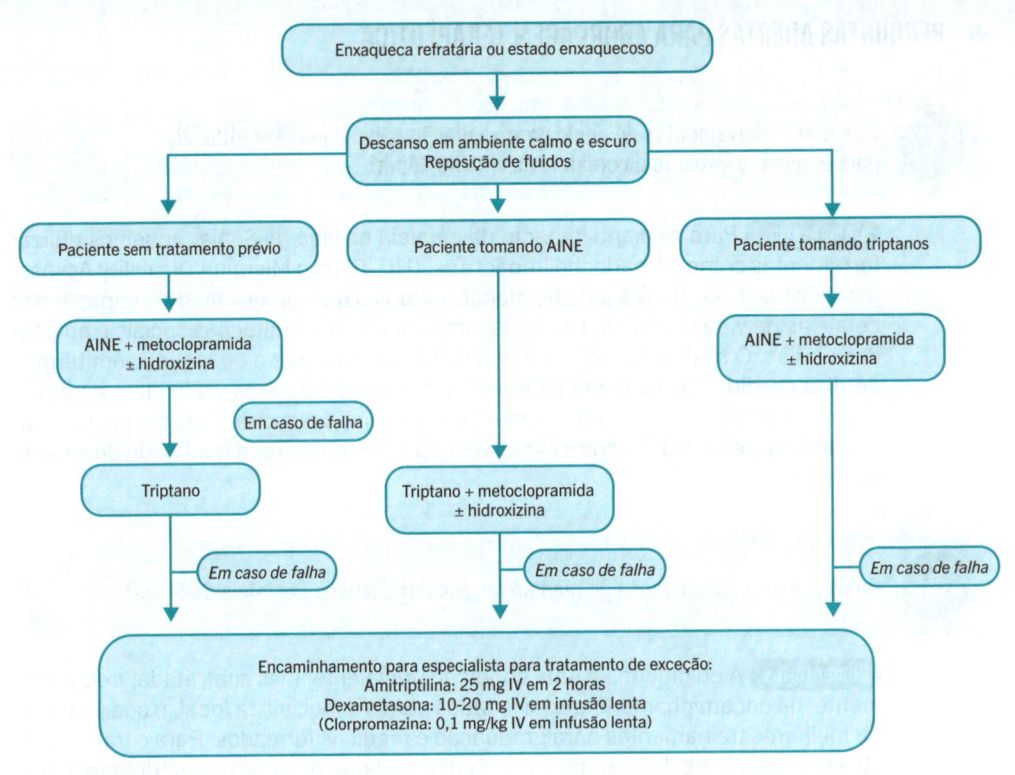

```
┌─────────────────────────────────────────┐
│  Enxaqueca refratária ou estado enxaquecoso  │
└─────────────────────────────────────────┘
                    ↓
┌─────────────────────────────────────────┐
│  Descanso em ambiente calmo e escuro    │
│  Reposição de fluidos                   │
└─────────────────────────────────────────┘
```

```
┌──────────────────────────┐   ┌──────────────────────┐   ┌──────────────────────────┐
│ Paciente sem tratamento  │   │ Paciente tomando AINE│   │ Paciente tomando triptanos│
│ prévio                   │   │                      │   │                          │
└──────────────────────────┘   └──────────────────────┘   └──────────────────────────┘
           ↓                              ↓                            ↓
┌──────────────────────┐                                    ┌──────────────────────┐
│ AINE + metoclopramida│                                    │ AINE + metoclopramida│
│ ± hidroxizina        │                                    │ ± hidroxizina        │
└──────────────────────┘                                    └──────────────────────┘
           ↓  (Em caso de falha)                                       ↓
┌──────────────────────┐       ┌──────────────────────────┐
│ Triptano             │       │ Triptano + metoclopramida│
│                      │       │ ± hidroxizina            │
└──────────────────────┘       └──────────────────────────┘
     Em caso de falha                Em caso de falha              Em caso de falha
```

```
┌─────────────────────────────────────────────────────────────┐
│ Encaminhamento para especialista para tratamento de exceção:│
│   Amitriptilina: 25 mg IV em 2 horas                        │
│   Dexametasona: 10-20 mg IV em infusão lenta                │
│   (Clorpromazina: 0,1 mg/kg IV em infusão lenta)            │
└─────────────────────────────────────────────────────────────┘
```

● **FIGURA 9.4**
Tratamento para enxaqueca refratária.
Fonte: Moisset e colaboradores.[3]

---

4 Caso Sônia voltasse a namorar, qual orientação imprescindível deveria ser dada no contexto da cefaleia, considerando o quadro apresentado?

Comentários Se Sônia voltasse a namorar, seria crucial orientá-la sobre o impacto dos contraceptivos hormonais na enxaqueca, especialmente se ela tiver enxaqueca com aura, devido ao risco de trombose cerebral aumentado pelo uso do estrogênio. Recomendar métodos contraceptivos não hormonais seria prudente. Também seria importante discutir o manejo do estresse emocional e a necessidade de uma comunicação aberta com o parceiro sobre sua condição e as possíveis limitações durante as crises de cefaleia. O suporte do parceiro poderia ser um elemento-chave para a melhora da qualidade de vida de Sônia.

5 Quais são as orientações dietéticas e de estilo de vida recomendadas para Sônia a fim de reduzir a frequência e a intensidade das crises de enxaqueca?

Comentários Orientações dietéticas para pacientes com enxaqueca devem incluir a identificação e a evitação de alimentos desencadeantes, como cafeína, álcool, queijos maturados e alimentos ricos em tiramina. Recomendar uma dieta equilibrada, rica em frutas, vegetais e grãos integrais, é importante. Evitar longos períodos de jejum e manter uma hidratação adequada também pode ajudar a prevenir crises de enxaqueca.

6 **Como abordar a educação do paciente sobre a automedicação e os riscos associados ao uso inadequado de medicamentos?**

Comentários É essencial educar Sônia sobre os riscos da automedicação, especialmente com medicamentos como sertralina e rivotril, que podem causar dependência e outros efeitos adversos. Explicar que a automedicação pode mascarar sintomas importantes e complicar o diagnóstico e o tratamento adequado é crucial. Orientá-la a sempre a conversar com o profissional de saúde antes de iniciar qualquer novo medicamento e a seguir as prescrições e orientações médicas ajudará a prevenir complicações e a melhorar o manejo da enxaqueca.

7 **Qual seria a melhor estratégia a ser adotada pela Dra. Joyce para acompanhamento e monitoramento da eficácia do plano terapêutico proposto?**

Comentários A melhor estratégia de acompanhamento incluiria consultas regulares para monitorar a resposta de Sônia ao tratamento. Algumas sugestões para Dra. Joyce consistem em abordar, nas consultas subsequentes, se a dor desperta a paciente no sono, que seria um sinal vermelho, e avaliar a higiene do sono. Além disso, solicitar uma nota comparativa para a dor, em momentos diferentes, o que pode ser designado como tarefa de elaboração de um diário da dor, para certificar-se sobre o tempo que a cefaleia permanece até vir a cessar, novos sintomas de aura ou sinais neurológicos focais temporários. Da mesma forma, pesquisar hábitos alimentar, intestinal e urinário, que poderiam indicar gatilhos e fatores de risco para enxaqueca, a saber: estresse, privação de sono, mudanças nos níveis de estrogênio, vinho, aspartame, café, chocolate.

8 **Qual é a importância do suporte psicossocial e quais são as possíveis intervenções que poderiam ser oferecidas a Sônia para ajudá-la a lidar com o estresse e a carga emocional associada à sua condição de cuidadora?**

Comentários O suporte psicossocial é fundamental para Sônia, considerando seu papel como cuidadora e os estressores associados. Intervenções como encaminhamento para terapia psicológica ou participação em grupos de suporte podem proporcionar um espaço para ela compartilhar suas experiências e receber apoio emocional. Técnicas de manejo do estresse, como meditação, *mindfulness* e terapia cognitivo-comportamental, podem ser benéficas. Promover atividades de autocuidado e bem-estar mental é essencial para melhorar a qualidade de vida de Sônia e reduzir o impacto do estresse em sua condição de saúde.

PERGUNTAS FECHADAS PARA ABORDAGEM TERAPÊUTICA

1 Qual das seguintes alternativas representa um manejo terapêutico adequado na APS para o caso de Sônia?

A   Clorpromazina por via intravenosa (0,1 mg/kg) em infusão lenta (1 mg/min), um antipsicótico usado para tratamento da dor aguda, podendo-se repetir a dose em 20 minutos. Para casa, prescrever topiramato por via oral (25 mg), diariamente, um anticonvulsivante usado para profilaxia

B   Diclofenaco de sódio por via oral (50 mg), a cada 8 horas, por 3 dias, um anti-inflamatório não esteroide usado para dor aguda. Atenolol por via oral (50 mg), diariamente, um betabloqueador que age como agente profilático para as crises de enxaqueca

C   Paracetamol por via oral (500 mg), a cada 4 horas, um anti-inflamatório não esteroide usado em caso de dor aguda. Tramadol por via oral (50 mg), a cada 6 horas, nos períodos de dor, sendo os opioides a primeira linha de tratamento para cefaleias crônicas recorrentes

D   Dipirona por via intravenosa (2 g), diluída em 20 mL de soro fisiológico, em infusão lenta, um anti-inflamatório não esteroide que também pode ser prescrito para casa, por via oral (1 g), associado a outro anti-inflamatório, como o ibuprofeno, por via oral (400 mg), intercalando ambos a cada 4 horas, até abortar a dor

Alternativa correta D

Comentários A clorpromazina pode ser utilizada para tratamento de enxaqueca aguda, porém tal medicação venosa não é encontrada frequentemente na APS. O topiramato é uma boa opção para a profilaxia da enxaqueca, assim como o propranolol, e não o atenolol descrito na letra B. Ambos os anti-inflamatórios não esteroides podem ser utilizados como abortivos para cefaleias primárias. Deve-se atentar para a diluição e administração correta da dipirona, tendo o cuidado de não prescrever subdoses dos anti-inflamatórios. Os opioides devem ser resguardados como última opção terapêutica, pois podem piorar quadros de dores crônicas.

2 Em relação ao tratamento da enxaqueca, qual das seguintes alternativas está CORRETA?

A   Antidepressivos não devem ser incluídos no plano terapêutico, pois não têm efeito significativo sobre as vias inibitórias da dor crônica

B   Triptanos, ergotamina e anti-CGRPs são medicamentos específicos para enxaqueca que podem ser utilizados depois de a refratariedade a anti-inflamatórios ser identificada

C   Antipsicóticos são frequentemente usados no tratamento da enxaqueca devido à sua eficácia em controlar as crises recorrentes

D   Benzodiazepínicos são uma escolha adequada para o tratamento das crises de enxaqueca devido ao seu efeito relaxante

Alternativa correta B

Comentários A enxaqueca está provavelmente envolvida em um processo de sensibilização neuronal periférica e central, afetando meninges, córtex, tálamo, hipotálamo, núcleos do tronco encefálico e vias de dor cranianas, como a trigeminovascular. Tal via também está alterada na hemicrania paroxística. Em síndromes de sensibilização periférica e central, há uma alteração significativa na concentração de algumas substâncias neuronais, como o peptídeo relacionado ao gene da calcitonina (CGRP) e os opioides endógenos. Anti-CGRPs são medicações específicas para enxaqueca, enquanto opioides não são recomendados devido ao risco de dependência e pouca eficácia a longo prazo. Antidepressivos tricíclicos podem ser usados na profilaxia de cefaleias primárias, atuando nas vias descendentes noradrenérgicas inibitórias da dor. Os triptanos e a ergotamina são eficazes para o tratamento abortivo das crises de enxaqueca. Antipsicóticos, assim como benzodiazepínicos, não são utilizados para o tratamento de enxaquecas. Eles podem ser usados em situações específicas, como tratamento de ansiedade concomitante, mas não são uma escolha adequada como tratamento primário para enxaqueca.

3 Considerando a abordagem da cefaleia de Sônia, qual das seguintes afirmações está CORRETA?

A   Devemos controlar a pressão arterial de Sônia, pois níveis pressóricos elevados são a principal causa de cefaleia primária
B   O caso de Sônia é muito comum na atenção primária, e pacientes com crises frequentes recebem prescrições abortivas e profiláticas regularmente
C   No contexto da atenção primária, as cefaleias primárias, como a diagnosticada em Sônia, são duas vezes mais prevalentes do que as cefaleias secundárias
D   A enxaqueca crônica contribui para a perda de qualidade de vida de Sônia, recomendando-se o uso do método clínico centrado na pessoa e do diário de cefaleia

Alternativa correta D

Comentários Um dos erros comuns é atribuir a dor de cabeça demasiadas vezes a pressão arterial elevada, erros de refração e sinusite. Outros erros incluem o subdiagnóstico, o tratamento com doses subterapêuticas e a falta de prescrições profiláticas e específicas quando indicadas. As cefaleias primárias representam cerca de 90% dos atendimentos em cefaleia na atenção primária e podem ser casos complexos. Portanto, o uso de ferramentas específicas da medicina de família e comunidade, como o método clínico centrado na pessoa e os diários de cefaleia, é essencial para um manejo eficaz e personalizado. A enxaqueca crônica de Sônia, com suas implicações significativas na qualidade de vida, deve ser tratada com uma abordagem que leve em consideração todos os aspectos da saúde da paciente.

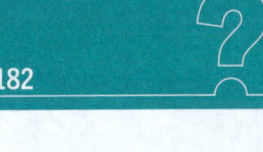

4 No início do caso, a Dra. Joyce vai até a copa tomar umas gotas de dipirona para dor de cabeça. Qual das seguintes afirmações está **CORRETA** em relação ao comportamento da Dra. Joyce e o aprendizado do estudante sobre manejo pessoal de saúde e ética profissional?

A É aceitável que a Dra. Joyce tome medicação sem prescrição durante o horário de trabalho, desde que isso não interfira em sua capacidade de continuar a atender os pacientes adequadamente
B A automedicação da Dra. Joyce pode ser vista como um bom exemplo de como manejar rapidamente sintomas leves para continuar suas atividades de trabalho e não impactar na oferta de serviços na atenção primária à saúde
C A Dra. Joyce deveria procurar assistência médica apropriada fora do horário de trabalho para gerenciar suas próprias condições de saúde, evitando a automedicação durante o expediente
D Profissionais de saúde não precisam seguir as mesmas orientações de manejo de saúde que recomendam aos seus pacientes, pois têm conhecimento médico suficiente para automedicar-se de forma segura

Alternativa correta C

Comentários O comportamento da Dra. Joyce, ao tomar dipirona sem prescrição durante o horário de trabalho, levanta importantes questões sobre automedicação e ética profissional. Embora a intenção de continuar trabalhando e atender os pacientes seja compreensível, é crucial que os profissionais de saúde sigam as mesmas recomendações que dão aos seus pacientes. Se a automedicação for algo frequente, ela pode mascarar sintomas importantes relacionados a diversas condições clínicas. A Dra. Joyce deveria procurar assistência médica adequada para suas condições de saúde fora do horário de trabalho. Isso não só garante um manejo apropriado de sua saúde, contribuindo para sua capacidade de cuidar dos outros de forma eficaz e segura, mas também serve como exemplo para seus colegas e pacientes sobre a importância do autocuidado.

MENSAGENS-CHAVE

- A avaliação da história familiar e social pode revelar aspectos hereditários e fatores estressantes relacionais, em casa ou no trabalho, os quais podem ser gatilhos importantes para as cefaleias.
- A enxaqueca impacta significativamente a vida diária, reduzindo a habilidade para tarefas domésticas, causando ausência em compromissos sociais e influenciando e prejudicando as relações familiares e sociais.
- As comorbidades psiquiátricas, como ansiedade e depressão, e eventos psicossociais estressantes têm alta prevalência entre pacientes com cefaleias primárias e devem ser rastreados.

MENSAGENS-CHAVE

- Segundo McWhinney e Freeman,[7] as classificações das cefaleias são baseadas nas características da doença, e não em pessoas com problemas ou crises no ciclo de vida. Para ele, é muito mais importante, para um desfecho positivo, oferecer a oportunidade de o paciente contar e perguntar tudo que deseja.
- A comunicação clínica é uma ferramenta essencial para favorecer o engajamento do paciente no tratamento e apoiá-lo na adoção de comportamentos saudáveis.
- A educação do paciente é crucial no manejo das cefaleias crônicas, devendo estar focada em desenvolver nos pacientes a habilidade de manejar desde o abortamento da crise até o uso adequado das medidas profiláticas.

REFERÊNCIAS E MATERIAL DE APOIO PARA APROFUNDAMENTO NO TEMA

1. GBD 2016 DALYs and HALE Collaborators. Global, regional, and national disability-adjusted life-years (DALYs) for 333 diseases and injuries and healthy life expectancy (HALE) for 195 countries and territories, 1990-2016: a systematic analysis for the Global Burden of Disease Study 2016. Lancet. 2017;390(10100):1260-344.
2. Cady R, Schreiber C, Farmer K, Sheftell F. Primary headaches: a convergence hypothesis. Headache. 2002;42(3):204-16.
3. Moisset X, Mawet J, Guegan-Massardier E, Bozzolo E, Gilard V, Tollard E, et al. French Guidelines for the Emergency Management of Headaches. Rev Neurol (Paris). 2016;172(6-7):350-60.
4. Sico JJ, Macedo F, Lewis J, Spevak C, Vogsland R, Ford A, et al. The primary care management of headache: synopsis of the 2020 U.S. Department of Veterans Affairs and U.S. Department of Defense Clinical Practice Guideline. Mil Med. 2022; 187(9):1091-102.
5. Do TP, Remmers A, Schytz HW, Schankin C, Nelson SE, Obermann M, et al. Red and orange flags for secondary headaches in clinical practice: SNNOOP10 list. Neurology. 2019;92(3):134-44.
6. Linde K, Allais G, Brinkhaus B, Fei Y, Mehring M, Vertosick EA, et al. Acupuncture for the prevention of episodic migraine. Cochrane Database Syst Rev. 2016;2016(6):CD001218.
7. McWhinney IR, Freeman T. Cefaleia. In: McWhinney IR, Freeman T. Manual de medicina de família e comunidade. 3. ed. Porto Alegre: Artmed; 2010. Cap. 12.

MATERIAL DE APOIO

AlQuliti KW, Alhujeily RM. Medication-overuse headache: clinical profile and management strategies. Neurosciences (Riyadh). 2023;28(1):13-8.

Braschinsky M, Haldre S, Kals M, Iofik A, Kivisild A, Korjas J, et al. Structured education can improve primary-care management of headache: the first empirical evidence, from a controlled interventional study. J Headache Pain. 2016;17:24.

Gago-Veiga AB, Camiña Muñiz J, García-Azorín D, González-Quintanilla V, Ordás CM, Torres-Ferrus M, et al. Headache: what to ask, how to examine, and which scales to use. Recommendations of the Spanish Society of Neurology's Headache Study Group. Neurologia (Engl Ed). 2019;S0213-4853(19):30024-6.

Headache Classification Committee of the International Headache Society (IHS) The international classification of headache disorders, 3rd edition. Cephalalgia. 2018;38(1):1-211.

Kosinski M, Bayliss MS, Bjorner JB, Ware JE, Garber WH, Batenhorst A, et al. A six-item short-form survey for measuring headache impact: the HIT-6. Qual Life Res. 2003;12(8):963-74.

Lampl C, Thomas H, Stovner LJ, Tassorelli C, Katsarava Z, Lainez JM, et al. Interictal burden attributable to episodic headache: findings from the Eurolight project. J Headache Pain. 2016;17:9.

Lipton RB, Bigal ME, Kolodner K, Stewart WF, Liberman JN, Steiner TJ. The family impact of migraine: population-based studies in the USA and UK. Cephalalgia. 2003;23(6):429-40.

Loder E, Weizenbaum E, Frishberg B, Silberstein S; American Headache Society Choosing Wisely Task Force. Choosing wisely in headache medicine: the American Headache Society's list of five things physicians and patients should question. Headache. 2013;53(10):1651-9.

Pascual J, Sánchez-Escudero A, Castillo J. Necesidades de formación del médico de atención primaria en cefaleas. Neurologia. 2010;25(2):104-7.

Porst M, Wengler A, Leddin J, Neuhauser H, Katsarava Z, von der Lippe E, et al. Migraine and tension-type headache in Germany. Prevalence and disease severity from the BURDEN 2020 Burden of Disease Study. J Health Monit. 2020;5(Suppl 6):2-24.

Silva MM, Schultze ACB, Cavalheiro BP, Meyer LF, Fronchetti JA, Mercer PBS, et al. Profile and generalist physician knowledge about neurology in emergency department: headache management. Arq Neuropsiquiatr. 2020;78(1):44-9.

Steiner TJ, Stovner LH, editors. Societal impact of headache: burden, costs and response. New York: Springer Cham; 2019.

Valade D. Chronic migraine. Rev Neurol. 2013;169(5):419-26.

DOUTORA, MEU BEBÊ NÃO PARA DE CHORAR E COLOCAR A MÃO NO OUVIDINHO!

CASO CLÍNICO 10

JULIANA OLIVEIRA SOARES

SINOPSE

Trata-se de um caso de criança de 1 ano trazida para atendimento em unidade básica de saúde (UBS) em uma sexta-feira; a mãe relata que a filha está chorando mais que o normal há um dia, sempre levando a mão ao **ouvido** direito, e acha que a criança está tendo "febre interna" (a criança está quente, mas a temperatura máxima relatada foi de 37,2 °C). Apesar de não perceber secreção, acha que pode ser uma infecção de ouvido, em razão da mudança de comportamento da filha. Ao exame físico, a criança apresenta obstrução e secreção nasal hialina, está afebril, eupneica, e a ausculta e a otoscopia não mostram alterações significativas. A condução do caso deve considerar os diagnósticos diferenciais relacionados aos sintomas e a experiência de cuidado da mãe.

OBJETIVOS DE APRENDIZAGEM DO CASO

1. Relembrar que otalgia é apenas um sintoma, não sendo sinônimo de otite média aguda.
2. Conhecer os principais diagnósticos nosológicos relacionados à otalgia, incluindo otite média aguda (leve, moderada e grave), otite externa aguda, rolha de cerume e corpo estranho otológico.
3. Compreender os possíveis diagnósticos diferenciais associados ao sintoma de otalgia.
4. Abordar medidas preventivas e cuidados domiciliares no manejo da otalgia. Valorizar o uso de medidas não farmacológicas no manejo da dor de ouvido em crianças.

- ⑤ Refletir sobre o uso indiscriminado de antibióticos e seu impacto na prática clínica.
- ⑥ Revisar o manejo farmacológico da otalgia, considerando as especificidades de cada caso clínico.
- ⑦ Avaliar critérios de gravidade e indicação de encaminhamento para unidade de pronto-atendimento.

DESCRIÇÃO DO CASO

SUBJETIVO

Mariana foi trazida à unidade básica de saúde pela mãe Carmen em uma sexta-feira para atendimento médico. Carmen tem 39 anos, é tabagista, mãe solo, auxiliar de escritório, tendo única gestação planejada e desejada.

Carmen relata que a filha está chorando mais do que o normal desde o dia anterior pela manhã (há 24 horas aproximadamente), sempre levando a mão ao ouvido direito, e acha que a criança está tendo "febre interna" (a criança está quente, mas a temperatura máxima relatada foi de 37,2 °C). Apesar de não perceber secreção no ouvido, acha que pode ser uma inflamação, em razão do comportamento da filha. Durante a consulta, falou que deu, no dia anterior, uma dose de amoxicilina para a menina (em tom de confissão), mas que não percebeu melhora e por isso resolveu trazê-la neste dia, uma vez que precisa resolver logo a situação, porque a escola de educação infantil que a menina frequenta não aceita ficar com crianças doentes e ela não pode faltar ao trabalho.

Mariana foi aleitada exclusivamente até os 3 meses, pois Carmen precisou voltar ao trabalho e deixava a filha durante o dia com a avó. Contudo, desde os 9 meses de idade, Carmen conseguiu vaga em uma escola para Mariana. Está com o calendário vacinal em dia e as consultas de puericultura também.

Não é a primeira vez que a menina fica doente nos últimos meses. Há um mês esteve em consulta, em um domingo, em uma unidade de pronto-atendimento devido a sintomas gripais e aparente dor no ouvido esquerdo, quando foi prescrita amoxicilina (que sobrou e por isso Carmen ainda tinha o medicamento em casa).

OBJETIVO

Ao exame físico, Mariana é uma criança eutrófica e em bom estado geral, apresentando obstrução e secreção nasal hialina, mostrando-se afebril (temperatura axilar de 36,9 °C sem uso recente de antitérmicos) e eupneica, com ausculta pulmonar normal. Não há sinais inflamatórios periauriculares, e, à otoscopia: canal auditivo dentro dos padrões de normalidade e membrana timpânica com leve hiperemia bilateralmente (estava chorando durante o exame), sem nível líquido ou secreções.

Ao ser arguida sobre outras medidas caseiras, Carmen disse que pingou algumas gotas de dipirona no ouvido direito de Mariana porque a avó da menina recomendou.

A residente de medicina de família e comunidade (MFC) que estava atendendo Mariana e Carmen, diante de tais informações, chegou para discussão de caso com sua preceptora com a seguinte prescrição (já apresentada à mãe da menina):

- Ibuprofeno gotas (dose calculada por kg) de 6/6 horas por 5 dias.
- Orientações de retorno se necessário.

No entanto, a residente comenta que Carmen reclamou porque acha que a conduta não vai resolver o problema da filha e, por isso, solicita ajuda da preceptora para convencer a mãe de que sua conduta está correta.

NOTAS DE APRENDIZAGEM

POR QUE ESSE TEMA É RELEVANTE?

O sintoma "dor de ouvido" é de extrema relevância por alguns motivos, incluindo os seguintes:[1-3]

- É um dos problemas que mais levam à prescrição indiscriminada de antimicrobianos na faixa etária infantil.
- É uma causa frequente de procura por atendimento na atenção primária à saúde, pronto-atendimentos e pronto-socorros pediátricos, sendo a otite média aguda uma das causas de otalgia mais frequente, responsável isoladamente por atingir pelo menos 50% das crianças até 2 anos de idade.
- É um sintoma relacionado a diversos diagnósticos diferenciais, que vão desde apenas dor, cerume impactado, manipulação indevida do conduto auditivo, corpo estranho ou otite externa sem gravidade, até uma otite média aguda grave e complicações potencialmente fatais, como mastoidite e meningite.

Por esses motivos, o bom manejo do quadro é de suma importância aos profissionais da atenção primária, sobretudo da especialidade de MFC.

OUTROS PONTOS QUE PODEM SER ESTUDADOS A PARTIR DO CASO

O caso foi organizado de modo que seja possível abordar a temática a partir de um caso real e toda uma trilha de aprendizado e suas possibilidades de desfechos. Assim, pode-se explorar o assunto de forma ampla e desenvolver habilidades atitudinais e conhecimentos clínicos.

Embora o caso apresentado seja, aparentemente, de fácil resolução, é importante desenvolver um raciocínio lógico que ajude também a não cair em armadilhas, que vão desde subestimar os sintomas até fazer uma prescrição inapropriada de um antimicrobiano.

● PERGUNTAS ABERTAS PARA RACIOCÍNIO DIAGNÓSTICO

1 Que pergunta seria importante para complementar o relato e melhor caracterizar o perfil de recorrência da queixa feita pela mãe?

Comentários Algumas perguntas importantes nesse caso seriam: "Quantas vezes a criança já esteve com os mesmos sintomas? Houve algum agravamento em algum dos episódios anteriores?". Lembre-se que a presença de sinais/sintomas anteriores não significa que foram estabelecidos diagnósticos nosológicos. Essa diferença é extremamente importante para a delimitação de quadros de recorrência e, por conseguinte, para seu tratamento correto. Por exemplo, para o diagnóstico de otite média aguda recorrente, faz-se necessária a documentação de três ou mais episódios isolados nos últimos seis meses, ou quatro ou mais episódios nos últimos 12 meses, com ao menos um episódio nos últimos seis meses.[1]

2 Quais são os principais sinais e sintomas relacionados à otalgia a serem considerados para estabelecer um diagnóstico?

Comentários Deve-se estar atento à presença de sinais de inflamação da membrana timpânica, otorreia, dor ao toque e vermelhidão atrás das orelhas, febre, vômitos, anorexia, alteração do sono, choro persistente e irritabilidade, letargia, etc. Esses sintomas e sinais direcionarão a um diagnóstico e à gravidade da doença.[1,3]

3 Faz-se necessário algum exame complementar para elucidação diagnóstica de um quadro de dor de ouvido?

Comentários Em geral, a elucidação diagnóstica das causas de otalgia é feita de forma essencialmente clínica, não sendo necessários exames complementares.[1,4]

4 Quais são os diagnósticos diferenciais relacionados ao quadro apresentado?

Comentários Primeiro, é preciso lembrar que a otalgia é um sintoma e, como tal, não é sinônimo de otite média aguda, apesar de ser a principal causa primária de dor no ouvido em crianças. Dessa forma, outros problemas devem ser considerados, tais como presença de corpo estranho, otite externa, infecções de vias aéreas superiores, manipulação inapropriada do pavilhão auditivo, barotrauma e outros tipos de trauma, rolha de cerume, mastoidite, etc.[4]

É importante ressaltar que existem também as causas secundárias de dor de ouvido e que acometem principalmente adultos. Para se aprofundar nesse tema, recomenda-se a leitura das Tabelas 1 e 2 do artigo Earwood e colaboradores.[4]

5 Considerando que a otite média aguda é o problema mais frequente relacionado à dor no ouvido em crianças, como se caracteriza a classificação de gravidade?

Comentários Primeiro, é preciso lembrar que não existe otite média aguda sem sinais inflamatórios da membrana timpânica. Logo, para o diagnóstico de otite média aguda, faz-se necessária a presença de dor no ouvido e de sinais inflamatórios na membrana timpânica (abaulamento, opacidade, hiperemia, etc.), podendo ou não haver febre. Contudo, por ser um diagnóstico essencialmente clínico, quanto mais sinais e sintomas presentes, maior será o valor preditivo positivo para o diagnóstico.[5]

Quanto à classificação, a otite média aguda pode ser:[5]

- Não complicada: otite média aguda sem otorreia
- Otite média aguda leve ou não grave: quando há otalgia leve e temperatura < 39 °C
- Otite média aguda grave: quando há otalgia moderada a intensa, ou febre > 39 °C

6 Considerando os sinais e sintomas de gravidade de otite média aguda, como explicá-los à mãe e a outros cuidadores de forma inteligível?

Comentários É preciso estar atento à importância da boa comunicação com os usuários, tanto verbal quanto não verbal. Portanto, deve-se ter em mente, entre outros aspectos para além da simples substituição de termos técnicos por palavras de uso popular.[6]

● PERGUNTAS FECHADAS PARA RACIOCÍNIO DIAGNÓSTICO

1 Considerando o presente caso clínico, marque a alternativa correta sobre o provável diagnóstico:

A Trata-se de uma otite externa aguda sem gravidade
B Trata-se de uma otalgia leve relacionada a um quadro de infecção de vias aéreas superiores
C Trata-se de uma otite média aguda grave
D Trata-se de um quadro inicial de meningite devido à irritabilidade da criança

Alternativa correta B

Comentários O quadro clínico e o exame físico da criança não trazem elementos que apontem para uma infecção de canal, periauricular ou de membrana timpânica. Logo, trata-se apenas de uma dor de ouvido secundária a um quadro de infecção de vias aéreas superiores. Nos casos de dor de ouvido em criança com poucos sintomas associados, deve-se lembrar sempre de perguntar se houve manipulação do conduto auditivo da criança, seja com cotonete, administração de substâncias irritativas ou objetos. Estas também são causas de dor no ouvido.

O profissional assistente deve lembrar ainda que um quadro de otite externa apresenta sinais inflamatórios e/ou placas/secreção em conduto auditivo.[7]

Já no quadro de otite média aguda grave, necessariamente há febre e sinais inflamatórios em membrana timpânica (hiperemia e abaulamento).[7]

2 Que fatores de risco para otite média aguda estão relacionados a esta criança?

A Mãe tabagista
B Aleitamento materno adequado
C Uso de chupeta
D Otite média aguda anterior

Alternativa correta A

Comentários Alguns fatores são considerados como de risco para o desenvolvimento de otites, tais como tabagismo familiar, interrupção precoce do aleitamento materno e frequência em escola de educação infantil, além do uso de chupeta e mamadeira. Outrossim, existem fatores que são protetivos, como aleitamento materno exclusivo no primeiro semestre de vida e alimentação rica em frutas.[3]

3 Se a criança tivesse, além da dor no ouvido, apresentado abaulamento da membrana timpânica e febre de 39 °C após quatro dias do início dos sintomas, o diagnóstico mudaria?

A Não, seria o mesmo
B Não, mas a conduta mudaria
C Sim, e a conduta também mudaria
D Sim, mas a conduta certamente seria a mesma

Alternativa correta C

Comentários A resposta é sim, pois, considerando o enunciado, já está caracterizado o quadro de otite média aguda. E devido ao tempo de doença e ao aparecimento de febre, é possível categorizar o quadro como otite média aguda grave com indicação de uso de antibiótico.[1]

4 Que sinais clínicos à otoscopia devem ser valorizados pelo profissional por serem mais característicos de otite média aguda?

A Hiperemia discreta da membrana timpânica
B Imobilidade da membrana timpânica sem seu abaulamento

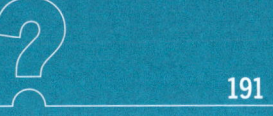

C   Abaulamento e opacificação da membrana timpânica
D   Cicatriz na membrana timpânica

Alternativa correta C

Comentários Para o diagnóstico de otite média aguda, a intensidade do abaulamento da membrana timpânica é o achado mais importante, além da sua opacificação, achado também altamente sugestivo. Já a hiperemia discreta não se mostrou muito acurada por estar presente inclusive em situações de choro. E a imobilidade da membrana timpânica só deve ser valorizada se acompanhada do seu abaulamento.[1]

5 Outras causas de dor no ouvido em crianças devem ser consideradas no momento de explorar a história e o exame físico de crianças mais velhas, EXCETO:

A   Otite média aguda
B   Otite externa aguda
C   Corpo estranho
D   Imunização prévia

Alternativa correta D

Comentários Além dos diagnósticos apresentados nas alternativas A, B e C, infecções de vias aéreas superiores e traumas são também possíveis causas de dor no ouvido em crianças. A imunização prévia não é uma causa de dor de ouvido, mas é um ponto essencial de consultas de crianças, visto que a vacinação adequada, entre outros benefícios, evita doenças otológicas.

6 Qual achado no exame físico é mais sugestivo de otite média aguda e que a criança deste caso não está apresentando?

A   Febre
B   Abaulamento e hiperemia de membrana timpânica
C   Vômito
D   Dor de cabeça

Alternativa correta B

Comentários Como já explorado na Questão 4, as alterações na membrana timpânica são as que mais têm acurácia para o diagnóstico de otite média aguda.

7 Qual(is) exame(s) é(são) indicado(s) na avaliação de uma criança com dor de ouvido sem sinais de gravidade, na atenção primária, como o caso apresentado?

A   Otoscopia
B   Raio X de seios da face

C   Otoscopia e timpanometria
D   Otoscopia, rinoscopia e timpanometria

Alternativa correta A

Comentários Na atenção primária, recomenda-se apenas a realização de otoscopia para a elucidação diagnóstica de um quadro de otite. A timpanometria (não factível na atenção primária à saúde) é indicada para casos de otite de repetição em crianças a partir de 7 meses por especialista focal. Não há indicação de exames complementares de imagem por nenhum protocolo clínico atual para apoio diagnóstico a casos como o apresentado.

8 Caso este tivesse sido o terceiro episódio de otalgia (considerando que a criança tem 1 ano), já poderíamos considerar como otite média aguda recorrente ou de repetição?

A   Sim, visto que foram documentados três episódios em um ano
B   Talvez, visto que não se tem explicitada a periodicidade dos episódios
C   Não, visto que foram três episódios em 12 meses
D   Sim, mesmo não tendo sido ainda documentados três episódios em seis meses

Alternativa correta B

Comentários Porque não houve elucidação diagnóstica de otite média aguda neste episódio (mesmo que supostamente os outros dois tivessem sido documentados como otite média aguda), assim como não houve explicitação da periodicidade dos quadros anteriores.[8]

Cabe ressaltar que, para o diagnóstico de otite média aguda recorrente, faz-se necessária a documentação de três ou mais episódios isolados nos últimos seis meses ou quatro ou mais episódios nos últimos 12 meses, com ao menos um episódio nos últimos seis meses.[7]

É essencial lembrar que otalgia não é sinônimo de otite média aguda!

9 Se, após quatro dias, a criança em questão retornasse com quadro de febre alta (várias aferições acima de 39 °C), hiperemia e edema retroauricular, rebaixamento do nível de consciência, qual conduta seria mais adequada por profissionais da atenção primária?

A   Introdução de antibioticoterapia e retorno em 48 horas
B   Solicitação de raio X de seios da face e antibioticoterapia
C   Solicitação de tomografia computadorizada de crânio
D   Encaminhamento imediato ao pronto-socorro pediátrico

Alternativa correta D

Comentários A questão aborda uma possível complicação grave, tal como a mastoidite, por isso a conduta mais apropriada é referenciar a criança ao pronto-socorro para possível internação, realização de exames complementares e introdução de antibioticoterapia parenteral.[1]

A identificação de sinais de agravamento deve sempre ser discutida com a família e os cuidadores, utilizando uma linguagem acessível e didática, a fim de fornecer informações o mais detalhadas e elucidativas possível. Assim, é essencial evitar jargões médicos, explicar mesmo os termos comuns (p. ex., "Febre começa com 37,8 °C") e utilizar termos simples como "inchaço e vermelhão atrás da orelha". Usar termos regionalizados também pode ajudar na comunicação com seus pacientes: "Se a criança ficar muito mofina,* retorne imediatamente".

● PERGUNTAS ABERTAS PARA ABORDAGEM TERAPÊUTICA

1 Além dos medicamentos utilizados, mais algum outro foi usado pela criança? Se sim, quais e em qual espaço de tempo?

Comentários Esta pergunta direcionará o raciocínio para situações de uso abusivo de antibióticos ou mesmo quadros fatídicos de recorrência, o que conduzirá ao manejo correto do problema. Com muita frequência é registrado o uso indiscriminado de antimicrobianos para quadros de otite média aguda leve ou mesmo quadros aparentemente virais. Esta pode ser a oportunidade para alertas a práticas inadequadas com consequentes incrementos à resistência bacteriana local.[2,9]

Além disso, esta pergunta é de suma importância porque o uso recente de antibióticos poderá mudar a conduta clínica.

2 Qual a experiência/conhecimento/medos da mãe sobre dor de ouvido que a fez não aceitar a prescrição médica?

Comentários É importante aprofundar o método clínico centrado na pessoa (MCCP), explorando a experiência com adoecimento, medos e anseios dos cuidadores. Também é importante compreender se houve situações pregressas de complicações ou crenças que a levam a acreditar que a filha "só melhora com o remédio X".[6]

3 Quando se deve encaminhar para o pronto-socorro um quadro de dor de ouvido?

Comentários Apesar de a maioria dos casos de dor no ouvido em crianças ser manejada na APS e ter o potencial de resolução sem complicações, deve-se estar atento

---

* Mofino é um termo utilizado em alguns estados no norte do Brasil para descrever uma pessoa quando ela fica muito quieta, triste, sem ânimo.

para as possíveis complicações agudas e crônicas que deverão direcionar o caso ao pronto-socorro, incluindo:[1]

- Persistência ou agravamento dos sintomas, mesmo após 48 horas de uso de antibiótico
- Sinais de alerta que levem a pensar em meningite (rigidez de nuca, cefaleia intensa), mastoidite (alteração em região retroauricular) ou outras complicações agudas

● PERGUNTAS FECHADAS PARA ABORDAGEM TERAPÊUTICA

1. Quais medidas não farmacológicas podem ser utilizadas no cuidado de uma criança com dor de ouvido?

A Mantê-la no colo de forma aconchegante e carinhosa
B Aplicar compressa seca e aquecida sobre o ouvido afetado
C Deitá-la em berço com cabeceira elevada e fornecer a mamada em posição verticalizada
D Todas as anteriores

Alternativa correta D

Comentários O mais importante no cuidado desta criança (e de casos similares de otalgia sem sinais de gravidade) é mantê-la confortável e acolhida pelo amor da família. Além disso, é essencial ofertar suporte à dor com analgesia não farmacológica, que inclui colo, carinho e aplicação de compressa aquecida seca (p. ex., passar a ferro um pano limpo e depois colocá-lo sobre o ouvido afetado durante cerca de 10 minutos), evitando o uso de compressa molhada devido ao risco de queimadura local e umidificação do conduto auditivo. O leito com cabeceira elevada e a mamada em posição verticalizada também ajudam sobremaneira a criança a lidar com a dor.[1]

2. Quais são as melhores opções para alívio da otalgia em crianças?

A Dipirona gotas diretamente no ouvido, como a mãe alegou ter feito, ou mesmo oral, como se é de costume prescrever
B Paracetamol ou ibuprofeno
C Anti-histamínicos e descongestionantes nasais
D Anestésico em gotas otológicas e antitussígenos

Alternativa correta B

Comentários Primeiro, é importante alertar familiares sobre o uso de medicamentos sem orientação médica, a exemplo do ocorrido. Além do próprio uso, da dose e da frequência, a via de administração também deve ser feita de acordo com o recomendado.[10]

Anti-histamínicos e descongestionantes nasais não são recomendados, pois não demonstraram reduzir os sintomas. A aplicação de anestésico em gotas otológicas (uso tópico) reduz a dor, mas de forma fugaz, o que induziria o uso frequente por parte da família e dos cuidadores, o que não é aconselhado. O uso de antitussígenos não está indicado, nem diante de quadros de tosse de origem infecciosa.[1]

Dessa forma, o uso de analgésicos simples é o mais recomendado para controle da dor na criança. Não há necessidade de uso com controle de horário, mas apenas sob demanda.[1,3]

3 Sobre o tratamento farmacológico em quadro de otite média aguda, é importante afirmar que:

A   O uso de corticoides está indicado para alívio da inflamação
B   Não se deve usar antibiótico em todos os casos
C   O uso de anti-histamínicos está indicado
D   O uso de descongestionantes nasais está indicado

Alternativa correta B

Comentários O uso de corticoides, tópicos ou sistêmicos, assim como anti-histamínicos, antitussígenos e descongestionantes nasais, não traz benefícios à resolução do quadro,[1] e pode levar ao desenvolvimento de efeitos adversos e reações colaterais por interações medicamentosas, causando, por consequência, prejuízos por necessidade de interrupção e mudanças terapêuticas, o que gera um retardo na administração correta do tratamento.

O uso de antibióticos é recomendado para alguns casos de otite média aguda, uma vez que em torno de 80% dos casos evoluem com resolução espontânea.

4 Quando se deve indicar o uso de antibióticos na otite média aguda?

A   Otite média aguda grave: otalgia moderada/intensa OU há mais de 48 horas OU febre > 39 °C
B   Otite média aguda bilateral não grave em crianças com mais de 24 meses de vida: otalgia leve, há menos de 48 horas E temperatura < 39 °C
C   Otite média aguda unilateral não grave em crianças com mais de 24 meses de vida
D   Qualquer episódio de otite média aguda com febre

Alternativa correta A

Comentários Sendo a otite média aguda uma doença que na maioria das vezes é autolimitada, devem-se considerar alguns critérios para a eleição de uso de antibióticos, tais como:[5,9,11]

- Otite média aguda grave: otalgia moderada/intensa OU há mais de 48 horas OU febre > 39 °C
- Otite média aguda bilateral não grave em crianças de 6 a 24 meses: otalgia leve, há menos de 48 horas E temperatura < 39 °C

Nos casos de otite média aguda unilateral não grave em crianças de 6 a 24 meses (otalgia leve, há menos de 48 horas E temperatura < 39 °C), a conduta deve ser individualizada.

Sempre se deve considerar e pesar a relação risco-benefício: segundo Venekamp,[11] dados de cinco ensaios (n = 775, dos quais 742, ou 96%, foram incluídos na análise) mostraram que as crianças tratadas com antibióticos orais eram mais propensas a experimentarem efeitos adversos, especificamente diarreia, vômito ou erupção cutânea. Além disso, o uso indiscriminado de antibióticos eleva o risco de seleção de cepas resistentes, exigindo cada vez mais a utilização de medicamentos de maior espectro de atuação. Nesse sentido, alguns países já vêm adotando protocolos de restrição de uso de antimicrobianos, a exemplo da Espanha, que instituiu desde 2014 o Plan Nacional frente a la Resistencia a los Antibióticos (PRAN), com capítulo exclusivo de recomendações e programas para reduzir o risco de infecção e transmissão de microrganismos resistentes em ambientes hospitalares e atenção primária.[12]

Deve-se considerar também a "estratégia de prescrição em segundo momento" (*delayed antibiotics strategy*) em casos de dúvida diagnóstica ou insegurança de condução do caso (fragilidade de vínculos afetivos familiares, dificuldade de acesso ao serviço por distância ou sobrecarga do serviço, ou outros fatores). Essa estratégia consiste em prescrever o antibiótico, mas com orientação de não iniciar o tratamento imediatamente e a apenas retirá-lo da farmácia e tomá-lo caso os sintomas piorem após alguns dias. Alguns estudos demonstraram a redução do uso de antibióticos com esse tipo de estratégia.[13]

5 Qual antibiótico é recomendado para o tratamento de otite média aguda em crianças?

A Amoxicilina como primeira escolha para otite média aguda não grave
B Amoxicilina + clavulanato como primeira escolha para otite média aguda não grave
C Ceftriaxona quando houver falha no tratamento de primeira linha
D Clindamicina isolada quando houver falha no tratamento de primeira linha

Alternativa correta A

Comentários Recomenda-se amoxicilina como primeira escolha para otite média aguda não grave e quando ela não foi usada nos últimos 30 dias. Já amoxicilina + clavulanato é recomendada quando houver conjuntivite purulenta associada à otite média aguda, ou nos casos de otite média aguda grave ou se houver história de utilização de amoxicilina nos últimos 30 dias. A ceftriaxona é recomendada se houver história de intolerância à medicação administrada por via oral, efeitos adversos ou alergia à amoxicilina. A clindamicina é recomendada em associação à ceftriaxona quando houver falha no tratamento de escolha, após 48 a 72 horas.[1]

6. Quando se deve referenciar a um serviço de pronto-atendimento?

A Casos de persistência dos sintomas e sinais após 48 a 72 horas de antibioticoterapia
B Casos de melhora do quadro, para confirmação diagnóstica
C Todas as crianças abaixo de 6 meses
D Não se deve encaminhar casos de otite média aguda para tal serviço

Alternativa correta A

Comentários Das alternativas citadas, a única correta é a alternativa A. Contudo, é preciso lembrar que se houver qualquer sinal de piora, antes de 48 horas, esses casos devem ser referenciados de imediato ao pronto-socorro. Sabidamente, são raros os casos de complicações, tais como meningite e mastoidite, mas quando ocorrem, não se deve, em nenhuma hipótese, manter tratamento ambulatorial.[1]

Dica de material de apoio para consulta rápida no consultório:
DOR DE OUVIDO – ATENDIMENTO À DEMANDA AGUDA NA APS[14]

MENSAGENS-CHAVE

- Nem toda otalgia é otite média aguda, apesar de frequentemente estarem associadas.
- Nem toda otite média aguda precisa ser tratada com antimicrobianos.
- Não há evidências de benefício para a indicação de anti-histamínicos, descongestionantes nasais e corticoterapia.
- Lembre-se de outras situações que podem causar dor no ouvido, tais como otite externa aguda, rolha de cerume e corpo estranho.
- Mude o enfoque do tratamento e trate a dor, afinal foi esse o motivo da procura por atendimento.
- Leve em consideração a subjetivação dos pais sobre dores de ouvido em seus filhos.
- Tranquilize os pais diante de dor de ouvido sem sinais de gravidade em crianças.
- Sempre pergunte sobre a rede de apoio da criança, principalmente em casos de recorrência.

MENSAGENS-CHAVE

- Explore as expectativas dos pais ou cuidadores em relação à consulta. Muitas vezes, espera-se a prescrição de antibióticos e, se essa não for a indicação, são necessários os devidos esclarecimentos de forma inteligível.
- Envolva a equipe multidisciplinar nos cuidados e atividades preventivas de primoinfeccção e recorrências. O trabalho em equipe é incentivado sempre!
- Apesar de serem raras as complicações, lembre-se de que um quadro de otite média aguda pode evoluir para meningite e mastoidite.
- Lembre-se de orientar sobre os riscos de medicamentos utilizados sem prescrição médica, sobre o uso correto dos medicamentos prescritos, sobre a necessidade de manter medicamentos fora do alcance das crianças e sobre o descarte correto de antimicrobianos quando não utilizados integralmente.

REFERÊNCIAS E MATERIAL DE APOIO PARA APROFUNDAMENTO NO TEMA

1. Roman AC. Capítulo 186: Dor de ouvido e otite média aguda. In: Gusso G, Lopes JMC, Dias LC, organizadores. Tratado de medicina de família e comunidade: princípios, formação e prática. 2. ed. Porto Alegre: Artmed; 2019.
2. Ventura MG, Vera CG, Cáceres JRC. Abordaje terapéutico de la otitis media aguda en atención primaria de un área urbana. Evaluación de la prescripción diferida de antibióticos. An Pediatr. 2022;96(5):422-30.
3. Gaddey HL, Wright MT, Nelson TN. Otitis media: rapid evidence review. Am Fam Physician. 2019;100(6):350-6.
4. Earwood JS, Rogers TS, Rathjen NA. Ear pain: diagnosing common and uncommon causes. Am Fam Physician. 2018;97(1):20-7.
5. Lieberthal AS, Carroll AE, Chonmaitree T, Ganiats TG, Hoberman A, Jackson MA, et al. The diagnosis and management of acute otitis media. Pediatrics. 2013;131(3):e964-99.
6. Lopes JMC, Dias LC. Consulta e abordagem centrada na pessoa. In: Gusso G, Lopes JMC, Dias LC, organizadores. Tratado de medicina de família e comunidade: princípios, formação e prática. 2. ed. Porto Alegre: Artmed; 2019.
7. Von Pritchett C, editor. Acute otitis media (AOM) in children [Internet]. Ipswich: DynaMed/EBSCO; 2024. [capturado em 24 mar 2024]. Disponível em: https://www.dynamed.com/condition/acute-otitis-media-aom-in-children.
8. Hanna B, editor. Otitis externa [Internet]. Ipswich: DynaMed/EBSCO; 2023 [capturado em 09 ago 2024]. Disponível em: https://www.dynamed.com/condition/otitis-externa.
9. Kwofie K, Wolfson AB. Antibiotics for otitis media with effusion in children [Internet]. The NNT; 2021 [capturado em 02 set 2023]. Disponível em: https://thennt.com/nnt/antibiotics-otitis-media-effusion--children/.
10. Ridzon R, editor. Approach to rational antibiotic use in the outpatient setting [Internet]. Ipswich: DynaMed/EBSCO; 2023 [capturado em 02 set 2023]. Disponível em: https://www.dynamed.com/approach--to/approach-to-rationalantibiotic-use-in-the-outpatient-setting.
11. Venekamp RP, Burton MJ, van Dongen TM, van der Heijden GJ, van Zon A, Schilder AG. Antibiotics for otitis media with effusion in children. Cochrane Database Syst Rev. 2016; (6):CD009163.

12. Plan Nacional Resistencia Antibióticos. Programas de optimización de uso de los antibióticos (PROA) [Internet]. Madrid: PRAN; 2023 [capturado em 24 mar 2024]. Disponível em: https://www.resistenciaantibioticos.es/es/lineas-de-accion/control/programas-de-optimizacion-de-uso-de-los-antibioticos--proa.
13. Morrell L, Buchanan J, Roope LSJ, Pouwels KB, Butler CC, Hayhoe B, et al. Public preferences for delayed or immediate antibiotic prescriptions in UK primary care: s choice experiment. PLoS Med. 2021;18(8):e1003737.
14. Curitiba. Saúde Já. Dor de ouvido: atendimento à demanda aguda na APS: avaliação da dor de ouvido [Internet]. Curitiba: SMS, 2022 [capturado em 18 mar 2024]. Disponível em: https://saude.curitiba.pr.gov.br/images/DOR%20DE%20OUVIDO%20NA%20APS.pdf.

MATERIAL DE APOIO

Hoberman A, Marchant CD, Kaplan SL, Feldman S. Treatment of acute otitis media consensus recommendations. Clin Pediatr (Phila). 2002;41(6):373-90.

Sociedade Brasileira de Pediatria. Choosing Wisely® Pediatric: escolhendo com sabedoria em pediatria [Internet]. São Paulo: SBP; 2021 [capturado em 08 ago 2024]. Disponível em: https://www.sbp.com.br/fileadmin/user_upload/23026c-DC-Choosing_Wisely_Pediatric_-Escolhendo_com_sabedoria.pdf.

Spurling GKP, Del Mar CB, Dooley L, Clark J, Askew DA. Delayed antibiotic prescriptions for respiratory infections. Cochrane Database of Systematic Reviews; 2017;(9):CD004417.

MINHAS COSTAS ESTÃO ME MATANDO!

GUSTAVO SHIKANAI KERR
RICARDO TUMA GUARIENTO

SINOPSE

Trata-se de um caso de acompanhamento de uma **dor lombar** aguda em um homem adulto que trabalha em escritório, inicialmente sem sinais de alerta, mas que durante o seguimento apresenta novos elementos na história. No primeiro momento, a avaliação indica uma dor mecânica aguda. Novos episódios ocorrem até que há uma indicação de investigação por imagem, a qual, junto com novos dados, leva a uma hipótese de origem inflamatória.

É importante diferenciar as características da história e do exame físico em cada momento do caso, bem como adequar as orientações e o manejo.

OBJETIVOS DE APRENDIZAGEM DO CASO

1. Construir raciocínio diagnóstico com base na anamnese, no exame físico e no contexto de vida para abordagem do indivíduo com dor lombar no cenário da atenção primária à saúde (APS).
2. Avaliar quais aspectos da história e do exame físico são relevantes para o caso.
3. Indicar adequadamente quando exames complementares são necessários e quais são os mais apropriados pensando na abordagem diagnóstica e no acompanhamento.
4. Elaborar um plano terapêutico incluindo o manejo dos sintomas e mudanças no estilo de vida para o paciente com dor lombar mecânica.
5. Reconhecer os sinais e sintomas associados a quadros inflamatórios e sinais de alerta que indicam necessidade de aprofundar a investigação.

(6) Avaliar critérios de gravidade para encaminhamento ao serviço de urgência e indicação de encaminhamento especializado para avaliação e manejo de casos que estejam além dos recursos disponíveis na APS.

DESCRIÇÃO DO CASO

SUBJETIVO

Atlas, homem cis, pardo, de 36 anos, é atendido por alunos de medicina no ambulatório de atenção primária. Relata dor lombar aguda há três dias, iniciada após um dia particularmente extenso de trabalho sentado. A dor é localizada, moderada a intensa, piorando ao permanecer sentado. A dor não se irradia para as pernas e não há queixa de perda de força ou alteração de sensibilidade. Fez uso de analgésicos (dipirona) sem alívio significativo. Nega traumas.

Já teve outros episódios de dores nas costas, porém esse é mais intenso e sente estar "travado". Está com receio de ter uma hérnia e precisar operar a coluna como seu primo, que nunca melhorou totalmente.

Está preocupado e pergunta se deve ficar deitado em repouso e insiste em fazer "pelo menos um raio X".

OBJETIVO

Paciente encontra-se em bom estado geral, com dor à palpação da musculatura paravertebral na região lombar baixa à direita. Apresenta amplitude de movimento da coluna preservada e não tem sinais de irritação radicular. Reflexos e força muscular normais.

NOTAS DE APRENDIZAGEM

POR QUE ESSE TEMA É RELEVANTE?

A lombalgia é uma condição bastante comum na população: até 84% dos adultos terão dor lombar baixa ao menos uma vez na vida. Destes, uma parcela considerável apresentará um impacto funcional importante, com afastamentos do trabalho, dificuldade em executar tarefas do dia a dia e uma redução da qualidade de vida. A maioria dos casos é aguda e autolimitada, mas aqueles que se tornam subagudos e crônicos tendem a impactar de maneira muito mais intensa na vida do paciente.

Diante de uma queixa frequente, é importante que o atendimento na APS seja uma porta de entrada que consiga destinar o recurso adequado ao paciente, identificando casos potencialmente graves para avaliações em regime de urgência e manejando longitudinalmente os casos que necessitem de acompanhamento e investigações ambulatoriais.

Navegar no mar de incertezas é uma habilidade desejada diante de casos de dorsalgia, ainda mais considerando que a maior parte dos pacientes com essa queixa não terão nem necessitarão de um diagnóstico etiológico preciso para o manejo do quadro.

OUTROS PONTOS QUE PODEM SER ESTUDADOS A PARTIR DO CASO

● PERGUNTAS ABERTAS PARA RACIOCÍNIO DIAGNÓSTICO

1. Considerando que a lombalgia é um sintoma tão frequente, quais são as suas principais causas?

2. Quais dados da história clínica e aspectos do exame físico são importantes para avaliar a gravidade do caso?

3. As causas a serem consideradas são diferentes para casos de lombalgia aguda, subaguda ou crônica? Como são definidas cada uma dessas categorias?

4. Quais caraterísticas de um paciente apontam para maior risco de cronificação de uma lombalgia?

5. Você ou algum parente já teve lombalgia? Foi feito exame de imagem? Qual era a indicação do exame?

Comentários A maioria dos casos de lombalgia tem etiologia benigna e bom prognóstico. O mais importante na avaliação inicial, especialmente no cenário da atenção primária à saúde, é descartar sinais e sintomas indicativos de causas graves – as chamadas bandeiras vermelhas (sinais de alerta, ou *red flags*):

- História prévia ou suspeita de câncer
- Imunossupressão (HIV, uso crônico de corticoides ou outros imunossupressores, quimioterapia, etc.)
- Sinais de acometimento sistêmico (perda de peso involuntária, febre, astenia, etc.)
- Dor não relacionada ao movimento ou dor predominantemente noturna (aumenta a suspeição de etiologia inflamatória)
- Diagnóstico prévio de osteoporose
- Idade acima de 70 anos ou abaixo de 20 anos

Diante desses casos, estão recomendadas uma avaliação mais minuciosa e a solicitação de exames no atendimento inicial. Além disso, é importante estar atento a sintomas progressivos e que não melhorem com o manejo inicial, assim como a sintomas novos associados que possam surgir durante a evolução do quadro. A longitudinalidade do cuidado é parte importante do que é feito na APS.

● PERGUNTAS FECHADAS PARA RACIOCÍNIO DIAGNÓSTICO

1 Quais exames deveriam ser solicitados neste primeiro atendimento?

A   Raio X de coluna lombar, ressonância magnética (RM) de coluna lombar
B   Coleta de líquido cerebrospinal (LCS)
C   Nenhum
D   Marcadores inflamatórios

Alternativa correta C

Comentários Para a maioria dos casos, sobretudo os agudos (que começaram há menos de quatro semanas), raras vezes há benefício com a solicitação de exames inicialmente, tanto de imagem quanto laboratoriais. A coleta de uma anamnese adequada e o exame físico direcionado são suficientes para o diagnóstico.

2 De acordo com o tempo de evolução, qual é a classificação da lombalgia do paciente?

A   Aguda
B   Subaguda
C   Crônica
D   Intermitente

Alternativa correta A

Comentários A lombalgia pode ser classificada conforme sua duração como aguda (< 4 semanas), subaguda (4-12 semanas) ou crônica (> 12 semanas).

3 Qual é o propósito do teste de Schober na avaliação da dor lombar?

A   Medir a amplitude de movimento do ombro
B   Avaliar a flexibilidade da coluna lombar
C   Detectar a presença de hérnia discal
D   Avaliar a força muscular dos membros inferiores

Alternativa correta B

Comentários O teste de Schober (Figura 11.1) é utilizado especificamente para avaliar a flexibilidade da coluna lombar. Durante esse teste, um ponto de referência é marcado na espinha ilíaca posterossuperior e outro ponto 10 cm acima do primeiro. Ao fletir a coluna, espera-se um aumento de 5 cm ou mais na distância entre os pontos, indicando flexibilidade normal. Um aumento inferior a 5 cm sugere uma limitação na mobilidade da coluna lombar, o que pode estar associado a diversas condições que afetam essa região.

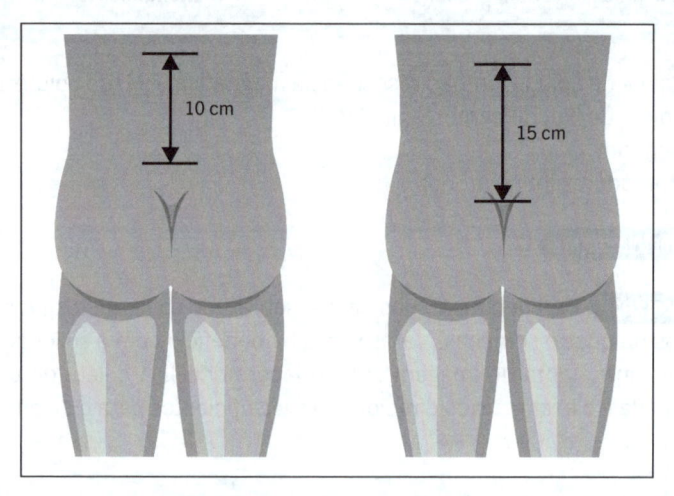

● **FIGURA 11.1**
Teste de Schober.
Fonte: Elaborada com base em Fernandes e colaboradores.[1]

---

4 Como o teste de Lasègue contribui para o diagnóstico de condições lombares?

A   Identificando a limitação na mobilidade da coluna cervical
B   Avaliando a presença de compressão de raízes nervosas por hérnia discal
C   Medindo a força muscular dos membros superiores
D   Detectando alterações na sensibilidade cutânea dos membros inferiores

Alternativa correta B

Comentários O teste de Lasègue (Figura 11.2) é realizado elevando-se o membro inferior estendido do paciente deitado e, na sequência, elevando-se o mesmo membro com o joelho fletido a 90°. O teste é considerado positivo quando o paciente refere dor à elevação do membro com o joelho estendido, indicando a possibilidade de hérnia discal com compressão de raízes nervosas. Esse teste é uma ferramenta diagnóstica valiosa para identificar a presença de condições que afetam as raízes nervosas, como a hérnia discal lombar, sugerindo a necessidade de investigação e manejo específicos para essa condição.

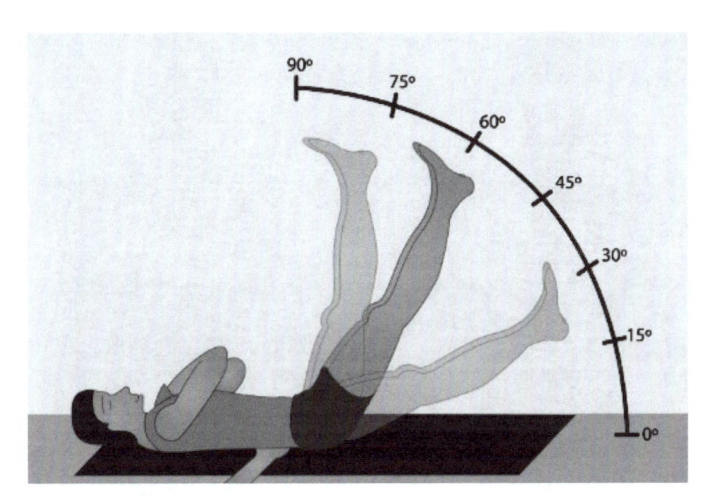

● **FIGURA 11.2**
Teste de Lasègue.
Fonte: Elaborada com base em Cipriano.[2]

5
Qual é a importância da pesquisa de alteração de força e sensibilidade no exame físico de pacientes com dor lombar?

A Confirmar a presença de lesões musculares agudas
B Avaliar o equilíbrio e a coordenação motora do paciente
C Identificar compressão de raiz nervosa seguindo a distribuição dos dermátomos
D Determinar a capacidade aeróbica do paciente

Alternativa correta C

Comentários A pesquisa de alteração de força e sensibilidade é crucial no exame físico de pacientes com dor lombar, especialmente para identificar a presença de compressão de raiz nervosa. As alterações de sensibilidade devem seguir a distribuição de inervação dos dermátomos (Figura 11.3), o que ajuda a localizar o nível específico da coluna que pode estar afetado. Tal método permite um diagnóstico mais preciso de condições como hérnias discais ou outras patologias que afetam as raízes nervosas, orientando o plano de tratamento adequado.

6
Qual é o objetivo da ferramenta STarT Back Screening na avaliação de pacientes com dor lombar na APS?

A Determinar a necessidade imediata de cirurgia
B Avaliar o risco de cronificação da dor lombar
C Prescrever a medicação adequada para dor lombar
D Identificar a presença de hérnia de disco

Alternativa correta B

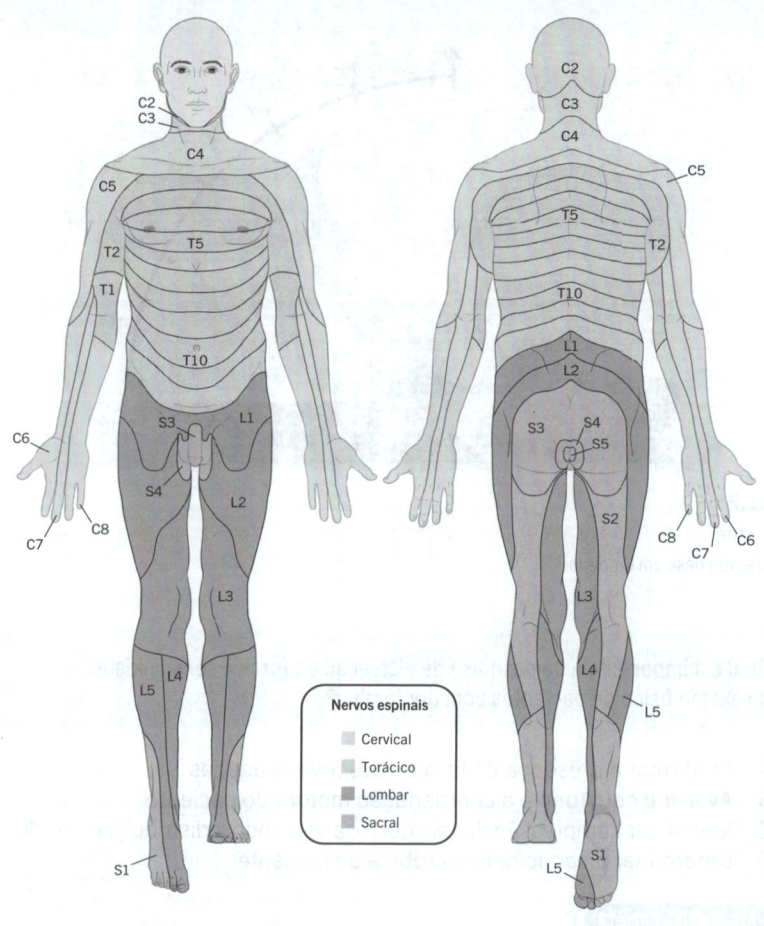

● **FIGURA 11.3**
Distribuição de inervação dos dermátomos.
Fonte: Hankin e colaboradores.[3]

Comentários A STarT Back Screening (Quadro 11.1) é uma ferramenta projetada para avaliar o risco de cronificação da dor lombar em pacientes. Composta por nove questões, ela classifica a dor do paciente como de risco baixo, moderado ou alto para cronificação, auxiliando o profissional de saúde na tomada de decisões quanto à intensidade e ao tipo de recurso a ser considerado no tratamento. Isso permite uma abordagem mais personalizada e eficaz, com o objetivo de prevenir a progressão da dor para um estado crônico.

7 Como a ferramenta STarT Back Screening classifica o risco de cronificação da dor lombar?

A Por meio da avaliação da intensidade da dor apenas
B Baseando-se exclusivamente em exames de imagem

> **Quadro 11.1**
> **Ferramenta STarT Back Screening**

Pensando nas duas últimas semanas, assinale sua resposta para as seguintes perguntas:	Discordo (nenhum ponto)	Concordo (1 ponto)
1. Minha dor nas costas se espalhou pelas pernas nas duas últimas semanas		
2. Eu tive dor no ombro e/ou na nuca pelo menos uma vez nas duas últimas semanas		
3. Eu evito andar longas distâncias por causa da minha dor nas costas		
4. Nas duas últimas semanas, tenho me vestido mais devagar por causa da minha dor nas costas		
5. A atividade física não é realmente segura para uma pessoa com um problema como o meu		
6. Tenho ficado preocupado por muito tempo por causa da minha dor nas costas		
7. Eu sinto que minha dor nas costas é terrível e que nunca vai melhorar		
8. Em geral, não tenho gostado de todas as coisas como eu costumava gostar		
9. Em geral, o quanto a sua dor nas costas o incomodou nas duas últimas semanas?	Nada (nenhum ponto) Pouco (nenhum ponto) Moderadamente (nenhum ponto) Muito (1 ponto) Extremamente (1 ponto)	
Pontuação total (9 itens)		
Subescala psicossocial (Questões 5-9)		

C Utilizando uma soma de pontos das respostas às nove questões, com uma subescala psicossocial adicional para casos de pontuação mais alta
D Medindo a duração da dor lombar em anos

Alternativa correta C

Comentários A ferramenta STarT Back Screening classifica o risco de cronificação da dor lombar por meio de uma abordagem pontuada, e as respostas às nove questões são somadas para determinar um escore total (Figura 11.4). Pacientes com menos de 3 pontos são considerados de baixo risco. Aqueles com mais de 3 pontos são avaliados em uma subescala psicossocial (Questões 5-9) para determinar se estão em risco moderado ou alto. Essa metodologia permite uma avaliação detalhada do risco de cronificação da dor, considerando tanto aspectos físicos quanto psicossociais, além de orientar o profissional sobre a necessidade de intervenções mais específicas.

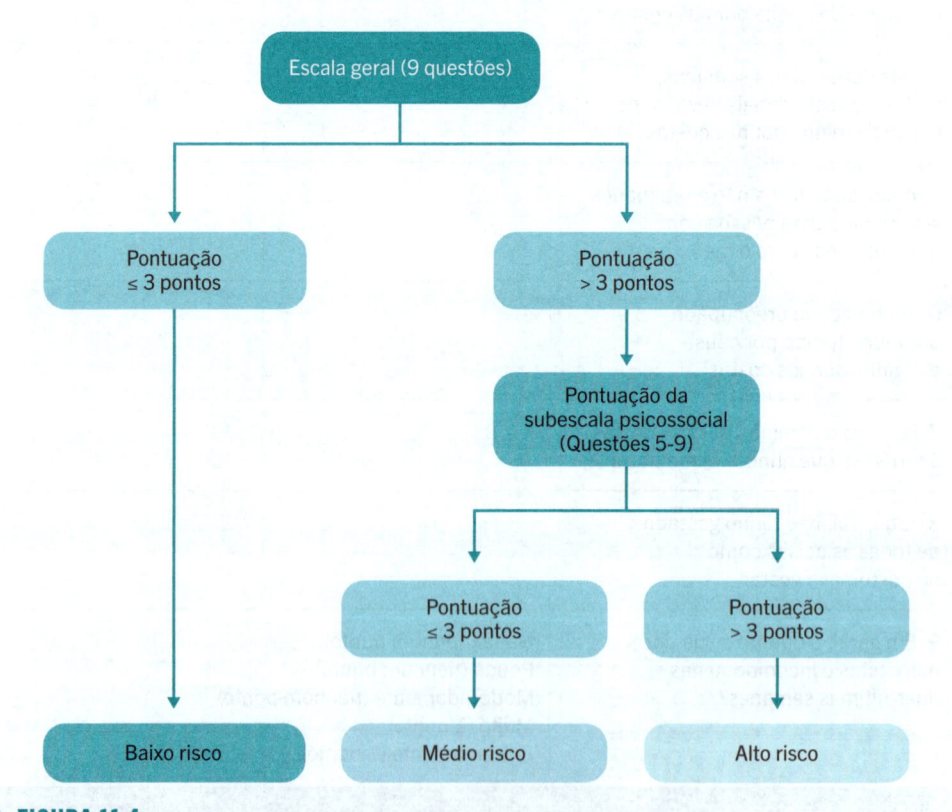

● **FIGURA 11.4**
Classificação do risco de cronificação da dor lombar conforme abordagem de pontuação da ferramenta STarT Back Screening.
Fonte: Pilz e colaboradores.[4]

8 Quando o assunto é dorsalgia, frequentemente os pacientes demandam exames ou encaminhamentos que não possuem indicação no momento do atendimento. Como seria uma forma adequada de abordar essa questão, caso surgisse no atendimento apresentado?

A   Orientar que os exames são procedimentos solicitados pelo médico e não pelo paciente
B   Explicar que exames não são solicitados na primeira consulta, apenas no retorno após o uso dos medicamentos, e somente caso ele não melhore
C   Buscar entender os receios, as expectativas e as ideias do paciente acerca do que está ocorrendo e discutir os próximos passos, conversando sobre em que momento seria mais adequado solicitar exames
D   Solicitar os exames mais simples, como uma radiografia, pois mesmo sem indicação será importante para vincular o paciente, além de melhorar a adesão às orientações e consequentemente favorecer a resolução do quadro

Alternativa correta C

Comentários Considerando a necessidade de construção de um plano conjunto, é importante chegar a acordos evitando a imposição pela simples posição de autoridade. A experiência da doença pode ser discutida utilizando os tópicos sentimentos, ideias, funcionalidade e expectativas (SIFE), para definir os próximos passos de comum acordo.

9 Qual é a abordagem terapêutica inicial mais adequada para este paciente?

A   Prescrever imediatamente opioides para controle da dor intensa
B   Indicar repouso absoluto na cama por pelo menos uma semana
C   Recomendar orientações sobre postura e pausas durante o trabalho, além de analgésicos e anti-inflamatórios não esteroides conforme necessário
D   Solicitar encaminhamento para serviço especializado

Alternativa correta C

Comentários A abordagem inicial para dor lombar aguda, especialmente quando sugestiva de lombalgia mecânica relacionada ao ambiente de trabalho, inclui medidas conservadoras como orientações sobre postura e ergonomia no ambiente de trabalho, além do uso de analgésicos e anti-inflamatórios não esteroides para controle da dor. Essas medidas visam a aliviar os sintomas e prevenir a recorrência da dor. O repouso absoluto e o uso de opioides são geralmente desencorajados devido ao risco de efeitos colaterais e descondicionamento físico. Exames de imagem, como a RM, são reservados para casos em que há suspeita de condições mais graves ou quando não há melhora com o tratamento conservador.

EVOLUÇÃO DO CASO

João inicialmente apresentou melhora progressiva dos sintomas de dor lombar após duas semanas de tratamento, seguindo as orientações recebidas e a terapia analgésica. Relatou estar mais confortável, sem febre ou perda de peso, e exibiu melhora na amplitude de movimento da coluna, sem sinais de irritação radicular e com reflexos e força muscular normais. Foi orientado sobre estratégias de prevenção, incluindo ergonomia no trabalho e atividade física para fortalecimento da musculatura relacionada à coluna, recebendo alta do episódio. No entanto, seis meses depois, João retornou com recorrência da dor lombar, relatando diversas crises e piora progressiva, dor noturna, sensação de coluna travada ao acordar, cansaço, dor em outras articulações, dor irradiando-se para as pernas, além de dor e vermelhidão nos olhos, especialmente sob luz solar. Objetivamente, apresentou dor à palpação paravertebral, sinais de irritação radicular e uma acentuação da cifose na inspeção da coluna.

10 Com o quadro atual, quais são as bandeiras vermelhas encontradas?

A Recorrência, dor noturna, rigidez matinal, fadiga
B Recorrência tardia, dor à palpação, febre
C Fraqueza unilateral, astenia, dor na musculatura acessória
D Nenhuma, o paciente piorou pois não aderiu ao tratamento proposto

Alternativa correta A

Comentários Neste momento, o paciente apresenta sinais de acometimento sistêmico (rigidez matinal, piora noturna, fadiga, irritação conjuntival) e neurológicos (irritação radicular). Isso pode indicar um quadro mais grave, demandando investigação complementar.

11 Quais sintomas fariam com que fosse necessário encaminhar Atlas ao serviço de emergência?

A Dor lombar associada à redução de força, diminuição dos reflexos, parestesia e incontinência urinária e fecal
B Dor muito intensa, que não pudesse ser controlada com analgésicos orais
C Irradiação para perna e pé contralaterais
D A lombalgia é um quadro crônico, que não exige avaliação em serviço de urgência/emergência

Alternativa correta A

Comentários A síndrome da cauda equina (dor lombar baixa importante, acompanhada de parestesia e incontinência urinária ou fecal), decorrente de compressão da medula espinal, pode ter causas diversas (hérnia discal, neoplasia maligna invadindo a coluna espinal, tumores benignos, etc.), é considerada uma emergência e deve ser resolvida o mais rapidamente possível, pois há risco de evolução para alterações de controle esfincteriano, disfunção sexual, dor crônica e perda de força em membros inferiores.

MENSAGENS-CHAVE

- A lombalgia é altamente prevalente na prática clínica da APS. Ao longo da vida, mais de 80% das pessoas terão pelo menos um episódio de dor nas costas.
- A imensa maioria dos pacientes vai se recuperar, porém mais de 80% daqueles com lombalgia isolada ficarão sem uma etiologia claramente identificada para seus sintomas.
- Para conseguir a compreensão dos pacientes em relação à solicitação racional de exames complementares e encaminhamentos, é importante explorar e buscar entender a experiência deles com o problema. O método SIFE pode ser uma ferramenta útil.
- A lombalgia, acompanhada ou não de ciática, não precisa rotineiramente de exames de imagem quando avaliada na atenção primária, na ausência de sinais de alerta. A solicitação de exames de imagem não melhora desfechos e aumenta custos.
- O reconhecimento de sinais de alerta é habilidade essencial na avaliação da lombalgia no contexto da APS; os casos em que estão presentes deverão ser prontamente avaliados, devendo-se solicitar exames conforme a suspeita diagnóstica no mesmo atendimento, podendo ser necessário o encaminhamento para um serviço de urgência/emergência.

REFERÊNCIAS E MATERIAL DE APOIO PARA APROFUNDAMENTO NO TEMA

1. Fernandes FC, Tres GL, Rossi L, Chakr RMS, Monticielo OA, Brenol CV. Reumatologia. In: Stefani S, Barros E. Clínica médica: consulta rápida. 5. ed. Porto Alegre: Artmed; 2020. p. 1858.
2. Ciprinao JJ. Manual fotográfico de testes ortopedicos e neurológicos. 5. ed. Porto alegre: Artmed; 2012. p. 310.
3. Hankin MH, Morse DE, Bennett-Clarke C. Anatomia clínica: uma abordagem por estudos de casos. Porto Alegre: AMGH; 2015.
4. Pilz B, Vasconcelos RA, Marcondes FB, Lodovichi SS, Mello W, Grossi DB. The Brazilian version of STarT Back Screening Tool: translation, cross-cultural adaptation and reliability. Braz J Phys Ther. 2014;18(5):453-61.

MATERIAL DE APOIO

Borenstein DG, Calin A. Fast facts: low back pain. 2nd ed. Basel: Health; 2012.

Brasil. Ministério da Saúde. Linhas de cuidado: dor lombar [Internet]. Brasília: MS; 2022 [capturado em 11 dez 2023]. Disponível em: https://linhasdecuidado.saude.gov.br/portal/dor-lombar/.

Fuzikawa AK. O método clínico centrado na pessoa: um resumo [Internet]. [capturado em 14 ago 2024]. Disponível em: https://www.nescon.medicina.ufmg.br/biblioteca/imagem/3934.pdf.

Moley PJ. Avaliação de dores cervical e lombar [Internet]. In: Manual MSD: versão para profissionais de saúde. New Jersey: Merck; 2022 [capturado em 11 dez 2023]. Disponível em: https://www.msdmanuals.com/pt-br/profissional/dist%C3%BArbios-dos-tecidos-conjuntivo-e-musculoesquel%C3%A9tico/dor-cervical-e--lombar/avalia%C3%A7%C3%A3o-de-dores-cervical-e-lombar#Etiologia_v908189_pt.

Park DK, Singh K. Avaliação da dorsalgia. BMJ Best Practice [Internet]. 2024 [capturado em 14 ago 2024]. Disponível em: https://bestpractice.bmj.com/topics/pt-br/189.

Simel DL, Rennie D. The rational clinical examination: evidence-based clinical diagnosis. Mayo Clin Proc. 2009;84(11):1045.

Wheeler SG, eWipf J, Staiger TO, Deyo RA, Jarvik JG. Evaluation of low back pain in adults [Internet]. In: UpToDate. Waltham: UpToDate; 2022 [capturado em 11 dez 2023]. Disponível em: https://www.uptodate.com/contents/evaluation-of-low-back-pain-in-adults?search=Evaluation%20of%20low%20back%20pain%20in%20adults&source=search_result&selectedTitle=1~150&usage_type=default&display_rank=1.

Will JS, Bury DC, Miller JA. Mechanical low back pain. Am Fam Physician. 2018;98(7):421-8.

Yaseen K. Espondilite anquilosante. In: Manual MSD: versão para profissionais de saúde. New Jersey: Merck; 2022 [capturado em 11 dez 2023]. Disponível em: https://www.msdmanuals.com/pt/profissional/distúrbios-dos-tecidos-conjuntivo-e-musculoesquelético/doenças-articulares/espondilite-anquilosante.

MEU PEITO ESTÁ DOENDO!

CAMILA AMENT GIULIANI DOS SANTOS FRANCO

SINOPSE

Neste capítulo, discutimos um caso de dor torácica de origem muscular em um homem de meia-idade, tabagista, com fator de risco para doença coronariana. O quadro clínico é caracterizado por **dor no peito** de moderada intensidade, bem localizada, sem irradiação, com duração aproximada de 30 minutos, que ocorre algumas vezes ao longo das últimas 24 horas desde o dia anterior. A anamnese e o exame físico direcionam para os diagnósticos diferenciais de dor torácica, bem como para o encaminhamento ou não ao serviço de urgência. A solicitação de exame complementar é fundamental no raciocínio clínico para o manejo da dor no peito na atenção primária à saúde (APS).

OBJETIVOS DE APRENDIZAGEM DO CASO

1. Construir raciocínio clínico — baseado na anamnese e no exame físico — que seja relevante para os diagnósticos diferenciais de dor no peito na APS.
2. Identificar a necessidade de encaminhamento para serviço de urgência com celeridade.
3. Entender as prevalências e os critérios de gravidade dos diagnósticos diferenciais de dor no peito na APS.
4. Instituir exames complementares adequados para a abordagem da dor torácica na APS.
5. Indicar acompanhamento com equipe interdisciplinar e com especialista focal quando necessário.
6. Discutir medidas de prevenção de dor no peito na APS.

DESCRIÇÃO DO CASO

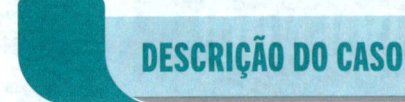

SUBJETIVO

Jorge, homem de 44 anos, procura unidade básica de saúde (UBS) por apresentar dor no peito do tipo pontada, bem localizada, em região esternal, com duração do episódio atual de aproximadamente 30 minutos. Refere que o sintoma teve início no dia anterior, apresentando três ocorrências nas últimas 24 horas, sendo que no último episódio a dor foi mais intensa, com pontuação 6 em escala de 10 pontos. Nega irradiação, sudorese ou vômitos. Não associa o sintoma com esforço ou alimentação. Não consegue relacionar o início da dor com nenhum evento, mas acredita que está mais nervoso do que o habitual. Nega episódios anteriores. Nega comorbidades conhecidas ou uso de medicações. É tabagista desde os 18 anos, fumando cerca de um maço ao dia. Nega antecedentes familiares de doenças cardiovasculares. Trabalha como zelador em um condomínio fechado, e há dois meses está ajudando com as reformas do salão de festas e da piscina. Refere que durante esse tempo está fazendo mais esforço físico do que o normal e que está mais estressado porque a reforma está atrasada. Mora com a esposa e o filho de 12 anos. A esposa está trabalhando como motorista de aplicativo de carro há seis meses, o que o deixa preocupado. Jorge está ansioso, com muito medo de estar infartando. Não possui muitas reservas financeiras e tem muito medo de que a esposa precise trabalhar à noite como motorista de aplicativo.

OBJETIVO

Paciente em bom estado geral, levemente sudoreico e hipocorado. Apresenta índice de massa corporal (IMC) de 27, pressão arterial (PA) de 152 × 92 mmHg em membro superior direito e 150 × 92 mmHg em membro superior esquerdo, frequência cardíaca (FC) de 90 bpm, frequência respiratória (FR) de 18 irpm, saturação de 98% em ar ambiente e Glasgow 15, sem déficits motores aparentes.

Presença de murmúrio vesicular bilateralmente simétrico sem ruídos adventícios.

Bulhas cardíacas rítmicas normofonéticas em dois tempos sem sopros audíveis.

Intensificação da dor com a palpação da região medial do esterno.

Abdome flácido, indolor, ruídos hidroaéreos presentes, sem sinais de irritação peritoneal.

Membros inferiores sem edema, panturrilhas livres, boa perfusão periférica.

Pulsos normopalpáveis e simétricos em membros superiores e inferiores.

Avaliação: dor torácica

Plano: será discutido com as perguntas disparadoras

NOTAS DE APRENDIZAGEM

POR QUE ESSE TEMA É RELEVANTE?

A principal causa de morte no Brasil nos últimos anos, excluindo a pandemia, foram as doenças cardíacas isquêmicas. Entretanto, a dor torácica representa em torno de 1,5% das queixas trazidas por pacientes na APS, sendo que a síndrome coronariana aguda (SCA) (angina instável e infarto agudo do miocárdio [IAM]) representa entre 2 e 4% dessas queixas.[1] Diante da mortalidade da condição,[2] apesar da baixa incidência na APS, é fundamental que o profissional de saúde da APS esteja preparado para manejar de forma adequada a dor torácica, identificando os pacientes que precisam ser encaminhados para um serviço de urgência imediatamente, com o primeiro atendimento realizado de forma apropriada, bem como para fazer todos os principais diagnósticos diferenciais necessários da dor no peito. Na APS, as dores no peito são causadas por doença da parede torácica (muscular) entre 25 e 50% dos casos, além de doença do refluxo gastresofágico (10-20%) e costocondrites (13%).[3]

OUTROS PONTOS QUE PODEM SER ESTUDADOS A PARTIR DO CASO

- **PERGUNTAS ABERTAS PARA RACIOCÍNIO CLÍNICO**

1 Diante da história clínica apresentada, há necessidade de obter mais informações a partir da anamnese e do exame físico? Se sim, o que seria necessário complementar?

Comentários Espera-se que com essas perguntas seja possível perceber a necessidade de ampliar o subjetivo, bem como o objetivo. O médico deve conseguir avaliar a gravidade, e o uso dos critérios de Marburg possibilita excluir doenças graves. Também é preciso abordar com mais detalhes queixas gastrintestinais e doenças pulmonares, além de sintomas relacionados a transtornos mentais.

2 Dos dados apresentados no caso, quais indicam maior atenção?

Comentários No caso de Jorge, é importante estar atento à dor no peito do tipo pontada, bem localizada, em região esternal em um homem tabagista há mais de 35 anos.

3 Quais são os fatores de risco apresentados por Jorge para síndrome coronariana aguda? Deve-se pesquisar mais algum fator?

Comentários O tabagismo é um fator de risco importante para o caso, e a presença de sobrepeso em alguns estudos está relacionada com maior fator de risco, embora a obesidade já seja um fator de risco clássico. Não há dados relacionados à presença de diabetes e dislipidemia, sendo aconselhável solicitar esses exames, caso a hipótese de SCA seja a mais provável. Temos somente uma medida da PA, portanto não dispomos de dados para excluir ou confirmar a presença da doença.

4 Quais são os diagnósticos diferenciais do caso apresentado? Justifique as três principais hipóteses.

Comentários A partir das características apresentadas, deve-se pensar na possibilidade de síndrome da dor na parede torácica (principalmente em razão da dor à palpação e da duração da dor), SCA e doença do refluxo gastresofágico (DRGE) (devido à localização), porém o transtorno de sintomas somáticos pode ser uma hipótese importante para exclusão.

5 Qual é o exame complementar obrigatório para o caso?

Comentários A solicitação do eletrocardiograma (ECG) é fundamental nesse caso, pois sempre deve ser afastada a possibilidade de infarto em pessoas com dor precordial e fatores de risco.

6 Caso o exame complementar esteja normal, qual seria sua principal hipótese diagnóstica? Justifique brevemente.

Comentários Estando o ECG normal, a principal hipótese passa a ser a síndrome da dor na parede torácica, tanto em razão da característica e do exame físico, que nesse caso é essencial para o diagnóstico, quanto pela prevalência da doença na APS (representando entre 25 e 50% dos casos de dor no peito atendidos na APS).

7 Diante do quadro clínico apresentado, estabeleça um fluxograma de exclusão do diagnóstico.

Comentários A Figura 12.1 traz um fluxograma para exclusão de doenças cardíacas e não cardíacas que se manifestam como queixas de dores torácicas.

● **PERGUNTAS FECHADAS PARA RACIOCÍNIO CLÍNICO E MANEJO DO CASO**

1 Considerando as condições mais prevalentes de dor torácica na APS, qual achado do caso apresentado é fator de risco reconhecido para SCA?

A Tabagismo
B Obesidade
C Hipertensão
D Trabalho braçal

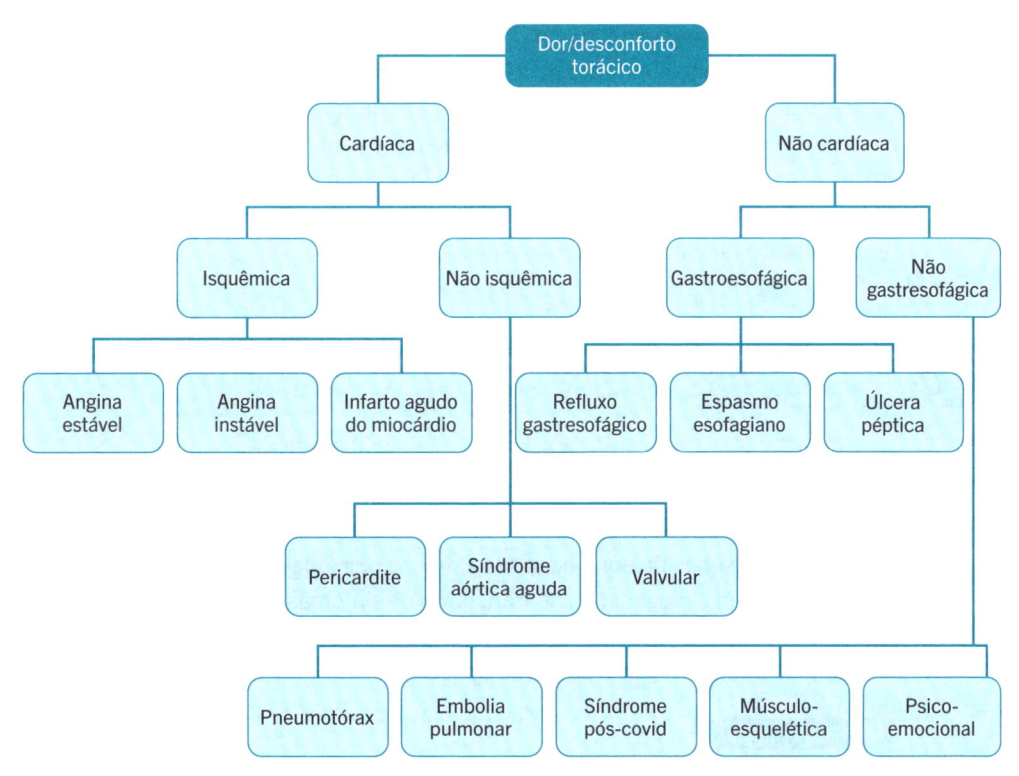

FIGURA 12.1
Principais doenças associadas à dor torácica.
Fonte: Brasil.[5]

Alternativa correta A

Comentários Os fatores de risco apresentados no caso são tabagismo, sobrepeso e estresse. O paciente não tem diagnóstico instituído de hipertensão arterial sistêmica. Estudos mais relevantes incluem – como fatores de risco para SCA –, hipertensão, diabetes melito, dislipidemia, obesidade, tabagismo, história familiar precoce de doença coronariana ou história pessoal de doença vascular.[4]

2 O achado no exame físico que tem maior associação com a síndrome da dor na parede torácica é:

A Duração da dor de aproximadamente 30 minutos
B Início da dor há aproximadamente 24 horas, com piora gradual
C Piora da dor com a palpação da região do esterno
D Intensidade da dor

Alternativa correta C

Comentários A síndrome da dor na parede torácica representa entre 25 e 50% dos casos de dor no peito atendidos na APS. Contudo, em razão da gravidade de outros diagnósticos diferenciais, devemos sempre excluir que o paciente não esteja em risco de morte. Esse diagnóstico é realizado por exclusão, porém o maior indicativo de dor muscular é a piora da dor com a palpação da região acometida, em especial quando não há irradiação nem história prévia de doença coronariana, ou dor retroesternal e de caráter opressivo e agudo.[6]

3 Sobre a hipótese diagnóstica principal para o caso de Jorge, pode-se afirmar que:

A   As características da dor confirmam o diagnóstico de DRGE
B   Pelo fato de o paciente ter dor torácica e ser tabagista, a primeira hipótese é tromboembolismo pulmonar
C   As características da dor e o grande estresse pelo qual o paciente está passando confirmam o diagnóstico de transtorno de sintomas somáticos
D   A maior probabilidade é que a dor seja decorrente da parede torácica pelo desencadeamento de dor à palpação do local

Alternativa correta D

Comentários Para exclusão da SCA na APS, sem dosagem de troponina ultrassensível disponível, o profissional de saúde precisa diagnosticar ou excluir doenças por meio da anamnese e do exame físico adequados, solicitando ECG e o interpretando em até 10 minutos da admissão do paciente. Estratificar a probabilidade da SCA pode facilitar a decisão clínica. Para tanto, uma revisão sistemática identificou que os critérios de Marburg (Quadro 12.1) são o melhor estratificador para a APS.[7,8] Ao aplicar os critérios de Marburg para o paciente do caso, percebe-se que ele apresenta uma probabilidade muito baixa de ter dor de origem cardíaca, e quando se consideram fatores de risco de SCA, observa-se que Jorge apresenta somente um deles. Assim, devem-se descartar causas não cardíacas de dor torácica. O paciente está estável hemodinamicamente e não apresenta características nem na anamnese nem no exame físico que sugiram doenças de risco eminente de morte, como dissecção de aorta ou tromboembolismo pulmonar; deve-se, entretanto, buscar na história clínica informações sobre sintomas pulmonares e gastrintestinais. A hipótese de DRGE não pode ser descartada com os dados apresentados, mas na grande maioria das vezes a dor decorrente dessa condição é retroesternal em queimação, com presença de mais sintomas dispépticos. Deve-se pensar também em transtorno de sintomas somáticos ou até mesmo em crises de pânico. O segundo diagnóstico tem menor probabilidade em razão da duração das crises. O primeiro precisa ser levado em consideração, sendo também um diagnóstico de exclusão que tem pouca associação com o desencadeamento de dor à palpação.

Quadro 12.1

Critérios de Marburg de predição de risco de doença coronariana para pacientes com dor torácica na APS

Critério	Escore
Idade e sexo (homens > 54 anos e mulheres > 64 anos)	1
Doença vascular conhecida	1
Dor que piora com exercício	1
Dor que não piora com a palpação	1
Paciente acredita que seja dor de origem cardíaca	1

Pontos	Probabilidade de origem cardíaca
0-1	< 1% (muito baixa)
2	5% (baixa)
3	25% (moderada)
4-5	65% (alta)

Fonte: Bösner e colaboradores.[8]

● PERGUNTAS ABERTAS SOBRE O MANEJO DO CASO

1 Como apresentar para Jorge sua principal hipótese diagnóstica?

Comentários É importante realizar uma abordagem utilizando o método clínico centrado na pessoa após identificar as ideias e crenças do paciente, para que se consiga tomar uma decisão compartilhada, explicando e dividindo com o paciente as informações que levam mais a um diagnóstico e excluem os demais.

2 Seria necessário o encaminhamento de Jorge para o serviço de urgência em quais condições? Descreva os achados que indicariam a gravidade do caso.

Comentários É preciso garantir que estejam bem os fatores de risco e a segurança para excluir diagnósticos diferenciais, como aneurisma aórtico roto, IAM ou outras doenças cardíacas que coloquem em risco a vida do paciente, como tamponamento. Deve-se entender o que se investigaria e qual deveria ser a resposta que levaria ao encaminhamento para o serviço de urgência.

3 Quais medidas de prevenção quaternária devem ser tomadas pensando nas principais hipóteses diagnósticas?

Comentários Nesse caso, o médico da APS deve prezar pela segurança do paciente, pois queixas que podem ser compatíveis com doenças de maior gravidade e risco à vida são submetidas com maior frequência a exames desnecessários. Portanto, com a estratificação de risco sendo baixa e a presença do ECG sem sinais sugestivos de SCA, o paciente não deve ser encaminhado por precaução, e exames como endoscopia digestiva alta não devem ser solicitados nesse primeiro atendimento. Deve-se ter o princípio da longitudinalidade muito presente e realizar um acompanhamento próximo do paciente Jorge, estimulando principalmente mudanças no estilo de vida.

4 Qual é o manejo clínico nas três principais hipóteses diagnósticas?

Comentários O manejo clínico para a principal hipótese diagnóstica, que seria a síndrome da dor na parede torácica, consiste em analgesia, juntamente com mudanças comportamentais. Para a DRGE, estão indicadas medidas comportamentais e a introdução de terapia medicamentosa com inibidor da bomba de prótons. Já no caso mais suspeito de SCA, o encaminhamento deve ser imediato para o serviço de emergência e o manejo inicial deve ser estabelecido, isto é, garantir acesso venoso, administrar nitrato sublingual imediatamente (devendo ser repetido em cinco minutos caso não haja melhora da dor), monitorar PA e FC e administrar ácido acetilsalicílico na dose de 300 mg. O teste de glicemia capilar deve ser realizado para que, em caso de hiperglicemia, esta seja monitorada até o paciente chegar ao serviço de urgência.[5,9]

5 Quais medidas de prevenção primária e secundária devem ser realizadas para o paciente do caso?

Comentários As medidas de prevenção primária para Jorge seriam o manejo do estresse e a cessação do tabagismo. A realização de exames de rastreio para diabetes melito e dislipidemia está indicada e, a partir dos resultados, pode ser necessário pensar em outros tratamentos e, portanto, é possível introduzir o conceito de prevenção secundária. A estratificação do risco cardiovascular pode ser uma discussão interessante e pertinente para o caso.

- **PERGUNTAS FECHADAS SOBRE O MANEJO DO CASO**

1 No caso apresentado, a melhor conduta inicial é:

A Encaminhar o paciente imediatamente à unidade de pronto-atendimento para realização de endoscopia digestiva alta
B Identificar o risco de o paciente apresentar dor torácica de origem cardíaca, solicitando ECG para ajudar no raciocínio clínico

C Exames complementares não são necessários, pois o paciente apresenta dor localizada, sem irradiação e não tem história de doença coronariana
D Como a dor é no esterno, encaminhar o paciente ao serviço de urgência para realização de radiografia

Alternativa correta B

Comentários No manejo de dor torácica na APS, sempre deve ser realizado ECG, em especial em pacientes como Jorge, que apresenta fatores de risco como tabagismo e estresse, mesmo que haja baixa probabilidade de a dor ter origem cardíaca. O ECG deve ser realizado em até 10 minutos da chegada do paciente à unidade de saúde, sendo repetido caso não tenha sido realizada a confirmação diagnóstica. Perguntar sobre sintomas gastrintestinais e respiratórios auxilia na definição da melhor hipótese diagnóstica e na exclusão dos diagnósticos diferenciais. Na ausência de ECG na unidade de saúde, o paciente deve ser encaminhado imediatamente para o serviço de urgência.[8]

A Figura 12.1, apresentada no início deste caso clínico, apresenta um fluxograma dos diagnósticos diferenciais de dor torácica, sendo importante excluir os diagnósticos de cima para baixo.

2 Quais são as medidas de prevenção primária para Jorge, caso seja afastada causa cardíaca de dor no peito?

A Cessação do tabagismo e manejo do estresse
B Prescrição de estatinas e cessação do tabagismo
C Introdução de ácido acetilsalicílico e prescrição de estatinas
D Introdução de ácido acetilsalicílico e manejo do estresse

Alternativa correta A

Comentários A prevenção primária está relacionada a modificações de fatores que podem expor a pessoa a desenvolver doenças; portanto, nosso caso, medidas que alteram os fatores de risco para o desenvolvimento de doenças são a cessação do tabagismo e o manejo do estresse. A utilização de medicamento para Jorge não pode ser considerada prevenção primária. Especificamente no caso do paciente, ele não apresenta necessidade nem de estatinas nem de ácido acetilsalicílico como prevenção secundária. Nessa questão, pode-se abrir uma discussão sobre estratificação de risco cardiovascular e uso de medidas farmacológicas no acompanhamento longitudinal do paciente.

3 Caso o ECG de Jorge sugira doença isquêmica, qual deve ser a conduta apropriada na APS?

A Solicitar o SAMU, ofertar oxigênio e administrar morfina
B Solicitar o SAMU, administrar nitrato e ácido acetilsalicílico
C Solicitar o SAMU, administrar ácido acetilsalicílico e ofertar oxigênio
D Solicitar o SAMU, administrar nitrato e morfina

Alternativa correta B

Comentários A equipe deve estar treinada para que um de seus membros ligue imediatamente para o SAMU. Acesso venoso deve ser garantido. A administração de nitrato sublingual deve ser realizada de imediato; as formas sublinguais são nitroglicerina (0,4 mg/comprimido), dinitrato de isossorbida (5 mg/comprimido) ou mononitrato de isossorbida (5 mg/comprimido), não devendo ultrapassar a ingesta de três comprimidos em nenhuma das três apresentações, havendo um intervalo de cinco minutos entre a administração de cada dose. Deve-se monitorar PA e FC, sendo que a PA sistólica não deve diminuir mais do que 30% da pressão inicial e a FC não deve diminuir mais do que 10%. Jorge apresenta-se com dor de moderada intensidade, portanto não há evidência para uso de morfina nesse momento, e tampouco a administração de oxigênio se mostra efetiva rotineiramente com saturação de oxigênio maior do que 90%. O ácido acetilsalicílico na dose de 300 mg deve ser usado ainda nesse primeiro atendimento. O teste de glicemia capilar deve ser realizado para que, em caso de hiperglicemia, esta seja monitorada até o paciente chegar ao serviço de urgência.[5,9]

ESTRUTURA TEÓRICA E DE EVIDÊNCIAS PARA O DESENVOLVIMENTO DO CASO

O uso deste caso clínico está direcionado para a abordagem dos diversos diagnósticos diferenciais da dor torácica. Para a discussão no âmbito da graduação, em especial nos anos iniciais, a abordagem pode ser focada na anamnese complementar e no exame físico, diferenciando cada condição.

Na APS, a característica da população com dor no peito está mais próxima da população geral do que os pacientes que procuram uma unidade de pronto-atendimento ou hospital. Portanto, levando em consideração os aspectos epidemiológicos, os profissionais de saúde da APS devem excluir critérios de gravidade e ao mesmo tempo diagnosticar situações que devem ser resolvidas na APS, sem necessidade de encaminhamento para outro nível de atenção ou especialidade. Entende-se que com esse caso clínico é possível exemplificar as especificidades da APS no manejo de urgência e emergência.

Para a correta análise de todo quadro de dor torácica, o ECG é fundamental. Este deve ser realizado e interpretado por um profissional médico em até 10 minutos da admissão do paciente em atendimento. Caso o exame se apresente normal e se mantenham os sintomas, o ECG deve ser repetido em até seis horas da realização do primeiro exame.[9] Alteração no ECG indica origem cardíaca da dor no peito, devendo o paciente ser encaminhado imediatamente ao serviço de urgência.

A discussão sobre a abordagem da dor torácica na APS e em ambiente de urgência pode ser realizada com o caso, sob a lupa da diretriz da American Heart Association[2] e o artigo sobre abordagem da dor no peito na APS.[3]

Na discussão do caso com acadêmicos dos anos intermediários de formação, pode-se levantar a necessidade de outros exames complementares, identificando o quanto esses exames podem ser benéficos ou não para o paciente. A solicitação de exames para avaliar o perfil lipídico e a glicemia do paciente tem relevância para o paciente do caso.

Iniciando a discussão a respeito das prevenções que devem ser realizadas para Jorge, além da solicitação dos exames apontados anteriormente, a orientação sobre manejo do estresse, alimentação equilibrada e balanceada e prática regular de exercício físico ajudam a compreender a importância de melhorar a qualidade de vida do paciente. A equipe interdisciplinar (eMulti) da APS tem papel fundamental na abordagem desses fatores relacionados a mudanças no estilo de vida.

A abordagem do tabagismo pode ser discutida com maior ênfase nesse caso, sendo este o principal fator de risco, apresentado pelo paciente, para doenças com piores prognósticos relacionados à dor no peito. Pode-se discutir como utilizar a técnica da entrevista motivacional para que o paciente cesse o tabagismo, aproveitando sua grande preocupação em relação a ter um problema cardíaco.

Na discussão deste caso deve-se aprofundar o manejo de todos os principais diagnósticos diferenciais na APS. Embora o foco deste caso clínico não seja aprofundar a conduta terapêutica, ele pode ser o disparador para esse objetivo. É importante lembrar que o tratamento da síndrome da dor na parede torácica relaciona-se com o uso de sintomáticos, podendo ser utilizados anti-inflamatórios não esteroides em casos específicos.

Pode-se discutir sobre as necessidades de encaminhamento para o especialista focal. Cada centro de atenção primária tem características próprias, que vão requerer mais ou menos apoio de outras especialidades. Por exemplo, podemos citar uma discussão que seja feita com a introdução de novos elementos no caso, direcionando-o para um quadro de doença do refluxo gastroesofágico (DRGE). Nesse contexto, a abordagem medicamentosa inicial é feita com inibidor da bomba de prótons, mas se forem inseridos sinais de alerta, é necessária a realização de endoscopia digestiva alta, exame que em muitos municípios brasileiros só pode ser solicitado pelo gastrenterologista, havendo, portanto, necessidade de encaminhamento do paciente.

Ao se apresentar o tema de dor no peito na APS, sempre deve ser discutida a necessidade de advogar pela segurança do paciente e introduzir a prevenção quaternária no caso clínico. Pacientes com queixas que podem ser compatíveis com maior mortalidade estatisticamente são submetidos a mais exames desnecessários e procedimentos invasivos. Deve-se construir de forma sólida a ideia de perfil epidemiológico, segurança do paciente e medicina baseada em evidências para conduzir essa temática.

MENSAGENS-CHAVE

- Todo paciente com dor torácica aguda deve ter os diagnósticos de maior gravidade excluídos imediatamente.
- Deve-se realizar ECG em todo paciente com queixa de dor torácica com alguma suspeita de dor anginosa.
- Embora a SCA represente somente 1,5% dos pacientes com queixa de dor torácica na APS (2-4% de todas as queixas), sua morbimortalidade é extremamente alta.

MENSAGENS-CHAVE

- Os pacientes com queixas não cardíacas de dor torácica tendem a ter sua condição não tratada, sendo a APS o local adequado para o manejo dos diversos diagnósticos diferenciais de dor torácica.
- A equipe de saúde deve estar treinada para que cada um saiba sua função em casos de urgência.
- Exames complementares, em especial de imagem, não têm evidência sustentando seu uso na APS, devendo ser realizada a prevenção quaternária desses pacientes.
- Escores de risco para SCA não são iguais para o atendimento na APS e em serviços de urgência.
- Na APS, síndrome da dor na parede torácica, DRGE e costocondrites representam quase 85% dos casos de dor torácica.
- Investir em mudança de estilo de vida deve ser o foco para os pacientes com dor torácica no atendimento longitudinal.

REFERÊNCIAS E MATERIAL DE APOIO PARA APROFUNDAMENTO NO TEMA

1. Haasenritter J, Biroga T, Keunecke C, Becker A, Donner-Banzhoff N, Dornieden K, et al. Causes of chest pain in primary care: a systematic review and meta-analysis. Croat Med J. 2015;56(5):422-30.
2. Gulati M, Levy PD, Mukherjee D, Amsterdam E, Bhatt DL, Birtcher KK, et al. 2021 AHA/ACC/ASE/CHEST/SAEM/SCCT/SCMR guideline for the evaluation and diagnosis of chest pain: a report of the American College of Cardiology/American Heart Association Joint Committee on Clinical Practice Guidelines. Circulation. 2021;144(22):e368-454.
3. McConaghy JR, Sharma M, Patel H. Acute chest pain in adults: outpatient evaluation. Am Fam Physician. 2020;102(12):721-7.
4. Ribeiro KRA, Soares TAM, Borges MM, Abreu EP, Santos AR, Gonçalves FAF. Fatores associados a síndrome coronariana aguda e sua prevalência entre os gêneros: revisão integrativa. Rev Enferm Atenção Saúde. 2020;9(1):160-72.
5. Brasil. Ministério da Saúde. Linha de cuidado de dor torácica [Internet]. Brasília: MS; 2022 [capturado em 09 ago 2024]. Disponível em: https://linhasdecuidado.saude.gov.br/portal/dor-toracica/.
6. Ronga A, Vaucher P, Haasenritter J, Donner-Banzhoff N, Bösner S, Verdon F, et al. Development and validation of a clinical prediction rule for chest wall syndrome in primary care. BMC Fam Pract. 2012;13(1):74.
7. Harskamp RE, Laeven SC, Himmelreich JC, Lucassen WAM, Van Weert HCPM. Chest pain in general practice: a systematic review of prediction rules. BMJ Open. 2019;9(2):e027081.
8. Bösner S, Haasenritter J, Becker A, Karatolios K, Vaucher P, Gencer B, et al. Ruling out coronary artery disease in primary care: development and validation of a simple prediction rule. CMAJ. 2010;182(12):1295-300.
9. Nicolau JC, Feitosa GS, Filho, Petriz JL, Furtado RHM, Précoma DB, Lemke W, et al. Brazilian society of cardiology guidelines on unstable angina and acute myocardial infarction without st-segment elevation: 2021. Arq Bras Cardiol. 2021;117(1):181-264.

E ESSA TOSSE QUE NÃO PARA?

CASO CLÍNICO 13

LEANDRO DAVID WENCESLAU
VICTOR KELLES TUPY DA FONSECA

SINOPSE

Trata-se de um caso de **tosse** crônica em uma mulher com história de episódios recorrentes de tosse, com intensificação recente dos sintomas. O quadro clínico é caracterizado por tosse persistente, predominantemente seca ou com pouca secreção, que se intensifica com esforços físicos e está associada a episódios de dispneia aos esforços moderados. A paciente tem medo de câncer de pulmão em razão do seu histórico familiar. O exame físico revela roncos esparsos e murmúrio vesicular diminuído, sem sinais evidentes de infecção ou inflamação aguda. Aspectos laborais e antecedentes de tabagismo devem ser considerados no raciocínio clínico e no manejo terapêutico do quadro na atenção primária à saúde (APS).

> Seja qual for a medida, os distúrbios respiratórios são o grupo de doenças mais comum como causa de mal-estar, enfermidade e morbidade.
> (John Fry, *Common Diseases*, 1985, tradução nossa)

OBJETIVOS DE APRENDIZAGEM DO CASO

1. Compreender a relevância da tosse como motivo de consulta na atenção primária e identificar suas apresentações sindrômicas mais comuns.
2. Elaborar estratégias diagnósticas para a tosse, considerando suas apresentações clínicas e etiologias mais prevalentes e graves em cenários de APS e utilizando predominantemente recursos de entrevista e exame físico.
3. Identificar as principais causas de tosse aguda e crônica, destacando os fatores mais prevalentes e graves que influenciam sua ocorrência.

(4) Aplicar estratégias diagnósticas para diferenciar entre causas benignas e graves de tosse, usando os princípios de raciocínio clínico e ferramentas diagnósticas apropriadas.

(5) Avaliar a necessidade de exames complementares, como radiografia e tomografia, em pacientes com tosse crônica, considerando a eficácia e as limitações de cada método de imagem.

(6) Implementar a estratégia de *safety netting*, de Roger Neighbour, para monitorar e manejar casos de tosse crônica para os quais o diagnóstico permanece incerto.

(7) Avaliar as recomendações para rastreamento de câncer de pulmão.

(8) Conhecer recursos para abordagem do medo de doença como motivo de consulta na APS.

(9) Relacionar as medidas terapêuticas mais úteis para o manejo das principais causas de tosse crônica.

DESCRIÇÃO DO CASO

Consulta realizada em consultório médico em uma unidade da Estratégia Saúde da Família (ESF) em um dia de inverno. Dona Guilhermina solicita atendimento para o mesmo dia.

- Motivo de consulta (1): Tosse (Classificação Internacional de Atenção Primária [CIAP] 2: R05)
- Motivo de consulta (2): Medo de câncer (não especificado) (CIAP 2: A 26)

SUBJETIVO

Guilhermina, 63 anos, é uma mulher branca cisgênero que procura atendimento por conta de uma tosse persistente, com pouca secreção, cuja frequência e intensidade vêm se agravando nos últimos três meses. Relata que ficou "resfriada" três meses atrás, com coriza e tosse bastante produtivas. Os sintomas nasais melhoraram, mas os episódios de tosse persistiram, porém com redução da secreção. Logo após o resfriado, as crises de tosse eram predominantemente matinais, duas a três vezes na semana. Nos últimos 15 dias, ela apresenta acessos de tosse seca ou com pouca secreção várias vezes ao dia e tem sentido falta de ar ao subir escadas e caminhar a médias distâncias no plano. Nos últimos cinco anos, houve episódios anteriores de tosse por quatro a seis semanas, mas que melhoraram espontaneamente ou com o uso de xaropes antialérgicos. Guilhermina foi tabagista por 40 anos, com cessação há três anos e carga tabágica estimada de 40 maços/ano. O quadro atual a tem preocupado por não haver melhora e em razão do medo de ter câncer de pulmão, doença que levou a óbito duas de suas irmãs (aos 78 e 72 anos), tabagistas.

Informações relevantes da folha de rosto do prontuário médico, histórico e antecedentes: hipertensa há cinco anos, em uso de losartana 50 mg/dia. Histórico familiar de câncer de pulmão. Rastreamentos de saúde da mulher (mamografia e preventivo), de fatores de risco cardiovascular e de complicações secundárias de hipertensão arterial sistêmica em dia.

OBJETIVO

Durante a consulta, tem duas crises de tosse, mas permanece eupneica a maior parte do tempo. Apresenta temperatura de 36 °C, pressão arterial de 120 × 70 mmHg (membro superior direito, na posição sentada), frequência respiratória de 19 irpm, frequência cardíaca de 90 bpm, saturação de oxigênio de 95%, peso de 70 kg e altura de 1,65 m. O exame do aparelho respiratório evidencia tórax de morfologia normal, sem sinais de esforço respiratório. À ausculta, há murmúrio vesicular audível, porém difusamente diminuído, com roncos esparsos. Apresenta ritmo cardíaco regular, em dois tempos, com bulhas normofonéticas. O exame físico do abdome e dos membros inferiores é considerado normal.

NOTAS DE APRENDIZAGEM

POR QUE ESSE TEMA É RELEVANTE?

A tosse é um sintoma frequente na APS com prevalência estimada de 10,3 a 13,8% e incidência de 6,3 a 6,5% em estudos realizados na Ásia, na África e na América do Sul.[1] Em revisão sistemática de literatura, Finley e colaboradores[2] identificaram que a tosse é o motivo de consulta mais comum relatado por pacientes na atenção primária. A tosse pode significar uma infinidade de doenças ou apenas um sintoma isolado, visto que é um mecanismo fisiológico de proteção das vias aéreas inferiores. Ela elimina as secreções das vias aéreas pelo aumento da pressão positiva pleural, levando à proteção contra aspiração.

Por se tratar de uma resposta fisiológica, encontraremos, com muita frequência, tosse sem doença – mas como experiência de doença – nos atendimentos realizados na APS. Assim, é importante dispor de uma estratégia diagnóstica que nos permita distinguir os pacientes que terão possibilidade de recuperação de suas funções com pouca ou nenhuma intervenção daqueles que podem ter algo ameaçador à sua integridade. Cabe, portanto, propor tratamentos quando pertinente, e não apenas para apaziguar um sintoma que tem seu papel em respostas orgânicas benignas sem gravidade.

> *A terapia geralmente consiste em remover os obstáculos para a cura, sejam eles psicológicos ou físicos. Os sistemas auto-organizados, tais como os organismos, são multiníveis. As múltiplas vias de retroalimentação entre o pacien-*

te e o meio ambiente e entre todos os níveis do paciente exigem que pensemos em redes causais multidirecionais e não de modo linear.[3]

Definido o sintoma, podemos estabelecer estratégias de raciocínio diagnóstico que podem auxiliar, principalmente, na identificação das causas mais prevalentes e mais graves ao alcance dos recursos propedêuticos disponíveis na atenção primária. Segundo Altkorn,[4] representações esquemáticas de diagnósticos diferenciais podem ser organizadas a partir de diferentes racionalidades, como anatômica e fisiopatológica, entre outras. Neste caso clínico, apresentamos a abordagem cronológica e anatômica para diagnóstico da tosse.

OUTROS PONTOS QUE PODEM SER ESTUDADOS A PARTIR DO CASO

● PERGUNTAS ABERTAS PARA RACIOCÍNIO DIAGNÓSTICO

1. Qual é a classificação da tosse da paciente, de acordo com a duração do quadro?
2. Quais são as principais causas de tosse aguda?
3. A paciente apresenta algum sinal de alarme, como febre persistente, perda de peso involuntária, linfonodomegalias ou sudorese noturna?
4. Se não há sinais de gravidade, por que a tosse não melhora mesmo após oito semanas?
5. A tosse crônica pode ser causada por algum agente farmacológico ou irritante das vias aéreas?
6. Excluídos os agentes irritantes, qual é a causa mais comum de tosse crônica?
7. Alguma das quatro causas mais prevalentes de tosse crônica poderia explicar o quadro desta paciente?
8. Quando é necessário solicitar exame de imagem de tórax para avaliação da tosse crônica? A ultrassonografia à beira do leito pode contribuir na avaliação desta paciente? Quais outros exames complementares são necessários?

● PERGUNTAS FECHADAS PARA RACIOCÍNIO DIAGNÓSTICO

1 Qual dos seguintes sintomas associados à tosse pode indicar uma causa mais grave, exigindo maior diligência clínico-terapêutica?

A Tosse seca persistente sem outros sintomas
B Tosse produtiva com expectoração clara e ausência de febre
C Tosse acompanhada de dor torácica e dispneia
D Tosse esporádica com leve coriza e mal-estar geral

Alternativa correta: C

Comentários Tosse acompanhada de dor torácica e dispneia pode sinalizar causas mais graves como asma e doença pulmonar obstrutiva crônica (DPOC) descompensadas, tromboembolismo pulmonar, pneumonia (Tabela 13.1), síndrome coronariana aguda, derrame pleural ou intenso mal-estar emocional. Esses sintomas demandam estratégias propedêuticas específicas e, muitas vezes, intervenção imediata.

O emprego do escore CRB-65 (Figura 13.1) é recomendado para avaliar a indicação de hospitalização em pacientes com provável diagnóstico de pneumonia comunitária.[5,6]

Febre persistente, perda de peso involuntária, linfonodomegalias e sudorese noturna, embora não sejam sinais de urgência/emergência, são sinais de alarme para etiologias mais graves como neoplasias, tuberculose, HIV/Aids, sarcoidose e doenças sistêmicas (p. ex., lúpus e artropatias soronegativas). Na presença de sinais de alarme, e de acordo com a probabilidade pré-teste das hipóteses mais graves, exames complementares podem ser solicitados, tais como teste rápido molecular para tuberculose, sorologias, provas reumatológicas e exames de imagem.

Tabela 13.1
Achados ao exame físico e o diagnóstico de pneumonia

Achado (Referência)*	Sensibilidade (%)	Especificidade (%)	Razão de verossimilhança se o achado estiver	
			Presente	Ausente
Aspecto geral				
Caquexia	10	97	4,0	NS
Estado mental alterado	12-14	92-95	1,9	NS
Sinais vitais				
Frequência cardíaca > 100/min	12-65	60-96	1,8	0,8
Temperatura > 37,8 °C	16-75	44-95	2,2	0,7
Frequência respiratória > 28/min	7-36	80-99	2,7	0,9
Saturação de oxigênio < 95%	33-52	80-86	3,1	0,7
Todos os sinais vitais normais	3-38	24-81	0,3	2,2
Achado pulmonar				
Expansão assimétrica do tórax	5	100	44,1	NS
Sensibilidade à palpação da parede torácica	5	96	NS	NS
Macicez à percussão	4-26	82-99	3,0	NS

Tabela 13.1
Achados ao exame físico e o diagnóstico de pneumonia

Achado (Referência)*	Sensibilidade (%)	Especificidade (%)	Razão de verossimilhança se o achado estiver	
			Presente	Ausente
Sons respiratórios diminuídos	7-49	73-98	2,2	0,8
Sons respiratórios brônquicos	14	96	3,3	NS
Egofonia	4-16	96-99	4,1	NS
Crepitações	19-67	36-96	2,3	0,8
Sibilos	10-36	50-86	0,8	NS
Escore diagnóstico				
0-1	7-29	33,65	0,3	–
2-3	48-55	–	NS	–
4-5	38-41	92-97	8,2	–

NS, estatisticamente não significaivo. * Padrão diagnóstico: Para pneumonia, infiltrado na radiografia de tórax. Definição dos achados: Para todos os sinais vitais normais, temperatura < 37,8 °C, pulso ≤ 100/min, frequência respiratória ≤ 20 e saturação de oxigênio > 95%; para a pontuação diagnóstica de Heckerling, o médico marca um ponto para cada um dos seguintes cinco achados presentes: temperatura > 37,8 °C, frequência cardíaca > 100/min, estertores, sons respiratórios diminuídos e ausência de asma. #Razão de verossimilhança (LR) se achado presente = LR positivo; LR se achado ausente = LR negativo.
Fonte: Adaptada de McGee.[9]

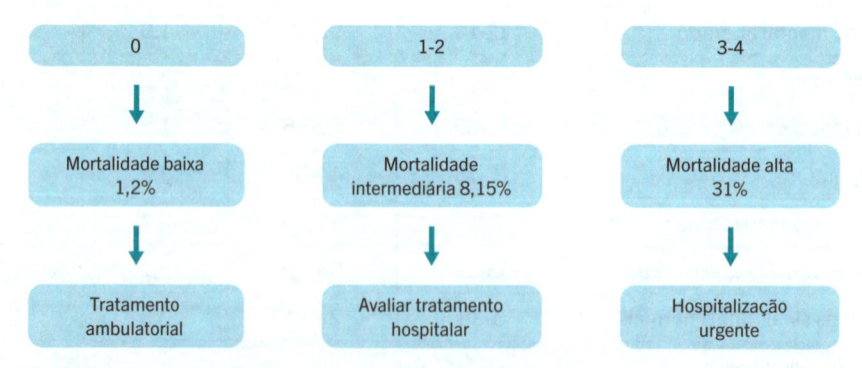

```
      0                    1-2                   3-4
      ↓                     ↓                     ↓
Mortalidade baixa      Mortalidade          Mortalidade alta
     1,2%          intermediária 8,15%          31%
      ↓                     ↓                     ↓
  Tratamento         Avaliar tratamento      Hospitalização
 ambulatorial            hospitalar              urgente
```

● **FIGURA 13.1**
O escore CRB-65 e as indicações de condutas para pacientes com provável diagnóstico de pneumonia comunitária.
Fonte: Corrêa e colaboradores.[5]

E ESSA TOSSE QUE NÃO PARA?

2 Qual é a definição de tosse crônica e por que ela representa um desafio clínico-diagnóstico?

A Tosse que dura menos de três semanas, causada por infecções virais comuns
B Tosse que dura entre três e oito semanas, frequentemente resolvida sem intervenção médica
C Tosse que não melhora há oito semanas ou mais, frequentemente associada a múltiplas enfermidades
D Tosse esporádica que aparece em determinados meses do ano, sem causa clara

Alternativa correta C

Comentários A tosse crônica é definida como aquela que não melhora há oito semanas ou mais. Ela representa um desafio clínico-diagnóstico porque, em 18 a 62% dos casos, existem duas ou mais enfermidades associadas, e em até 12% dos casos, não se encontra uma causa, mesmo após investigação complementar na atenção secundária.

A estratégia diagnóstica mais utilizada na tosse crônica recomenda verificar a possibilidade de a tosse ser causada por agentes externos e, em seguida, identificar sintomas essenciais (os *pivotal signs*, segundo Altkorn[4]) das quatro etiologias mais prevalentes de tosse crônica.

3 Qual das seguintes exposições deve ser considerada uma causa importante de tosse crônica em pacientes com histórico relevante?

A Consumo regular de álcool
B Ingestão de alimentos condimentados
C Inalação regular de fumaça ou exposição a agentes tóxicos no ambiente de trabalho
D Uso de medicamentos anti-inflamatórios não esteroides

Alternativa correta C

Comentários A Inalação regular de fumaça ou exposição a agentes tóxicos no ambiente de trabalho, como sílica, benzeno e asbesto, deve ser considerada uma causa importante de tosse crônica. Em caso de doença ocupacional, é importante orientar o trabalhador sobre a necessidade de apresentar a Comunicação de Acidente de Trabalho (CAT). O tabagismo também figura como uma causa significativa. Em todos esses casos, identificar a fonte de irritação é crucial para o diagnóstico adequado e para a formulação de um plano de manejo eficaz.

4 Qual das seguintes é a causa mais prevalente de tosse crônica em não fumantes, sem sinais de alarme?

A Asma
B Refluxo gastresofágico

C Síndrome da tosse das vias aéreas superiores
D Bronquite crônica

Alternativa correta C

Comentários A síndrome da tosse das vias aéreas superiores (ou gotejamento pós-nasal) é a causa mais prevalente de tosse crônica em não fumantes sem sinais de alarme, com uma probabilidade pré-teste de 34%. Outras causas comuns incluem asma (25%), refluxo gastresofágico (20%) e bronquite crônica (5-16%). A identificação dos sintomas essenciais para cada condição ajuda a orientar o diagnóstico e o manejo clínico adequado.

Descartada a tosse crônica secundária, 90 a 99% dos quadros de tosse crônica em não fumantes, sem sinais de alarme, têm como principais causas a síndrome da tosse das vias aéreas superiores (ou gotejamento pós-nasal), asma, refluxo gastresofágico e bronquite crônica.[7]

Para diferenciar entre essas causas, é possível adotar a estratégia de levantamento de sintomas essenciais que aumentam a probabilidade de certos diagnósticos (Quadro 13.1).

Quadro 13.1
Sinais e sintomas associados às principais causas de tosse crônica

Causa comum de tosse crônica	Sinais/sintomas essenciais (*pivotal signs*)
Síndrome da tosse das vias aéreas superiores	Sintomas de vias aéreas superiores, especialmente em nariz e garganta: rinorreia, pigarro, secreção pós-nasal
Asma	Sibilos, história familiar ou pessoal de asma, falta de ar e sibilância
DRGE	Pirose, especialmente após as refeições ou ao deitar-se
DPOC	História de tabagismo, dispneia progressiva

DPOC, doença pulmonar obstrutiva crônica; DRGE, doença do refluxo gastresofágico.

5 Quais são os dois domínios usados para avaliar o controle da asma?

A Controle dos sintomas e qualidade de vida
B Controle dos sintomas e risco de desfechos adversos
C Controle dos sintomas e frequência de uso de medicação
D Qualidade de vida e frequência de exacerbações

Alternativa correta B

Comentários O controle da asma é avaliado em dois domínios: controle dos sintomas e risco de desfechos adversos. O controle inadequado dos sintomas é oneroso para os pacientes e aumenta o risco de exacerbações, embora pacientes com bom controle dos sintomas ainda possam ter exacerbações graves.

6 De acordo com a classificação GOLD 2023 para DPOC, em qual grupo deve ser classificado um paciente com uma exacerbação sem hospitalização e COPD Assessment Test (CAT) ≥ 10?

A   Grupo A
B   Grupo B
C   Grupo C
D   Grupo E

Alternativa correta B

Comentários De acordo com a classificação GOLD 2023[8] para DPOC (Figura 13.2), um paciente com uma exacerbação sem hospitalização e COPD Assessment Test (CAT) ≥ 10 deve ser classificado no Grupo B. O Grupo B inclui pacientes com 0 ou 1 exa-

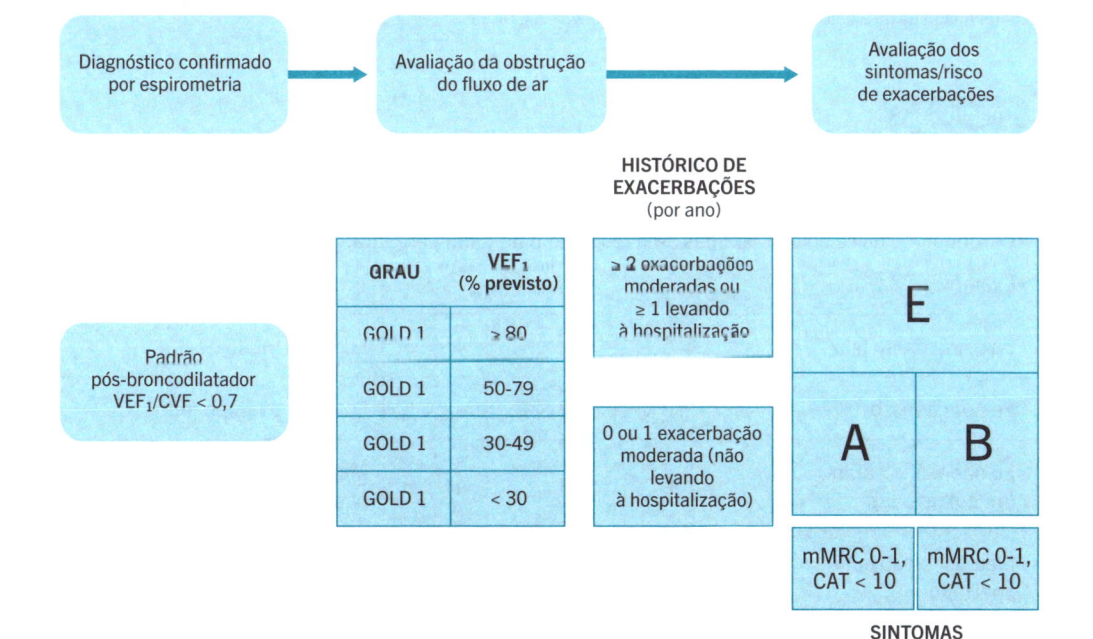

● **FIGURA 13.2**
Ferramenta de Avaliação GOLD ABE (GOLD ABE Assessment Tool).
CVF, capacidade vital forçada; VEF_1, volume expiratório forçado no primeiro segundo.
Fonte: Global Initiative for Chronic Obstructive Lung Disease.[8]

cerbação sem hospitalização e sintomas mais significativos, conforme medido pela Escala de Dispneia do Modified Medical Research Council (mMRC) ≥ 2 ou CAT ≥ 10 (Quadros 13.2 e 13.3). Os grupos C e D deixaram de existir em 2023, passando a compor o grupo E.

Quadro 13.2
Escala de Dispneia mMRC (Modified MRC Dyspnea Scale)

Por favor, marque a caixa que se aplica a você | UMA CAIXA APENAS | Graus 0 – 4

☐ **Grau mMRC 0**
— Eu só fico sem fôlego com exercícios extenuantes

☐ **Grau mMRC 1**
— Fico sem fôlego ao me apressar no plano ou ao subir uma leve inclinação

☐ **Grau mMRC 2**
— Ando mais devagar do que as pessoas da minha idade em áreas planas devido à falta de ar, ou tenho que parar para respirar ao andar no meu próprio ritmo no plano

☐ **Grau mMRC 3**
— Paro para respirar após caminhar cerca de 100 metros ou após alguns minutos no plano

☐ **Grau mMRC 4**
— Estou muito sem fôlego para sair de casa ou fico sem fôlego ao me vestir ou despir

Fonte: Adaptado de Global Initiative for Chronic Obstructive Lung Disease.[8]

Quadro 13.3
Avaliação CAT™ (CAT™ Assessment)

Para cada item abaixo, marque (X) na caixa que melhor descreve como você se sente atualmente. Certifique-se de selecionar apenas uma resposta para cada pergunta.

Exemplo:

Eu estou muito feliz	0	1	2	3	4	5	Eu estou muito triste
Eu nunca tusso	0	1	2	3	4	5	Eu tusso o tempo todo
Eu não tenho catarro (muco) no peito	0	1	2	3	4	5	Meu peito está completamente cheio de catarro (muco)
Meu peito não está apertado	0	1	2	3	4	5	Meu peito está muito apertado
Quando subo uma ladeira ou um lance de escadas, não fico sem fôlego	0	1	2	3	4	5	Quando subo uma ladeira ou um lance de escadas, fico muito sem fôlego

Quadro 13.3
Avaliação CAT™ (CAT™ Assessment)

Eu não tenho nenhuma limitação para fazer atividades em casa	0	1	2	3	4	5	Tenho muitas limitações para fazer atividades em casa
Eu me sinto confiante ao sair de casa apesar da minha condição pulmonar	0	1	2	3	4	5	Não me sinto confiante ao sair de casa por causa da minha condição pulmonar
Eu durmo bem	0	1	2	3	4	5	Eu não durmo bem por causa da minha condição pulmonar
Eu tenho muita energia	0	1	2	3	4	5	Não tenho energia para nada
Escore total							

Fonte: Adaptado de Global Initiative for Chronic Obstructive Lung Disease.[8]

---

7 Radiografia *versus* tomografia computadorizada: quando decidir e por qual delas?

A A tomografia computadorizada deve ser sempre a primeira escolha devido à sua alta resolução
B A radiografia de tórax é preferida inicialmente por ser mais acessível e emitir menos radiação
C A tomografia computadorizada deve ser utilizada apenas em casos de suspeita de infecção aguda
D A radiografia de tórax é indicada apenas quando há suspeita de câncer pulmonar

Alternativa correta B

Comentários A radiografia de tórax é preferida inicialmente por ser mais acessível, emitir menos radiação e proporcionar uma boa análise de patologias do parênquima pulmonar, além de detectar derrames pleurais (Quadro 13.4). Suas limitações incluem a sensibilidade inferior para lesões pulmonares menores e possíveis artefatos de sobreposição de imagens. A tomografia computadorizada, por sua vez, é reservada para investigação de processos crônicos ou quando a radiografia não atinge o limiar diagnóstico necessário, graças à sua maior capacidade de diferenciar o normal do patológico com alta resolução.

8 É recomendado o rastreamento de câncer de pulmão para esta paciente?

A Sim, para todas as pessoas com idade acima de 50 anos
B Sim, para tabagistas e ex-tabagistas pesados com mais de 55 anos

> **Quadro 13.4**
>
> **Achados mais relevantes da radiografia de tórax**

Doença	Característica da imagem
Síndrome da tosse das vias aéreas superiores	Ausência de alterações
Asma Imagem cortesia de Townsville radiology training, Radiopaedia.org, rID: 17996	Radiografias simples de tórax podem ser normais em até 75% dos pacientes com asma. As alterações características da asma incluem: • hiperinsuflação pulmonar • espessamento da parede brônquica: manguito peribrônquico (achado inespecífico, mas pode estar presente em ~48% dos casos com asma) • edema pulmonar (raro): edema pulmonar devido à asma (geralmente ocorre com asma aguda)[10]
DRGE	Ausência de alterações
DPOC Imagem cortesia de Frank Gaillard, Radiopaedia.org, rID: 8512	Baixa sensibilidade para detectar DPOC Os possíveis achados incluem: • diafragma achatado devido à hiperexpansão • diminuição das marcações broncovasculares periféricas • aumento da transparência pulmonar (perda parenquimatosa) • *bulla* (lucência focal redonda > 1 cm) • proeminência dos vasos hilares na hipertensão pulmonar[11]

DPOC, doença pulmonar obstrutiva crônica; DRGE, doença do refluxo gastresofágico.
Fonte: Weerakkody e colaborares;[10] Jone e colaboradores.[11]

C Não, o rastreamento de câncer de pulmão não é recomendado para ninguém
D Sim, para todas as pessoas com histórico familiar de câncer

Alternativa correta B

Comentários O rastreamento de câncer de pulmão é recomendado para tabagistas e ex-tabagistas pesados com mais de 55 anos (Figura 13.3). No Brasil, o Instituto Nacional de Câncer José Alencar Gomes da Silva[12] orienta que a decisão seja tomada a partir do diálogo entre médico e paciente. A tomografia de baixa dose de radiação é utilizada em fumantes pesados (um maço por dia por 30 anos) para reduzir a mortalidade por câncer de pulmão, apesar de envolver riscos e necessitar de mais estudos para confirmar os benefícios na população brasileira.

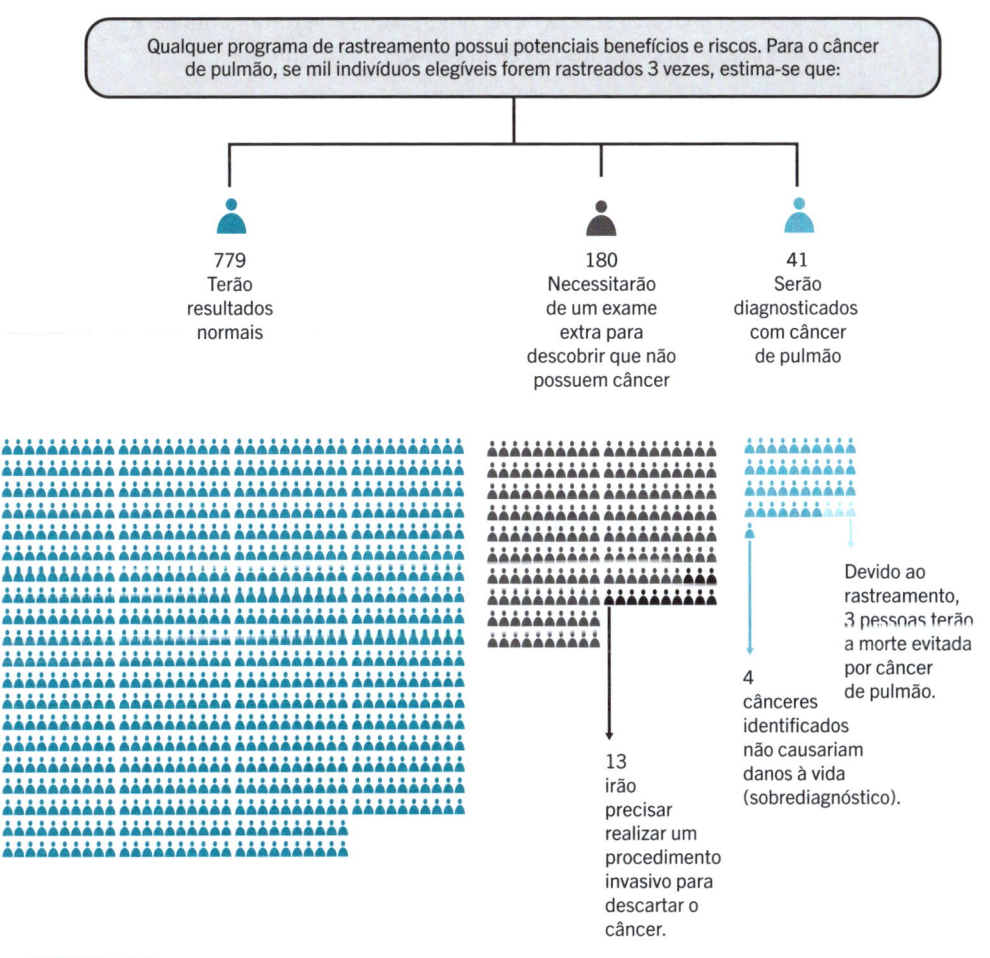

Qualquer programa de rastreamento possui potenciais benefícios e riscos. Para o câncer de pulmão, se mil indivíduos elegíveis forem rastreados 3 vezes, estima-se que:

- 779 Terão resultados normais
- 180 Necessitarão de um exame extra para descobrir que não possuem câncer
- 41 Serão diagnosticados com câncer de pulmão

13 irão precisar realizar um procedimento invasivo para descartar o câncer.

4 cânceres identificados não causariam danos à vida (sobrediagnóstico).

Devido ao rastreamento, 3 pessoas terão a morte evitada por câncer de pulmão.

● **FIGURA 13.3**
Riscos e benefícios do rastreamento do câncer de pulmão.
Fonte: Instituto Nacional do Câncer.[12]

- **PERGUNTAS ABERTAS PARA ABORDAGEM TERAPÊUTICA**

    1. Descreva as principais medidas para abordagem terapêutica de causas de tosse aguda (rinossinusite viral e bacteriana, traqueobronquite aguda e gripe).
    2. Quais são as medidas não farmacológicas fundamentais para os casos mais comuns de tosse crônica (síndrome da tosse das vias aéreas superiores, DPOC, asma e doença do refluxo gastresofágico [DRGE])?
    3. Descreva o tratamento de escolha para a síndrome da tosse das vias aéreas superiores e explique por que essa abordagem é eficaz.
    4. Explique a abordagem inicial recomendada para pacientes com DRGE que apresentam tosse crônica e a lógica por trás dessas medidas.
    5. Como a classificação GOLD 2023 orienta o tratamento dos diferentes estágios da DPOC? Descreva as recomendações de tratamento para cada grupo com base na classificação de exacerbações e sintomas.
    6. Como a classificação da Global Initiative for Asthma (GINA) orienta o tratamento dos diferentes estágios da asma? Explique as recomendações de tratamento para pacientes com sintomas leves, moderados e graves.
    7. Descreva a estratégia de *safety netting*, de Roger Neighbour, para casos de tosse crônica para os quais o diagnóstico permanece incerto, incluindo as três perguntas principais que devem ser consideradas.
    8. Em quais situações um paciente com tosse deve ser referenciado ao especialista? Inclua exemplos de sinais e sintomas que indicam a necessidade de referência.
    9. Como se deve abordar o medo de câncer de pulmão relatado pela paciente?

- **PERGUNTAS FECHADAS PARA ABORDAGEM TERAPÊUTICA**

    1. Qual é a abordagem inicial recomendada para o tratamento da rinossinusite aguda viral?

    A   Uso de antibióticos
    B   Tratamento sintomático e lavagem salina intranasal
    C   Administração de antivirais
    D   Cirurgia nasal

    Alternativa correta B

    Comentários A abordagem inicial para rinossinusite aguda viral consiste em tratamento sintomático e lavagem salina intranasal, que ajudam a melhorar a função ciliar, reduzir o edema da mucosa e os mediadores inflamatórios e remover a secreção presente.

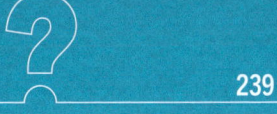

2 Qual é a principal medida preventiva para a gripe (influenza)?

A Uso de antibióticos
B Vacinação anual
C Administração de antivirais
D Uso de máscaras cirúrgicas

Alternativa correta B

Comentários A principal medida preventiva para a gripe (influenza) é a vacinação anual, especialmente indicada para grupos prioritários como crianças, idosos, gestantes e pessoas com comorbidades preexistentes.

3 Qual é a abordagem recomendada para o manejo da tosse subaguda?

A Administração imediata de antibióticos
B Uso de corticosteroides inalatórios
C Tratamento específico com antivirais
D Monitoramento e manejo sintomático, pois costuma ser autolimitada

Alternativa correta D

Comentários A tosse subaguda costuma ser autolimitada e não necessita de tratamento específico. O manejo envolve monitoramento e tratamento sintomático, especialmente quando a causa é pós-infecciosa.

4 Qual é o tratamento de escolha para a síndrome da tosse das vias aéreas superiores?

A Uso de antibióticos e corticosteroides orais
B Uso de anti-histamínicos e descongestionantes orais
C Corticosteroides intranasais como budesonida e azelastina intranasal
D Administração de broncodilatadores inalatórios e corticosteroides sistêmicos

Alternativa correta C

Comentários O tratamento de escolha para a síndrome da tosse das vias aéreas superiores inclui corticosteroides intranasais como budesonida (50 mcg, dois jatos 2×/dia por 2-4 semanas), azelastina intranasal e ipratrópio aerossol nasal. Esses tratamentos são eficazes para reduzir a inflamação e os sintomas associados à síndrome.

5 Qual é a abordagem inicial recomendada para pacientes com DRGE que apresentam tosse crônica?

A   Usar antibióticos
B   Elevar a cabeceira da cama e evitar refeições antes de deitar
C   Fazer uso de broncodilatadores inalatórios
D   Utilizar corticosteroides orais

Alternativa correta B

Comentários A abordagem inicial recomendada para pacientes com DRGE que apresentam tosse crônica inclui elevar a cabeceira da cama e evitar refeições por 2 a 3 horas antes de deitar. Essas medidas ajudam a reduzir o refluxo ácido, que pode contribuir para a tosse crônica.

6 Qual é o tratamento farmacológico inicial recomendado para um paciente com DPOC classificado no Grupo A (0 ou 1 exacerbação sem hospitalização) e mMRC 0-1 ou CAT < 10?

A   Terapia tripla com beta-agonista de ação prolongada (LABA) + antagonista muscarínico de longa duração (LAMA) + corticosteroide inalatório (ICS)
B   Um broncodilatador (LABA ou LAMA)
C   Terapia dupla broncodilatadora (LABA + LAMA)
D   Apenas corticosteroides inalatórios (ICS)

Alternativa correta B

Comentários Para pacientes com DPOC classificados no Grupo A (0 ou 1 exacerbação sem hospitalização) e mMRC 0-1 ou CAT < 10, o tratamento farmacológico inicial recomendado é um broncodilatador, seja LABA ou LAMA. Para pacientes com DPOC classificados no Grupo E (≥ 2 exacerbações ou ≥ 1 com hospitalização), o tratamento farmacológico inicial recomendado é LABA + LAMA + ICS, especialmente se os eosinófilos são ≥ 300/mm^3. Isso se baseia na maior eficácia na redução das exacerbações.

Essa abordagem é simples e eficaz para pacientes com sintomas menos graves.

7 Qual é o tratamento inicial preferido para um paciente adulto ou adolescente com sintomas de asma na maioria dos dias (4-5 dias/semana ou mais) ao acordar devido à asma uma vez por semana ou mais, ou com função pulmonar baixa?

A   ICS em baixa dose mais beta-agonista de curta duração (SABA) conforme necessário
B   ICS-LABA em alta dose conforme necessário
C   Terapia de manutenção e alívio com ICS-formoterol em baixa dose (terapia de manutenção e alívio [MART])
D   Somente SABA conforme necessário

Alternativa correta C

Comentários Para pacientes adultos ou adolescentes com sintomas de asma na maioria dos dias (4-5 dias/semana ou mais) ao acordar devido à asma uma vez por semana ou mais, ou com função pulmonar baixa, o tratamento inicial preferido é a terapia de manutenção e alívio com ICS-formoterol em baixa dose (MART) (Quadro 13.5). Essa abordagem é baseada em evidências que mostram sua eficácia na redução dos sintomas e na melhoria da função pulmonar.

Quadro 13.5
Tratamento inicial da asma para adultos e adolescentes

Sintomas apresentados	Tratamento inicial preferido (Trilha 1)	Tratamento inicial alternativo (Trilha 2)
Sintomas de asma infrequentes, por exemplo, 1-2 dias/semana ou menos	ICS-formoterol em baixa dose conforme necessário (Evidência A).	ICS em baixa dose tomado sempre que SABA for usado, em combinação ou inaladores separados (Evidência B). Tais pacientes têm alta probabilidade de não aderirem ao uso diário de ICS.
Sintomas de asma menos de 3-5 dias/semana, com função pulmonar normal ou ligeiramente reduzida	ICS em baixa dose mais SABA conforme necessário (Evidência A). Antes de escolher esta opção, considerar a provável baixa adesão ao ICS diário.	
Sintomas de asma na maioria dos dias (p. ex., 4-5 dias/semana ou mais); ou acordar devido à asma uma vez por semana ou mais, ou função pulmonar baixa	Terapia de manutenção e alívio com ICS-formoterol em baixa dose (MART) (Evidência A).	ICS-LABA em baixa dose mais SABA conforme necessário (Evidência A) ou conforme necessário ICS-SABA (Evidência B), OU ICS em dose média conforme necessário ICS-SABA (Evidência B). Considerar a provável baixa adesão ao tratamento diário de manutenção.
Sintomas diários de asma, acordar à noite com asma uma vez por semana ou mais, com função pulmonar baixa	Terapia de manutenção e alívio com ICS-formoterol em dose média (MART) (Evidência D).	ICS-LABA em dose média ou alta (Evidência D) mais SABA conforme necessário ou ICS-SABA conforme necessário. Considerar a provável baixa adesão ao tratamento de manutenção diário. ICS em alta dose mais SABA conforme necessário é outra opção (Evidência A), mas a adesão é pior do que com ICS-LABA em combinação.

> **Quadro 13.5**
> Tratamento inicial da asma para adultos e adolescentes

Sintomas apresentados	Tratamento inicial preferido (Trilha 1)	Tratamento inicial alternativo (Trilha 2)
A apresentação inicial da asma é durante uma exacerbação aguda	Tratar como exacerbação, incluindo curso curto de OCS se severo; iniciar ICS-LABA em dose média ou alta mais SABA conforme necessário (Evidência D).	

Obs.: Essas recomendações são baseadas em evidências, quando disponíveis, e em consenso.
ICS, corticosteroides inalatórios; LABA, beta-agonistas de ação prolongada; OCS, corticosteroides orais; MART, terapia de manutenção e alívio; SABA, beta-agonistas de curta duração.
Fonte: Adaptado de Global Initiative for Chronic Obstructive Lung Disease.[13]

---

8 Qual abordagem pode ser utilizada em casos de tosse crônica para os quais o diagnóstico permanece inconclusivo, especialmente em cenários de incerteza e alto risco?

- A   Realização imediata de broncoscopia
- B   Estratégia de *safety netting*, de Roger Neighbour
- C   Início de tratamento empírico com antibióticos
- D   Referência automática para atenção secundária

Alternativa correta B

Comentários A estratégia de *safety netting*, de Neighbour,[14] é recomendada em cenários de incerteza e alto risco (Quadro 13.6). Ela envolve três perguntas principais:

- Se eu estiver certo, o que espero que aconteça? Sendo as principais causas de tosse de via aérea superior, espera-se resolução espontânea dentro de oito semanas. Características confirmatórias incluem tosse não produtiva ou com escarro não purulento, sintomas nasais e de orofaringe, e ausência de sintomas sistêmicos graves.

> **Quadro 13.6**
> Cenários clínicos de alto risco
>
> - O diagnóstico é incerto e o diagnóstico diferencial inclui doenças graves, especialmente algumas que podem evoluir rápido
> - O diagnóstico é certo, mas a doença tem risco de complicação grave
> - O paciente, em razão de seu histórico, tem alto risco de doença grave ou complicações

Fonte: Elaborado com base em Neighbour.[14]

- Como vou saber que estou errado? Piora clínica, como febre persistente, dispneia, sinais de instabilidade hemodinâmica, ou sintomas sistêmicos graves, indicariam a necessidade de reavaliar o diagnóstico.
- O que farei nesse caso? Em caso de piora ou persistência dos sintomas, medidas adicionais de diagnóstico e tratamento devem ser consideradas, incluindo exames de imagem ou referência para atenção secundária.

Essa abordagem ajuda a monitorar a evolução do quadro clínico e a tomar decisões informadas para intervenções adicionais, quando necessário.

9. Em qual das seguintes situações um paciente com tosse deve ser referenciado ao especialista?

A Presença de escarro claro e sem sinais de infecção
B Dificuldade no controle sintomatológico
C Tosse com duração inferior a três semanas sem outros sintomas
D Tosse leve que melhora com tratamento sintomático

Alternativa correta B

Comentários Um paciente com tosse deve ser referenciado ao especialista em caso de dificuldade no controle sintomatológico. Outras situações que indicam a necessidade de referência incluem perda de peso não esclarecida, hemoptise, escarro mucopurulento que necessite de exames mais complexos, fatores de risco para imunossupressão e ausência de confirmação diagnóstica.

10. Qual é a abordagem recomendada para lidar com o medo de câncer de pulmão relatado por um paciente?

A Realizar imediatamente uma série completa de exames de imagem
B Utilizar a ferramenta (e)TACCT para intervenções educativas breves em saúde
C Prescrever medicamentos ansiolíticos para aliviar a ansiedade do paciente
D Ignorar as preocupações do paciente e focar apenas nos sintomas físicos

Alternativa correta B

Comentários A abordagem recomendada para lidar com o medo de câncer de pulmão relatado por um paciente é utilizar a ferramenta (e)TACCT (Tool for Assessing Cultural Competence Training) para intervenções educativas breves em saúde. Essa ferramenta orienta os profissionais a verificar a compreensão do paciente sobre o problema, passar a mensagem central sobre o diagnóstico, perguntar pelas compreensão e reações do paciente, cuidar do impacto emocional, aconselhar sobre detalhes educacionais e solicitar que o paciente relate as informações que entendeu como mais importantes. Essa abordagem promove a expressão de empatia, acolhimento emocional e suporte à livre expressão do paciente, contribuindo para um manejo mais satisfatório de suas dúvidas e incertezas.

MENSAGENS-CHAVE

- Prevalência na atenção primária – A tosse é um sintoma frequente na APS, com prevalência estimada de 10,3 a 13,8% em estudos realizados na Ásia, África e América do Sul.
- Diagnóstico sem exames de imagem – Na maioria dos casos, o diagnóstico de tosse não requer exames de imagem e pode ser feito clinicamente, considerando a história e o exame físico do paciente.
- Abordagem terapêutica adequada – A abordagem terapêutica mais adequada envolve identificar e tratar a causa subjacente, proporcionando educação ao paciente sobre o manejo dos sintomas.
- Personalização do tratamento – A personalização do tratamento é indicada para melhor controle dos sintomas e funcionalidade do paciente, focando em medidas não farmacológicas quando possível.
- Desencorajamento de tratamentos inadequados – O uso inadequado de antibióticos para tosse deve ser desencorajado, focando na prevenção quaternária e no manejo adequado conforme a etiologia identificada.
- Seleção cuidadosa para exames – A seleção cuidadosa de pacientes para exames de imagem ou referência ao especialista deve ser baseada na presença de sinais de alarme ou sintomas persistentes sem melhora.
- Recomendações de prevenção – Para todos os pacientes no cenário de atenção primária, existem recomendações de medidas de prevenção e manejo sintomático que devem ser aplicadas para reduzir a prevalência e a carga da tosse crônica.

REFERÊNCIAS E MATERIAL DE APOIO PARA APROFUNDAMENTO NO TEMA

1. Bergmann M, Haasenritter J, Beidatsch D, Schwarm S, Hörner K, Bösner S, et al. Prevalence, aetiologies and prognosis of the symptom cough in primary care: a systematic review and meta-analysis. BMC Fam Pract. 2021;22(1):151.
2. Finley CR, Chan DS, Garrison S, Korownyk C, Kolber MR, Campbell S, et al. What are the most common conditions in primary care? Systematic review. Can Fam Physician. 2018;64(11):832840.
3. McWhinney I, Freeman T. Manual de medicina de família e comunidade de McWhinney. 4. ed. Porto Alegre: Artmed; 2017.
4. Altkorn D. Diagnostic process. In: Stern SDC, Cifu AS, Altkorn D. Symptom to diagnosis: an evidence-based guide. 4th ed. New York: McGraw-Hill; 2020. p. 1-8.
5. Corrêa RA, Costa AN, Lundgren F, Michelin L, Figueiredo MR, Holanda M, et al. Recomendações para o manejo da pneumonia adquirida na comunidade 2018. J Bras Pneumol. 2018;44(5):405-24.
6. Womack J, Kropa J. Community-acquired pneumonia in adults: rapid evidence review. Am Fam Physician. 2022;105(6):625630.
7. Blanes RR. Mi paciente consulta por tos crónica. In: Vicente VC, Granados FC, Velasco GG, editores. Exploración física: basado en la persona, en el síntoma y en la evidencia. 2. ed. Barcelona: Sociedad Española de Medicina de Família y Comunitaria; 2020. p. 189-93.

8. Global Initiative for Chronic Obstructive Lung Disease. Global strategy for prevention, diagnosis and management of COPD: 2024 report [internet]. Bethesda: GOLD; 2024 [capturado em 07 nov 2024]. Disponível em: https://goldcopd.org/2024-gold-report/.
9. McGee S. Evidence-based physical diagnosis. 4th ed. Philadelphia: Elsevier; 2016.
10. Weerakkody Y, You Y, Yap J, et al. Asthma. Radiopaedia [Internet]. 2024 [capturado em 07 fev 2024]. Disponível em: https://radiopaedia.org/articles/asthma-1?lang=us.
11. Jones J, Kasáč Z, Knipe H, et al. COPD (summary). Radiopaedia [Internet]. 2024 [capturado em 07 fev 2024]. Disponível em: https://doi.org/10.53347/rID-39654.
12. Instituto Nacional de Câncer. Detecção precoce do câncer [Internet]. Rio de Janeiro: INCA; 2021 [capturado em 07 nov 2024]. Disponível em: https://www.inca.gov.br/sites/ufu.sti.inca.local/files/media/document/deteccao-precoce-do-cancer.pdf.
13. Global Initiative for Chronic Obstructive Lung Disease. Global strategy for the diagnosis, management, and prevention of chronic obstructive pulmonary disease (2024 report) [Internet]. Bethesda: GOLD; 2024 [captuado em 21 jul 2024]. Disponível em: https://goldcopd.org/2024-gold-report/.
14. Neighbour R. The inner consultation: how to develop an effective and intuitive consulting style. 2nd ed. Abingdon: Radcliffe; 2005.

MATERIAL DE APOIO

Cayley WE Jr. Four evidence-based communication strategies to enhance patient care. Fam Pract Manag. 2018;25(5):13-7.

Cole S, Cole MD, Gutnick D, Davis C. Function three: collaborate for management. In: Cole SA, Bird J. The medical interview: the three function approach. 3rd ed. Philadelphia: Elsevier Saunders; 2014. p. 34-48.

Fry J. Common diseases: their nature, incidence and care. 4th ed. Hingham: MTP; 1985.

Gargani L, Girerd N, Platz E, Pellicori P, Stankovic I, Palazzuoli A, et al. Lung ultrasound in acute and chronic heart failure: a clinical consensus statement of the European Association of Cardiovascular Imaging (EACVI). Eur Heart J Cardiovasc Imaging. 2023;24(12):1569-82.

Global Initiative for Asthma. Global strategy for asthma management and prevention [Internet]. Fontana: GINA; 2024 [capturado em 31 jul 2024]. Disponível em: https://cdn.medblog.estrategiaeducacional.com.br/wp-content/uploads/2024/05/GINA-Main-Report-2024-Front-Cover.pdf.

Global Initiative for Chronic Obstructive Lung Disease. Global Strategy for the Diagnosis, Management and Prevention of COPD 2016. Bethesda: GOLD; 2017.

Grosseman S, Dohms M. Comunicação com emoções fortes: resposta empática à raiva, ao modo o à tristeza no cuidado à saúde. In: Dohms M, Gusso G, editores. Comunicação clínica: aperfeiçoando os encontros em saúde. Porto Alegre: Artmed; 2021. p. 101-13.

Instituto Nacional do Câncer. Câncer de pulmão [Internet]. Rio de Janeiro: INCA; 2022 [capturado em 07 fev 2024]. Disponível em: https://www.gov.br/inca/pt-br/assuntos/cancer/tipos/pulmao.

Maselli D, Anzueto A. Cough. In: Henderson MC, Smetana GW, editors. The patient history: an evidence-based approach to differential diagnosis. 2nd ed. New York: McGraw Hill Medical; 2012. p. 231-40.

Shim JS, Song WJ, Morice AH. Drug-induced cough. Physiol Res. 2020;69(Suppl 1):S81-92.

Sturmer PL, Lehmkuhl RF, Lanes CK. Avaliação da tosse subaguda e crônica. In: Duncan BB, Schimidt MI, Giugliani ERJ, Duncan MS, Giugliani C. Medicina ambulatorial: condutas de atenção primária baseada em evidências. 5. ed. Porto Alegre: Artmed; 2022. p. 690-6.

Universidade Federal do Rio Grande do Sul. TeleCondutas: doença pulmonar obstrutiva crônica: versão digital 2023 [Internet]. Porto Alegre: TelessaúdeRS-UFRGS; 2023 [capturado em 16 fev 2024]. Disponível em: https://www.ufrgs.br/telessauders/materiais-teleconduta/.

Weinberger SE. Evaluation and treatment of subacute and chronic cough in adults. [Internet]. UpToDate. Waltham: UpToDate; 2024 [capturado em jan 2024]. Disponível em: https://www.uptodate.com/contents/evaluation-and-treatment-of-subacute-and-chronic-cough-in-adults.

CASO CLÍNICO 14

ELE TÁ TREMENDO, E O CORAÇÃO BATENDO FORTE, DOUTOR!

MICHAEL SCHMIDT DUNCAN

SINOPSE

Trata-se de um caso de um homem trazido à consulta por sua esposa devido a uma história de episódios recorrentes de **tremores** e **palpitações**. Na primeira consulta, as informações da anamnese são pouco úteis, mas o exame físico apresenta algumas alterações que motivam a solicitação de exames complementares e a reavaliação do paciente em consulta sem o acompanhamento de sua esposa. No retorno, é possível explorar com mais calma e confirmar a hipótese de que os sintomas são causados por abstinência de álcool.

OBJETIVOS DE APRENDIZAGEM DO CASO

1. Exercitar o raciocínio diagnóstico para situações clínicas que abrem margem para um grande número de diagnósticos diferenciais, explorando o papel da anamnese e do exame físico, bem como o uso racional de exames complementares.

2. Avaliar quais aspectos e manobras do exame físico são relevantes para identificação e diferenciação de causas subjacentes de tremores, taquicardia e palpitações.

3. Indicar adequadamente exames complementares para a abordagem diagnóstica e o acompanhamento de indivíduos que apresentam sintomas como tremores, taquicardia e palpitações.

4. Reconhecer as vantagens e desvantagens da presença do acompanhante na consulta.

(5) Reconhecer, na história, no exame físico e em exames complementares, elementos que apontam para a hipótese de uso abusivo de álcool.

(6) Explorar a abordagem psicossocial de queixas físicas.

DESCRIÇÃO DO CASO

Jorge, 59 anos, com hipertensão controlada, tabagista desde os 17 anos (1 maço/dia). História de dependência de álcool no passado (cerveja e cachaça), em abstinência desde os 55 anos. Infarto agudo do miocárdio aos 55 anos.

Medicamentos em uso: enalapril 20 mg 12/12 horas, atenolol 10 mg ao dia, sinvastatina 40 mg à noite, ácido acetilsalicílico (AAS) 100 mg no almoço.

CONSULTA 1 – RELATADA EM FORMATO SOAP (SUBJETIVO, OBJETIVO, AVALIAÇÃO E PLANO)

S Vem trazido para a consulta pela esposa, que está preocupada com sua saúde. Vem tendo quadros recorrentes de palpitações, associadas a tremores, geralmente mais tarde da noite, antes de deitar-se. Fica muito nervoso quando tem as crises. Os sintomas iniciaram há mais ou menos dois meses. Sua esposa morre de medo de ser alguma doença do coração, uma vez que ele já infartou. Refere boa adesão aos medicamentos em uso. Segue fumando 1 maço/dia. Nega uso de álcool.

O Pressão arterial (PA): 160 × 85 mmHg; frequência cardíaca (FC): 120 bpm; peso: 57,3 kg; estatura: 1,76 m; índice de massa corporal (IMC): 18,5 kg/m^2

Paciente pouco comunicativo durante a consulta. A maior parte das perguntas é respondida pela esposa. Demonstra desconforto com a presença da esposa na consulta

- Ausculta cardíaca: ritmo regular, taquicárdico, bulhas hiperfonéticas, sem sopros.
- Ausculta respiratória: murmúrio vesicular diminuído, sem ruídos adventícios.
- Sem alterações ao exame abdominal, sem edema em membros inferiores.
- Tremor postural em mãos, rápido.

A Elevação isolada da pressão sistólica

- Taquicardia
- Tremor postural, de rápida frequência
- Relato de palpitações
- Murmúrio vesicular diminuído em paciente tabagista

P Solicitação de exames laboratoriais e eletrocardiograma (ECG). Retorna após exames. Plano de avaliar condição respiratória posteriormente.

● **PERGUNTAS FECHADAS PARA O RACIOCÍNIO DIAGNÓSTICO**

1 Tremores podem ser definidos como:

A Uma série de movimentos involuntários, decorrentes de contrações musculares oscilatórias, relativamente rítmicos e sem finalidade aparente
B Movimentos rápidos e irregulares, não rítmicos, aleatórios, frequentemente descritos como dançantes ou flutuantes
C Perda de coordenação muscular que leva a movimentos desajeitados e imprecisos, geralmente causada por disfunções cerebelares
D Contrações musculares espontâneas, involuntárias e sustentadas que forçam movimentos ou posturas anormais das partes afetadas do corpo, às vezes com contração simultânea de agonistas e antagonistas

Alternativa correta A

Comentários O elemento principal que diferencia o tremor das demais condições descritas nessa questão é sua ritmicidade. A alternativa B corresponde à coreia (p. ex., presente na doença de Huntington). A alternativa C corresponde à ataxia, em que os movimentos anormais têm mais a ver com a perda do controle do movimento voluntário. A alternativa D corresponde à distonia, que tem um grande número de potenciais causas, tendendo a ocorrer sempre nos mesmos locais e provocando posturas anormais. A distonia tem muitas causas potenciais, incluindo fatores genéticos, danos ou disfunções em áreas do cérebro como os gânglios da base, efeitos colaterais de medicamentos, ou pode ocorrer sem uma causa identificável (distonia primária ou idiopática). A condição pode afetar apenas uma parte do corpo (distonia focal), duas ou mais partes adjacentes (distonia segmentar), ou todo o corpo (distonia generalizada).

2 Qual das seguintes afirmações melhor diferencia palpitações de taquicardia?

A Palpitações são a percepção aumentada da própria batida cardíaca, que pode ou não estar associada a uma FC aumentada, enquanto taquicardia é especificamente um aumento na FC acima dos limites normais, independente da percepção do paciente
B Taquicardia é a sensação de desconforto no peito associada a momentos de ansiedade, enquanto palpitações são aumentos na FC resultantes de exercício físico
C Palpitações e taquicardia são termos intercambiáveis que descrevem a sensação de batimentos cardíacos rápidos e fortes em resposta ao estresse
D Taquicardia refere-se especificamente à percepção de batimentos cardíacos irregulares, enquanto palpitações são caracterizadas por uma FC consistentemente elevada por períodos prolongados

Alternativa correta A

Comentários Mais genericamente, pode-se dizer que o desconforto relatado pelo paciente em relação aos seus batimentos cardíacos é a palpitação, e a taquicardia é simplesmente a constatação de que a FC está acima de um limite estabelecido, o que para adultos costuma corresponder a 100 batimentos por minuto.

- ## PERGUNTAS ABERTAS PARA RACIOCÍNIO DIAGNÓSTICO

1 Quais são as hipóteses diagnósticas para os tremores e como elas podem ser organizadas de forma lógica?

Comentários John Murtagh, um médico de família e comunidade australiano, autor de um importante livro de clínica geral, desenvolveu um algoritmo de raciocínio clínico bastante adequado para a atenção primária.[1] Esse algoritmo lista as possibilidades diagnósticas em um quadro, no qual são organizadas na seguinte ordem:

- Diagnósticos mais frequentes, ou seja, com maior probabilidade pré-teste
- Condições graves que devem ser consideradas
- Outras condições relevantes, mas facilmente esquecidas
- Os sete mascarados
- O paciente está tentando me dizer algo?

Este capítulo, que tem como foco o diagnóstico diferencial, vai exercitar o raciocínio clínico a partir de uma adaptação desse modelo desenvolvido por Murtagh, excluindo os itens 4 e 5 e fazendo ajustes nas causas listadas.

Os quadros diagnósticos para tremores são apresentados a seguir:

- **Tremor**
  Diagnósticos mais prováveis
    - Tremor essencial (familiar)
    - Senilidade
    - Fisiológico
    - Parkinsonismo (incluindo doença de Parkinson e parkinsonismo induzido por medicamentos)
    - Funcional ou psicogênico (p. ex., ansiedade/emocional)
    - Álcool

  Doenças graves que precisam ser consideradas
    - Vascular (infarto cerebral levando a parkinsonismo)
    - Infecção (meningoencefalite ou sífilis terciária)
    - Câncer/tumor (tumor cerebral em lobo frontal)
    - Outras (toxicidade por falência orgânica – renal, hepática, pulmonar)

  Causas frequentemente esquecidas
    - Doença cerebelar
    - Esclerose múltipla

- Hipertireoidismo
- Síndrome do X frágil
- Demência de Alzheimer

Embora seja sempre possível consultar referências que organizam os sintomas dessa forma, ou de forma semelhante, tal estratégia de raciocínio diagnóstico pode também ser exercitada a partir da bagagem de conhecimento médico que uma pessoa tem. Nesse caso, partindo de seus conhecimentos, o médico faz-se, sequencialmente, as seguintes perguntas: quais são as causas mais comuns para esse sintoma que o paciente apresenta? Quais são as potenciais causas graves que não posso deixar passar? Quais são outras causas a serem consideradas? Além disso, embora neste capítulo não estejamos colocando os itens 4 e 5 do modelo de Murtagh, geralmente é útil também se questionar se existe alguma possibilidade de o paciente estar querendo contar algo que não ficou evidente na abordagem inicial.

2 Quais são as hipóteses diagnósticas para as palpitações e como elas podem ser organizadas de forma lógica?

Comentários Seguindo a mesma lógica da questão anterior, o diagnóstico diferencial das palpitações pode ser organizado da seguinte forma:

- **Palpitações**
  Diagnósticos mais prováveis
  - Ansiedade
  - Extrassístoles
  - Taquicardia sinusal
  - Drogas/medicamentos (p. ex., estimulantes, álcool)
  - Taquicardia supraventricular
  - Hipertireoidismo

  Doenças graves que não podem ser esquecidas
  - Infarto do miocárdio/angina
  - Arritmias (fibrilação/*flutter* atrial, taquicardia ventricular, bradicardia, doença do nodo sinusal, *torsades de pointes*)
  - Síndrome do QT longo
  - Distúrbios eletrolíticos (hipocalemia, hipomagnesemia, hipoglicemia)

  Causas frequentemente esquecidas
  - Febre/infecção
  - Gestação
  - Menopausa (vasodilatação súbita)
  - Drogas/medicamentos (p. ex., cafeína/cocaína/álcool)
  - Doença da valva mitral
  - Insuficiência aórtica
  - Hipóxia/hipercapnia
  - Síndrome de Wolff-Parkinson-White
  - Raridades (feocromocitoma)

3 — Analisando as possibilidades diagnósticas, é possível estreitar mais o diagnóstico diferencial?

Comentários Como os sintomas de tremores e palpitações são os mais proeminentes relatados na história desse paciente, pode ser útil verificar fatores que causam simultaneamente esses dois sintomas. Incluem ansiedade, álcool/drogas e hipertireoidismo. O foco do raciocínio clínico deve ser direcionado para essas causas, porém mantendo ainda abertura para outras possibilidades não listadas.

4 — Como podemos qualificar a avaliação de tremores a partir da história clínica e do exame físico?

Comentários O diagnóstico dos tremores é eminentemente clínico. Os exames complementares são úteis apenas para aprofundar a avaliação de hipóteses específicas (p. ex., ressonância magnética na suspeita de doença cerebelar). O Quadro 14.1 é bastante útil para, a partir das características clínicas do tremor, direcionar o raciocínio diagnóstico.[2]

Portanto, para o tremor fino em mãos, postural e de alta frequência, as hipóteses diagnósticas são tremor fisiológico, tremor essencial, distúrbio metabólico e intoxicação/abstinência de álcool.

5 — Como podemos conduzir a avaliação diagnóstica de palpitações?

Comentários Em relação às palpitações, pode ser usado o fluxograma apresentado na Figura 14.1.

A partir da história clínica, há que se considerar fortemente a possibilidade de o paciente não ter relatado consumo atual de álcool por receio de sua esposa. Além disso, devido ao seu elevado risco cardiovascular, é prudente ainda estar aberto para a possibilidade de alterações cardíacas.

6 — Quais exames poderiam ajudar a aumentar ou diminuir a probabilidade de causas relevantes desse quadro (e talvez confirmar ou descartá-las)?

Comentários Em relação aos tremores, os exames complementares serão em geral pouco úteis. Como o paciente tem história prévia de dependência de álcool (apesar de negar uso atual) e a intoxicação e abstinência do álcool podem explicar toda sua sintomatologia, podem ser solicitados exames cujos resultados poderão ser correlacionados com danos relacionados ao uso dessa substância, como enzimas hepáticas. Além disso, o hipertireoidismo é outra causa a ser considerada, podendo ser avaliado pela solicitação do hormônio tireoestimulante (TSH).

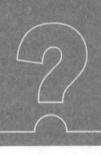

Quadro 14.1
Características dos diferentes diagnósticos dos tremores

Tipo	Frequência	Amplitude	Ocorrência	Exemplos
Repouso	Baixa a média (3-6 Hz)	Alta; diminui com o movimento direcionado a um alvo	Membros em posição apoiados contra a gravidade; os músculos não estão ativados	Doença de Parkinson; parkinsonismo induzido por medicamentos
Ação	–	–	Qualquer contração muscular voluntária	
Postural	Média a elevada (4-12 Hz)	Baixa; aumenta com o movimento voluntário	O membro mantém sua posição contra a gravidade (p. ex., mão estendida na frente do corpo)	Tremor fisiológico; tremor essencial; distúrbio metabólico; intoxicação ou abstinência de álcool
Cinético simples	Variável (3-10 Hz)	Não muda com movimento direcionado a alvo	Movimentos simples do membro	
Cinético intencional	Baixa (< 5 Hz)	Aumenta com o movimento direcionado a alvo	Movimento direcionado a alvo (p. ex., prova dedo-nariz)	Lesão cerebelar (acidente vascular cerebral, esclerose múltipla, tumor), induzido por medicamento (lítio, álcool)
Cinético isométrico	Média	Variável	Contração muscular contra objetos parados	Segurar um objeto pesado com uma mão
Cinético relacionado a tarefa específica	Variável (4-10 Hz)	Variável	Ocorre com ações específicas	Tremor do escritor; tremor do músico

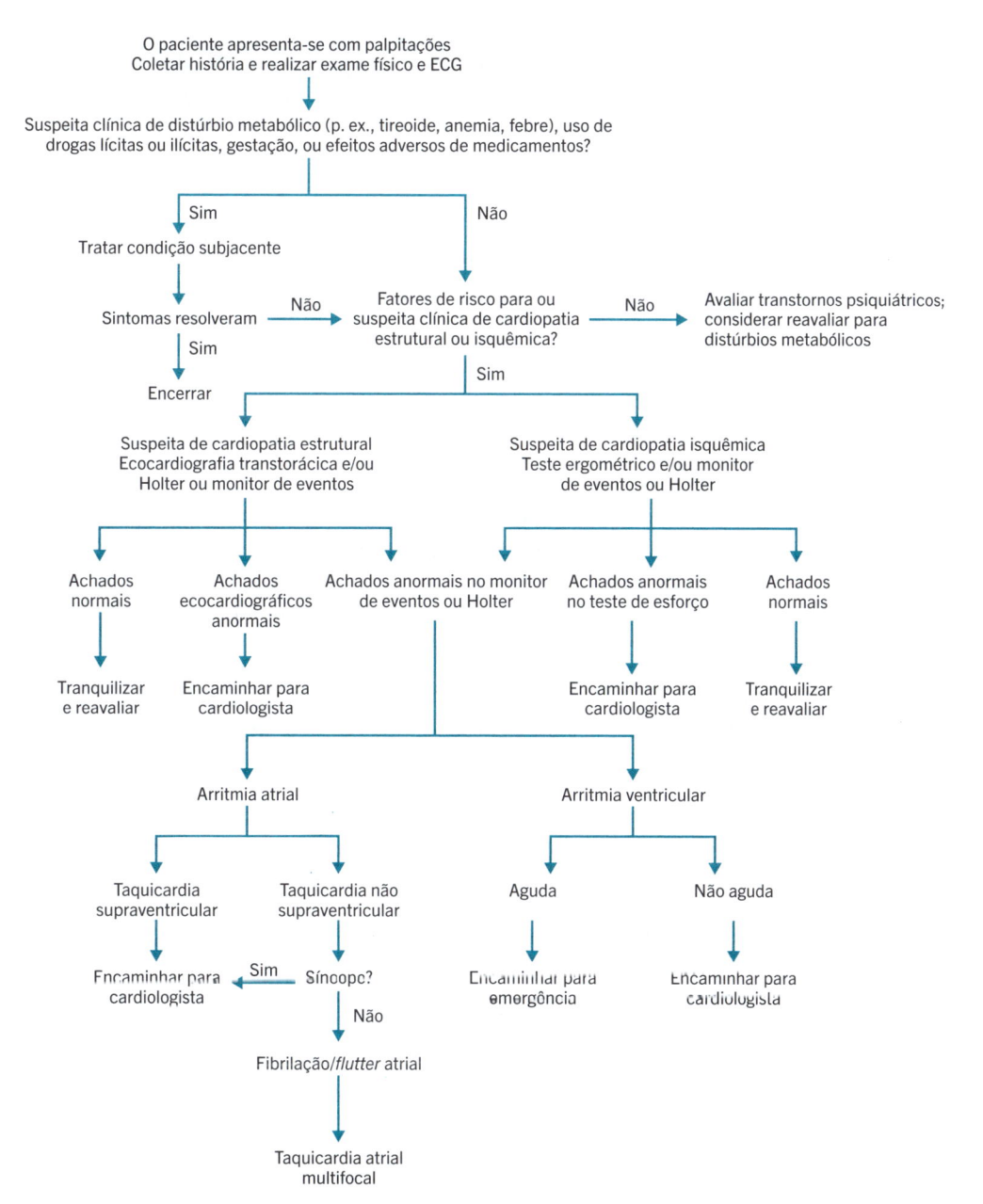

ELE TÁ TREMENDO, E O CORAÇÃO BATENDO FORTE, DOUTOR!

```
O paciente apresenta-se com palpitações
Coletar história e realizar exame físico e ECG
                    │
                    ▼
Suspeita clínica de distúrbio metabólico (p. ex., tireoide, anemia, febre), uso de
drogas lícitas ou ilícitas, gestação, ou efeitos adversos de medicamentos?
            ┌───────┴───────┐
           Sim              Não
            │                │
 Tratar condição subjacente  │
            │                │
            ▼                ▼
  Sintomas     ──Não──► Fatores de risco para ou      ──Não──► Avaliar transtornos psiquiátricos;
  resolveram           suspeita clínica de cardiopatia         considerar reavaliar para
     │ Sim             estrutural ou isquêmica?                distúrbios metabólicos
     ▼                         │ Sim
  Encerrar          ┌──────────┴──────────┐
                    ▼                     ▼
      Suspeita de cardiopatia       Suspeita de cardiopatia isquêmica
      estrutural                    Teste ergométrico e/ou monitor
      Ecocardiografia transtorácica de eventos ou Holter
      e/ou Holter ou monitor de eventos
```

Achados normais → Tranquilizar e reavaliar

Achados ecocardiográficos anormais → Encaminhar para cardiologista

Achados anormais no monitor de eventos ou Holter

Achados anormais no teste de esforço → Encaminhar para cardiologista

Achados normais → Tranquilizar e reavaliar

Arritmia atrial:
- Taquicardia supraventricular → Encaminhar para cardiologista
- Taquicardia não supraventricular → Síncope? Sim → Encaminhar para cardiologista; Não → Fibrilação/*flutter* atrial → Taquicardia atrial multifocal

Arritmia ventricular:
- Aguda → Encaminhar para emergência
- Não aguda → Encaminhar para cardiologista

● **FIGURA 14.1**
Algoritmo para avaliação diagnóstica de palpitações.
Fonte: Wexler e colaboradores.[3]

> **7** Quais potenciais barreiras à comunicação clínica estão presentes no caso? Quais ferramentas da medicina de família e comunidade podem ser úteis?

Comentários O paciente veio trazido à consulta pela esposa, e não por vontade própria. Nessa primeira consulta, a principal informante é a esposa, e o paciente demonstra desconforto com a presença dela. Nesse atendimento, será pouco produtivo aprofundar a anamnese para além de aspectos inteiramente biomédicos. Por outro lado, como a esposa também é paciente do mesmo médico e poderá ser extremamente útil no apoio ao cuidado do paciente, não seria aconselhável confrontá-la e recusar a ajuda.

Nessa consulta, o foco deve ser uma observação atenta tanto ao conteúdo que foi dito pelo casal quanto aos aspectos relacionais e da linguagem corporal, em uma postura de tentar estruturar a narrativa e identificar fatores potencialmente relevantes para serem posteriormente aprofundados. Essa postura foi descrita pelo médico de família e comunidade alemão Norbert Donner-Banzhoff como "forrageamento indutivo".[4] Forrageamento é o comportamento animal de observar atentamente um território para a possibilidade de encontrar potenciais fontes de alimentos. É indutivo porque o profissional está aberto para novos conhecimentos a respeito do paciente, que futuramente ajudarão na elucidação diagnóstica. Neste atendimento em específico, o profissional guardará suas observações para uso futuro. Será pouco produtivo confrontar o paciente sobre os aspectos que ficaram nas entrelinhas, sendo melhor aguardar para a consulta de retorno, o que requer adequado manejo de incerteza.

Para além da anamnese com foco biomédico, muito pode ser observado em relação aos aspectos implícitos da comunicação entre o casal, o que inclui pontos de tensão/conflito e regras sobre o que pode e o que não pode ser dito. Como o paciente retornará para mostrar exames, poderá ser aproveitada essa oportunidade para um atendimento desacompanhado.

O paciente apresenta também diminuição do murmúrio vesicular e elevada carga tabágica. O médico optou por não abordar tal tópico nesse momento, de modo a poder focar melhor nas queixas que o paciente estava trazendo. A constatação dessa alteração respiratória ficou anotada na lista de problemas, para abordagem futura. Em um contexto de acompanhamento longitudinal de um paciente, essa é uma estratégia sensata de sequenciamento temporal das intervenções diagnósticas e terapêuticas, priorizando primeiro as demandas com maior repercussão imediata.

CONSULTA 2 – RELATO NARRATIVO

O paciente retornou, sozinho (para garantir que a esposa não insistisse em estar junto na consulta, o colpocitológico dela foi agendado no mesmo horário). O paciente ainda estava um tanto quanto temeroso no início da consulta, especialmente em relação aos resultados dos exames. Por esse motivo, o médico resolveu inverter a sequência tradicional da consulta e verificou os resultados dos exames logo no início.

- ECG: taquicardia sinusal, FC 110 bpm, eixo normal, área eletricamente inativa de parede anterior, alterações inespecíficas da repolarização ventricular.
- Exames laboratoriais: hemoglobina (Hb): 15 mg/dL; TSH: 3,2 mUI/mL; colesterol total: 215 mg/dL; HDL: 50 mg/dL; LDL: 105 mg/dL; triglicerídeos: 300 mg/dL; transaminase oxalacética (TGO): 235 U/L; transaminase glutâmica pirúvica (TGP): 120 U/L; gamaglutamiltransferase (GGT): 450 U/L.

● MAIS PERGUNTAS ABERTAS PARA RACIOCÍNIO DIAGNÓSTICO

1 Como os exames complementares se correlacionam ao que já se sabe sobre o caso? O que eles acrescentam às hipóteses diagnósticas?

Comentários O ECG não traz informações novas para além do histórico já conhecido. Evidencia infarto do miocárdio antigo, já conhecido, e uma taquicardia já percebida no exame físico. Essa constatação de doença isquêmica é potencialmente relevante como causa para os sintomas, porém, como o prosseguimento da investigação diagnóstica de arritmia de etiologia isquêmica envolve exames de maior complexidade, é razoável explorar primeiro as hipóteses levantadas pelos demais exames. Em termos de exames laboratoriais, há evidência de dano hepático, com predomínio de elevação de TGO, além de elevação de GGT, ambos os quais contribuem para a hipótese de dano hepático devido ao álcool.

O médico informa ao paciente que os exames mostraram lesão ao fígado, fortemente compatível com dano provocado pelo álcool, e questiona novamente sobre o uso atual de álcool. O paciente fala que voltou a ingerir álcool há um ano, após estresses no trabalho e conflitos com a esposa, com aumento progressivo até um consumo diário de 1 litro de cachaça há seis meses. Vem tentando parar, mas tem tremores e palpitações quando fica sem álcool e por esse motivo volta a ingerir. Não sabe mais o que fazer e tem vergonha do que sua família pensará se souber.

Após a narrativa do paciente, o médico faz comentário empático reconhecendo a angústia que o paciente deve estar sentindo ao perceber-se impotente para lidar com a recaída do uso de álcool e ao mesmo tempo com vergonha de buscar ajuda. O médico questiona sobre a vez anterior em que parou de consumir álcool, e o paciente relatou ter tido muito apoio da família na ocasião. Aceita contar para sua família, mas pede ajuda para fazê-lo. Combinam de fazer essa revelação logo em seguida, após sua esposa terminar a coleta do colpocitológico.

O médico prescreve diazepam para iniciar o processo de desintoxicação alcoólica e prevenir sintomas de abstinência. Combina que vai conversar sobre o caso com a psicóloga da eMulti, para combinar acompanhamento futuro.

> **2** Como seria possível registrar essa segunda consulta em formato SOAP?

Comentários

S Retorna desacompanhado, trazendo exames. Teve recaída do uso de álcool há um ano, após estresse no trabalho e conflitos com a esposa, com piora há seis meses, quando passou a ingerir 1 litro de cachaça/dia, que é o consumo atual. Vem tentando parar, mas tem tremores e palpitações quando fica sem álcool e por esse motivo volta a ingerir. Não sabe mais o que fazer e tem vergonha do que sua família pensará se souber. Na vez anterior em que parou, teve forte apoio da família. Motivado para tentar novamente parar de consumir álcool.

O ECG: taquicardia sinusal, FC 110 bpm, eixo normal, área eletricamente inativa de parede anterior, alterações inespecíficas da repolarização ventricular.

- Exames laboratoriais: hemoglobina (Hb): 15 mg/dL; TSH: 3,2 mUI/mL; colesterol total: 215 mg/dL; HDL: 50 mg/dL; LDL: 105 mg/dL; triglicerídeos: 300 mg/dL; transaminase oxalacética (TGO): 235 U/L; transaminase glutâmica pirúvica (TGP): 120 U/L; gamaglutamiltransferase (GGT): 450 U/L.

A ECG sem alterações novas, compatível com infarto prévio.

- Elevação de transaminases, com predomínio de TGO, com elevação de GGT.
- Dependência de álcool, motivado para cessação.

P Oriento sobre dano hepático provavelmente provocado pelo uso de álcool. Informo que as alterações do ECG se devem provavelmente ao infarto agudo do miocárdio prévio. Realizo acolhimento emocional sobre a dificuldade de parar de ingerir álcool e de compartilhar a informação com a família. Prescrevo diazepam para desintoxicação alcoólica. Vou ajudar na comunicação com a esposa sobre a recaída do uso de álcool. Mantenho plano de explorar futuramente comprometimento pulmonar.

NOTAS DE APRENDIZAGEM

POR QUE ESSE CASO É RELEVANTE?

Esse caso reforça a importância de um olhar atento ao quadro clínico, mas também ao contexto em que o paciente está inserido. Certos temas geram resistência no paciente quando abordados, requerendo um olhar atento ao contexto e às habilidades de comunicação. Nesse caso específico, o paciente relatou sem maiores dificuldades o uso de álcool na primeira consulta desacompanhado, porém outros pacientes às vezes demoram mais para trazer essa informação (ou nunca a trazem). Não é produtiva uma abordagem de confronto, devendo-se trabalhar em parceria com o paciente, a partir das informações disponíveis, porém com abertura para modificação das hipóteses de trabalho a partir de informações novas.

Esse caso também é relevante por ilustrar formas de se reduzir as hipóteses diagnósticas para sintomas que abrem margem para um grande diagnóstico diferencial. O uso do modelo de Murtagh, bem como o estreitamento judicioso das possibilidades diagnósticas a partir de quadros e fluxogramas, são abordagens muito úteis ao atendimento clínico na APS.

Além disso, o caso ilustrou a priorização das demandas, fazendo, por exemplo, o comprometimento pulmonar ter sido deixado para exploração posterior. Dessa forma, ele não iria confundir o processo de avaliação dos sintomas de abstinência e de acompanhamento da desintoxicação alcoólica.

OUTROS PONTOS QUE PODEM SER ESTUDADOS A PARTIR DO CASO

O caso pode ser utilizado de muitas formas diferentes, tanto no cenário de formação como de atualização em medicina de família e comunidade. A seguir, são descritas três formas potenciais para uso:

- Em disciplina de semiologia/propedêutica, usando metodologia de aprendizagem baseada em problemas (PBL, do inglês *problem-based learning*). Nesse caso, os estudantes devem partir do caso clínico e de seus conhecimentos ainda limitados sobre as ciências básicas relacionadas aos sintomas apresentados pelo paciente.
- Em discussão de disciplina mais avançada no currículo, seja antes ou durante o internato, ou mesmo no programa de residência, com o objetivo de praticar a estruturação do raciocínio clínico diagnóstico, deve-se treinar solicitação racional de exames, habilidades de comunicação e manejo da incerteza.
- Em discussão com foco em saúde mental, com olhar mais direcionado para as formas de manifestação de transtornos mentais comuns na APS, em que as fronteiras entre o físico e o emocional frequentemente estão borradas.

Algumas perguntas disparadoras são:

- O que você já sabe sobre palpitações, taquicardia e tremores?
- Quais características sobre cada um desses sinais e sintomas foram destacadas no relato de caso?
- Quais elementos psicossociais se destacam?
- Quais são os desafios relacionados às habilidades de comunicação?
- Em quais referências que já conhecem você poderia encontrar informações que ajudam a conduzir o caso?

MENSAGENS-CHAVE

- A principal ferramenta para a abordagem clínica da maioria dos sintomas é uma anamnese bem conduzida, complementada pelo exame físico.
- Quando em um primeiro atendimento há dificuldade de aprofundar um determinado aspecto devido à resistência do paciente, na maioria das vezes é melhor inicialmente coletar as informações mais fáceis e observar os aspectos relacionais e não verbais relevantes. Essas informações serão de grande auxílio posteriormente, quando for possível explorar esse aspecto de maior dificuldade.
- A longitudinalidade do cuidado, o que envolve o vínculo entre o profissional e a população por ele atendida, bem como a possibilidade de retornos, independentemente do motivo de consulta, permite ao profissional conduzir essa avaliação de forma mais suave e menos intrusiva.
- O uso abusivo de álcool e de outras substâncias é uma causa oculta frequente para inúmeros sintomas, devendo ser considerado nas hipóteses diagnósticas.
- Quando há muitas possibilidades diagnósticas, pode ser importante explorar simultaneamente mais de uma possibilidade.
- Na avaliação dos tremores, o exame físico é de extrema importância diagnóstica, sendo mais relevante determinar o tipo, a frequência, a amplitude do tremor e a situação em que ele ocorre.

REFERÊNCIAS E MATERIAL DE APOIO PARA APROFUNDAMENTO NO TEMA

1. Murtagh J, Rosenblatt J, Coleman J. Murtagh general practice. 8th ed. New York: McGraw-Hill Education; 2021.
2. Smaga S. Tremor. Am Fam Physician. 2003;68(8):1545-52.
3. Wexler RK, Pleister A, Raman SV. Palpitations: evaluation in the primary care setting. Am Fam Physician. 2017;96(12):784-9.
4. Donner-Banzhoff N. Solving the diagnostic challenge: a patient-centered approach. Ann Fam Med. 2018;16(4):353-8.

MATERIAL DE APOIO

Glasziou P, Polmear A. Evidence-based diagnosis in primary care: practical solutions to common problems. Berkeley: Elsevier Health Sciences; 2012.

ELE ESTÁ ESTRANHO. MUDOU O COMPORTAMENTO

CASO CLÍNICO 15

KARINE IZABELLE DIAS NASCIMENTO

SINOPSE

Trata-se de um caso de **psicose** em um homem com história de mudança no comportamento há pouco mais de um ano. O quadro clínico é caracterizado por alucinações auditivas, perda de interesse e motivação, bem como sociabilidade diminuída. Ao exame psiquiátrico, demonstra alterações no humor e ausência de crítica sobre sua condição, fatores que servem de apoio ao diagnóstico.

OBJETIVOS DE APRENDIZAGEM DO CASO

1. Construir raciocínio diagnóstico com base na anamnese e no exame psíquico (para abordagem de indivíduo com psicose).
2. Reconhecer os critérios para definir um quadro como psicose.
3. Identificar os componentes do exame físico e psíquico significativos para o caso.
4. Diferenciar psicose primária e secundária e realizar diagnóstico diferencial entre as síndromes psicóticas primárias.
5. Manejar os tratamentos farmacológico e não farmacológico.
6. Identificar o momento de solicitar apoio da equipe multidisciplinar e de psiquiatras e de encaminhar a serviço especializado em saúde mental.
7. Criar plano terapêutico levando em consideração a repercussão de tal enfermidade no contexto familiar.

DESCRIÇÃO DO CASO

SUBJETIVO

Guilherme, 26 anos, acompanhado de sua mãe, é atendido por dois estudantes de medicina. A mãe inicia o atendimento dizendo: "Ele está estranho, e por isso agendei esta consulta com vocês; ele diz que está escutando vozes". De acordo com o relato feito na consulta, em que o paciente está acompanhado da mãe, Guilherme é solteiro, católico e frequentava a igreja em datas importantes do calendário religioso, já que sua família é muito religiosa. Tinha uma vida social estável, costumava sair com amigos aos finais de semana. Eventualmente tomava bebidas alcoólicas quando saía, em geral nos sábados à noite e nos domingos à tarde, para não atrapalhar o trabalho. Também gostava de assistir e jogar futebol.

Mora com a mãe, o pai e uma irmã dois anos mais nova.

Ao ser perguntado sobre ouvir vozes, fica quieto inicialmente. Após alguns minutos de silêncio, Guilherme diz que há cerca de 10 meses escuta vozes, e que elas o criticam sobre suas ações, dizem para ele não comer, e o estimulam a algumas condutas; sabe que não é sua consciência, mas não consegue identificar bem de onde vêm essas vozes, e diz que às vezes segue suas orientações. Não tem mais ido ao trabalho, deixou de sair com os amigos e jogar futebol aos finais de semana. Tem se alimentado menos, às vezes fica dias sem comer, tomar banho e escovar os dentes. Não tem mais ânimo para as coisas de antes. Aceitou comparecer à consulta com o objetivo de pedir apoio para fazer seus pensamentos pararem de ser anunciados na mídia, no rádio e nos canais de televisão, e já tentou explicar para sua família, mas eles não acreditam no que ele diz. Nega sentir-se perseguido, nega alucinações visuais e olfatórias, assim como uso de medicamentos, drogas de abuso e outros sintomas.

Os familiares perceberam algumas mudanças no seu comportamento há cerca de um ano, quando começou a ficar distante e a dizer coisas que gradualmente foram ficando sem sentido, até chegar ao ponto em que se encontra.

OBJETIVO

Ao exame físico, encontra-se em bom estado geral; sistemas cardíaco, respiratório e neurológico sem alterações, não havendo outras alterações.

Ao exame psiquiátrico, quanto à higiene, demonstra descuido do asseio pessoal, sujidade nas unhas compridas e nas roupas, embora estas últimas sejam adequadas ao ambiente e ao clima. Quanto ao discurso, fala pouco. O curso do pensamento apresenta velocidade e ritmo normais, conteúdo delirante, alucinações e ausência de críticas.

Os estudantes apresentam o caso à preceptora, e ambos acreditam que ele deveria ter ido a um serviço especializado de saúde mental.

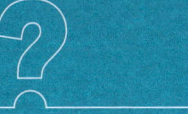

Pelo fato de não apresentar *insight* sobre sua condição, a proposta terapêutica é criada conjuntamente com ele e a família, sendo agendado um retorno breve para avaliar efeitos colaterais e adesão à medicação.

NOTAS DE APRENDIZAGEM

POR QUE ESSE TEMA É RELEVANTE?

Tanto nas psicoses de causas primárias (devido a doenças psiquiátricas) como nas de causa secundária (devido a condições médicas gerais e uso de substâncias), os pacientes e principalmente seus familiares costumam recorrer à atenção primária, porta de entrada ao sistema de saúde. Em razão do impacto na vida pessoal, familiar e social dessas condições, os profissionais da atenção primária, de forma especial médicos, devem estar capacitados ao atendimento e acompanhamento dos quadros de psicose, coordenando o cuidado e acionando sempre que necessário o apoio da equipe multidisciplinar, psiquiatras e centros específicos para cuidados de saúde mental.

OUTROS PONTOS QUE PODEM SER ESTUDADOS A PARTIR DO CASO

- **PERGUNTAS ABERTAS PARA RACIOCÍNIO DIAGNÓSTICO**

    1. Os transtornos psicóticos são caracterizados por quais sintomas?
    2. O que se deve buscar na anamnese?
    3. O que deve ser avaliado no exame psiquiátrico?
    4. Exames complementares são indicados? Se sim, quais seriam e com qual objetivo?
    5. Qual é a classificação das síndromes psicóticas?
    6. Quais são os diagnósticos diferenciais das síndromes psicóticas primárias e secundárias?

- **PERGUNTAS FECHADAS PARA RACIOCÍNIO DIAGNÓSTICO**

    1 Qual é a principal alteração nos transtornos psicóticos?

    A Alucinações
    B Delírios
    C Desorganização do discurso
    D Percepção inadequada da realidade

Alternativa correta D

Comentários Mesmo quando a realidade percebida pelo paciente nos parece inaceitável, a pessoa com transtorno psicótico tem crítica diminuída e confia com veemência em sua percepção, que pode estar presente em diversos tipos de alucinações e delírios. Dito isso, devemos ponderar acerca da veracidade dos dados trazidos pela pessoa, que pode estar apresentando um juízo equivocado sobre a realidade. A presença de familiares ou amigos próximos que sirvam como rede de apoio a essa pessoa é imprescindível para muitas vezes nortear o profissional sobre a confiabilidade das informações.

2 Levando em consideração as informações trazidas pelo caso, qual alternativa contém a resposta correta em relação a fatores que indicam o diagnóstico de psicose?

A   Diminuição do autocuidado, alucinação auditiva e delírio bizarro
B   Presença de alucinações, delírio e desorganização do discurso
C   Mudanças no comportamento há mais de um ano, levando à diminuição da sociabilidade
D   Antecedentes de consumo de álcool e alucinação auditiva

Alternativa correta B

Comentários Os quadros de psicose se caracterizam por alucinações, delírios, desorganização do discurso ou do comportamento. Alucinações são alterações na percepção sensorial (podem ser auditivas, visuais e táteis); delírios são convicções distorcidas da realidade (podem ser persecutórios, somáticos, de referência, de grandeza, erotomaníacos ou niilistas, de controle, interferência de pensamento, retirada e inserção de pensamento). Quanto à desorganização do discurso, este pode ser incoerente, com tangencialidade ou afrouxamento das associações; no que se refere à desorganização do comportamento, pode variar desde uma agitação imprevisível até um quadro de catatonia, no qual há importante redução na reatividade ao ambiente, como mutismo, excitação catatônica, entre outros.

3 Durante a realização da anamnese, quais perguntas podem ser realizadas para identificar a causa de uma psicose secundária?

A   Tempo de sintomas, presença de delírios ou alucinações e antecedentes patológicos de problemas psiquiátricos
B   Antecedentes patológicos pessoais de internações psiquiátricas, uso de *Cannabis* e quadro convulsivo
C   Uso de drogas, antecedentes patológicos pessoais e traumas ou eventos recentes
D   Presença de pensamentos/discurso desorganizado, delírios ou alucinações

Alternativa correta C

Comentários Pode ser muito desafiador encontrar a causa secundária da psicose; é importante buscar informações com familiares ou amigos sobre queixas somáticas prévias, traumas, acidentes, uso de álcool e outras substâncias, eventos recentes, antecedentes patológicos prévios e deficiência intelectual. No exame físico, podem ser constatadas alterações nos sinais vitais e o indivíduo pode apresentar crítica em relação aos sintomas.

4 Qual é a principal hipótese para o quadro clínico descrito, levando em conta que os sintomas não foram atribuídos a nenhuma condição clínica nem a uso de substâncias (medicação ou drogas de abuso)?

A Transtorno delirante
B Transtorno psicótico breve
C Esquizofrenia
D Transtorno esquizofreniforme

Alternativa correta C

Comentários No transtorno delirante, existe somente o delírio (que pode ser de apenas um tipo), não havendo alucinação nem alteração do funcionamento em outros setores da vida.

Já o transtorno psicótico breve se caracteriza por duração de um dia a um mês, de um ou mais domínios de transtorno psicótico: delírios, alucinações, desorganização do discurso e desorganização do comportamento importante, com remissão completa dos sintomas após um mês.

O transtorno esquizofreniforme, por sua vez, tem duração de 1 a 6 meses, com um ou mais dos seguintes sintomas: delírios, alucinações, desorganização do discurso e desorganização do comportamento ou catatonia e sintomas negativos – diminuição da expressão emocional e avolia. Quando avaliado, pode ser tido como "provisório" enquanto não se enquadra no diagnóstico de esquizofrenia; sabe-se que dois terços vao receber diagnóstico de esquizofrenia.

Já a esquizofrenia se caracteriza por dois ou mais dos seguintes sintomas (pelo menos um deles deve ser 1, 2 ou 3): (1) delírios; (2) alucinações; (3) desorganização do discurso; (4) desorganização do comportamento ou catatonia; (5) sintomas negativos – diminuição da expressão emocional e avolia. Deve haver nível de funcionamento diminuído em uma ou mais áreas importantes, e os sinais persistem por, ao menos, seis meses. Os subtipos de classificação da esquizofrenia estão ausentes na 11ª revisão da Classificação Internacional de Doenças (CID-11) e na 5ª edição do Manual Diagnóstico e Estatístico de Transtornos Mentais – Texto Revisado (DSM-5-TR).

5 Quais dos sintomas a seguir NÃO fazem parte do quadro clínico de mania em transtorno afetivo bipolar?

A Ânimo elevado ou irritável e perda de inibições sexuais

B   Diminuição da necessidade de sono e aumento da autoestima
C   Aumento da atividade, fala rápida e ágil
D   Humor deprimido e redução do prazer e interesse nas atividades

Alternativa correta D

Comentários Nos episódios de mania, a pessoa apresenta humor elevado ou irritável, com aumento da energia, na maior parte do dia ou quase todos os dias, causando prejuízos no funcionamento social ou profissional que podem levar à hospitalização. Nos episódios de hipomania, há humor anormal e persistentemente elevado, expansivo ou irritável, com aumento da energia, mas sem gerar prejuízos no funcionamento social ou profissional e não levando à hospitalização, o que contrasta com os episódios de depressão maior quando ocorre humor deprimido e redução do prazer e interesse nas atividades.

6 Como pode cursar o quadro de psicose em crianças?

A   Delírios pouco elaborados e alucinações visuais
B   Alterações no comportamento e birras
C   Solilóquio e discurso irreal
D   Conversas com uma pessoa invisível e tangencialidade

Alternativa correta A

Comentários A esquizofrenia na infância (menores de 12 anos) é pouco comum, e as crianças também podem apresentar quadros de psicoses secundárias. No caso de crianças, é importante lembrar que fazem parte da infância saudável brincadeiras de "faz de conta", invenção de histórias fantasiosas e amigos imaginários.

● PERGUNTAS ABERTAS PARA ABORDAGEM TERAPÊUTICA

1. Como explicar ao indivíduo e sua família o diagnóstico e o prognóstico?
2. Como definir o tratamento medicamentoso?
3. Quais são os antipsicóticos típicos e atípicos e quais são os seus efeitos colaterais?
4. Quais são os critérios para substituição da terapêutica?
5. Qual o papel da equipe multiprofissional no suporte ao manejo do caso?
6. Quais equipamentos de saúde a pessoa pode ter benefício em utilizar?
7. Quando o indivíduo deve ser referenciado para um especialista?

PERGUNTAS FECHADAS PARA ABORDAGEM TERAPÊUTICA

1 Quanto tempo se deve aguardar antes de iniciar tratamento com antipsicótico em psicoses primárias?

A   Deve ser iniciado no diagnóstico, independentemente do tempo de sintomas
B   Um mês após o início dos sintomas
C   Apenas se os sintomas persistirem para além de seis meses
D   Deve ser iniciado apenas se houver surto psicótico

Alternativa correta A

Comentários O tratamento deve ser iniciado no diagnóstico, independentemente de há quanto tempo a pessoa vem apresentando os sintomas, com a menor dose possível e solicitação de retorno breve em sete dias para reavaliação. Na reavaliação, deve-se questionar sobre o quanto tolera a medicação e, se houve efeitos colaterais, solicitar retorno em três semanas para nova avaliação; se o tratamento estiver sendo efetivo, manter a dose e moderadamente aumentá-la; caso não seja efetivo ou o paciente não tolere a dose, substituir o antipsicótico.

2 Em relação à dose de antipsicótico, como iniciar?

A   No início, utilizar dose de ataque com dois antipsicóticos
B   Usar a menor dose possível e solicitar retorno breve
C   Aumentar a dose se a família referir que o paciente mantém alucinações auditivas, ainda que não incomodem o indivíduo
D   Iniciar com dose alta de ataque e agendar retorno breve para redução

Alternativa correta B

Comentários As associações devem ser usadas apenas em casos refratários, não havendo indicação de aumento de dose por alucinação auditiva se o paciente não sentir incômodo com o sintoma. Deve-se iniciar com a menor dose possível, agendando retorno breve para avaliar a tolerância à medicação e os efeitos colaterais.

3 Assinale a alternativa INCORRETA em relação aos antipsicóticos:

A   Os antipsicóticos típicos (haloperidol, clorpromazina e levomepromazina) podem causar efeitos extrapiramidais
B   Os antipsicóticos atípicos (risperidona, olanzapina e quetiapina) podem causar efeitos colaterais no metabolismo dos seus usuários
C   Os antipsicóticos atuam bloqueando os receptores beta 2 de dopamina

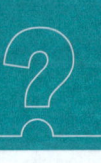

D   Os antipsicóticos podem causar dependência, motivo pelo qual devem ser evitados

Alternativa correta D

Comentários Eles devem ser utilizados diariamente e, caso ocorram efeitos colaterais, é necessário tratar os efeitos e reavaliar posteriormente.

4 Qual é a conduta frente a sintomas de parkinsonismo devido ao uso de antipsicóticos típicos?

A   Associar benzodiazepínico
B   Associar biperideno
C   Prescrever propranolol
D   Suspender medicação

Alternativa correta B

Comentários O parkinsonismo é um dos efeitos extrapiramidais possíveis com o uso de antipsicóticos e se caracteriza por tremor, como o da doença de Parkinson, rigidez muscular e perda ou lentidão dos movimentos, que ocorre pouco tempo após o início ou aumento de dose de um medicamento, devendo ser tratado com anticolinérgico como o biperideno (por via oral). Outros efeitos extrapiramidais incluem o seguinte:

- **Acatisia** – Manifesta-se como desejo intenso de movimentar-se, levando a inquietação, sendo tratada com benzodiazepínicos (clonazepam ou diazepam em baixa dose) ou propranolol.
- **Discinesia tardia** – Manifesta-se como movimentos involuntários mastigatórios, coreiformes e protrusão da língua nesses casos, devendo-se interromper anticolinérgicos; o tratamento é complexo e realizado por especialista focal.
- **Distonia aguda** – Marcada por dolorosos espasmos na musculatura de qualquer parte do corpo e contrações involuntárias do pescoço, casos em que é recomendado prescrever anticolinérgico, biperideno ou prometazina.

5 Como iniciar o tratamento em paciente com transtorno afetivo bipolar?

A   Diazepam
B   Fluoxetina
C   Amitriptilina
D   Carbonato de lítio

Alternativa correta D

Comentários O carbonato de lítio é considerado o medicamento padrão-ouro, assim como divalproato de sódio e quetiapina.

6 Frente a um primeiro episódio psicótico, como deve ser realizada a proposta terapêutica?

A Prescrever benzodiazepínico e orientar que, se o paciente continuar com sintomas após 24 horas, deve ser levado ao centro de apoio psicossocial (CAPS) para avaliar necessidade de internação até remissão dos sintomas
B Criar conjuntamente com o indivíduo e a família e agendar um retorno breve para avaliar efeitos colaterais e adesão à medicação
C Encaminhar o indivíduo ao psiquiatra para avaliação e conduta
D Iniciar antipsicótico e explicar ao indivíduo e a família que a adesão ao tratamento vai remitir todos os sintomas

Alternativa correta B

Comentários Após definição de psicose primária ou secundária, a proposta é discutida com o indivíduo e a família, orientando sobre possíveis efeitos colaterais e agendando um retorno breve para avaliar adesão à medicação e efeitos colaterais.

7 Sobre a atuação das equipes multidisciplinares:

A É o trabalho colaborativo entre profissionais de diferentes áreas de atuação, visando à articulação intersetorial e com a rede de atenção à saúde, sempre que necessário
B Devem ser discutidos os casos de saúde mental sempre antes de encaminhamento a serviços especializados
C Quando se trata de casos com foco na saúde mental, apenas psicólogos e psiquiatras devem ser inseridos na discussão do caso, visto que outros profissionais não são especialistas em pessoas nessas situações
D É tocada no acompanhamento dos casos de forma matricial, e o atendimento conjunto de um profissional da atenção primária com um da equipe multidisciplinar deve ser realizado quando houver risco para o profissional atender sozinho

Alternativa correta A

Comentários As equipes multidisciplinares atuam de forma complementar e integrada às equipes de atenção primária à saúde, proporcionando maior resolubilidade e sendo corresponsáveis pela população e território. Fazem parte das suas ações atendimentos individuais, em grupo, visitas domiciliares, matriciamento, discussão de casos e consultas compartilhadas entre profissional da equipe multidisciplinar e da atenção primária à saúde. O suporte da equipe multidisciplinar para habilidades psicossociais, psicoterapias e apoio familiar faz parte da estratégia de diminuir/evitar ruptura da relação dos pacientes com seus familiares, amigos e comunidade.

MENSAGENS-CHAVE

- O diagnóstico de psicose primária é clínico.
- O diagnóstico da causa da psicose secundária pode necessitar de exames hematológicos e de imagem.
- A falta de crítica do indivíduo pode interferir no manejo adequado de seu quadro em razão da pior adesão à medicação.
- O impacto da psicose no ambiente familiar pode tornar necessário o acompanhamento dessa família por profissionais da atenção primária e equipe multidisciplinar mesmo quando estão sob cuidados em outros serviços da rede de atenção à saúde.
- Pessoas de outras nacionalidades e culturas podem ter interpretação diferente da realidade.
- Devemos iniciar dentro de nossas próprias equipes o estímulo ao respeito, evitando estigmatização e preconceitos com pessoas que apresentam quadros psicóticos agudos ou crônicos.

REFERÊNCIAS E MATERIAL DE APOIO PARA APROFUNDAMENTO NO TEMA

American Psychiatric Association. Manual diagnóstico e estatístico de transtornos mentais: DSM-5-TR. 5 ed. rev. Porto Alegre: Artmed; 2023.

Brasil. Ministério da saúde. Portaria nº 635, de 22 de maio de 2023. Brasília: MS; 2023.

Dalgalarrondo P. Psicopatologia e semiologia dos transtornos mentais. 3 ed. Porto Alegre: Artmed; 2019.

Duncan, Bruce B. Medicina ambulatorial condutas de atenção primária baseadas em evidências. Porto Alegre: Artmed; 2022. 2 v.

Gusso G, Lopes JMC, Dias LC, organizadores. Tratado de Medicina de família e comunidade: princípios, formação e prática. 2. ed. Porto Alegre: Artmed; 2019. 2 v.

Griswold KS, Del Regno, PA, Berger RC, Recognition and differencial diagnosis of psychosis in primary care. Am Fam Physician. 2015;91(12):856-63.

World Health Organization. International Classification of Diseases 11th revision: ICD-11. 11th ed. Geneva: WHO; 2022.

FAZ DIAS QUE MEU OLHO ESTÁ VERMELHO, DOUTOR

RICARDO SADRIANO

SINOPSE

Este caso aborda a apresentação clínica de **olho vermelho** em um homem de meia-idade com histórico de exposição a alérgenos e sintomas de irritação ocular. O quadro é caracterizado por vermelhidão ocular notada inicialmente ao acordar, com evolução para sintomas de coceira, edema palpebral e secreção ocular clara. O paciente, que trabalha com tecnologia da informação e passa longas horas em frente ao computador, relata aumento dos sintomas após iniciar o processo de mudança de residência, implicando exposição a poeira e outros irritantes. A condição é complicada por condições preexistentes, incluindo hipertensão e diabetes, gerenciadas com medicação. A abordagem do caso por teleconsulta levanta questões sobre a eficácia e as limitações da telemedicina na avaliação de queixas oculares e a importância de identificar sinais de gravidade que exigem avaliação oftalmológica presencial.

OBJETIVOS DE APRENDIZAGEM DO CASO

1. Construir raciocínio diagnóstico com base na anamnese e nos padrões de acometimento ocular para abordagem do indivíduo com queixa de olho vermelho no contexto da atenção primária à saúde (APS).
2. Avaliar quais aspectos e propedêuticas do exame físico são relevantes para o caso.
3. Indicar adequadamente avaliações complementares possíveis e acessíveis no âmbito da APS para abordagem diagnóstica.
4. Reconhecer critérios de gravidade que necessitem de avaliação com oftalmologista.
5. Elaborar um plano terapêutico para indivíduos com olho vermelho.

DESCRIÇÃO DO CASO

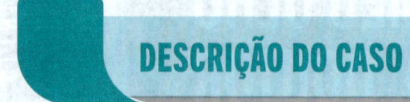

SUBJETIVO

Geraldo, homem de 48 anos, é avaliado por meio de teleconsulta, queixando-se de que há três dias percebeu que o olho direito está vermelho. A vermelhidão foi percebida pela manhã ao se observar no espelho, após acordar. Disse que no primeiro dia o olho estava com um vermelho forte e brilhante e que no momento já está menos brilhante, mas com a vermelhidão um pouco mais espalhada. Resolveu agendar a avaliação por insistência da esposa, que lhe disse que por sorte "teve um derrame no olho, e não na cabeça". Nega ter percebido alteração na acuidade visual habitual: "Já estou precisando afastar um pouco o braço para conseguir enxergar as coisas de perto, doutores". Nega dor ocular ou fotofobia.

Geraldo trabalha com tecnologia da informação e passa longas horas em frente ao computador. Nos últimos dias, está envolvido no processo de mudança de residência e transportando caixas e móveis de uma casa para outra e mexendo com muita coisa suja e cheia de pó. Desde que começou esse processo de mudança, ambos os olhos estão coçando, com edema bilateral das pálpebras, e amanhecem um pouco grudados, além de ter crises de espirro, prurido nasal e dor de cabeça.

É hipertenso e faz uso de anticoagulante há dois anos por causa de uma arritmia, bem como de um bloqueador do receptor de angiotensina e um betabloqueador para o tratamento da hipertensão arterial. Tem diabetes controlado com uso de metformina, duas vezes ao dia.

OBJETIVO

Geraldo encontra-se em bom estado geral. Está com voz anasalada e "fungando" durante a conversa, além de apresentar diversos espirros em salva. Foi solicitado que fosse posicionada a câmera próximo dos olhos para inspeção e foi constatada discreta secreção ocular clara; as pupilas eram iguais, e, com a ajuda da lanterna do celular da esposa, que iluminou os olhos do marido, percebeu-se que a reatividade era igual (Figura 16.1).

Dois internos que fizeram o teleatendimento na unidade básica de saúde (UBS) apresentaram o caso ao seu preceptor, mas ficaram em dúvida quanto ao diagnóstico e quanto à validade do uso da consulta virtual para avaliação de queixa de olhos vermelhos. Por um lado, um deles afirmou que era possível com segurança dar as orientações ao paciente, mas o outro defende que há necessidade de avaliação presencial para melhor elucidação diagnóstica com a finalidade de descartar sinais de gravidade que indicariam ainda uma avaliação especializada.

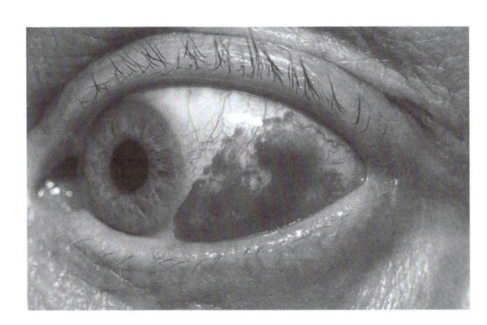

● FIGURA 16.1
Olho direito do paciente Geraldo.

NOTAS DE APRENDIZAGEM

POR QUE ESSE TEMA É RELEVANTE?

"Olho vermelho" é uma queixa comum nos ambulatórios de atenção primária, confrontando o médico nesse cenário com a desafiadora decisão de prosseguir para um encaminhamento oftalmológico ou não. A parcela de pacientes que precisa de encaminhamento e tratamento oftalmológico urgente é pequena, mas o não reconhecimento desses potenciais pacientes envolve consequências sérias como a potencial perda visual.

OUTROS PONTOS QUE PODEM SER ESTUDADOS A PARTIR DO CASO

● **PERGUNTAS ABERTAS PARA RACIOCÍNIO DIAGNÓSTICO**

1. Quais dados da história podem contribuir para o quadro de olho vermelho atual?
2. Quais são os sintomas de alerta presentes no caso que demandam avaliação com oftalmologista?
3. Quais são os sinais e sintomas que impediriam essa avaliação do quadro por teleconsulta?
4. Que itens e manobras não podem faltar no exame físico desse paciente?
5. Há necessidade de solicitar algum exame complementar no caso em questão?

● **PERGUNTAS FECHADAS PARA RACIOCÍNIO DIAGNÓSTICO**

1 Considerando as informações disponíveis no caso e a foto tirada (Figura 16.1), qual das alternativas contém uma análise correta dos dados clínicos relatados?

A As pupilas fotorreagentes de forma simétrica associadas com vermelhidão conjuntival difusa são indicativo de um caso de glaucoma agudo de ângulo fechado

B   A presença de sangue na câmara anterior pode evoluir com diminuição da acuidade visual e tem resolução espontânea após 15 a 20 dias, correspondendo a um caso de hifema
C   A área nitidamente vermelha, brilhante e bem-demarcada, com ausência de dor e sem comprometimento visual, indica um caso de hemorragia subconjuntival
D   A vermelhidão localizada unilateralmente, associada a lacrimejamento indolor, coceira e secreção aquosa, causada por exposição a pó, indica um caso de conjuntivite alérgica

Alternativa correta C

Comentários A hemorragia subconjuntival é uma causa comum de olho vermelho e se caracteriza pelo acometimento mais limitado e localizado de um setor do olho. Apesar da imagem de aspecto assustador para o paciente e familiares, não há alterações na visão e/ou dor, sendo os pacientes assintomáticos. Na maioria das vezes, o fator desencadeante é imperceptível, mas medicamentos anticoagulantes podem estar relacionados com o surgimento da condição.

Diferentemente do evidenciado no caso, o glaucoma de ângulo fechado apresenta vermelhidão conjuntival difusa mais evidente próxima ao limbo. Nessa condição, a pupila reage mal à luz, além de estar dilatada. O acometimento costuma ser unilateral e vem acompanhado de dor ocular de intensidade moderada a intensa com alteração visual, turvação e embaçamento. Sintomas sistêmicos podem estar presentes, como dor de cabeça, dor abdominal, náusea e vômitos.

A presença de sangue na câmara anterior se relaciona a uma história prévia de trauma ocular, e os pacientes apresentam diminuição da acuidade visual, fotofobia e dor ocular, sem secreção.

A conjuntivite alérgica envolve geralmente ambos os olhos com lacrimejamento ocular bilateral, coceira e eritema. Há história de exposição a alérgenos.

2 Considerando o caso em questão e o dilema entre os dois internos sobre o atendimento ser presencial ou não, qual pergunta não faria sentido, no caso apresentado, para determinar a necessidade ou não de atendimento presencial?

A   "A sua visão é afetada?"
B   "Há sensação de corpo estranho?"
C   "Houve trauma recente?"
D   "Você usa lente de contato?"

Alternativa correta D

Comentários A ideia é tentar reconhecer alguma situação que comprometa a visão e, desse modo, exija uma avaliação presencial ou encaminhamento ao especialista focal de forma imediata e urgente. Um paciente que apresenta visão diminuída precisa de uma avaliação presencial. A sensação de corpo estranho tem íntima relação com comprometimento da córnea, principalmente quando o paciente é incapaz de permanecer com o olho aberto. A história de trauma recente ou de cirurgia ocular indica a necessidade de avaliação presencial. No contexto do caso, uma resposta positiva para uso de lente de contato não obrigaria a uma avaliação de imediato. No entanto, é importante destacar que o uso de lente de contato é fator de risco para ceratite, mas, como dito, se o paciente responder afirmativamente a essa pergunta, isso por si só não indicaria uma avaliação presencial, nesse caso, diferentemente das demais alternativas, em que uma resposta afirmativa indicaria a necessidade de avaliação presencial.

Ainda sobre o uso de lente de contato, o olho vermelho relacionado à sua utilização pode ser tanto decorrente de um ressecamento ocular quanto ocasionado por uma infecção grave com potencial perda de visão. Usuários de lente de contato podem apresentar conjuntivite grave por *Acanthamoebae* ou *Pseudomonas aeruginosa.* Marcadamente ocorre um quadro de olho vermelho hiperagudo associado à ulceração com presença de secreção mucosa amarelo-esverdeada. Uma dica importante para auxiliar na conduta diagnóstica é solicitar que o paciente leve o recipiente em que armazena a lente para uma análise microbiológica com coleta de *swab*, já que muitas vezes os patógenos são resistentes aos antibióticos rotineiramente utilizados. Cumpre ressaltar a orientação de retirada imediata da lente de contato ao menor sinal de irritação.

3 Quais seriam os pontos fundamentais de um questionário de triagem e aconselhamento para casos de olho vermelho atendidos via teleconsulta?

A Perguntar sobre a presença de secreção ocular, histórico de trauma ou lesão ocular recente, e investigar o uso de lentes de contato e o tipo de solução utilizada para armazená-las
B Investigar a presença de dor ocular intensa, fotofobia, sensação de corpo estranho e alterações na visão, além de questionar sobre cirurgias oculares anteriores
C Perguntar sobre histórico de doenças crônicas, como diabetes ou hipertensão que podem estar associadas ao olho vermelho e questionar sobre possíveis reações alérgicas ou infecções prévias
D Questionar sobre exposição recente a substâncias químicas, tipos de lesões oculares sofridas, além de verificar se o paciente utiliza algum tipo de colírio ou tratamento medicamentoso ocular regular

Alternativa correta B

Comentários A alternativa B abrange os principais sinais de alerta (bandeiras vermelhas) para casos de olho vermelho que podem indicar condições mais graves e requerem atenção imediata ou presencial. A presença de dor ocular intensa, fotofobia (sensibilidade à luz), sensação de corpo estranho e alterações na visão são sinais de que o paciente pode estar enfrentando algo mais sério, como uma úlcera de córnea, glaucoma agudo ou uveíte, condições que necessitam de uma avaliação mais detalhada. Além disso, o histórico de cirurgias oculares é importante, pois pode aumentar o risco de complicações. Essas perguntas permitem uma triagem mais eficiente e ajudam a identificar os casos que precisam de encaminhamento imediato para atendimento presencial.

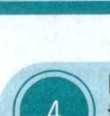

4 Por conta da controvérsia a respeito da validade ou não do atendimento por teleconsulta, o preceptor pergunta aos internos qual das situações a seguir poderia a princípio ser manejada na atenção primária ou por meio de uma teleconsulta.

A Episclerite
B Úlcera de córnea
C Irite aguda
D Glaucoma agudo

Alternativa correta A

Comentários O fundamental na avaliação da situação apresentada pelo preceptor envolve quatro condições de olho vermelho. O importante a destacar nesse momento é que tanto a úlcera de córnea quanto a irite aguda e o glaucoma agudo cursam com dor moderada a intensa e são acompanhados ou de perda de visão e/ou pupila alterada e/ou envolvimento da córnea. Já na episclerite, a dor, quando presente, é leve, com visão normal ou levemente embaçada. Pode haver dor leve à palpação. Há necessidade de avaliação oftalmológica nos casos de episclerite quando o quadro é recorrente ou tem sintomatologia agravada. Doenças sistêmicas, especialmente reumatológicas, podem se associar à episclerite, como a artrite reumatoide. No Quadro 16.1, estão evidenciadas as características principais envolvendo as condições agudas que necessitam de avaliação especializada.

Quadro 16.1
Condições agudas que demandam avaliação especializada em caso de olho vermelho

	Úlcera de córnea	Irite aguda	Glaucoma agudo
Olho	Unilateral em geral	Unilateral em geral	Unilateral em geral
Acuidade	Geralmente diminuída	Frequentemente diminuída	Diminuição acentuada
Dor	Geralmente dolorosa	Sensível à luz, dor moderada	Dor severa (dor de cabeça e náusea)
Secreção	Pode ser espessa, viscosa	Aquosa	Aquosa
Conjuntiva	Hiperemia mais perilímbica (ao redor da córnea)	Hiperemia mais perilímbica	Hiperemia intensa e difusa
Córnea	Branca, cora-se com fluoresceína	Geralmente transparente	Edemaciada, opaca

> **Quadro 16.1**
> Condições agudas que demandam avaliação especializada em caso de olho vermelho

	Úlcera de córnea	Irite aguda	Glaucoma agudo
Pupila	Normal e redonda	Pequena e irregular	Dilatada
Resposta pupilar	Presente	Reação mínima	Mínima ou não reage
Sinal ou teste útil	Cora-se com fluoresceína	Pupila irregular	–

5. Considerando o caso em questão, qual das alternativas seria uma abordagem adequada?

A Realizar fundoscopia
B Realizar exame de lanterna e da lâmpada de fenda com fluoresceína
C Realizar dosagem de razão normalizada internacional (INR)
D Realizar dosagem de imunoglobulina E (IgE) específica para pó e ácaros

Alternativa correta C

Comentários Quando ocorre hemorragia subconjuntival e o paciente faz uso de terapia anticoagulante, é importante que seja feita a avaliação da coagulação. O uso da lanterna é fundamental para avaliação da reatividade pupilar e visualização da câmara anterior, sendo útil na distinção de casos que devem ser referenciados ou não. A falta de reatividade à luz, com pupila fixa, em geral 4 a 5 mm de diâmetro, indica um caso de glaucoma de ângulo fechado. Quando se evidencia uma pupila puntiforme, três situações podem ocorrer: abrasão da córnea, ceratite infecciosa ou irite. Na irite, não há lesão na córnea evidenciada pela avaliação do teste de coloração com a fluoresceína, diferentemente do esperado na abrasão ou ceratite (Quadro 16.2). O exame de fundo de olho pouco agrega ao diagnóstico diferencial de olho vermelho. Certas condições trarão dificuldade técnica de execução da avaliação, pois a pupila pode estar puntiforme – como é o caso da irite e ceratite –, e o paciente pode não tolerar o exame por conta da fotofobia. Mesmo em casos de glaucoma em que a pupila tenha um tamanho que permita o exame, o edema corneano pode ser um entrave. A fundoscopia tem papel fundamental na avaliação do envolvimento do nervo óptico, como é no caso de suspeita de conjuntivite por herpes, em que há hiperemia ocular e presença de inchaço e erupção vesicular em face. A dosagem de IgE específica pouco agregaria na abordagem do quadro. Outro ponto de atenção seria a avaliação da pressão arterial, uma vez que a hemorragia subconjuntival pode associar-se a picos hipertensivos.

Quadro 16.2
Como avaliar a córnea com lanterna

Para que serve?

Avaliação de lesões no epitélio corneano com a utilização de colírios diagnósticos – fluoresceína a 2% ou rosa-bengala a 1%

Material necessário

- Fluoresceína a 2% ou rosa-bengala a 1% – colírio diagnóstico
- Colírio anestésico local
- Algodão ou gaze
- Lanterna para iluminação com luz branca e azul cobalto

Técnica

- Peça que o paciente olhe para cima e pingue as gotas do colírio diagnóstico
- Peça que o paciente pisque, limpe o excesso de colírio e espere cerca de 45 segundos
- Use a lanterna com a cor de luz apropriada para observar e examinar a superfície corneana em busca de qualquer coloração
  - Para fluoresceína a 2%: use lanterna de luz azul e espere lesão em verde
  - Para rosa-bengala a 1%: use lanterna de luz branca e espere lesão vermelha

---

6 O que deve ser incluído no exame físico de um paciente com olho vermelho?

A Apenas a inspeção da secreção ocular e avaliação da acuidade visual após a instilação de colírios

B Inspeção geral do paciente, observação da postura em relação à luz, avaliação pupilar e aferição da acuidade visual, além da secreção ocular antes de qualquer intervenção

C Avaliação da secreção ocular e pupilas, sem necessidade de medir a acuidade visual

D Apenas observação da postura do paciente e avaliação da pupila com lanterna, sem necessidade de verificar a acuidade visual

Alternativa correta B

Comentários A alternativa B engloba todos os elementos fundamentais do exame físico de um paciente com olho vermelho. A observação da postura em relação à luz pode indicar fotofobia, sugerindo condições graves, como ceratite ou glaucoma. A inspeção pupilar (tamanho, forma, e reatividade), avaliação da acuidade visual antes de qualquer colírio ou luz direta, além da análise da secreção ocular são essenciais para orientar o diagnóstico, especialmente para diferenciar causas como conjuntivite bacteriana, que apresenta secreção purulenta.

7 Além do achado de olho vermelho representado na Figura 16.1, há, na história, indicativos de outra condição ocular. Qual seria essa condição ocular, também associada a olho vermelho?

A Conjuntivite viral
B Conjuntivite bacteriana
C Conjuntivite alérgica
D Conjuntivite por clamídia

Alternativa correta C

Comentários Conjuntivite é a causa mais comum de hiperemia ocular, sendo em geral indolor, e existem vários tipos diferentes de conjuntivite: viral, bacteriana, alérgica (fumaça, cosméticos, medicamentos).

A característica da conjuntivite alérgica envolve edema bilateral das pálpebras, lacrimejamento, prurido e hiperemia conjuntival. Há histórico de exposição a alérgenos e frequente associação a doenças atópicas como rinite alérgica, eczema e asma. O diagnóstico é clínico.

A conjuntivite viral tem uma apresentação clínica leve com melhora espontânea em 1 a 2 semanas, sendo o tratamento apenas sintomático e de suporte com lágrimas artificiais e compressa fria. A depender do agente etiológico, a transmissibilidade pode ser variável. A conjuntivite causada por adenovírus é a mais comum e tem potencial de contágio muito maior do que outros vírus. A transmissibilidade ocorre por meio de gotículas por tosse e se associa à infecção de vias aéreas superiores. Outros vírus responsáveis são enterovírus, coxsackievírus, Epstein-Barr, herpes simples e influenza. O herpes-zóster oftálmico cursa com dor e sensação de formigamento que antecedem a erupção cutânea vesicular em dermátomos, e a conjuntivite é unilateral.

A conjuntivite bacteriana é transmitida por contato direto com mãos e dedos contaminados. *Staphylococcus* ou *Streptococcus* são bactérias frequentemente causadoras. Com base na sua duração, pode ser classificada em hiperaguda, aguda ou crônica. Deve-se dar atenção especial a adultos com vida sexualmente ativa pelo risco relacionado a *Neisseria gonorrhoeae*, que causa acometimento súbito, de lenta progressão, associado a secreção purulenta, dor e perda discreta de visao. Uma avaliação com oftalmologista costuma ser necessária. Se persistir por mais de quatro semanas, o quadro é chamado de crônico.

A conjuntivite por clamídia deve ser considerada quando o paciente é sexualmente ativo, mas não responde ao tratamento com antibióticos-padrão.

O Quadro 16.3 resume o diferencial das conjuntivites mais comuns.

8 Qual seria uma abordagem terapêutica apropriada no caso?

A Compressa gelada com solução fisiológica a 0,9% por conta da hemorragia subconjuntival

Quadro 16.3
Resumo do diferencial entre as conjuntivites mais comuns

Causa	Acometimento	Secreção	Hiperemia	Outros achados
Viral epidêmica	Bilateral	Aquosa	Variável, pode ter hemorragia de conjuntiva	Febre e dor de garganta
Viral herpética	Unilateral	Aquosa	+/-	Vesículas
Bacteriana não gonocóccica	Unilateral ou bilateral	Purulenta ++	+++	Nenhum
Bacteriana gonocóccica	Bilateral	Purulenta +++++	++++	Edema de pálpebra. Pode haver úlcera de córnea
Clamídia – adultos	Unilateral ou bilateral	Purulenta +	+	Nenhum
Alergia – aguda	Bilateral	Aquosa ++++	Mínima	Evidente edema de pálpebras e conjuntiva
Alergia – crônica	Bilateral	Espessa e filamentosa	+	Papilas grandes e achatadas na mucosa da pálpebra, visíveis à eversão da pálpebra

B Avaliação com oftalmologista se a vermelhidão ocular não desaparecer em cinco dias
C Suspensão do uso do anticoagulante para evitar a progressão da hemorragia ocular
D Conduta expectante, orientando sobre o quadro benigno sem consequências visuais

Alternativa correta D

Comentários A hemorragia subconjuntival é benigna e na maioria das vezes não exige tratamento clínico específico, sendo a conduta expectante a de escolha. Caso se opte por alguma orientação, o cuidado de suporte deve ser feito, ao contrário do sugerido na alternativa A, com compressa quente e uso de lubrificantes. O tempo para que o sangue seja reabsorvido é de 2 a 4 semanas, não justificando um encaminhamento ao oftalmologista caso em cinco dias o olho ainda se apresente vermelho. Não se deve orientar a suspensão do uso de anticoagulante, mas sim recomendar a avaliação dos parâmetros do coagulograma, especialmente a INR. Uma abordagem importante é a avaliação da pressão arterial, pois a hemorragia subconjuntival pode se relacionar com hipertensão não tratada ou malcontrolada.

9 Após a resolução da vermelhidão no olho direito dentro de 20 dias, o paciente permaneceu com queixa de coceira, lacrimejamento aquoso esporádico e discreto edema nas pálpebras, acometendo ambos os olhos. Tem ainda crises de espirros em salva pela manhã e obstrução nasal. Nega febre. Compareceu em consulta presencial na unidade de saúde. Qual seria a conduta?

A Trata-se provavelmente de conjuntivite alérgica, sendo indicado o uso de cromoglicato sódico a 2 ou 4% de 8/8 horas por 14 dias ou olopatadina a 0,1% de 12/12 horas ou 0,2%, 1×/dia, por 30 dias

B Trata-se provavelmente de conjuntivite alérgica, sendo indicado o uso de tobramicina de 6/6 horas por 7 dias, associada à loratadina 10 mg por via oral por 10 dias

C Trata-se de complicação do quadro inicial com uma conjuntivite bacteriana, sendo indicado o uso de ciprofloxacina a 0,3% 1 gota de 6/6 horas por 7 dias

D Trata-se de complicação do quadro inicial com uma conjuntivite bacteriana, sendo indicada uma conduta expectante, pois o paciente não faz parte do grupo de risco para uso de antibiótico

Alternativa correta A

Comentários Pelos dados apresentados, trata-se de um caso de conjuntivite alérgica em razão não apenas das características oculares, mas também da sintomatologia sistêmica.

A alternativa A apresenta opções terapêuticas adequadas para o caso de conjuntivite alérgica, sendo importante também lembrar de tentar identificar com o paciente possíveis desencadeantes e reforçar higiene ambiental.

A alternativa B descreve como opção terapêutica o uso de antibiótico. Não há um que seja superior ao outro, e a escolha, portanto, deve ter como base as características epidemiológicas locais e o custo. Os mais utilizados em nosso meio são tobramicina, ciprofloxacina ou ofloxacina.

Aqui cumpre ressaltar que é de praxe a prescrição de antibióticos tópicos nos casos de conjuntivite aguda em razão de se conseguir fazer uma clara distinção entre um quadro viral e um quadro bacteriano, especialmente no início do curso da doença. Um retorno mais rápido às atividades, a prevenção de complicações e a recuperação mais rápida advogam para o uso de colírios antibióticos na suspeita de conjuntivite infecciosa.

No entanto, a conjuntivite bacteriana, na maioria dos casos, é uma doença autolimitada, com resolução espontânea após 2 a 5 dias, sem tratamento com uso de colírios tópicos. Dessa forma, em decisão compartilhada com o paciente, é possível, por um lado, retardar o início do uso do antibiótico caso o paciente deseje e nas situações em que ele é bem informado e terá acesso a cuidados de acompanhamento nos próximos dias. Por outro lado, nos pacientes com fatores de risco para baixa imunidade, diabetes descontrolado, usuários de lente de contato ou que tenham sofrido alguma cirurgia recente, é imperativo considerar a antibioticoterapia imediata.

Não é comum que a hemorragia subconjuntival se associe à conjuntivite bacteriana, mas está descrito que na conjuntivite viral pode acontecer a presença de hemorragia subconjuntival.

10 A partir do relato a seguir, qual seria a conduta a ser adotada?

Em retorno posterior para seguimento do quadro de hipertensão e diabetes, foi evidenciado que a pressão estava ficando acima dos valores considerados adequados para a idade. Além disso, com a mudança de residência, o paciente apresentou um quadro de alteração de humor com repercussões em seu dia a dia, tendo se optado por tratamento farmacológico com antidepressivo tricíclico e topiramato, associado com psicoterapia. Visando à melhora dos níveis pressóricos, foi suspenso o betabloqueador e acrescentado um bloqueador do canal de cálcio. Alguns dias depois, o paciente retorna em consulta não programada se queixando de cefaleia unilateral, náusea e vômitos associados à dor ocular aguda, com vermelhidão difusa, como mostra a Figura 16.2.

A Prescrever analgésico intravenoso após exame neurológico e alta com sintomáticos
B Retornar com o uso do betabloqueador, pois era profilático para evitar a crise de enxaqueca atual
C Realizar exame ocular, analgesia e referenciar para oftalmologista
D Prescrever antibiótico oral, pois trata-se de um caso de sinusite secundário ao quadro de rinite

Alternativa correta C

Comentários Trata-se de um caso de glaucoma agudo. É importante a avaliação, nos casos de dor ocular, da tensão ocular por meio da palpação. Para executar essa manobra propedêutica, pede-se que o paciente olhe para baixo. Com os dois dedos indicadores, o examinador faz leve pressão sobre a pálpebra superior em busca de sinais de endurecimento do bulbo ocular. Outro momento do exame físico envolve

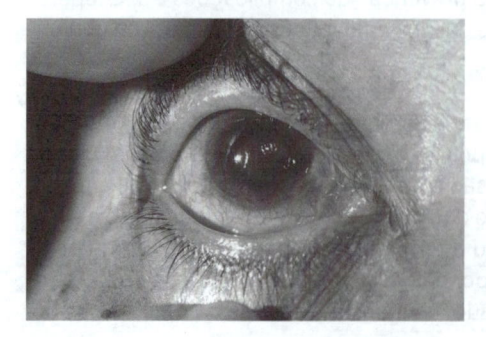

● **FIGURA 16.2**
Olho do paciente Geraldo visto na consulta não programada.

> **Quadro 16.4**
> Medicamentos associados a glaucoma agudo

Classe	Exemplos
Agonistas adrenérgicos	Efedrina, fenilefrina, amitriptilina
Agentes anticolinérgicos	Brometo de ipratrópio e prometazina
Colinérgicos	Pilocarpina
Agentes sulfa	Acetazolamida, topiramato
Anti-histamínicos	Loratadina, difenidramina, ranitidina
Anticoagulantes	Heparina, varfarina

a avaliação da câmara anterior por meio da iluminação com a luz da lanterna lateralmente ao olho: caso toda a íris seja iluminada, a câmara é profunda; se for rasa, a íris do olho contralateral se mostrará mais escurecida. Da anamnese, é importante destacar o fato de que alguns medicamentos de uso frequente causam aumento da pressão ocular, portanto é importante que seja feita uma revisão pormenorizada dos medicamentos utilizados pelo paciente. No caso em questão, a introdução do antidepressivo tricíclico e do topiramato, associada à suspensão do betabloqueador, podem ter precipitado o quadro. No Quadro 16.4, destacam-se algumas classes medicamentosas associadas ao glaucoma agudo.

MENSAGENS-CHAVE

- O ponto principal na avaliação do olho vermelho é reconhecer os sinais de alerta (bandeiras vermelhas) para avaliação urgente com oftalmologista. Deve-se encaminhar imediatamente ao oftalmologista casos de dor intensa nos olhos; fotofobia moderada a grave; perda de acuidade visual ou outros déficits visuais; perda da reatividade pupilar; olho vermelho unilateral acompanhado de sintomas sistêmicos como náusea e dor de cabeça; e úlcera de córnea demonstrada com exame de fluoresceína.
- Os sinais típicos da conjuntivite são olhos vermelhos e pálpebras grudadas.
- Usuários de lentes de contato merecem atenção especial em razão de potencial quadro bacteriano mais exuberante e grave.
- A conjuntivite alérgica apresenta edema bilateral das pálpebras, lacrimejamento e prurido ocular, associado à hiperemia conjuntival.

MENSAGENS-CHAVE

- A hemorragia subconjuntival tem curso benigno e surge geralmente após um esforço (Valsalva), sendo frequente nos usuários de anticoagulantes e nos hipertensos.
- A teleconsulta tem potencial de apoio em casos de olho vermelho, desde que seu atendimento seja padronizado.

REFERÊNCIAS E MATERIAL DE APOIO PARA APROFUNDAMENTO NO TEMA

American Academy of Ophthalmology (AAO). EyeWiki [Internet]. San Francisco: American Academy of Ophthalmology; c2024 [Acesso livre]. Disponível em: https://eyewiki.aao.org. [EyeWiki é um recurso colaborativo mantido pela American Academy of Ophthalmology, oferecendo artigos detalhados sobre uma ampla gama de condições oftalmológicas, incluindo problemas comuns como conjuntivite, olho seco e blefarite.]

Cronau H, Kankanala RR, Mauger T. Diagnosis and Management of red eye in primary care. Am fam physician. 2010;81(2):137-44.

Ho CS, Avery AJ, Livingstone A T, Ting DSJ. Virtual consultation for red eye. BMJ. 2021;373:n1490.

Leibowitz HM. The red eye. N Engl J Med. 2000;343(5):345-51.

Meltzer DI. Painless red eye. Am Fam Physician. 2013;88(8):553-34.

National Eye Institute (NEI). Common Eye Disorders and Diseases [Internet]. Bathesda: National Institutes of Health (NIH); c2024. [Acesso livre]. Disponível em: https://www.nei.nih.gov/learn-about-eye-health/eye-conditions-and-diseases. [O site do National Eye Institute fornece informações acessíveis e de alta qualidade sobre condições oculares comuns, incluindo sintomas, prevenção e opções de tratamento para problemas como catarata, glaucoma e doenças da retina.]

Oporto JI, Oporto J, Mori A. Non-traumatic red eye in primary care: diagnosis and management. Ophthalmol Res Rep. 2020;5:142.

Pokhrel PK, Loftus SA. Ocular emergencies. Am Fam physician. 2007;76(6):829-36.

Wirbelauer C. Management of red eye for the primary care physician. Am J Med. 2006;119(4):302-6.

World Health Organization (WHO). World Report on Vision [Internet]. Geneva: WHO; 2019. [Acesso livre]. Disponível em: https://www.who.int/publications-detail/world-report-on-vision. [O Relatório Mundial sobre a Visão da Organização Mundial da Saúde oferece uma visão geral dos problemas oculares comuns em escala global, com ênfase em prevenção e cuidados acessíveis para condições oftalmológicas como erros refrativos e catarata.]

E ESSA FEBRE QUE NÃO PASSA, DOUTORA?

CASO CLÍNICO 17

MARIANA MALERONKA FERRON
DANNIELLE FERNANDES GODOI

SINOPSE

Este caso explora o diagnóstico diferencial de **febre** prolongada em uma mulher de 52 anos sem doenças prévias que justifiquem o quadro. A apresentação clínica inclui febre baixa e persistente, sintomas sistêmicos inespecíficos e achados de linfadenopatia e ulcerações orais. O caso enfatiza a importância de um raciocínio clínico abrangente, considerando tanto infecções agudas quanto crônicas como possíveis etiologias, e destaca o papel crucial do médico de família e da equipe multidisciplinar no rastreamento das infecções mais prevalentes, na abordagem diagnóstica e comunicação clínica, bem como no manejo terapêutico de pessoas vivendo com o vírus da imunodeficiência humana (HIV) no contexto da atenção primária à saúde (APS).

OBJETIVOS DE APRENDIZAGEM DO CASO

1. Explorar e analisar dados de duração, sinais e sintomas associados à febre para diferenciar entre infecções virais, bacterianas e doenças crônicas.

2. Utilizar dados epidemiológicos locais para identificar etiologias possíveis de febre, considerando fatores sazonais e geográficos.

3. Identificar sinais de alerta que indicam a necessidade de avaliação médica imediata em pacientes febris.

4. Explicar as indicações de rastreamento e possibilidades diagnósticas para casos de pessoas vivendo com HIV.

5. Analisar a importância da APS no cuidado integral e multidisciplinar das pessoas vivendo com HIV, considerando os atributos essenciais da atenção primária e a necessidade de acesso ampliado e medidas preventivas.

6. Aplicar o protocolo SPIKES para comunicar notícias difíceis aos pacientes e familiares, destacando como cada etapa ajuda a preparar, informar e apoiar emocionalmente o paciente.

DESCRIÇÃO DO CASO

SUBJETIVO

Samanta, 52 anos, mulher cisgênero, casada, com diagnóstico de hipertensão arterial sistêmica estágio 1, compensada, em uso de hidroclorotiazida 25 mg (1×/dia), sem história de outras doenças ou antecedentes pessoais relevantes, vem para consulta com sua médica de família na unidade básica de saúde referindo que tem apresentado febre baixa (37,5-38 °C) há cerca de 14 dias. No início do quadro, apresentou tosse acompanhada de coriza leve. Procurou o serviço de pronto-atendimento e foi orientada a tomar amoxicilina, 500 mg, 3×/dia por sete dias, com diagnóstico possível de pneumonia, o que a deixou preocupada, pois não foram realizados exames complementares e o atendimento foi muito rápido. Dois dias após o aparecimento da febre, percebeu manchas vermelhas na pele, principalmente nas costas, no pescoço e no rosto. As manchas sumiram depois de uma semana. Como a febre não melhorou, procurou outra vez o serviço de pronto-atendimento, tendo sido realizados radiografia de tórax, hemograma e exame de urina. Na ocasião, foi prescrito ciprofloxacino para infecção urinária. A paciente fez uso da medicação por três dias, mas a febre continuou, por isso resolveu marcar com sua médica. Antes do início do quadro, tinha viajado para Óbidos, no Pará, pois sua família é de lá. Está muito preocupada, com medo de ter uma doença "ruim", já que a irmã faleceu de tuberculose há um ano.

OBJETIVO

EXAME FÍSICO

- Estado geral: Moderado a bom, porém visivelmente fatigada.
- Nível de consciência: Alerta e orientada.
- Pressão arterial: 110 × 70 mmHg.
- Frequência cardíaca: 90 bpm.
- Frequência respiratória: 18 rpm.
- Temperatura: 38,5 °C (febril).
- Olhos: Conjuntivas levemente hiperêmicas, sem icterícia.
- Boca: Presença de ulcerações orais pequenas, gengivas ligeiramente inflamadas.
- Linfonodos: Linfadenopatia generalizada (cervicais, axilares e inguinais).

Demais dados de exame físico (pele e mucosas, cardíaco, pulmonar, abdominal, neurológico) sem alteração.

EXAMES COMPLEMENTARES REALIZADOS HÁ TRÊS DIAS NO SERVIÇO DE PRONTO-ATENDIMENTO

- Radiografia de tórax (Figura 17.1).
- Hemograma (Tabela 17.1).
- Exame de urina 1 (EAS/Urina 1) (Tabela 17.2).

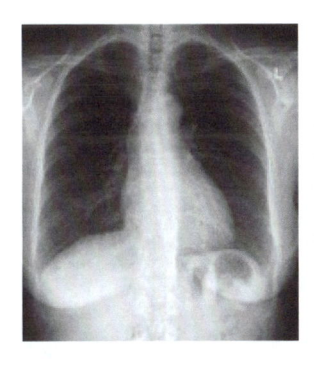

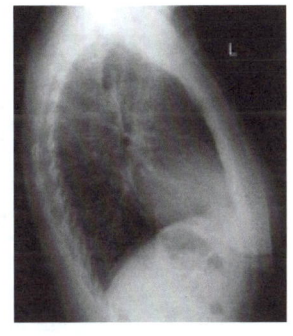

● **FIGURA 17.1**
Radiografia de tórax.
Fonte: Knipe.[1]

Tabela 17.1
Hemograma

Parâmetro	Resultado	Valores de referência
Hemoglobina (Hb)	10,5 g/dL	12,0-16,0 g/dL
Hematócrito (Ht)	32,0%	36,0-46,0%
Eritrócitos (RBC)	3,6 milhões/µL	4,0-5,5 milhões/µL
Volume corpuscular médio (VCM)	89 fL	80-100 fL
Hemoglobina corpuscular média (HCM)	29 pg	27-33 pg
Concentração de hemoglobina corpuscular média (CHCM)	32 g/dL	31-36 g/dL
Leucócitos totais (WBC)	2.800/µL	4.000-11.000/µL
Neutrófilos	1.500/µL	2.000-7.500/µL
Linfócitos	600/µL	1.000-4.800/µL
Monócitos	400/µL	200-1.000/µL
Eosinófilos	200/µL	40-400/µL
Basófilos	100/µL	0-100/µL
Plaquetas (PLT)	100.000/µL	150.000-450.000/µL

Tabela 17.2
Exame de urina

Parâmetro	Resultado	Valores de referência
Cor	Amarelo-claro	Amarelo-claro a âmbar
Aspecto	Claro	Claro
Densidade	1.020	1.005-1.030
pH	6	4,5-8,0
Proteínas	Ausentes	Ausentes
Glicose	Ausente	Ausente
Cetonas	Ausentes	Ausentes
Bilirrubina	Ausente	Ausente
Urobilinogênio	Normal	Normal
Hemoglobina	Ausente	Ausente
Nitrito	Leve presença	Ausente
Esterase leucocitária	Ausente	Ausente
Células epiteliais	Poucas	Poucas
Leucócitos (piócitos)	0-2/campo	0-5/campo
Hemácias	0-2/campo	0-3/campo
Cilindros	Ausentes	Ausentes
Cristais	Ausentes	Ausentes
Bactérias	Raras	Ausentes
Muco	Pouco	Pouco

NOTAS DE APRENDIZAGEM

POR QUE ESSE TEMA É RELEVANTE?

A febre é um sintoma comum na APS, e sua correta avaliação é crucial para distinguir entre infecções virais e bacterianas e outras condições clínicas menos prevalentes. Febres de curta duração costumam indicar infecções virais, enquanto febres prolongadas podem sugerir infecções bacterianas ou outras condições graves. Os profissionais da atenção primária devem utilizar dados epidemiológicos locais e analisar detalhadamente os sinais e sintomas para diferenciar entre tipos de infecções e doenças crônicas.

O uso incorreto de medicações e a falta de investigação diagnóstica adequada são desafios frequentes, podendo resultar em complicações desnecessárias. Identificar sinais de alerta que indiquem a necessidade de avaliação médica imediata é essencial.

Um desafio adicional é considerar o diagnóstico de HIV, sobretudo em pacientes fora dos grupos de risco tradicionais. Os profissionais de saúde devem suspeitar de HIV em casos de febre prolongada e utilizar testes apropriados, com confirmação posterior se o resultado for positivo.

O manejo integral e multidisciplinar das pessoas vivendo com HIV é fundamental, assim como a comunicação eficaz de notícias difíceis, seguindo protocolos como o SPIKES para preparar, informar e apoiar emocionalmente os pacientes.

OUTROS PONTOS QUE PODEM SER ESTUDADOS A PARTIR DO CASO

- **PERGUNTAS ABERTAS PARA RACIOCÍNIO DIAGNÓSTICO**

    1. Considerando a duração da febre de Samanta, que dados adicionais precisamos buscar para uma avaliação clínica cuidadosa do caso?

    2. O relato da viagem recente ao Pará é importante para a avaliação diagnóstica do quadro de Samanta? Que dados epidemiológicos ou sazonais poderiam ajudar na elucidação diagnóstica do caso?

    3. Quais dados do exame físico estão alterados?

    4. Como podemos interpretar os exames complementares realizados por Samanta?

    5. Quais são as possibilidades de diagnóstico diferencial para o caso de Samanta, considerando os dados clínicos e laboratoriais até o momento?

    6. A partir da anamnese e do exame físico de Samanta, podemos inferir a presença do diagnóstico sindrômico de febre de origem indeterminada. Em qual subtipo de febre de origem indeterminada o quadro de Samanta mais provavelmente se encaixa?

    7. Quais exames complementares deverão ser solicitados à paciente para melhor elucidação diagnóstica?

    8. O perfil de Samanta se encaixa na recomendação de rastreamento para HIV na população geral? Quais cuidados pré e pós-teste de HIV o profissional deve adotar?

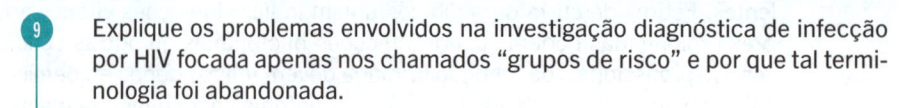

9 Explique os problemas envolvidos na investigação diagnóstica de infecção por HIV focada apenas nos chamados "grupos de risco" e por que tal terminologia foi abandonada.

10 Caso seja confirmado o diagnóstico de HIV, quais outros exames devem ser solicitados para a paciente?

• PERGUNTAS FECHADAS PARA RACIOCÍNIO DIAGNÓSTICO

1 Qual é a causa mais frequente de febre na população geral?

A Infecção bacteriana
B Infecção viral
C Infecção fúngica
D Doença autoimune

Alternativa correta B

Comentários Vírus como os que causam resfriado comum, gripe e outras infecções respiratórias são responsáveis pela maioria dos casos de febre na população geral. Eles são comuns em todas as faixas etárias e representam uma das principais razões pelas quais as pessoas buscam atendimento médico na APS. É importante que os profissionais de saúde estejam cientes dessa prevalência para orientar adequadamente os pacientes e evitar o uso desnecessário de antibióticos.

2 Considerando a história de viagem recente da paciente para a Região Norte do Brasil, qual é a abordagem mais apropriada para a investigação diagnóstica, levando em conta o perfil epidemiológico e as características clínicas apresentadas?

A Considerar a possibilidade de malária, além de investigar outras doenças endêmicas na região
B Focar principalmente em doenças autoimunes, tendo em vista sua alta prevalência na Região Norte do país
C Priorizar a investigação de infecções virais comuns, dado o alto índice de vacinação na região
D Avaliar a possibilidade de intoxicação alimentar, pelas baixas condições de saneamento da região

Alternativa correta A

Comentários A história de viagem para regiões endêmicas é crucial para determinar a etiologia da febre. A malária é uma das principais preocupações na Região Norte do Brasil, especialmente em áreas endêmicas, onde o risco de infecção é alto. Além disso, as características clínicas da paciente, como febre prolongada, tornam necessário um exame abrangente das doenças endêmicas. A leishmaniose visceral e a febre amarela também são doenças relevantes a serem consideradas. As outras opções não refletem o perfil epidemiológico específico da região ou mesmo o quadro clínico da paciente, sendo menos adequadas para uma investigação inicial.

3 Qual dos seguintes sinais indicaria a possibilidade de uma infecção grave caso fosse relatado por Samanta?

A Coriza leve e congestão nasal
B Dor de garganta e disfagia intensas
C Tosse seca e irritação na garganta
D Leve dor muscular e fadiga

Alternativa correta B

Comentários O surgimento de febre acompanhada de sinais de alerta descritos no Quadro 17.1, como dor de garganta e disfagia intensas, indica a possibilidade de infecção grave e requer pronta avaliação.

Quadro 17.1
Sinais de alerta de doença grave em paciente com febre

- Febre alta (> 39 °C)
- Calafrios
- Sudorese noturna
- Mialgia severa (leptospirose, sepse, infecção pelo vírus H1N1)
- Dor localizada intensa (sepse)
- Dor de garganta e disfagia intensas
- Alteração de estado mental
- Vômitos incoercíveis
- *Rash* inexplicado (meningococcemia)
- Icterícia
- Palidez marcada
- Taquicardia
- Taquipneia

4 Qual das seguintes situações é frequentemente esquecida no diagnóstico diferencial da febre, mas que pode causar febre alguns dias após o início do tratamento e persistir após a suspensão do fármaco?

A Infecção viral do trato respiratório superior
B Reação a medicamentos
C Infecção bacteriana do trato urinário
D Deficiência de vitaminas

Alternativa correta B

Comentários Reações a medicamentos, especialmente anticonvulsivantes e antibióticos betalactâmicos, costumam ser esquecidas no diagnóstico diferencial da febre. Quase todos os medicamentos podem causar febre, que em geral se manifesta alguns dias após o início do tratamento e pode persistir mesmo após sua suspensão. Outras situações como neoplasias, lesões inflamatórias, doença vascular oclusiva, embolia pulmonar, infarto agudo do miocárdio e episódios hemolíticos também podem causar febre, mas a reação a fármacos é uma causa comum que frequentemente é esquecida. Infecções virais e bacterianas são causas comuns de febre, mas em geral são consideradas no diagnóstico diferencial. A deficiência de vitaminas não é uma causa comum de febre.

> **5** Qual é o diagnóstico mais provável para o quadro clínico de febre persistente, linfadenopatia generalizada, úlceras orais e alterações em hemograma apresentado por Samanta?

A Infecção viral do trato respiratório superior
B Infecção aguda por HIV
C Infecção bacteriana do trato urinário
D Doença autoimune

Alternativa correta B

Comentários A paciente apresenta um conjunto de sintomas e achados laboratoriais (Quadro 17.2) que são sugestivos de uma infecção aguda por HIV:

1 **Febre persistente** – A febre de 38,5 °C que persiste por 14 dias é consistente com a fase aguda da infecção por HIV.
2 **Linfadenopatia generalizada** – A presença de linfadenopatia em múltiplas regiões (cervicais, axilares e inguinais) é um sinal comum durante a soroconversão do HIV.

Quadro 17.2
Resumo dos achados clínicos e laboratoriais

Achados clínicos e laboratoriais	Observações
Estado geral	Moderado a bom, porém visivelmente fatigada
Temperatura	38,5 °C (febril)
Conjuntivas	Levemente hiperêmicas, sem icterícia
Boca	Presença de ulcerações orais pequenas, gengivas ligeiramente inflamadas
Linfonodos	Linfadenopatia generalizada (cervicais, axilares e inguinais)
Hemograma	Anemia (Hb: 10,5 g/dL), leucopenia (WBC: 2.800/μL), linfopenia (linfócitos: 600/μL), plaquetopenia (PLT: 100.000/μL)
Radiografia de tórax	Normal
Exame de urina	Leve presença de nitrito, raras bactérias

3 **Ulcerações orais** — Ulcerações na boca e gengivas inflamadas são frequentemente observadas na infecção aguda por HIV.
4 **Achados hematológicos** — A paciente apresenta anemia, leucopenia, linfopenia e plaquetopenia, que são achados típicos em infecções virais agudas, incluindo o HIV.
5 **Radiografia de tórax normal** — A ausência de anormalidades na radiografia de tórax sugere que a causa da febre não é uma infecção bacteriana pulmonar.

6 Avalie a Figura 17.2, que representa os estágios da infecção recente pelo HIV-1 e sua relação com a reatividade de exames, e indique em qual período após a transmissão os testes rápidos se tornam capazes de diagnosticar a infecção por HIV.

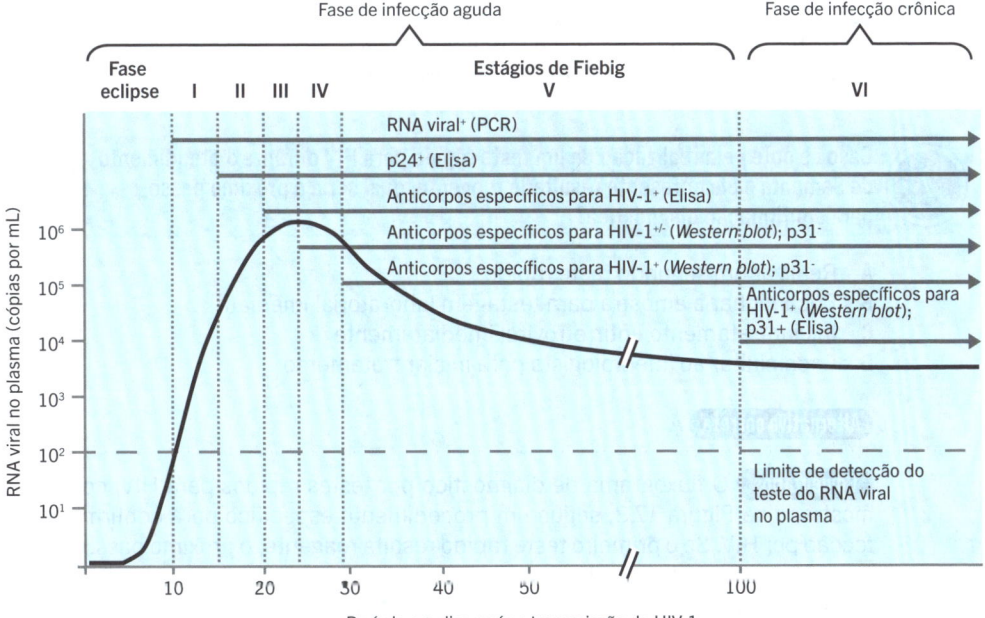

● **FIGURA 17.2**
Estágios da infecção recente pelo HIV-1 definidos com base no padrão de reatividade de diferentes ensaios laboratoriais.
Fonte: Brasil.[2]

A Entre 10 e 15 dias após a transmissão
B Em cerca de 20 dias após a transmissão
C Em aproximadamente 30 dias após a transmissão
D Em mais de 45 dias após a transmissão

Alternativa correta C

Comentários Em aproximadamente 30 dias após a transmissão, os testes rápidos conseguem detectar o vírus. A figura mostra os estágios da infecção recente pelo

HIV-1 e a reatividade dos diferentes ensaios laboratoriais ao longo do tempo após a transmissão. Os métodos de diagnóstico variam em sua capacidade de detectar a infecção:

- RNA viral (reação em cadeia da polimerase [PCR]) – Detecta a infecção muito precocemente, logo após a infecção, em geral a partir de 10 dias após a transmissão.
- Antígeno p24 (ensaio de imunoabsorção enzimática [Elisa]) – Pode detectar a infecção entre 15 e 20 dias após a transmissão.
- Anticorpos específicos para HIV-1 – Os testes rápidos, que detectam anticorpos específicos para HIV-1, tornam-se positivos em cerca de 30 dias após a infecção, conforme indicado pelos estágios de Fiebig na Figura 17.2.

A Figura 17.2 ilustra que o RNA viral é detectável primeiro, seguido pelo antígeno p24, e finalmente pelos anticorpos específicos para HIV-1, que são detectados pelos testes rápidos disponíveis no Brasil. Esses testes são eficazes para o diagnóstico a partir de aproximadamente 30 dias após a transmissão do HIV.

7 Caso se opte pela realização de um teste rápido para HIV durante o atendimento de Samanta e ele apresente resultado reagente, qual seria o próximo passo para confirmação diagnóstica?

A Realizar um segundo teste rápido
B Encaminhar a amostra para testagem laboratorial imediata
C Iniciar tratamento antirretroviral imediatamente
D Encaminhar ao infectologista para iniciar tratamento

Alternativa correta A

Comentários O fluxograma de diagnóstico por testes rápidos para HIV, conforme mostrado na Figura 17.3, segue um procedimento específico para confirmar a infecção por HIV. Se o primeiro teste rápido resulta reagente, o próximo passo é realizar um segundo teste rápido para confirmar o resultado inicial. Esse procedimento é crítico para assegurar a precisão no diagnóstico de HIV, minimizando resultados falso-positivos e falso-negativos. A realização de um segundo teste rápido é essencial para confirmar a infecção antes de prosseguir com intervenções clínicas ou laboratoriais adicionais. O tratamento antirretroviral não deve ser iniciado antes da confirmação diagnóstica definitiva.

8 Qual exame seria recomendado, considerando os dados de história, exame físico e exames complementares do caso, para investigação de tuberculose na paciente?

A Tomografia computadorizada
B Prova tuberculínica (PPD)
C Teste rápido molecular
D Baciloscopia de escarro

Alternativa correta B

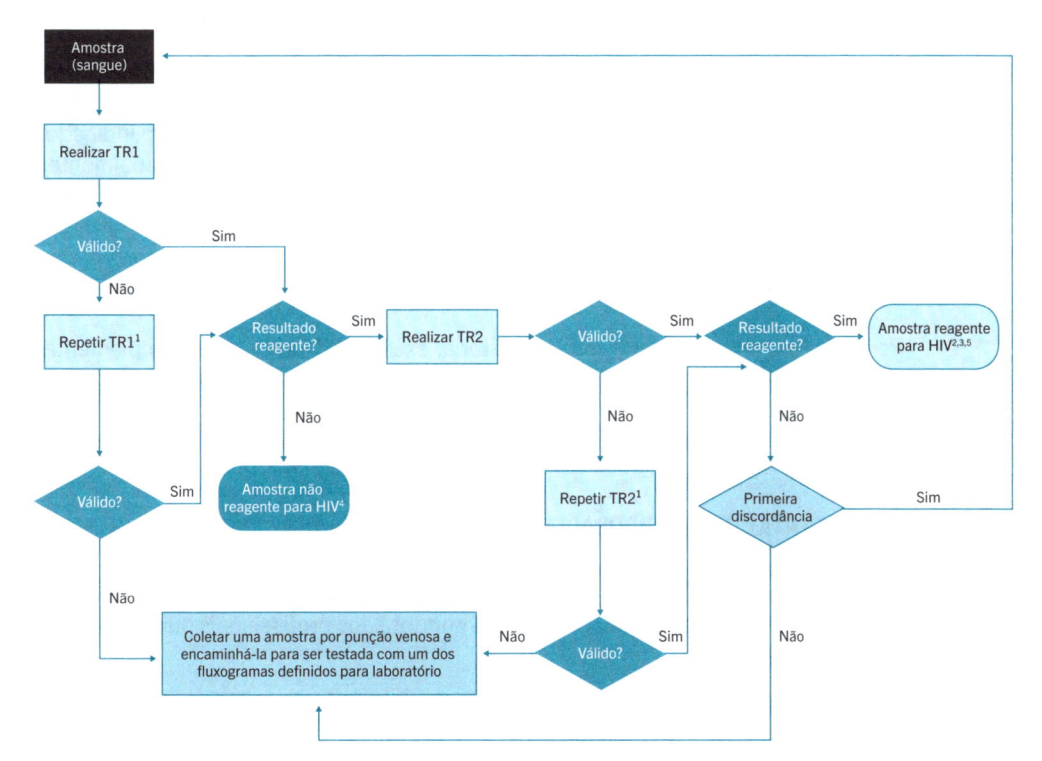

● **FIGURA 17.3**
Dois testes rápidos (TR1 e TR2) realizados em sequência com amostras de sangue.
[1] Utilizar um conjunto diagnóstico do mesmo fabricante, preferencialmente de lote de fabricação diferente.
[2] Nas situações em que o fluxograma for realizado com uma única amostra obtida por venopunção, coletar uma segunda amostra e repetir o TR1 para concluir o resultado.
[3] Encaminhar o paciente para realizar o teste de quantificação de carga viral e contagem de linfócitos T-CD4+.
[4] Se persistir a suspeita de infecção por HIV, uma nova amostra deverá ser coletada 30 dias após a data da coleta desta amostra.
Fonte: Brasil.[2]

Comentários A paciente apresenta febre persistente há 14 dias, linfadenopatia generalizada, ulcerações orais e exames complementares que incluem uma radiografia de tórax normal. Na ausência de sintomas respiratórios específicos, como tosse, e com uma radiografia de tórax normal, a investigação inicial de tuberculose em pacientes com HIV deve focar em métodos que não dependam de sintomas respiratórios.

- **Prova tuberculínica (PPD)** — Esse teste é recomendado para detectar a infecção latente por *Mycobacterium tuberculosis*. A PPD envolve a injeção de uma pequena quantidade de tuberculina na pele e a avaliação da reação após 48 a 72 horas. Uma resposta positiva indicaria a exposição ao bacilo da tuberculose, justificando uma investigação mais aprofundada. É uma ferramenta útil, sobretudo em pacientes sem sintomas respiratórios específicos e com uma radiografia de tórax normal.

- **Teste rápido molecular e baciloscopia de escarro** — Esses testes são altamente recomendados para pacientes que apresentam sintomas respiratórios específicos, como tosse produtiva, pois são eficazes na detecção de bacilos da tuberculose em amostras de escarro. No caso desta paciente, esses testes seriam indicados se ela apresentasse sintomas respiratórios que não estão presentes atualmente.
- **Tomografia computadorizada** — Embora útil em casos específicos para avaliar a extensão da doença, a tomografia não é o exame de primeira linha para a investigação inicial da tuberculose em pacientes sem sintomas respiratórios e com radiografia de tórax normal.

Portanto, considerando os dados de história, exame físico e exames complementares da paciente, a prova tuberculínica é o exame inicial mais adequado para a investigação de tuberculose. Se novos sintomas respiratórios surgirem, exames adicionais como o teste rápido molecular e a baciloscopia de escarro deverão ser solicitados.

● PERGUNTAS ABERTAS PARA ABORDAGEM TERAPÊUTICA

1. Avalie a condução do caso pelos serviços de pronto-atendimento. Quais fatores podem ter colaborado para a conduta dos profissionais que atenderam a paciente?
2. Qual nível de prevenção deveria ter sido adotado durante o trajeto terapêutico da paciente e por que abordar a prevenção é importante?
3. Qual deveria ter sido a conduta terapêutica mais adequada à Samanta no seu atendimento na unidade de pronto-atendimento?
4. Qual é a abordagem terapêutica mais adequada a ser iniciada para Samanta durante a consulta relatada na APS?
5. O que deve ser instituído como conduta terapêutica caso a paciente tenha o diagnóstico de HIV confirmado?
6. Qual é o papel da atenção primária no manejo de casos de HIV/Aids?
7. Como o protocolo SPIKES poderia auxiliar na comunicação da infecção por HIV no caso de Samanta caso o diagnóstico seja confirmado?
8. Como você abordaria o medo de uma "doença ruim" relatado por Samanta?

● PERGUNTAS FECHADAS PARA ABORDAGEM TERAPÊUTICA

1 Qual dos seguintes medicamentos é mais eficaz na redução da febre quando usado em combinação com paracetamol?

A Ácido acetilsalicílico
B Ibuprofeno
C Dipirona
D Anti-inflamatórios não esteroides

Alternativa correta B

Comentários Os estudos mostram que a combinação de paracetamol e ibuprofeno é mais eficaz na redução da febre do que o uso de monoterapia com qualquer um dos medicamentos isoladamente. Ambos atuam por diferentes mecanismos, proporcionando um efeito antipirético mais potente quando combinados. É importante considerar os possíveis efeitos colaterais dos anti-inflamatórios não esteroides, como o ibuprofeno, sobretudo em pacientes idosos ou com histórico de infarto do miocárdio.

2 Qual das seguintes medidas não farmacológicas pode ser utilizada para reduzir a temperatura corporal em casos de hipertermia, mas que não é recomendada para febre?

A Compressas úmidas
B Administração de fluidos
C Banhos frios
D Ventilação com ar fresco

Alternativa correta C

Comentários Diferentemente dos pacientes febris, os pacientes com hipertermia não se beneficiam do uso de antipiréticos de ação central. Em casos de hipertermia, o corpo deve ser resfriado com medidas físicas, como banhos frios e compressas frias, além da administração de fluidos para reverter a desidratação e trazer a temperatura central para níveis normais. Essas medidas são eficazes para tratar hipertermia, mas não são recomendadas para a redução de febre, quando a utilização de antipiréticos é mais apropriada. Compressas úmidas e ventilação com ar fresco podem ajudar a aliviar sintomas de febre, mas não são as principais medidas para tratar hipertermia.

3 Caso Samanta tenha o diagnóstico de HIV confirmado, qual é a recomendação atual para o início da terapia antirretroviral no seu caso?

A Iniciar quando sua contagem de CD4 atingir níveis abaixo de 200 células/mm^3
B Iniciar quando houver melhora da febre, das úlceras e linfadenomegalias
C Iniciar quando ela apresentar sinais e sintomas de doenças oportunistas
D Iniciar imediatamente, assim como em todos os pacientes recém-diagnosticados

Alternativa correta D

Comentários A recomendação atual é que o tratamento com terapia antirretroviral (TARV) seja iniciado para todas as pessoas diagnosticadas com HIV, independentemente da contagem de CD4. Essa abordagem é apoiada por evidências que mostram que o tratamento precoce está associado a uma diminuição significativa de doenças oportunistas e complicações não infecciosas. Além disso, iniciar a TARV precocemente ajuda a reduzir a transmissão do HIV, proporcionando benefícios individuais aos pacientes e proteção adicional para suas parcerias sexuais. O tratamento universal melhora os resultados de saúde e contribui para o controle da epidemia de HIV.

4. Qual esquema é recomendado como terapia antirretroviral de primeira linha para pessoas vivendo com HIV?

A Zidovudina + lamivudina + efavirenz
B Tenofovir + lamivudina + dolutegravir
C Abacavir + lamivudina + ritonavir
D Entricitabina + tenofovir + raltegravir

Alternativa correta B

Comentários O esquema preferencial de terapia antirretroviral de primeira linha para pessoas vivendo com HIV é composto por tenofovir 300 mg (TDF), lamivudina 300 mg (3TC) e dolutegravir 50 mg (DTG). Esse regime é administrado em uma única dose diária, combinando dois comprimidos em uma tomada. A combinação de TDF e 3TC está disponível como um único comprimido ("2-em-1"), enquanto o DTG é tomado separadamente. Esse esquema é escolhido por suas eficácia, segurança e conveniência para os pacientes. Situações de exceção ao esquema preferencial incluem coinfecção entre HIV e tuberculose, insuficiência renal crônica e uso de certos anticonvulsivantes, que podem exigir esquemas alternativos.

5. Quais vacinas são contraindicadas para pessoas vivendo com HIV com contagem de CD4 menor que 200 células/mm^3?

A Hepatite B e influenza
B Febre amarela e vacinas contendo vírus vivos
C *Haemophilus influenzae* tipo b e meningo C
D Pneumo 13 e dupla do tipo adulto (dT)

Alternativa correta B

Comentários Em pessoas vivendo com HIV com contagem de CD4 menor que 200 células/mm^3, a administração de vacinas contendo vírus vivos, como a vacina contra febre amarela, é contraindicada devido ao risco aumentado de efeitos adversos graves e infecção disseminada (Quadro 17.3). Essas vacinas podem ser prejudiciais em indivíduos com imunossupressão significativa. Em tais casos, deve-se avaliar cuidadosamente a relação risco-benefício antes de qualquer vacinação com vírus vivos. Outros tipos de vacinas, como aquelas para hepatite B, influenza, *Haemophilus influenzae* tipo b, meningo C, pneumo 13 e dupla do tipo adulto (dT), em geral são seguras e recomendadas, independentemente da contagem de CD4.

Quadro 17.3
Esquema vacinal para pessoas vivendo com HIV

Vacina	Recomendação
Dupla do tipo adulto (dT)	3 doses (0, 2, 4 meses) e reforço a cada 10 anos
Febre amarela	Dose única; vacinar apenas quando LT-CD4 ≥ 200 células/mm^3
Haemophilus influenzae tipo b	2 doses com intervalo de 2 meses em indivíduos com idade entre 1 e 19 anos nunca vacinados
Hepatite A	2 doses (0 e 6 meses) em indivíduos suscetíveis à hepatite A
Hepatite B	Dose dobrada, administrada em 4 doses (0, 1, 2 e 6 a 12 meses) em todos os indivíduos suscetíveis à hepatite B
Influenza	1 dose anual da vacina inativada contra o vírus influenza
Meningo C ou ACWY	2 doses com intervalo de 8 semanas; revacinar a cada 5 anos
Pneumo 13	Dose única, a partir de 5 anos de idade, se não imunizado previamente com vacina pneumocócica 10-valente

---

6. Qual das seguintes situações indica a necessidade de tratamento para infecção latente por tuberculose em pessoas vivendo com HIV?

A   Contagem de CD4 superior a 500 células/mm^3 sem histórico de contato com tuberculose
B   Radiografia de tórax normal e prova tuberculínica negativa
C   Contatos de tuberculose pulmonar ou laríngea com confirmação laboratorial
D   Ausência de sintomas respiratórios e prova tuberculínica inferior a 5 mm

Alternativa correta C

Comentários Pessoas vivendo com HIV ou Aids estão entre os grupos de maior risco para desenvolver tuberculose. O tratamento da infecção latente por tuberculose é essencial para reduzir o risco de progressão para a doença ativa em indivíduos com infecção latente pelo *Mycobacterium tuberculosis*. A associação do tratamento para infecção latente por tuberculose com a terapia antirretroviral proporciona o maior benefício na proteção contra a tuberculose.

As indicações para o tratamento da infecção latente por tuberculose em pessoas vivendo com o HIV incluem:

- Contatos de tuberculose pulmonar ou laríngea com confirmação laboratorial – Esses indivíduos têm um risco elevado de infecção e progressão para tuberculose ativa, justificando a necessidade de tratamento para infecção latente por tuberculose.
- CD4 igual ou inferior a 350 células/mm^3 – Indivíduos com imunossupressão significativa têm maior risco de desenvolver tuberculose ativa e, portanto, devem receber tratamento para infecção latente por tuberculose.
- Registro documental de prova tuberculínica igual ou superior a 5 mm ou teste de interferon-gama (IGRA) positivo e ausência de tratamento preventivo da tuberculose na ocasião – A prova tuberculínica é considerada positiva se o resultado for igual ou superior a 5 mm, indicando infecção latente e necessidade de tratamento.
- Radiografia de tórax com cicatriz radiológica de tuberculose, sem tratamento anterior para tuberculose – A presença de cicatriz indica infecção passada e risco de reativação, necessitando tratamento para infecção latente por tuberculose.
- Prova tuberculínica igual ou superior a 5 mm ou IGRA positivo em pessoas vivendo com HIV com CD4 superior a 350 células/mm^3 – Mesmo com CD4 acima de 350, a presença de infecção latente por tuberculose justifica o tratamento.

7 Caso o diagnóstico de HIV fosse confirmado, qual etapa do protocolo SPIKES representaria o uso de um vocabulário claro e a avaliação contínua do entendimento da paciente sobre o diagnóstico?

A   S (*setting up the interview*)
B   P (*perception*)
C   I (*invitation*)
D   K (*knowledge*)

Alternativa correta D

Comentários A etapa "*knowledge*" (conhecimento) do protocolo SPIKES é fundamental para informar o paciente sobre um diagnóstico de HIV. Nessa fase, o médico deve:

- **Preparar o paciente** – Informar que há más notícias ajuda a preparar o paciente emocionalmente para o que virá.
- **Usar vocabulário claro** – Explicar a condição do paciente de forma compreensível, sem usar termos técnicos excessivamente complicados.
- **Fornecer informações gradualmente** – Dar as informações em pequenas porções, para que o paciente tenha tempo de processá-las.
- **Avaliar o entendimento do paciente** – Continuamente verificar se o paciente está entendendo as informações fornecidas.

Ao seguir essas diretrizes, o médico garante que o paciente compreenda completamente seu diagnóstico de HIV, reduzindo o choque e facilitando a aceitação. As outras etapas do protocolo SPIKES, como "*setting up the interview*" (planejar/ensaiar a conversa), "*perception*" (avaliar a percepção do paciente) e "*invitation*" (obter o convite do paciente para saber mais), também são importantes, mas a comunicação clara e eficaz do diagnóstico acontece principalmente durante a etapa "*knowledge*".

MENSAGENS-CHAVE

- A febre é um dos sintomas mais frequentes na APS e requer avaliação cuidadosa dos sinais e sintomas para distinguir entre infecções virais, bacterianas e doenças crônicas.
- Utilizar dados epidemiológicos locais e fatores sazonais é fundamental para identificar possíveis causas de febre.
- O uso incorreto de antibióticos sem investigação diagnóstica adequada pode levar à resistência antimicrobiana e a complicações desnecessárias.
- Identificar sinais de alerta que indicam a necessidade de avaliação médica imediata é essencial para o manejo adequado da febre.
- Considerar o diagnóstico de HIV em pacientes com febre prolongada, mesmo fora dos grupos de risco tradicionais, é crucial para um diagnóstico precoce.
- O manejo integral e multidisciplinar das pessoas vivendo com HIV é fundamental, assim como a comunicação eficaz do diagnóstico e plano terapêutico, sendo essencial o uso de estratégias de comunicação de notícias difíceis, como o protocolo SPIKES.

REFERÊNCIAS E MATERIAL DE APOIO PARA APROFUNDAMENTO NO TEMA

1. Knipe H. Normal chest x-ray [Internet]. Radiopaedia; 2024 [capturado em 5 set 2024]. Disponível em: https://radiopaedia.org/cases/normal-chest-x-ray-1.
2. Brasil. Ministério da Saúde. Manual técnico para o diagnóstico da infecção pelo HIV em adultos e crianças [Internet]. Brasília: MS; 2018 [capturado em 1 ago 2024]. Disponível em: https://www.gov.br/aids/pt-br/central-de-conteudo/publicacoes/2018/manual_tecnico_hiv_27_11_2018_web.pdf.

MATERIAL DE APOIO

Borges FK, Faulhaber G, Furlanetto TW, Prezzi SH. Febre em adultos. In: Duncan BB, Schmidt MI, Giugliani ER, Duncan MS, Giugliani C. Medicina ambulatorial: condutas de atenção primária baseadas em evidências. 5. ed. Porto Alegre: Artmed; 2022. v. 1, p. 776-80.

Brasil. Ministério da Saúde. HIV: estratégias para utilização de testes rápidos [Internet]. Brasília: MS; 2018 [capturado em 1 ago 2024]. Disponível em: https://bvsms.saude.gov.br/bvs/publicacoes/HIV_estrategias_testes_rapidos_brasil.pdf.

Brasil. Ministério da Saúde. Manual de recomendações para o controle da tuberculose no Brasil [Internet]. 2. ed. Brasília: MS; 2019 [capturado em 1 ago 2024]. Disponível em: https://www.gov.br/saude/pt-br/centrais-de-conteudo/publicacoes/svsa/tuberculose/manual-de-recomendacoes-e-controle-da-tuberculose--no-brasil-2a-ed.pdf/view.

Brasil. Ministério da Saúde. Protocolo clínico e diretrizes terapêuticas para manejo da infecção pelo HIV em adultos: módulo II – coinfecções e infecções oportunistas [Internet]. Brasília: MS; 2024 [capturado em

1 ago 2024]. Disponível em: https://www.gov.br/aids/pt-br/central-de-conteudo/pcdts/PCDT_HIV_Modulo_2_2024_eletrnicoISBN.pdf.

Lino CA, Augusto KL, Oliveira AS, Feitosa LB, Caprara A. Uso do protocolo Spikes no ensino de habilidades em transmissão de más notícias. Rev Bras Educ Med. 2011;35(1):52-7.

Maciel RA, Gonçalves MR, Rigatto MHSP. Infecção pelo vírus HIV em adultos. In: Duncan BB, Schmidt MI, Giugliani ER, Duncan MS, Giugliani C. Medicina ambulatorial: condutas de atenção primária baseadas em evidências. 5. ed. Porto Alegre: Artmed; 2022. v. 2, p. 1705-17.

Martins ACM, Cornely AFH. Como iniciar tratamento para HIV na APS [Internet]. Porto Alegre: TelessaúdeRS-UFRGS; 2019 [capturado em 1 ago 2024]. Disponível em: https://www.ufrgs.br/telessauders/perguntas/como-iniciar-tratamento-para-hiv-na-aps/#:~:text=-A%20TARV%20de%20primeira%20linha,HIV%20e%20tuberculose%20%5B3%5D%3B.

SOCORRO, MEU FILHO ESTÁ COM FEBRE!

CASO CLÍNICO 18

RENATA ALVES DE SOUZA PALUELLO

SINOPSE

Trata-se de um caso de uma criança de 8 anos trazida ao serviço de atenção primária por estar com **febre**. Seus pais estão bastante assustados. O menino não apresenta nenhum outro sintoma ou sinal clínico além da febre. Ao longo do desenvolvimento do caso, elementos essenciais para a realização adequada de anamnese, exame físico e raciocínio diagnóstico em crianças com febre serão exercitados. Por fim, todos os fatores necessários devem ser considerados para o plano de cuidado ideal dessa queixa tão prevalente nesse nível de atenção à saúde.

OBJETIVOS DE APRENDIZAGEM DO CASO

1. Reconhecer dados importantes na história clínica de uma criança com febre.
2. Definir as perguntas necessárias para a anamnese adequada do quadro febril.
3. Descrever os passos necessários para o exame físico de uma criança com febre.
4. Avaliar hipóteses diagnósticas relacionadas a um quadro febril.
5. Construir um plano terapêutico adequado para uma criança com febre.
6. Conhecer as variáveis determinantes da interpretação de quadros de febre sem etiologia identificada.

DESCRIÇÃO DO CASO

SUBJETIVO

Marcelo e Sofia chegam à consulta de acesso avançado da clínica de atenção primária trazendo o filho João, de 8 anos. Eles estão muito ansiosos, relatando que João não costuma ficar doente e mostram-se bastante preocupados porque ele está com febre.

Notaram que a febre começou durante a manhã. Não mediram a temperatura, mas Sofia percebeu que o filho estava quente e prostrado. Ela ministrou dipirona, com melhora da febre após cerca de 40 minutos. Como João voltou a apresentar o mesmo quadro pela tarde, ela deu novamente a mesma medicação e resolveu trazer a criança ao consultório para uma avaliação.

Pedro, o melhor amigo de João, teve meningite viral há dois meses, e por isso Marcelo e Sofia ficaram especialmente preocupados. Estão com medo de que ele tenha pegado o mesmo vírus, o qual acreditam ter ficado na escola, e sabem que meningite é muito grave. Trouxeram o menino o quanto antes para não perderem tempo, pois fazem acompanhamento na clínica há vários anos e só ficarão tranquilos após essa avaliação. Sabem que neste local terão a devida atenção e confiam que os profissionais notarão se a condição for grave mesmo.

À parte deste contexto, não relatam nada a mais. João não teve sintomas respiratórios, gastrintestinais ou em qualquer outro sistema do corpo. Suas vacinas estão atualizadas com o calendário básico do Ministério da Saúde.

O estudante que atendeu o caso apresenta o relato ao seu preceptor e pede ajuda para proceder com o exame físico, pois não está seguro.

NOTAS DE APRENDIZAGEM

POR QUE ESSE TEMA É RELEVANTE?

A febre é um sintoma clínico comum e um dos motivos mais frequentes de consulta para cuidados de saúde infantil. Além disso, costuma ser associada à preocupação dos cuidadores. Existem muitas causas de febre em crianças. As etiologias mais prevalentes incluem doenças comuns, sendo a grande maioria relativa a infecções bacterianas ou virais subjacentes. Entre as febres de causa de difícil identificação, encontram-se doenças comuns com apresentações incomuns ou doenças raras. A alta frequência da febre na assistência à saúde infantil e a gama de patologias que podem justificá-la tornam esse tema de alta relevância para o ensino em saúde, em especial na medicina de família e comunidade.

OUTROS PONTOS QUE PODEM SER ESTUDADOS A PARTIR DO CASO

● **PERGUNTAS ABERTAS PARA RACIOCÍNIO DIAGNÓSTICO**

1 Qual é a melhor avaliação a ser feita sobre a queixa de febre referida pelos pais de João?

Comentários A avaliação subjetiva de temperatura elevada por cuidadores em casa é fator preditivo de febre e deve ser considerada na abordagem clínica. Em um estudo,[1] a palpação de febre por mães demonstrou sensibilidade de 84% e especificidade de 76%. A febre pode variar ao longo do dia, e a ausência de febre no momento da consulta não descarta um episódio febril ocorrido antes. A febre pode ceder temporariamente com antitérmicos como a dipirona, motivo pelo qual a ausência de febre no consultório não exclui um quadro febril. Portanto, a assistência a uma criança com febre referida deve ocorrer da mesma forma que em um caso com febre aferida.

2 Quais dados da anamnese são relevantes para o raciocínio diagnóstico da febre apresentada por João?

Comentários É importante determinar as características da febre: duração do quadro febril e método e valor da temperatura mensurada. Infecções bacterianas são mais comuns em quadros com febre de temperaturas mais altas e menor tempo de sintomas.

Além disso, é fundamental investigar outros sintomas concomitantes da febre, pois, quando presentes, podem ser sinais importantes de sua causa. Diarreia e vômito, por exemplo, podem sugerir gastrenterocolites, ao passo que sintomas respiratórios, como tosse ou coriza, favorecem a hipótese diagnóstica de infecções de vias aéreas.

Antecedentes pessoais, bem como o contexto, também são importantes. A ausência de vacinação para Covid em uma situação de alta prevalência da doença fala mais a favor dessa patologia. Já a documentação pregressa de vacinação diminui a chance da doença para a qual a criança foi vacinada. Durante uma epidemia de dengue, a moradia em uma região endêmica, a percepção dos pais de muitos mosquitos na região, a presença de picadas ou a ausência do hábito de aplicar repelentes podem sugerir com maior chance a dengue como causa da febre.

3 O método clínico centrado na pessoa prevê a exploração de sentimentos, ideias, funcionalidade e expectativas (SIFE) da pessoa. Quais destes foram explorados durante o relato do atendimento até o momento?

Comentários O caso relata claramente os sentimentos, as ideias e as expectativas dos pais.

- Sentimentos – Eles estão com medo de que o filho tenha uma doença grave (meningite).
- Ideias – Eles imaginam que o filho possa estar com meningite, tal qual seu amigo, e que o vírus possa permanecer no ambiente por meses, sendo assim possível que o filho contraísse o mesmo vírus do amigo dois meses depois de sua doença.
- Expectativas – Eles esperam que o profissional médico que está avaliando seu filho seja capaz de identificar com precisão seu problema de saúde, valorizando sua queixa principal.

4 Qual é o exame físico recomendado durante o atendimento de João?

Comentários O exame físico completo é fundamental em um quadro clínico de criança febril, uma vez que a quantidade de doenças que podem causar febre é extensa e a diferenciação entre essas causas comumente é dada pela história ou pelo exame físico. No caso de João, a parte objetiva da consulta ganha ainda mais importância, pois a anamnese não apoiou a identificação de causas subjacentes pela ausência de sintomatologia adicional.

Assim sendo, é fundamental que se comece com uma avaliação de sinais e critérios que demonstrem o estado geral de criança e o risco de doenças graves, como sepse. Na maioria dos serviços, há um protocolo estabelecido para o reconhecimento de sepse que deve ser seguido, pois considera recursos disponíveis e necessários do local para a rápida identificação e as condutas nesses casos. Protocolos institucionais aumentam a velocidade e a confiabilidade do atendimento à sepse. Também é importante monitorar qualquer deterioração na condição, especialmente quando determinada alguma gravidade no caso.

É recomendável que se inicie com a avaliação geral e que se façam as medidas e análises dos sinais capazes de determinar a gravidade e a necessidade de conduta imediata:

- Estado geral
- Aparência de doente, prostração, irritabilidade, choro contínuo ou gemência
- Resposta a estímulos sociais, torpor, sonolência ou dificuldade de acordar quando chamado
- Frequência cardíaca (FC)
- Frequência e padrão respiratórios (FR), como presença de tiragem costal ou taquipneia (FR > 60 mpm em menores de 5 meses de vida, FR > 50 mpm entre 6 e 12 meses e FR > 40 mpm nos maiores de 1 ano)
- Pressão arterial

- Tempo de enchimento capilar (> 3 s é sinal de alarme em < 5 anos)
- Palidez cutânea ou cianose
- Mensuração da temperatura
- Turgor da pele reduzido
- Abaulamento da fontanela
- Presença de petéquias
- Sinais neurológicos, como convulsão

Após uma avaliação geral, deve-se seguir uma avaliação completa, a fim de identificar qualquer sinal que possa discernir entre as causas da febre:

- Icterícia
- Presença ou não de baqueteamento digital
- Alterações cutâneas e seus padrões
- Alterações oculares
- Alterações das articulações
- Presença de nódulos subcutâneos
- Alterações palpáveis da tireoide
- Alterações palpáveis de linfonodos
- Alteração da ausculta cardíaca
- Alterações do exame físico abdominal
- Alterações ao exame de ouvido, nariz ou garanta
- Alterações do sistema nervoso, como rigidez de nuca

● PERGUNTAS FECHADAS PARA RACIOCÍNIO DIAGNÓSTICO

1 Quais dados da anamnese são relevantes para o raciocínio diagnóstico da febre apresentada por João?

A   Apenas a duração do quadro febril e o método de mensuração da temperatura
B   A presença de sintomas concomitantes, como diarreia, vômito, tosse ou coriza, e antecedentes pessoais
C   Somente a documentação pregressa de vacinação e a ausência de sintomas respiratórios
D   A história de contato com amigos ou familiares que tiveram meningite recentemente

Alternativa correta B

2 Tendo em vista que a febre de João esteve presente no relato de seus pais, qual deve ser a conduta mais adequada?

A   Aferir no momento da consulta; se a aferição constatar a febre, podemos confirmar o diagnóstico de quadro febril, visto que o quadro só pode ser considerado febril se a febre for constatada durante o atendimento

B Aferir no momento da consulta; se a aferição não confirmar a febre, os pais devem ser orientados a medir a temperatura no próximo episódio e até este momento o quadro febril não deve ser considerado
C Aferir no momento da consulta para registrar o nível da febre, pois se há quadro febril de fato, a febre não cederá mesmo com o uso de dipirona ministrada pelos pais em seu domicílio
D Considerar o quadro como febril, independentemente da temperatura no consultório, pois a determinação subjetiva de febre pelos pais no contexto domiciliar é razoavelmente precisa

Alternativa correta D

3
O método clínico centrado na pessoa prevê a exploração dos sentimentos, ideias, funcionalidade e expectativas (SIFE) da pessoa. Quais destes foram explorados durante o relato do atendimento até o momento?

A Apenas sentimentos e funcionalidade
B Ideias, funcionalidade e expectativas
C Sentimentos, ideias e expectativas
D Somente funcionalidade e expectativas

Alternativa correta C

4
Qual é o exame físico recomendado durante o atendimento de João?

A Aferir a temperatura, auscultar o coração e os pulmões e avaliar a frequência cardíaca
B Realizar um exame físico completo, incluindo avaliação de sinais de sepse e outros sinais de gravidade
C Avaliar a frequência cardíaca, a pressão arterial e o tempo de enchimento capilar
D Verificar a presença de petéquias, rigidez de nuca e abaulamento da fontanela

Alternativa correta B

CONTINUAÇÃO DA DESCRIÇÃO DO CASO

O preceptor acompanha os estudantes de volta à sala de consultas e executa o exame físico completo, procurando com atenção todas as possíveis alterações descritas.

OBJETIVO

O paciente apresenta-se em bom estado geral, corado, hidratado, acianótico, anictérico e eupneico, interagindo com tranquilidade e alegria com seus cuidadores, sem sinais de gravidade. A temperatura aferida é de 38 °C.

O exame físico dos demais sinais vitais e sistemas não evidencia qualquer alteração.

CONTINUAÇÃO DAS PERGUNTAS ABERTAS PARA RACIOCÍNIO DIAGNÓSTICO

5 Podemos afirmar que João está com febre?

Comentários João está com febre. No Brasil, a febre é geralmente definida como uma temperatura corporal acima de 37,8 °C. Algumas referências utilizam o valor de 38 °C; em crianças, considera-se febre a temperatura acima de 37,3 °C quando há presença de sintomas. De acordo com a Sociedade Brasileira de Pediatria, os valores de referência para febre variam conforme o local de mensuração (Quadro 18.1). É importante avaliar o quadro geral da criança, pois a febre costuma estar associada a taquicardia, taquipneia, ausência de sudorese, sensação de frio, extremidades frias e pode apresentar tremores. Além disso, a temperatura corporal pode aumentar devido a outros fatores, como dificuldade em perder calor por excesso de roupa ou produção excessiva de calor por exercícios intensos. Nesses casos, a criança costuma apresentar extremidades quentes, sensação de calor e sudorese intensa, sem tremores, contrastando com o estado febril.

Quadro 18.1
Valores de referência para febre de acordo com diferentes locais de mensuração

Local de mensuração	Valor de temperatura
Retal	38-38,3 °C
Oral	37,5-37,8 °C
Axilar	37,2-37,3 °C
Auricular	37,8-38 °C

Fonte: Adaptado de Sociedade Brasileira de Pediatria.[3]

6 Considerando a estrutura de registro de consulta orientado por problema (SOAP – subjetivo, objetivo, avaliação e plano), como deve ser descrita a Avaliação deste caso?

Comentários A avaliação deste caso seria "febre", correspondente ao Código Internacional da Atenção Primária (CIAP) A03,[2] pois trata-se de febre sem sinais localizatórios e, portanto, sem causa aparente. Essa apresentação também pode ser encontrada na literatura pelo termo "febre sem origem definida". Esse tipo de registro pressupõe que os itens registrados no item "A" do SOAP são problemas claros encontrados na consulta, não hipóteses. Nesse caso, "febre" é o termo adequado, pois estamos diante de uma apresentação aguda de febre cuja causa ainda não está clara.

Além disso, é importante nomear, na avaliação, o medo dos pais de que o filho tenha meningite (CIAP A27 – Medo de outra doença não especificada de outra forma (NE) ou N27 – Medo de outras doenças neurológicas), para que a questão possa também ser adequadamente abordada no plano.

7 Quais hipóteses diagnósticas podem ser elencadas como causas da febre neste caso?

Comentários As doenças que causam febre são inúmeras e todas podem ser consideradas até que a causa definitiva da febre seja determinada, embora com maior ou menor chance pré-teste (chance de a doença ser confirmada após um teste diagnóstico, tendo em vista o quadro clínico e a epidemiologia do contexto).

Entre elas, pode-se citar:

- Causas infecciosas de febre em crianças: coronavírus, dengue, chikungunya, tuberculose, citomegalovírus, toxoplasmose, gripe (influenza), mononucleose, escarlatina, infecções do trato urinário, endocardite, pneumonia, sinusite, amigdalite, artrite séptica, meningite, gastrenterocolites agudas.
- Distúrbios inflamatórios/vasculíticos: lúpus eritematoso sistêmico, doença de Kawasaki, febre reumática, artrite idiopática juvenil e sarcoidose.
- Malignidades: leucemia, linfoma de Hodgkin e linfoma não Hodgkin.
- Efeitos adversos de medicações ou vacinas.
- Transtornos de saúde mental, como transtorno factício.
- Causas ambientais, como doenças relacionadas ao calor devido à exposição ao clima quente.

CONTINUAÇÃO DAS PERGUNTAS FECHADAS PARA RACIOCÍNIO DIAGNÓSTICO

5 Podemos afirmar que João está com febre?

A Sim, porque a febre é definida como uma temperatura corporal acima de 37,8 °C no Brasil
B Não, porque no Brasil a febre só é considerada quando a temperatura está acima de 38 °C
C Sim, porque a febre é definida como uma temperatura corporal acima de 37,3 °C quando há presença de sintomas em crianças
D Não, porque a febre pode ser causada por fatores externos, como excesso de roupa ou exercícios intensos

Alternativa correta A

6 Considerando a estrutura de registro de consulta orientado por problema (SOAP), como deve ser descrita a avaliação deste caso?

A Deve incluir sintomas como taquicardia e tremores, identificando a presença de febre e considerando outras possíveis causas da febre
B Deve identificar a febre e incluir o medo dos pais de meningite, sem especular outras causas para a febre
C Deve considerar apenas a presença de febre, sem incluir outros sintomas relatados na anamnese
D Deve focar nos sintomas objetivos como extremidades frias e taquipneia, sem o diagnóstico de febre

Alternativa correta B

7 Dentre as seguintes opções, qual é o diagnóstico mais provável para a febre de João considerando o contexto da atenção primária à saúde?

A Gastrenterocolite aguda
B Infecção do trato urinário
C Lúpus eritematoso sistêmico
D Leucemia

Alternativa correta B

● **PERGUNTAS ABERTAS PARA ABORDAGEM TERAPÊUTICA**

1 Considerando que a avaliação do atendimento foi de febre sem origem definida, qual é o plano para João?

Comentários A maioria dos casos de febre sem origem definida se deve a infecções que são oligo ou assintomáticas, por isso é necessária uma rápida avaliação a fim de determinar se há necessidade de investigação complementar e definir o plano terapêutico adequado, especialmente em crianças mais novas.

Alguns fatores impactam na decisão de realizar investigação complementar ou não de crianças com este quadro. No caso de João, a idade, a avaliação da gravidade do caso, a orientação dos familiares e o fácil acesso ao retorno em consulta devem ser considerados na decisão.

Pelo descrito no caso, os pais são bastante atentos e conseguem facilmente chegar à consulta médica. Como João tem idade suficiente para uma maior confiabilidade do exame físico, está com bom estado geral, não toxêmico e não possui nenhum sinal de gravidade, é possível realizar uma abordagem mais cautelosa, orientando adequadamente os pais para o monitoramento de sinais de alarme e observação da evolução do caso em contexto domiciliar.

Neste caso, é fundamental orientar os pais para o retorno caso João piore, citando concretamente os sinais de piora, como sensação de falta de ar, prostração, sinais de desidratação, palidez cutânea sustentada, ou ainda a ausência de melhora após alguns dias.

Em clínicas de atenção primária, onde o seguimento é contínuo, também é possível lançar mão de outras ferramentas, como programar um monitoramento da saúde de João a distância, pela equipe médica ou multiprofissional, bem como um retorno precoce para nova avaliação.

A abordagem adequada ao "medo de doença" também é fundamental e requer algumas estratégias. O exame físico detalhado realizado pode ser compartilhado com os pais ao longo de sua execução a fim de que se tranquilizem ao verem sua expectativa de cuidados adequados ser alcançada. Também é importante dizer aos pais que não há sinal que indique meningite no momento e instrumentalizá-los para reconhecer os sinais que possam sugerir meningite em uma possível evolução da doença.

2 Qual é a melhor conduta medicamentosa para João?

Comentários Analgésicos comuns, como a dipirona, podem ser prescritos para uso nos momentos de febre com o objetivo de aliviar o desconforto e reduzir a temperatura corporal de João. A antibioticoterapia só deve ser considerada se o quadro clínico apresentar sinais de gravidade, como letargia, irritabilidade, má perfusão, dificuldade respiratória ou outros sinais de infecção grave. Em crianças com menos de 3 meses, a administração precoce de antibióticos pode ser discutida, e alguns autores a recomendam como rotina, mas é possível avaliar outros fatores, como o estado geral da criança e a capacidade de monitoramento do caso, antes de decidir sobre o uso de antibióticos.

3 Em qual situação seria mandatória a investigação complementar imediata da febre sem origem definida?

Comentários A investigação complementar imediata é mandatória para crianças com menos de 2 meses de vida devido ao maior risco de infecções graves, recomendando-se a observação hospitalar ou internação. Alguns autores estendem essa recomendação para crianças com menos de 90 dias de vida.[3] Em crianças com febre sem causa definida que apresentam sinais de gravidade, mesmo acima de 90 dias, a investigação complementar está recomendada. Sinais de gravidade incluem letargia, irritabilidade, má perfusão, dificuldade respiratória, sinais de septicemia (como hipotensão e taquicardia) e alteração no nível de consciência. Além disso, crianças com síndrome de imunodeficiência congênita ou adquirida, asplenia anatômica ou congênita e cardiopatia também necessitam de investigação imediata. A presença desses sinais e condições indica um risco aumentado de doenças graves que exigem avaliação diagnóstica urgente e possível intervenção hospitalar.

4 Caso João apresentasse algum sinal de alarme, quais exames complementares deveriam ser realizados?

Comentários Se João apresentasse sinais de alarme, como letargia, irritabilidade, má perfusão, dificuldade respiratória, sinais de septicemia ou alteração no nível de consciência, seria necessário realizar exames complementares imediatos, os quais incluem hemograma completo, hemocultura, análise de urina e urocultura para identificar possíveis infecções bacterianas ou virais. Em crianças com menos de 60 dias de vida, a coleta de líquido cerebrospinal (LCS) também é recomendada para descartar meningite. Entre 60 e 90 dias de vida, se a criança estiver em bom estado geral e sem sinais de gravidade, a coleta de LCS pode ser considerada com base nos resultados das coletas de sangue e urina. Para crianças entre 90 dias e 3 anos de vida que apresentem sinais de gravidade, o mesmo perfil de exames é recomendado. Se a criança estiver em bom estado geral, a recomendação é de reavaliação em 24 horas para monitorar a evolução do quadro. Essas medidas são essenciais para um diagnóstico preciso e tratamento adequado, garantindo a segurança e a saúde da criança.

5 Caso a febre de João continue sem causa definida e se sustente ao longo das próximas semanas, como deveria ser reavaliado o quadro geral e qual seria o plano de cuidado?

Comentários Crianças com quadro subagudo de febre causada por uma única afecção, que continua sem ter causa clara conhecida, podem apresentar "febre de origem desconhecida". Apesar de o termo não ser tão bem definido, é historicamente usado para situações como a descrita, quando uma febre > 38,3 °C se apresenta na maior parte dos dias por pelo menos três semanas e o diagnóstico não é claro mesmo após uma semana de intensa investigação.

Para esses quadros subagudos, infecções ainda estão entre as causas mais comuns, mas deve-se considerar em maior grau a possibilidade de distúrbios inflamatórios, vasculíticos e malignidades.

Portanto, nesse caso, a recomendação de exames passa a ser mais ampla e inclui:

- Hemograma completo com esfregaço do sangue periférico
- Hemocultura
- Análise de urina + urocultura
- LCS
- Velocidade de hemossedimentação (VHS) + proteína C-reativa (PCR) + procalcitonina
- Eletrólitos + nitrogênio ureico no sangue + creatinina + testes da função hepática
- Testes sorológicos (vírus Epstein-Barr, citomegalovírus, HIV)
- Radiografia torácica
- Testes de amplificação de ácidos nucleicos (para identificar *Mycobacterium tuberculosis*)

Podem também ser considerados:

- Exame de fezes (cultura, protoparasitológico ou outros)
- Exame da medula óssea
- Fator antinuclear sérico
- Exames de imagem abdominal
- Exames de imagem do seio nasal
- Exames de imagem do processo mastoide
- Cintilografia com leucócitos
- Ecocardiografia

● PERGUNTAS FECHADAS PARA ABORDAGEM TERAPÊUTICA

1 Considerando que a avaliação do atendimento foi de febre sem origem definida, qual é o plano para João?

A Realizar investigação complementar imediata, como exames de sangue e imagem, independentemente da avaliação clínica inicial
B Internar João para observação hospitalar contínua, monitorando seus sinais vitais e realizando exames periódicos
C Realizar punção liquórica pela história de contato próximo com paciente diagnosticado com meningite
D Orientar os pais sobre os sinais de alerta para retorno imediato, considerando a ausência de sinais de gravidade

Alternativa correta D

2 Qual é a melhor conduta medicamentosa para João?

A Prescrever antitérmico e iniciar antibioticoterapia de maior espectro terapêutico às cegas, já que a causa não está clara
B Prescrever antitérmico e iniciar antibioticoterapia compatível com meningite, já que a causa não está clara, sendo melhor tratar o mais grave para garantir cura
C Não é necessário oferecer medicação, uma vez que a criança não está com febre
D Prescrever antitérmico, como dipirona ou paracetamol, se tiver febre e aguardar a evolução do caso para decidir sobre antibioticoterapia

Alternativa correta D

3 Em qual situação seria mandatória a investigação complementar imediata da febre sem origem definida?

A Criança com menos de 2 meses de vida ou sinais de gravidade como letargia e irritabilidade

B Criança com menos de 6 meses de vida mesmo na ausência de sinais de gravidade adicionais
C Criança com histórico de sintomas respiratórios ou contato com sintomático respiratório nos últimos 30 dias
D Criança com febre intermitente por mais de uma semana sem outros sintomas

Alternativa correta A

4 Caso João apresentasse algum sinal de alarme, quais exames complementares deveriam ser realizados?

A Hemograma completo, hemocultura, análise de urina e urocultura
B Apenas hemograma completo e análise de urina
C Análise de urina, hemocultura e teste de glicose
D Hemograma completo, análise de urina e teste de função hepática

Alternativa correta A

5 Quais são as orientações mais adequadas para os pais de João ao final da consulta?

A Recomendação de retorno imediato ao pronto atendimento caso a febre persista por mais de 24 horas
B Orientação aos pais para monitoramento da febre em casa, uso de antitérmicos conforme necessário e retorno se surgirem novos sintomas
C Aconselhamento para que João permaneça em repouso absoluto e evite qualquer medicação, mesmo se a febre persistir
D Explicação aos pais para não se preocuparem com a febre, pois ela não representa risco algum à criança

Alternativa correta B

MENSAGENS-CHAVE

- Quadros febris requerem uma abordagem ampla do subjetivo (história) e do objetivo da consulta, pois a maior parte das causas da febre poderá ser determinada pela anamnese e/ou pelo exame físico.
- O raciocínio clínico e uma avaliação ampla e assertiva do paciente são essenciais para o plano de cuidado adequado e reduzem a chance de intervenções desnecessárias.
- A febre tem uma gama de etiologias possíveis. Conhecê-las para o melhor exercício do raciocínio diagnóstico é fundamental.

MENSAGENS-CHAVE

- Mesmo em uma consulta motivada por uma queixa aguda como a febre, o método clínico centrado na pessoa pode trazer resultados benéficos, como reconhecer que o medo de meningite pode ser um motivador adicional para a procura de consulta. Abordar adequadamente tal achado pode, além de diminuir o risco de retorno precoce, gerar maior bem-estar e satisfação dos pais com o atendimento.
- Ter clareza das indicações adequadas de exames complementares garante a execução destes de forma benéfica e acurada e diminui a exposição dos pacientes a intervenções desnecessárias.

REFERÊNCIAS E MATERIAL DE APOIO PARA APROFUNDAMENTO NO TEMA

1. Graneto JW, Soglin DF. Maternal screening of childhood fever by palpation. Pediatr Emerg Care. 1996;12(3):183-4.
2. World Organization of National Colleges, Academies, and Academic Associations of General Practitioners/Family Physicians. Classificação Internacional de Atenção Primária (CIAP 2). 2. ed. Florianópolis: Sociedade Brasileira de Medicina de Família e Comunidade; 2009.
3. Sociedade Brasileira de Pediatria. Manejo da febre aguda [Internet]. São Paulo: SBP; 2021 [capturado em 14 ago 2024]. Disponível em: https://www.sbp.com.br/fileadmin/user_upload/23229c-DC_Manejo_da_febre_aguda.pdf.

MATERIAL DE APOIO

Bricks LF, Scaramuzzi DR. Febre. In: Sucupira ACSL, Kobinger MEBA, Saito MI, Bourroul MLM, Zuccoloto SMC. Pediatria em consultório. São Paulo: SARVIER; 2010.

Comitê Internacional Classificações Wonca. ICPC-2: classificação internacional de cuidados primários [Internet]. 2. ed. Brussels: WONCA; 2014 [capturado em 14 ago 2024]. Disponível em: https://aps.bvs.br/wp-content/uploads/2014/11/ICPC_2_Portugues.pdf.

Gusso G, Lopes JMC. Registro de saúde orientado por problemas. In: Gusso G, Lopes JMC, Dias LC, organizadores. Tratado de Medicina de família e comunidade: princípios, formação e prática. 2. ed. Porto Alegre: Artmed; 2019. v. 1, p. 394-402.

Ishimine P. Avaliação da febre em crianças: direto ao local de atendimento. BMJ Best Practice [Internet]. 2024 [capturado em 14 ago 2024]. Disponível em: https://bestpractice.bmj.com/topics/pt-br/692.

Stewart M, Brown JB, Weston WW, McWhinney IR, McWilliam CL, Freeman TR. Medicina centrada na pessoa: transformando o método clínico. 3. ed. Porto Alegre: Artmed; 2017.

DOUTORA, ESTOU COM MUITA FRAQUEZA E DESÂNIMO!

CASO CLÍNICO 19

FERNANDA LAZZARI FREITAS

SINOPSE

Trata-se de um caso de **fraqueza** e **desânimo** em mulher jovem frente a uma situação de vida de sobrecarga e fraca rede de apoio. A caracterização do quadro, o exame físico e a história psicossocial contribuem para o raciocínio clínico e a abordagem diagnóstica e terapêutica dessa queixa comum no contexto da atenção primária à saúde (APS).

OBJETIVOS DE APRENDIZAGEM DO CASO

1. Construir, com base na anamnese e no exame físico, o raciocínio clínico que aborde as possibilidades diagnósticas mais prováveis para o caso.
2. Identificar aspectos da anamnese e do exame físico relevantes na condução do caso.
3. Indicar adequadamente exames complementares para a abordagem diagnóstica e o acompanhamento de quadros semelhantes.
4. Construir um plano de cuidado que envolva, quando necessário, medidas farmacológicas e não farmacológicas.
5. Identificar sinais de alarme e momentos para acionar outros profissionais e pontos da rede de atenção à saúde.

DESCRIÇÃO DO CASO

SUBJETIVO

Luiza, mulher de 27 anos, chega à unidade básica de saúde queixando-se de cansaço, fraqueza, "falta de energia" e perda da libido há cerca de oito meses. Diz que pela manhã ainda consegue fazer algumas poucas coisas da casa e, ao longo do dia, vai ficando cada vez mais cansada e com vontade de dormir. O apetite está mantido, e, relata hipersonia: "Se pudesse, ficava só dormindo". Não tem libido nem vontade de sair de casa para atividades de lazer ou sociais. Acredita que pode estar com algum problema como "falta de vitaminas". Diz também que neste período não tem tido nenhuma vontade de ter relações sexuais e demonstra preocupação com o seu casamento.

Luiza é do lar e tem quatro filhos. O mais velho tem 9 anos, e o mais novo, 2 anos. Sua rotina se resume a cuidar da casa e dos filhos. O marido é caminhoneiro e trabalha por dias seguidos na estrada, vindo para casa aos finais de semana. Tem uma cunhada que reside perto de sua casa e que é sua única rede de apoio. Não tem antecedentes pessoais de outros problemas de saúde. Os pais de Luiza são saudáveis. Tem uma tia materna com "problema de tireoide".

OBJETIVO

Ao exame físico, Luiza apresenta-se corada, com bom estado geral, índice de massa corporal (IMC) de 27 kg/m^2 (normal para idade: 22-27) e juízo crítico da realidade preservado. Tem discurso coerente e orientado no tempo e espaço.

- Ausculta cardíaca: ritmo regular, dois tempos, bulhas normofonéticas, sem sopros.
- Ausculta pulmonar sem alterações.
- Abdome sem alterações.
- Sem linfonodomegalia palpável.
- Frequência cardíaca (FC): 82 bpm; pressão arterial (PA): 120 × 80 mmHg

> *O estudante do internato em medicina de família e comunidade ficou confuso sobre as possibilidades de diagnóstico deste caso, mas acredita tratar-se de um caso de anemia ferropriva em mulher jovem. Avaliou os dados coletados na anamnese e no exame físico como vagos e não sabe exatamente que caminho seguir, motivo pelo qual pede ajuda ao preceptor na abordagem deste tipo de paciente.*

NOTAS DE APRENDIZAGEM

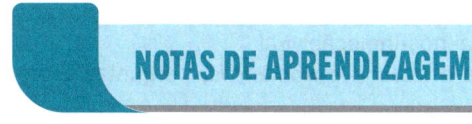

POR QUE ESSE TEMA É RELEVANTE?

As demandas fraqueza e desânimo são altamente prevalentes no dia a dia do médico de família e comunidade. A forma de apresentação geralmente é vaga e pode estar oculta na demanda por *check-up*, o que a torna um desafio para os jovens aprendizes. A anamnese tem grande protagonismo no diagnóstico e na identificação de causas subjacentes e de situações de risco (sinais de alarme). Na abordagem terapêutica, são importantes o vínculo profissional-paciente, o envolvimento da equipe multiprofissional e, quando necessário, de outros pontos da rede de atenção à saúde.

OUTROS PONTOS QUE PODEM SER ESTUDADOS A PARTIR DO CASO

- **PERGUNTAS ABERTAS PARA RACIOCÍNIO DIAGNÓSTICO**

  1. Que dados adicionais da anamnese você julga importante obter?
  2. Há alguma pergunta fundamental a fazer para a paciente antes de encerrar a consulta?
  3. Que sinais de alarme precisamos pesquisar para este quadro apresentado?
  4. Você pesquisaria algo mais no exame físico?
  5. Com base na apresentação inicial, quais são os diagnósticos possíveis?
  6. Exames complementares poderiam ajudar no estabelecimento do diagnóstico? Se sim, quais?

  Comentários As principais causas de fadiga são as doenças psiquiátricas e os distúrbios do sono, mas muitas vezes os pacientes não relatam espontaneamente dificuldades no sono ou sintomas psiquiátricos. Assim, quando avaliamos um paciente com quadro de fadiga, é fundamental questionarmos sobre isso.[1]

  Perguntas abordando os itens a seguir não podem estar fora da anamnese e devem ser feitas se não forem voluntariamente relatadas pelo paciente:[2]

  - Padrão de sono
  - Mudança de peso
  - Energia, desempenho e forma de lidar com estresse
  - Atividade sexual
  - Ideação suicida
  - Automedicação: estimulantes, analgésicos, álcool, cigarro e outras drogas
  - Medos (sintomas fóbicos e hipocondria)

- Fatores precipitantes: pós-parto, pós-operatório, associação com doença crônica, dor, medicação, pós-trauma, pós-infecção viral
- História de trabalho (determinar se a pessoa é *workaholic*; perguntar sobre *bullying* no trabalho)
- História alimentar
- História psicossocial
- História menstrual e climatério

- **PERGUNTAS FINAIS AO PACIENTE PODEM INCLUIR O SEGUINTE**

  1. Há algo mais que você sinta que deve me contar?
  2. Você tem alguma explicação para o seu cansaço?

- **PERGUNTA QUE O PROFISSIONAL PODE SE FAZER**

  1. Este paciente está deprimido?

- **PERGUNTAS FECHADAS PARA RACIOCÍNIO DIAGNÓSTICO**

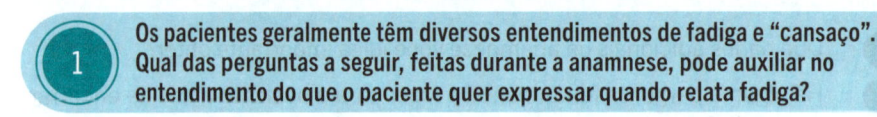

1 Os pacientes geralmente têm diversos entendimentos de fadiga e "cansaço". Qual das perguntas a seguir, feitas durante a anamnese, pode auxiliar no entendimento do que o paciente quer expressar quando relata fadiga?

A Você sente cansaço para atividade física?
B O que você quer dizer quando se queixa de cansaço?
C Você tem excesso de sono?
D Você acorda cansado?

Alternativa correta B

Comentários Antes de elencar o diagnóstico diferencial, é importante entender o que significa fadiga para o paciente que estamos atendendo. Fadiga é definida convencionalmente como a sensação de exaustão depois das atividades habituais ou a sensação de falta de energia para começar as atividades do dia a dia. Muitas pessoas consideram os termos fadiga, cansaço e falta de energia como sinônimos. Contudo, os pacientes algumas vezes usam o termo fadiga quando experienciam outros sintomas como sonolência, fraqueza ou dispneia ao esforço.[1,3] Portanto, uma pergunta aberta tentando elucidar o que o paciente entende por fadiga vai auxiliar na condução da história.

2 Qual das combinações a seguir teria maior chance de explicar os sintomas de Luiza?

A Transtorno de saúde mental e transtorno do sono
B Transtorno do sono e efeito adverso à medicação

C   Doenças endócrinas e doenças autoimunes
D   Doenças hematológicas e doenças autoimunes

Alternativa correta A

Comentários Fadiga é um dos motivos mais comuns de consulta na APS, na qual as causas mais comuns são doenças psiquiátricas, doenças do sono e efeitos colaterais de medicamentos.[1-3] A fadiga é um sintoma que pode representar um "bilhete de entrada" ou um "pedido de ajuda" para pacientes com sofrimento psíquico como ansiedade, estresse e depressão. Estudos indicam que mais de 50% dos casos de fadiga (alguns citam até 80%) têm como causa problemas relacionados à saúde mental. As doenças do sono têm vários fatores importantes na causa da fadiga. O uso de medicações pode não ser prontamente identificado se não perguntado ativamente e engloba desde uso/abuso de álcool até iatrogenia. O excesso de trabalho pode ser uma causa comum de fadiga e muitas vezes é óbvio para todos, menos para o paciente.[2]

3 O uso de medicação é uma causa comum de fadiga. Das medicações citadas a seguir, qual pode causar fadiga?

A   Corticoides
B   Levotiroxina
C   Sulfato ferroso
D   Acetilcisteína

Alternativa correta A

Comentários Corticoides são medicamentos que podem causar cansaço e fadiga. Outras medicações e substâncias psicoativas que causam cansaço são álcool, analgésicos, antibióticos, anticonvulsivantes, antipsicóticos, antidepressivos, antieméticos, anti-histamínicos, anti-hipertensivos (p. ex., betabloqueador), ansiolíticos, digoxina, ergotamina, hormônios anticoncepcionais, hipnóticos, nicotina e anti-inflamatórios.

4 Considerando que você complementou a anamnese de Luiza, qual das queixas a seguir representaria sinais de alarme na investigação do quadro apresentado?

A   Dor abdominal
B   Cefaleia
C   Perda de peso não intencional
D   Dor muscular

Alternativa correta C

Comentários Perda de peso não intencional, dispneia e linfadenopatia não explicada são sinais de alarme para suspeita de doença grave subjacente ao sintoma de fadiga e cansaço. O Quadro 19.1 sintetiza os sinais de alarme.

Quadro 19.1
Sinais de alarme que aumentam a suspeita de doença grave subjacente ao sintoma de fadiga/cansaço

Sinal de alarme	Exemplos de doenças subjacentes potencialmente graves
Fadiga de início recente em paciente previamente saudável	• Malignidade • Anemia • Arritmia • Falência renal • Diabetes melito
Perda de peso não intencional	• Malignidade • HIV • Diabetes melito • Hipertireoidismo
Sangramento anormal	• Anemia • Neoplasia maligna de trato gastrintestinal
Dispneia	• Anemia • Insuficiência cardíaca • Arritmia • Doença pulmonar obstrutiva crônica
Linfadenopatia não explicável	• Malignidade
Febre	• Infecção grave • Abscesso oculto • HIV
Início ou progressão recente de sintomas cardiovasculares, gastrintestinais, neurológicos ou reumatológicos	• Doença autoimune • Malignidade • Arritmia • Doença celíaca • Parkinson • Esclerose múltipla

Fonte: Adaptado de Wilson e colaboradores.[4]

---

5 Com relação ao exame físico, qual alternativa apresenta um exame que pode ser incluído na avaliação de Luiza?

A Inspeção e palpação articular
B Palpação de tireoide
C Exame neurológico
D Palpação de pulsos periféricos

Alternativa correta B

Comentários O exame físico vai auxiliar na busca de evidências de doenças subjacentes ao sintoma de fadiga/cansaço. Além disso, pode ajudar a garantir aos pacientes que sua queixa está sendo levada a sério, principalmente naqueles cuja causa específica não é identificada. Como na história de Luiza não há sintomas articulares, neurológicos ou circulatórios, o exame físico relacionado a esses aparelhos não é imprescindível. Como há relato de história familiar de "problema de tireoide", temos a indicação de realizar o exame físico da tireoide pela história familiar na busca de alguma evidência de doença tireoidiana.[1]

---

6 Luiza insiste bastante na realização de exames e trouxe inclusive um hemograma, hormônio tireoestimulante (TSH) e glicemia recentes, feitos em uma unidade de pronto-atendimento há 15 dias. Considerando os dados até o momento, o que está indicado?

A Solicitar dosagem de TSH
B Solicitar dosagem de fator antinuclear (FAN)
C Solicitar polissonografia
D Não solicitar exames

Alternativa correta D

Comentários Embora muitos pacientes com fadiga não apresentem anemia, hipotireoidismo ou diabetes melito, tais condições são tratáveis e geralmente consideradas como "diagnóstico que não pode ser perdido".[1] Apesar da impressionante lista de possibilidades de diagnósticos frente a uma queixa de fadiga, os médicos de família e comunidade devem evitar a armadilha de "investigar para tudo" na crença equivocada de que um diagnóstico só pode ser descartado solicitando todos os testes conhecidos ou encaminhando o paciente ao especialista.[2] Provas reumatológicas, polissonografia e eletrocardiograma são exames indicados em pacientes com fadiga/cansaço associados a outros dados clínicos da anamnese e exame físico que levantem a possibilidade de doença reumatológica ou transtorno do sono ou doença cardiovascular.

---

7 Qual dado da anamnese de Luiza corrobora sofrimento psíquico como uma das principais hipóteses diagnósticas?

A Perda de interesse nas atividades habituais
B História familiar de problema de tireoide
C Rede de apoio frágil
D Preocupação com o casamento

Alternativa correta A

Comentários O sintoma de fadiga muitas vezes é o "bilhete de entrada" para um pedido de ajuda para problemas de saúde mental. Estudos mostram que mais de 50% dos casos de fadiga (alguns indicam mais de 80%) têm como principal causa problemas de saúde mental.[2] Existe uma relação forte entre fadiga (especialmente nos casos prolongados) e sofrimento psíquico. A perda de interesse nas atividades habituais ("sem vontade de sair de casa para atividades de lazer ou sociais") é um dos dados da anamnese que pode indicar sofrimento psíquico subjacente ao sintoma de fadiga. No caso de Luiza, os sintomas não preenchem todos os critérios para o diagnóstico de transtorno depressivo ou ansiedade generalizada, enquadrando-se mais no transtorno mental comum.

O transtorno mental comum – ou sofrimento mental comum – é associado a problemas psicossociais, e que não necessariamente preenchem critérios diagnósticos padronizados ou preenchem vários critérios em menor gravidade simultaneamente. É uma síndrome clínica de evolução flutuante, caracterizada por sofrimento emocional que apresenta três dimensões de sintomas que se combinam: tristeza/desânimo, ansiedade e sintomas físicos.[5] O transtorno mental comum se diferencia do transtorno mental grave porque, no grave, há a presença de um ou mais dos seguintes sinais de alerta:[5]

- Ideação suicida e risco de auto/heteroagressão
- Episódios de mania
- Alteração do nível de consciência
- Presença de sintomas psicóticos
- Associação com doença física grave ou descompensada (p. ex., diabetes, hipotireoidismo, lúpus, doença de Parkinson, deficiência nutricional)

● **PERGUNTAS ABERTAS PARA ABORDAGEM TERAPÊUTICA**

1. Como explicar para o paciente a principal hipótese diagnóstica?
2. Como diferenciar doença psiquiátrica de sofrimento mental comum?
3. Como você construiria um plano de cuidado e acompanhamento de Luiza após a definição do diagnóstico?
5. Quais são as possibilidades terapêuticas na abordagem do transtorno mental comum?

● **PERGUNTAS FECHADAS PARA ABORDAGEM TERAPÊUTICA**

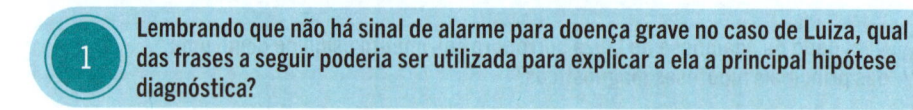

1. Lembrando que não há sinal de alarme para doença grave no caso de Luiza, qual das frases a seguir poderia ser utilizada para explicar a ela a principal hipótese diagnóstica?

   A "Após avaliar seu caso e apesar dos seus exames laboratoriais estarem normais, a causa do seu cansaço me parece falta de vitamina"
   B "Após avaliar sua história, seu exame físico e exames laboratoriais, minha impressão é que estes cansaço e falta de interesse estão relacionados com mal-estar emocional. Você já ouviu falar deste problema?"
   C "Após avaliar sua história, seu exame físico e exames laboratoriais, minha impressão é que estes cansaço e falta de interesse estão relacionados com doença psiquiátrica e vou precisar encaminhá-la ao psiquiatra"
   D "Após avaliar sua história, seu exame físico e exames laboratoriais, ainda não consigo chegar a uma conclusão. Precisaremos fazer mais exames"

   Alternativa correta B

   Comentários A história, o exame físico e a investigação complementar estabelecem como principal hipótese diagnóstica para o caso de Luiza o transtorno mental comum. Médicos de família e comunidade são, na maioria das vezes, o primeiro contato da pessoa com o serviço de saúde e, portanto, estão em excelente posição para prestar cuidado em saúde mental. O encaminhamento ao psiquiatra ou a outro ponto de atenção da rede de saúde se justificaria se fosse identificado sinal de alarme para transtorno mental grave. A solicitação de outros exames complementares se justificaria na presença de outros dados da anamnese e do exame físico que sugerissem doença específica subjacente. Ao informar o diagnóstico, é importante esclarecer os elementos da avaliação que corroboram a hipótese e compreender a perspectiva da pessoa sobre o problema identificado.

2 Qual é a melhor abordagem terapêutica para o caso de Luiza?

A Iniciar antidepressivo
B Encaminhar para psicólogo
C Encaminhar para assistente social
D Iniciar intervenção psicossocial

Alternativa correta D

Comentários No transtorno mental comum, o encaminhamento para outros profissionais como psicólogos/psiquiatras sem indicação clara não é recomendado.[5] Quando indicamos um tratamento desnecessário ou encaminhamos para psicólogo ou psiquiatra uma pessoa que está passando por um sofrimento mental e adaptativo em decorrência de eventos da vida cotidiana, corremos o risco de diminuir suas resiliência e autonomia, além de desconsiderar e expropriar cuidados familiares, comunitários e tradicionais.[5] Há evidências de que em casos leves ou moderados de transtorno mental comum, a melhora com tratamento farmacológico é mínima ou inexistente. Abordagens não farmacológicas, como intervenções psicossociais, são mais eficazes e recomendadas como primeira escolha.

3 Quais intervenções psicossociais podem auxiliar Luiza?

A Psicoterapia
B Terapia familiar
C Terapia de resolução de problemas
D Fitoterapia

Alternativa correta C

Comentários Há diferentes técnicas e intervenções psicossociais para abordar transtorno mental comum na APS, com diferentes níveis de dificuldade e complexidade para aprender a aplicá-las. Alguns exemplos de intervenções psicossociais que podem ser utilizadas no transtorno mental comum incluem terapia de resolução de problemas, terapia comunitária, grupos terapêuticos e mediação de conflitos.[5,6] Ainda encontramos dificuldade de abordar esse transtorno na atenção primária por meio de intervenções psicossociais sobretudo em razão de: ausência de treinamentos; insegurança de realizar abordagens não medicalizantes no contexto crescente de construção social medicalizante da demanda em saúde mental; e falta de tempo para aplicar as intervenções psicossociais.[5]

MENSAGENS-CHAVE

- Durante a anamnese, desenvolva uma imagem clara da história da queixa de fadiga/cansaço.
- Pergunte à pessoa o que ela acredita ser a causa da fadiga/cansaço e o impacto deste na rotina diária.
- Sempre considere o sofrimento psíquico subjacente em pacientes que se queixam de fadiga/cansaço e, portanto, aborde a história psicossocial.
- A fadiga predominantemente diurna pode ser causada por distúrbios do sono, tais como obstrução ou apneia do sono.
- Limite os exames complementares àqueles que têm maior probabilidade, de acordo com os dados obtidos na anamnese e no exame físico.
- Observe sem intervir (demora permitida) na ausência de sinais de alarme na anamnese e no exame físico.
- Evite desconsiderar o transtorno mental comum como uma questão a ser abordada pelo médico de família e comunidade.

REFERÊNCIAS E MATERIAL DE APOIO PARA APROFUNDAMENTO NO TEMA

1. Stern SC, Cifu AS, Altkorn D, editors. Symptom to diagnosis: an evidence-based guide. 4th ed. New York: McGraw-Hill Education; 2020.
2. Murtagh J, Rosenblatt J, Coleman J, Murtagh C, editors. John Murtagh's general practice. 8th ed. New York: McGraw-Hill Education; 2022.
3. Henderson MC, Tierney LM, Jr., Smetana GW, editors. The patient history: an evidence-based approach to differential diagnosis. New York: McGraw-Hill; 2012.
4. Wilson J, Morgan S, Magin PJ, van Driel ML. Fatigue: a rational approach to investigation. Aust Fam Physician. 2014;43(7):457-61.
5. Castro FAGA, Wenceslau LD. Abordando o sofrimento mental comum na atenção primária em 7 passos [Internet]. Viçosa: Asa Pequena; 2023 [capturado em 14 ago 2024]. Disponível em: https://drive.google.com/file/d/1h7y88L3q5GFaCAxvbaFxmvDO11VPa6vl/view.
6. Brasil. Ministério da Saúde. Saúde mental [Internet]. Brasília: MS; 2013 [capturado em 20 fev 2023]. Disponível em: https://bvsms.saude.gov.br/bvs/publicacoes/cadernos_atencao_basica_34_saude_mental.pdf.

MATERIAL DE APOIO

Cornuz J, Guessous I, Favrat B. Fatigue: a practical approach to diagnosis in primary care. CMAJ. 2006;174(6):765-7.

Hamilton W, Watson J, Round A. Investigating fatigue in primary care. BMJ 2010;341:c4259

Latimer KM, Gunther A, Kopec M. Fatigue in adults: evaluation and management. Am Fam Physician. 2023;108(1):58-69.

Rosenthal TC, Majeroni BA, Pretorius R, Malik K. Fatigue: an overview. Am Fam Physician. 2008;78(10):1173-9.

PRECISO IR A UM UROLOGISTA, DOUTORA

CASO CLÍNICO 20

DIEGO ALVES SOARES

SINOPSE

Este capítulo trata do caso de um paciente que procura atendimento na unidade básica de saúde (UBS) com uma questão íntima de **disfunção erétil**. Apesar da hesitação inicial em discutir o problema com uma médica, a abordagem empática e a garantia de confidencialidade permitem que o paciente se abra sobre suas dificuldades sexuais, que vêm impactando sua autoestima e relação conjugal. O capítulo descreve em detalhes a apresentação do paciente, incluindo seu histórico médico de hipertensão arterial sistêmica controlada e os desafios psicossociais que ele enfrenta, como o estresse no trabalho.

O capítulo tem como objetivos fornecer uma compreensão abrangente da disfunção erétil, desde a construção de uma comunicação eficaz e o estabelecimento de confiança com o paciente até a exploração dos aspectos multifatoriais da condição, incluindo possíveis causas orgânicas e psicogênicas. Também destaca a importância da avaliação cardiovascular e do manejo de comorbidades, como hipertensão arterial sistêmica e obesidade, na abordagem da disfunção erétil.

OBJETIVOS DE APRENDIZAGEM DO CASO

1. Compreender a importância da habilidade de comunicação e criação de vínculo, especialmente ao abordar questões sensíveis como disfunção erétil.

2. Desenvolver habilidades de comunicação e empatia para abordar questões delicadas e construir relacionamentos eficazes com os pacientes, estabelecendo vínculo a fim de encorajar a discussão aberta sobre questões íntimas e preocupações de saúde.

③ Reconhecer os sintomas e as características clínicas da disfunção erétil e como explorá-los durante o encontro, assim como a influência de fatores psicossociais em sua fisiopatologia.

④ Explorar os diagnósticos diferenciais para disfunção erétil, incluindo condições prostáticas, doenças do trato urinário, causas psicogênicas, entre outros.

⑤ Entender a relação entre doenças cardiovasculares, hipertensão, obesidade e disfunção erétil.

⑥ Avaliar a indicação e os métodos de investigação laboratorial, quando indicado, para disfunção erétil, interpretando exames iniciais e suas implicações clínicas.

⑦ Discutir a terapêutica medicamentosa para disfunção erétil.

⑧ Planejar o manejo terapêutico dentro da atenção primária à saúde (APS), integrando a abordagem de equipes multiprofissionais e recursos comunitários no cuidado ao paciente.

DESCRIÇÃO DO CASO

João Silva, 39 anos, sexo masculino, casado há 10 anos, gerente de vendas e morador do território há 30 anos, vem à UBS solicitando consulta com médico homem por questões íntimas. Deixa claro ao chegar à recepção que quer consultar um médico do gênero masculino.

Após ouvir tal particularidade, os profissionais da recepção informam a João que houve uma mudança no quadro da equipe e que agora há uma médica como referência do território no qual o paciente habita.

Antes da consulta, a médica de família e comunidade é avisada pelo agente de saúde que o paciente se sente envergonhado em consultar com profissionais do gênero feminino.

Ao adentrar o consultório, o paciente solicita prontamente uma consulta com urologista para discutir "coisas de homem"; a médica então orienta João sobre a confidencialidade do encontro e a ausência de juízo de valor frente a qualquer demanda ou anseios do paciente, e assim ele começa a falar sobre o que o trouxe até ali.

SUBJETIVO

Paciente solicita encaminhamento ao urologista com queixa de dificuldade na relação sexual há aproximadamente um ano, persistente, chegando a afetar a capacidade de manter ereções satisfatórias durante a relação sexual nos últimos meses.

No começo do quadro, notou diminuição na qualidade de suas ereções, que passaram a ser menos firmes e com menor duração. O paciente mantém desejo por sua parceira, mas manifesta preocupação com sua ereção. Quando acorda, tem ereção e nega problemas ao masturbar-se, principalmente quando não está estressado ou ansioso por causa do trabalho.

Reforça que o quadro tem afetado sua autoestima, pois não se sente mais como homem, e por conta disso tem evitado relações sexuais com sua esposa, Maria. Sente-se frustrado e preocupado, pois escutou Maria contar para uma amiga, por telefone, que João não tem mais vontade de transar com ela, e por conta disso resolveu vir até a unidade de saúde.

Tem relacionamento estável com Maria há 12 anos. Nega conflitos entre o casal.

Nega sintomas urinários.

Nega alterações semelhantes no passado, distúrbios ejaculatórios e/ou diminuição da libido.

Nega qualquer outra queixa frente ao interrogatório de outros aparelhos.

No que se refere à saúde psicossocial, tem enfrentado níveis moderados de estresse no âmbito profissional devido às crescentes pressões e aos prazos em seu cargo de gerente de vendas – foi promovido há um ano. Tem perdido o sono por conta da pressão do trabalho, pois teme ser demitido caso não consiga atingir as metas institucionais.

Tem antecedente pessoal de hipertensão arterial sistêmica controlada.

Não traz prescrição, mas refere fazer uso regular de atenolol e enalapril, embora não saiba as dosagens.

OBJETIVO

Peso: 90 kg; altura: 1,70 m; índice de massa corporal (IMC): 31,14 kg/m²; pressão arterial (PA): 120 × 80 mmHg (aferida em membro superior esquerdo)

Avaliação da genitália:

- Pênis – inspeção e palpação:
    - Pele: implantação dos pelos dentro da normalidade, sem lesões aparentes
    - Óstio uretral centralizado
    - Ao retrair prepúcio: glande 100% exposta, ausência de secreções ou lesões
- Escroto – inspeção e palpação:
    - Pele enrugada, sem lesões, aparentemente assimétrico
    - Palpação dos testículos: consistência característica e contorno regular, forma oval, indolor à palpação delicada

Obs.: exame realizado na presença de enfermeiro para maior conforto do paciente.

Impressões médicas sobre o encontro: paciente olha para o chão durante toda a consulta, aparentemente desconfortável ao abordar tal demanda.*

NOTAS DE APRENDIZAGEM

POR QUE ESSE TEMA É RELEVANTE?

A impotência sexual, também conhecida como disfunção erétil, é uma preocupação constante entre os pacientes da nossa sociedade, mas que não chega ao conhecimento da equipe da atenção primária, pois a falta de uma comunicação efetiva e de um relacionamento de confiança com os profissionais de saúde pode desencorajar a busca de cuidados por parte dos homens.[1] Apesar da dificuldade de falar sobre tal tema junto a profissionais de saúde, a prevalência global de disfunção erétil gira em torno de 52%, sendo 17% classificados como grau leve, 25% como grau moderado e 10% como grau severo,[2] com a idade sendo apontada como principal fator de risco, demonstrando um importante agravante para a saúde mental dos pacientes do sexo masculino.[3]

Ao abordar tal queixa na APS, o profissional de saúde deve iniciar a conversa de maneira aberta e livre de julgamentos, criando um ambiente onde os pacientes se sintam à vontade para compartilhar suas preocupações íntimas, utilizando a empatia como ferramenta na construção de relacionamentos eficazes com eles.[4]

A disfunção erétil é uma enfermidade multifatorial que pode ser explicada por diversas etiologias. É importante lembrar dos principais diagnósticos diferenciais para essa queixa – doenças prostáticas e afecções do trato urinário –,[5] mas vale chamar a atenção para outras causas com igual importância e impacto na vida do paciente: sua relação com doenças cardiovasculares, como a hipertensão arterial sistêmica,[6] ou ainda causas psicogênicas.[7] Também é importante lembrar que essa queixa pode estar relacionada a efeitos colaterais de medicamentos, como os betabloqueadores.

Durante a consulta, pode-se lançar mão de questionários padronizados para quantificar o grau de disfunção, sendo o International Index of Erectile Function (Tabela 20.1) o mais aplicado durante as consultas médicas.[2] Esse questionário é composto por 15 perguntas que abrangem todos os seguintes domínios da disfunção sexual masculina: disfunção erétil, função orgástica, desejo sexual, ejaculação, coito e satisfação geral.

O exame físico deve ser focado em identificar distúrbios cardíacos, vasculares, neurológicos e hormonais que justifiquem a queixa do paciente, uma vez que causas psicogênicas já devem ter sido investigadas durante a primeira parte do encon-

---

* Os itens do registro clínico "Avaliação" e "Plano" são discutidos nas questões levantadas sobre o caso no decorrer deste capítulo.

Tabela 20.1

Questionário International Index of Erectile Function (IIEF-5)

Nos últimos 6 meses:					
1. Como você avalia sua confiança de que poderia obter e manter uma ereção?	Muito baixa 1	Baixa 2	Moderada 3	Alta 4	Muito alta 5
2. Quando você teve ereções com estimulação sexual, com que frequência suas ereções eram duras o suficiente para penetração?	Quase nunca/ nunca 1	Algumas vezes (muito menos da metade do tempo) 2	Às vezes (cerca de metade do tempo) 3	Na maioria das vezes (muito mais da metade do tempo) 4	Quase sempre/ sempre 5
3. Durante a relação sexual, com que frequência você conseguiu manter sua ereção depois de ter penetrado (entrado) seu parceiro?	Quase nunca/ nunca 1	Algumas vezes (muito menos da metade do tempo) 2	Às vezes (cerca de metade do tempo) 3	Na maioria das vezes (muito mais da metade do tempo) 4	Quase sempre/ sempre 5
4. Durante a relação sexual, quão difícil foi manter sua ereção até a conclusão da relação sexual?	Extremamente difícil 1	Muito difícil 2	Difícil 3	Um pouco difícil 4	Não é difícil 5
5. Quando você tentou ter relações sexuais, com que frequência foi satisfatório para você?	Quase nunca/ nunca 1	Algumas vezes (muito menos da metade do tempo) 2	Às vezes (cerca de metade do tempo) 3	Na maioria das vezes (muito mais da metade do tempo) 4	Quase sempre/ sempre 5

Pontuação HIEF-5:

A pontuação IIEF-5 é a soma das respostas ordinais aos 5 itens.

22-25: Sem disfunção erétil

17-21: Disfunção erétil leve

12-16: Disfunção erétil leve a moderada

8-11: Disfunção erétil moderada

5-7: Disfunção erétil grave

Fonte: Elaborada com base em Romano e colaboradores.[10]

tro. É importante avaliar os genitais, buscando alterações que possam estar associadas à queixa.

OUTROS PONTOS QUE PODEM SER ESTUDADOS A PARTIR DO CASO

O caso foi pensando como ferramenta didática para estudantes do curso de medicina, principalmente para aqueles que estejam no ciclo clínico, com foco principal na discussão do processo diagnóstico e do plano de cuidado, embora outros pontos possam ser abordados, como habilidade de comunicação, criação de vínculo, método clínico centrado na pessoa, indicações de encaminhamento para rede secundária de atenção à saúde ou até mesmo programas de rastreio. Apesar de ter sido pensado para estudantes da graduação, esse material pode ser discutido em encontros de residentes a fim de abordar os mesmos temas, com maior profundidade ou por quem está buscando atualização.

● **PERGUNTAS ABERTAS SOBRE O CASO**

1 Que abordagem o profissional poderia usar para diminuir barreiras de comunicação em relação à questão do gênero?

Comentários Antes de o profissional de saúde enveredar por todas as perguntas acerca da queixa do paciente, é importante que se estabeleça uma relação de confiança e vínculo a fim de que a troca de saberes seja leve, fluida e embasada na confiança mútua. Por ser uma queixa com grande impacto na saúde mental dos pacientes,[3] é importante deixar claro que o encontro entre médico e paciente ocorre em ambiente sigiloso e livre de julgamentos.[4]

Após estabelecido o vínculo, deve-se iniciar a investigação perguntando sobre tempo de sintoma, sintomas acompanhantes, possíveis fatores desencadeantes, fatores de melhora e sintomas constitucionais. É de suma importância que durante a investigação o paciente seja questionado sobre sintomas do trato urinário baixo (LUTS, do inglês *low urinary tract symptoms*): polaciúria, noctúria, urgência/incontinência urinária e enurese noturna, jato fraco, bífido ou intermitente, hesitação, esforço miccional e gotejamento terminal, gotejamento pós-miccional, assim como sintomas ou sinais sugestivos de afecções do sistema urinário, disúria, polaciúria e escurecimento da cor da urina.[5]

Nesse caso, é imperativo questionar o paciente sobre o controle da hipertensão arterial sistêmica, assim como sobre o tempo de diagnóstico e uso de medicamentos hipotensores, uma vez que a própria hipertensão e/ou seu tratamento também podem ser causas da disfunção erétil.[6] Além disso, é necessário que a história sexual do paciente seja investigada, abordando suas experiências passadas, relações atuais, práticas sexuais frequentes, prevenção de infecções sexualmente transmissíveis e quaisquer fatores psicológicos que possam estar contribuindo para a disfunção erétil.

2 É possível já nesse primeiro encontro relacionar a queixa do paciente com o estresse ocupacional que ele está enfrentando desde sua promoção? Por quê?

Comentários É sabido que a saúde mental tem grande influência na vida sexual da maioria da sociedade, e os homens não fogem a essa regra.[3] João comenta que sua dificuldade em manter ereções iniciou mais ou menos na mesma época em que foi promovido na empresa, momento em que passou a ter maior sobrecarga de trabalho e desafios, sendo importante ter atenção quanto à possibilidade de uma disfunção erétil psicogênica.

3 Que outros sinais descritos no caso podem corroborar a hipótese diagnóstica de disfunção erétil psicogênica?

Comentários
- Início do sintoma atrelado ao aumento de estresse e ansiedade.
- Capacidade do paciente de manter ereção durante masturbação, sem a preocupação de "passar vergonha" na frente da parceira ou ainda quando não se sente tão ansioso em relação ao trabalho.
- Presença de ereção matinal.
- Idade de instalação do quadro descrito.

4 Existe alguma relação entre doença cardiovascular e disfunção erétil? E a obesidade? Como seria o manejo dessas possíveis causas?

Comentários A relação entre disfunção erétil e doença cardiovascular é bem estabelecida. A disfunção erétil pode ser um marcador precoce de doença cardiovascular, principalmente em pacientes com fatores de risco, como hipertensão e obesidade. Uma avaliação cardiovascular deve ser parte integrante do manejo da disfunção erétil,[6] podendo esta ser, inclusive, um sintoma precoce de doença arterial.

O manejo dessas possíveis causas deve ser feito a partir da avaliação de medicações hipotensoras prescritas, regularidade de uso, controle pressórico dentro da meta e mudança de estilo de vida, uma vez que intervenções de estilo de vida mostraram melhora na função erétil.[8]

5 Quais ferramentas terapêuticas podem ser ofertadas ao paciente dentro da APS frente ao estresse e à ansiedade por ele vivenciados?

Comentários O matriciamento junto à equipe multidisciplinar da unidade pode ser uma das estratégias usadas. Essas equipes trabalham de forma colaborativa e assumem responsabilidades conjuntas em relação aos cuidados com a comunidade e a gestão do território, com uma abordagem integral e contextual do paciente.

6 O paciente tem critérios para investigação de doença orgânica? Se sim, quais seriam?

Comentários Sim, glicemia de jejum e perfil lipídico.

- Glicemia de jejum: o paciente já tem indicação para rastreio de diabetes melito tipo 2 por ser portador de hipertensão arterial sistêmica e obesidade, porém uma vez que a disfunção erétil for relatada por qualquer paciente, a glicemia de jejum é um dos exames a ser solicitado.
- Perfil lipídico: paciente portador de hipertensão arterial sistêmica e obesidade.

7 Que exames iniciais devem ser solicitados para avaliação de questões orgânicas?

Comentários A solicitação de exames em homens com disfunção erétil pode não revelar o diagnóstico exato, devendo sempre ser orientada pelos achados clínicos do paciente.[9]

- Glicemia de jejum, com o objetivo de descartar diabetes tipo 2.
- Perfil lipídico, com o objetivo de avaliar presença de dislipidemia, que pode estar associada a ateromatose arterial.
- Testosterona (matinal), a ser solicitada em pacientes com disfunção erétil acompanhada de redução da libido ou sinais de privação androgênica, com objetivo de avaliar presença de hipogonadismo. Se os níveis estiverem baixos, é preciso avaliar os níveis de hormônio luteinizante (LH) e hormônio folículo-estimulante (FSH) para explorar a possibilidade de hipogonadismo hipogonadotrófico, hipogonadismo eugonadotrófico ou hipogonadismo hipergonadotrófico.

8 Caso o tratamento medicamentoso do quadro de disfunção erétil seja a conduta definida pelo médico e paciente, qual seria a primeira escolha? A terapia medicamentosa seria contraindicada pelo fato de o paciente ser portador de hipertensão e obesidade?

Comentários A primeira linha de tratamento medicamentoso para disfunção erétil geralmente inclui os inibidores da fosfodiesterase tipo 5 (PDE5), como o sildenafil e o tadalafil. A melhora da ereção ocorre com o aumento do fluxo sanguíneo para o pênis por meio do bloqueio da enzima PDE5, impedindo assim a degradação do cGMP, uma molécula que causa dilatação da musculatura lisa e das artérias penianas, facilitando a obtenção e manutenção da ereção.

Em relação à hipertensão arterial sistêmica e à obesidade, não há contraindicação absoluta para a prescrição do uso desses medicamentos, porém é importante que o tratamento seja conduzido com cautela, pois os inibidores da PDE5 podem interagir com certos medicamentos usados para tratar a hipertensão, como os nitratos, levando a hipotensão.[6]

9 A disfunção erétil pode ser um efeito colateral iatrogênico associado a determinadas medicações. Quando um paciente em tratamento para condições cardíacas apresenta disfunção erétil, como deve ser abordada a revisão do seu regime medicamentoso?

Comentários Na presença de disfunção erétil possivelmente induzida por medicação em um paciente utilizando atenolol, deve-se considerar a farmacologia do betabloqueador e seu potencial para causar esse efeito colateral. O atenolol pode diminuir a FC e a força de contração do coração, reduzindo o fluxo sanguíneo sistêmico e possivelmente o fluxo para o pênis, o que pode contribuir para a disfunção erétil. Além disso, pode haver uma interferência nos níveis de óxido nítrico. Diante dessa associação, uma avaliação cuidadosa dos riscos e benefícios do atenolol é necessária, e a consideração de alternativas terapêuticas ou ajustes na dosagem pode ser justificada para mitigar a disfunção erétil, sem comprometer o manejo da condição cardiovascular do paciente.

● PERGUNTAS FECHADAS SOBRE O CASO

1 Qual é o fator psicossocial que João Silva está enfrentando e que pode contribuir para sua disfunção erétil?

A   Estresse no trabalho
B   Problemas financeiros
C   Conflitos familiares
D   Insatisfação profissional

Alternativa correta A

2 Qual é a prevalência global estimada da disfunção erétil?

A   Cerca de 10%
B   Aproximadamente 25%
C   Em torno de 52%
D   Mais de 70%

Alternativa correta C

3 O que João Silva nega durante a consulta e que poderia ser um diagnóstico diferencial para disfunção erétil?

A   Sintomas urinários
B   Cefaleia recorrente
C   Uso de dipirona
D   Uso de betabloqueador

Alternativa correta A

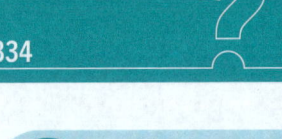

4 Qual é a primeira linha de tratamento medicamentoso para disfunção erétil?

A Antidepressivos
B Inibidores da fosfodiesterase tipo 5
C Testosterona
D Anti-hipertensivos

Alternativa correta B

5 A disfunção erétil pode ser um marcador precoce de qual condição de saúde?

A Ateromatose
B Diabetes melito tipo 2
C Câncer de próstata
D Hiperplasia benigna da próstata

Alternativa correta A

6 Qual é a abordagem inicial a ser tomada pelo profissional de saúde ao tratar um paciente com uma queixa psicologicamente sensível?

A Encaminhamento imediato para especialista para manter vínculo
B Prescrição de medicamentos sem avaliação detalhada
C Solicitação de exames de imagem para dar segurança
D Conversa aberta e livre de julgamentos

Alternativa correta D

7 Qual é o principal fator de risco modificável para disfunção erétil relacionado ao estilo de vida?

A Baixa ingestão de cálcio
B Calvície
C Obesidade
D Exposição solar insuficiente

Alternativa correta C

DICAS PARA OUTRAS POSSIBILIDADES DE USO DO CASO

Pontos que podem ser abordados frente a esse caso:

- Habilidade de comunicação e técnicas de abordagem a temas sensíveis.
- Discussão sobre medicina baseada em evidências e decisões médicas bem consolidadas.
- Conscientização da população masculina sobre saúde e importância da longitudinalidade do cuidado.
- Prescrição de anti-hipertensivos.

Pontos que podem ser abordados e aprofundados com objetivo de enriquecer a discussão clínica:

- Saúde sexual: distúrbios sexuais, infecções sexualmente transmissíveis, mandala de prevenção.
- Discussão sobre abordagem diagnóstica e diagnósticos diferenciais de disfunção erétil.
- Indicações de tratamento.
- Indicações de encaminhamento para rede secundária.
- Prevenção quaternária e solicitação de exames de rastreamento nessa faixa etária.

MENSAGENS-CHAVE

- Uma abordagem empática com acolhimento qualificado frente às queixas do paciente e uma comunicação efetiva na APS são essenciais. Também é importante uma abordagem centrada na pessoa, especialmente em condições estigmatizadas e sensíveis como a disfunção erétil, além da necessidade de comunicação efetiva entre pacientes e profissionais de saúde da atenção primária, utilizando a empatia como ferramenta essencial na construção de relacionamentos eficazes e na promoção de um acolhimento qualificado.
- A disfunção erétil deve ser entendida como uma condição multifatorial. Essa multicausalidade abrange causas físicas e psicogênicas, sendo de grande importância considerar diagnósticos diferenciais como doenças prostáticas e afecções do trato urinário, entre outros.
- É fundamental integrar no diagnóstico aspectos tanto da saúde psicossocial, como estresse ocupacional, quanto da saúde física do paciente em todos os encontros.

MENSAGENS-CHAVE

- Ferramentas diagnósticas (tais como questionários padronizados para auxiliar na avaliação da disfunção erétil) e terapêuticas devem ser usadas.
- A disfunção erétil deve ser reconhecida como causador ou efeito de doenças cardiovasculares. Ela pode ser entendida como possível marcador precoce de doenças cardiovasculares, e a obesidade como fator de risco, reforçando o papel da APS no rastreio, diagnóstico e manejo de tais condições.

REFERÊNCIAS E MATERIAL DE APOIO PARA APROFUNDAMENTO NO TEMA

1. O'Brien R, Hunt K, Hart G. 'It's caveman stuff, but that is to a certain extent how guys still operate': men's accounts of masculinity and help seeking. Soc Sci Med. 2005;61(3):503-16.
2. Feldman HA, Goldstein I, Hatzichristou DG, Krane RJ, McKinlay JB. Impotence and its medical and psychosocial correlates: results of the Massachusetts Male Aging Study. J Urol. 1994;151(1):54-61.
3. Allen MS, Wood AM, Sheffield D. The psychology of erectile dysfunction. Curr Direct Psychol Sci. 2023;32(6):487-93.
4. Mercer SW, Reynolds WJ. Empathy and quality of care. Br J Gen Pract. 2002;52 Suppl(Suppl):S9-12.
5. Ludwig W, Phillips M. Organic causes of erectile dysfunction in men under 40. Urol Int. 2014;92(1):1-6.
6. Nehra A, Jackson G, Miner M, Billups KL, Burnett AL, Buvat J, et al. The Princeton III Consensus recommendations for the management of erectile dysfunction and cardiovascular disease. Mayo Clin Proc. 2012;87(8):766-78.
7. Dewitte M, Bettocchi C, Carvalho J, Corona G, Flink I, Limoncin E, et al. A psychosocial approach to erectile dysfunction: position statements from the European Society of Sexual Medicine (ESSM). Sex Med. 2021;9(6):100434.
8. Esposito K, Giugliano F, Di Palo C, Giugliano G, Marfella R, D'Andrea F, et al. Effect of lifestyle changes on erectile dysfunction in obese men: a randomized controlled trial. JAMA. 2004;291(24):2978-84.
9. Hatzimouratidis K. Epidemiology of male sexual dysfunction. Am J Mens Health. 2007;1(2):103-25.
10. Romano A, Committieri U, Abbate V, Sarcinella M, Maffia F, Barone S, et al. Is there a correlation between endoscopic sinus surgery and improvement in erectile dysfunction? J Clin Med. 2023;12(20):6626.

MATERIAL DE APOIO

Bispo JPB, Jr. Equipes multiprofissionais (eMulti): potencialidades e desafios para a ampliação da atenção primária à saúde no Brasil. Cad Saude Publica. 2023;39(10):e00120123.

Brasil. Ministério da Saúde. Saúde do homem [Internet]. Brasília: MS; 2024 [capturado em 14 ago 2024]. Disponível em: https://www.gov.br/saude/pt-br/assuntos/saude-de-a-a-z/s/saude-do-homem.

Disfunção erétil. BMJ Best Practice [Internet]. 2024 [capturado em 14 ago 2024]. Disponível em: https://bestpractice.bmj.com/topics/pt-br/213.

International Index of Erectile Function (IIEF-5) [Internet]. [capturado em 14 ago 2024]. Disponível em: https://qxmd.com/calculate/calculator_377/international-index-of-erectile-function-iief-5.

Medeiros LEB, Carvalho FG. Como abordar disfunção erétil na APS? [Internet]. Porto Alegre: TeleSaúde/UFRGS; 2022 [capturado em 14 ago 2024]. Disponível em: https://www.ufrgs.br/telessauders/perguntas/como-abordar-paciente-com-disfuncao-eretil-na-aps/.

POLIAMOR SEM CAMISINHA

CASO CLÍNICO 21

ALEXANDRE SIZILIO

SINOPSE

O caso apresenta uma situação comum na prática da atenção primária à saúde (APS): uma infecção sexualmente transmissível (IST) em paciente adolescente. Com um quadro clínico simples, **úlceras genitais dolorosas**, o caso também aborda o medo do paciente adolescente em ter seu sigilo médico violado. A abordagem empírica e a abordagem sindrômica são consideradas sugestões terapêuticas para o problema, bem como a discussão sobre a abordagem do adolescente e a manutenção do sigilo na consulta. Por fim, são discutidas as estratégias de prevenção combinada das ISTs.

OBJETIVOS DE APRENDIZAGEM DO CASO

1. Desenvolver o raciocínio diagnóstico para avaliação e diagnóstico diferencial de úlceras genitais em adolescentes.
2. Aplicar as diretrizes clínicas para implementar o manejo inicial e o tratamento empírico eficaz de ISTs.
3. Elaborar as estratégias de educação em saúde e prevenção de ISTs para adolescentes.
4. Debater as implicações éticas e legais do sigilo médico, formulando abordagens para lidar com questões de confidencialidade em pacientes adolescentes.

DESCRIÇÃO DO CASO

SUBJETIVO

Leonora, uma adolescente de 16 anos, procura consulta na unidade básica de saúde (UBS) relatando desconforto e lesões ulcerativas genitais. A adolescente conta que iniciou a vida sexual há seis meses com um colega da escola um ano mais velho e que, desde então, teve três relações sexuais com o mesmo parceiro. Como não está namorando com esse parceiro, diz que nunca cobrou fidelidade e que ele, inclusive, conta a todos os seus amigos que é adepto do poliamor. Ela nega acompanhamento para doenças crônicas e não tem o costume de vir à unidade de saúde. Conta ainda que nunca usou preservativo, apesar de estar consciente de sua importância e de saber como usar, pois os garotos de sua turma falam mal das garotas que pedem para usar preservativos.

A adolescente diz estar muito assustada com a situação. Sente que fez uma coisa errada e tem medo da reação que a mãe terá quando souber. Espera descobrir o que está acontecendo e deseja que ninguém da unidade fique sabendo do seu caso.

OBJETIVO

Leonora está em bom estado geral, com expressão facial de medo. O exame ginecológico, feito após a anuência da paciente, mostra lesão nos pequenos lábios à direita e à esquerda, de fundo sujo, dolorosa e com bordas levemente infiltradas. Não há corrimento uretral ou vaginal. Está presente linfadenomegalia na região inguinal à direita, de consistência fibroelástica, móvel e dolorosa.

NOTAS DE APRENDIZAGEM

POR QUE ESSE TEMA É RELEVANTE?

As ISTs são infecções comuns na população sexualmente ativa e em especial nos adolescentes e nos adultos jovens. Dados do Ministério da Saúde mostram que a incidência de IST tem aumentado nos últimos anos, em especial a de sífilis, que sofreu aumento de 77,9/100.000 habitantes em 2019 para 99,2/100.000 habitantes em 2022.[1] Ao mesmo tempo, dados comparativos das últimas Pesquisas Nacionais de Saúde do Instituto Brasileiro de Geografia e Estatística (IBGE) mostram queda no uso de preservativo entre os jovens, sendo que apenas 21% dos entrevistados utilizam preservativos em todas as suas relações sexuais.[2] Este caso destaca a importância do diagnóstico diferencial para lesões genitais em adolescentes, incluindo sífilis primária, herpes genital e cancroide, e enfatiza a necessidade de uma abordagem educativa sobre práticas sexuais seguras. O manejo inclui, preferencialmente, aconselhamento, testes específicos para ISTs e consideração do tratamento empírico enquanto se aguardam os resultados dos exames. O acompanhamento dos resultados e o tratamento dos parceiros sexuais são essenciais para prevenir a reinfecção.

● **PERGUNTAS ABERTAS PARA RACIOCÍNIO DIAGNÓSTICO**

1. Quais são os possíveis diagnósticos diferenciais para as lesões genitais observadas em Leonora?
2. Considerando as características da lesão relatada, qual é o diagnóstico mais provável para o caso?
3. O que você faria para obter o diagnóstico dessa paciente?
4. Você deve informar aos pais dessa adolescente sobre seu problema de saúde?
5. Como abordar de maneira sensível as questões de saúde sexual com adolescentes?

● **PERGUNTAS FECHADAS PARA RACIOCÍNIO DIAGNÓSTICO**

1 Considerando as características das lesões apresentadas por Leonora, qual é o diagnóstico mais provável?

A Cancro mole
B Sífilis primária
C Herpes genital
D Donovanose

Alternativa correta A

Comentários O cancro mole, ou cancroide, é uma IST com características clínicas específicas, como o aparecimento de uma ou mais úlceras genitais dolorosas, com bordas irregulares e base purulenta. Essas lesões são muito dolorosas ao toque e podem exsudar um líquido purulento quando pressionadas. O cancro mole costuma ser acompanhado por linfadenopatia inguinal, que pode evoluir para a formação de abscessos conhecidos como bubões. Esses bubões podem romper, formando fístulas drenantes. O cancro mole é mais comum em regiões tropicais e subtropicais, e sua transmissão está ligada à exposição sexual desprotegida.

A sífilis primária é caracterizada pelo surgimento de úlcera genital, o cancro duro. Essa úlcera é indolor, com bordas bem definidas e base endurecida. O cancro duro aparece entre 10 e 90 dias após o contato, com uma média de três semanas.

O achado do cancro duro faz o diagnóstico de sífilis primária, especialmente quando acompanhada de linfadenopatia regional não dolorosa. A identificação e o tratamento precoces são fundamentais para evitar a progressão da doença para os estágios secundário, latente e terciário, que podem apresentar complicações mais graves e difíceis de tratar.

O herpes-vírus é um microrganismo que causa lesões na pele e na mucosa, caracterizadas por vesículas pequenas e dolorosas sobre base eritematosa, que evoluem para úlceras e, posteriormente, para crostas. As vesículas podem causar prurido ou dor antes de romperem e podem ser recorrentes, sobretudo em períodos de estresse ou de imunossupressão. A infecção por herpes simples é crônica e caracterizada por episódios de reativação, nos quais o vírus, que permanece latente em gânglios nervosos, é reativado, podendo produzir novas lesões. A capacidade do herpes genital de recidivar é o que o torna diferente das outras ISTs, cujas lesões são típicas de uma infecção única que progride sem tratamento.

A donovanose é uma IST crônica e progressiva, caracterizada pelo aparecimento de lesões ulceradas nos órgãos genitais e em áreas próximas, podendo se estender para áreas mais distantes do corpo se não tratada. As lesões são indolores, de crescimento lento, e podem apresentar uma superfície granular. É uma infecção de prevalência maior em áreas com condições sanitárias precárias e com acesso limitado aos serviços de saúde.

2 Qual é o agente etiológico mais provável como causa da lesão?

A *Treponema pallidum*
B Vírus herpes simples
C *Haemophilus ducreyi*
D *Klebsiella granulomatis*

Alternativa correta C

Comentários O cancro mole, ou cancroide, é uma IST causada pela bactéria *Haemophilus ducreyi*. A sífilis primária é uma doença causada pela bactéria *Treponema pallidum*. A donovanose é uma IST crônica e progressiva causada pela bactéria *Klebsiella granulomatis*.

3 Durante a consulta, Leonora deseja saber informações sobre prevenção e tratamento, sem o conhecimento dos pais. Qual é a conduta mais apropriada em relação ao sigilo da consulta?

A Manter o sigilo, fornecendo informações detalhadas sobre a prevenção, o diagnóstico e o tratamento de ISTs, desde que ela tenha capacidade de compreender e de lidar com essa situação
B Insistir para que ela traga os pais na próxima consulta, pois temas de ISTs são considerados muito sérios para serem tratados apenas com a adolescente

C   Quebrar o sigilo e informar os pais imediatamente, considerando que a exposição a ISTs é uma questão de saúde pública
D   Limitar as informações fornecidas à adolescente até que haja consentimento para envolver os pais na discussão sobre ISTs

Alternativa correta A

Comentários A questão aborda um ponto importante na prática médica: o manejo do sigilo médico em relação ao atendimento de adolescentes. Esse tema envolve considerações éticas e legais às quais os profissionais de saúde devem estar atentos para garantir o cuidado adequado aos seus pacientes. Legalmente, a manutenção do sigilo médico é um princípio fundamental, protegido por diversas legislações e códigos éticos ao redor do mundo, incluindo o Código de Ética Médica brasileiro. Do ponto de vista ético, o sigilo médico é essencial para construir e manter a confiança entre médico e paciente, um componente importante no atendimento. Quando adolescentes procuram orientação médica, eles podem estar em uma posição vulnerável, buscando informações confidenciais que, se discutidas com os pais ou responsáveis legais, poderiam deixá-los desconfortáveis. Manter a confidencialidade das informações reveladas pelos adolescentes é importante para encorajar o vínculo com o médico e a adesão ao tratamento e às orientações necessárias.

4. Qual é o primeiro aspecto a ser considerado na relação médico-paciente nesta consulta que a diferencia da consulta de uma criança?

A   O foco apenas nos aspectos clínicos, evitando questões pessoais para não causar desconforto
B   O contato direto entre o médico e o adolescente, sem a necessidade de acompanhamento dos pais ou responsáveis
C   A importância de prescrever medicamentos na primeira consulta, para ganhar a confiança do adolescente
D   A realização da consulta na presença de um amigo do adolescente, para aumentar o seu conforto

Alternativa correta B

Comentários A mudança de foco na consulta com uma relação direta entre o médico e o adolescente é importante para que ofereçamos o melhor cuidado aos nossos pacientes adolescentes. Trata-se de uma mudança significativa na dinâmica da consulta médica, reconhecendo a autonomia e a capacidade de discernimento do adolescente. Deve-se ter uma abordagem diferente da consulta com a criança, respeitando a individualidade, promovendo a autonomia e permitindo que o adolescente se sinta confortável para discutir questões pessoais e sensíveis sem o medo de julgamento ou a preocupação de que suas informações sejam compartilhadas sem consentimento. Essa mudança no atendimento não apenas facilita a coleta de informações mais precisas e relevantes para o diagnóstico e o tratamento, mas também ajuda no desenvolvimento da responsabilidade do adolescente em relação à sua própria saúde.

A relação entre o médico e o adolescente deve ser de confiança, garantindo um espaço de diálogo privado, respeitando a confidencialidade das informações compartilhadas durante a consulta. Garantir a confidencialidade não apenas ajuda a construir uma relação de confiança, mas também encoraja o adolescente a ser mais aberto e honesto sobre suas preocupações de saúde, seus comportamentos de risco e suas necessidades. Isso é particularmente importante ao lidar com questões relacionadas à saúde sexual e reprodutiva, ao uso de substâncias, à saúde mental, entre outras, a respeito das quais o adolescente teme julgamento ou mal-entendidos.

Esse enfoque no diálogo privado e confidencial entre o médico e o paciente adolescente segue as diretrizes éticas e legais que regem o atendimento de saúde para essa faixa etária, como nos mostram diversos pareceres de Conselhos Regionais de Medicina e o Estatuto da Criança e do Adolescente (ECA). Ao mesmo tempo, tal princípio reforça a autonomia do adolescente, reconhecendo-o como um indivíduo capaz de fazer escolhas sobre sua própria saúde.

5 Qual é o melhor método de diagnóstico laboratorial para a confirmação diagnóstica no caso de Leonora?

A Cultura bacteriana do exsudato da úlcera em meios de cultura especiais
B Sorologia para detecção de anticorpos específicos
C Biópsia da úlcera seguida de histopatologia
D Teste rápido baseado na detecção de antígenos virais na lesão

Alternativa correta A

Comentários A cultura bacteriana do exsudato da úlcera em meios de cultura especiais é considerada o método padrão-ouro para o diagnóstico de cancro mole. Esse método permite a identificação direta do patógeno *Haemophilus ducreyi* a partir do crescimento bacteriano em condições controladas, proporcionando um diagnóstico definitivo. Embora a sorologia e a biópsia possam ser úteis em algumas situações, elas não são específicas para *Haemophilus ducreyi*. A sorologia, por exemplo, detecta anticorpos que podem não ser exclusivos dessa infecção, e a biópsia seguida de histopatologia é mais útil para doenças que apresentam alterações estruturais características. O teste rápido baseado na detecção de antígenos virais está incorreto, pois *Haemophilus ducreyi* é uma bactéria, e não um vírus.

6 Em relação ao diagnóstico de sífilis utilizando testes rápidos, qual das seguintes afirmações é a correta?

A Testes rápidos para sífilis não são confiáveis e devem ser evitados na prática clínica cotidiana
B Testes rápidos podem detectar anticorpos treponêmicos e não treponêmicos em poucos minutos
C Testes rápidos são considerados úteis apenas no contexto diagnóstico de sífilis terciária

D A realização de teste rápido para sífilis exige condições laboratoriais específicas, incluindo cultura celular

Alternativa correta B

Comentários Testes rápidos para sífilis são uma ferramenta valiosa para o diagnóstico precoce e a implementação rápida de medidas terapêuticas, especialmente em ambientes com recursos limitados.

O padrão-ouro para o diagnóstico das lesões genitais é sempre o diagnóstico etiológico, porém o diagnóstico empírico é uma estratégia clínica importante na ausência de testes laboratoriais. Essa abordagem envolve o reconhecimento das características clínicas e epidemiológicas das úlceras, juntamente com a história sexual e clínica do paciente, para guiar uma decisão terapêutica inicial.

O diagnóstico empírico é muito útil em cenários onde o acesso aos testes diagnósticos especializados é escasso ou quando os resultados dos testes podem levar algum tempo para serem obtidos. Essa estratégia permite o início precoce do tratamento para as causas mais prováveis das úlceras genitais, como herpes genital, sífilis, cancro mole, entre outras ISTs.

• PERGUNTAS ABERTAS PARA ABORDAGEM TERAPÊUTICA

1. Quais são os princípios gerais para o tratamento de úlceras genitais na APS?
2. Como a etiologia das úlceras genitais influencia no tratamento?
3. Quando se deve iniciar o tratamento empírico para úlceras genitais e quais são os critérios utilizados para essa decisão?
4. Quais são as opções de tratamento empírico recomendadas para úlceras genitais?
5. Como fazer educação sexual na atenção primária, visando à prevenção de ISTs?
6. O que é prevenção combinada?

• PERGUNTAS FECHADAS PARA ABORDAGEM TERAPÊUTICA

1 Qual das seguintes opções deve ser considerada quando pensamos em tratamento empírico de úlceras genitais?

A Administração de antibióticos de amplo espectro para tratamento precoce
B Início imediato de tratamento antiviral para prevenir complicações
C Avaliação e tratamento baseados nos sintomas e na história clínica do paciente
D Espera ativa sem tratamento até que o diagnóstico laboratorial seja confirmado

Alternativa correta C

Comentários O tratamento empírico é uma abordagem pragmática para o tratamento de ISTs, sobretudo em cenários nos quais o diagnóstico etiológico exato não está imediatamente disponível. Essa estratégia permite que os profissionais de saúde iniciem o tratamento com base no quadro clínico e na epidemiologia das ISTs, sem esperar pelos resultados dos exames laboratoriais. O tratamento empírico trata imediatamente os sintomas do paciente, melhorando seu bem-estar e diminuindo o desconforto. Também interrompe a cadeia de transmissão, reduzindo o risco de transmissão das ISTs e contribuindo com o controle das infecções na população. A seleção de agentes antimicrobianos para o tratamento empírico deve ser considerada com cuidado, evitando o uso excessivo e a resistência a antibióticos, e não substitui a necessidade de um diagnóstico preciso. Os profissionais de saúde devem encorajar o seguimento e a realização de testes confirmatórios quando disponíveis.

2 Qual é o tratamento mais adequado para o quadro apresentado por Leonora?

A Penicilina G benzatina
B Aciclovir oral
C Azitromicina oral
D Ceftriaxona intramuscular

Alternativa correta C

Comentários Ver Tabela 21.1

3 Como você faria o tratamento empírico para uma úlcera genital dolorosa com suspeita de herpes genital?

A Penicilina G benzatina
B Aciclovir oral
C Azitromicina oral
D Ceftriaxona intramuscular

Alternativa correta B

Comentários Ver Tabela 21.1

4 Para o tratamento empírico de úlceras genitais suspeitas de sífilis, qual seria o medicamento recomendado?

A Aciclovir
B Ceftriaxona
C Penicilina G benzatina
D Metronidazol

Alternativa correta C

Comentários Para o tratamento empírico das úlceras genitais, podemos nos guiar pela Tabela 21.1, que mostra as principais opções terapêuticas para cada uma das suspeitas diagnósticas.

Tabela 21.1
Opções terapêuticas para as úlceras genitais

Causas de úlcera genital	Medicamento	Dosagem	Posologia
Herpes genital	Aciclovir	400 mg	3×/dia por 7-10 dias
	Valaciclovir	1 g	2×/dia por 7-10 dias
	Fanciclovir	250 mg	3×/dia por 7-10 dias
Sífilis	Penicilina G benzatina	2,4 milhões UI	Dose única intramuscular
Cancro mole	Azitromicina	1 g	Dose única oral
	Ceftriaxona	250 mg	Dose única intramuscular
Linfogranuloma venéreo	Doxiciclina	100 mg	2×/dia por 21 dias

5 Qual das seguintes afirmações melhor descreve os princípios de um tratamento sindrômico de IST?

A   O tratamento sindrômico é baseado na identificação do patógeno causador da úlcera por meio de exames laboratoriais antes de iniciar qualquer terapia
B   O tratamento sindrômico usa o resultado de sorologias para determinar a medicação mais apropriada para cada paciente
C   A terapia antiviral e antibiótica pode ser utilizada sem aguardar a confirmação diagnóstica, baseando-se nos sintomas apresentados e no risco de exposição a ISTs
D   O tratamento sindrômico é realizado apenas após a falha do tratamento empírico inicial, usando uma abordagem de tentativa e erro para encontrar a medicação eficaz

Alternativa correta C

Comentários O diagnóstico sindrômico das úlceras genitais é uma abordagem prática e estratégica importante em contextos com recursos limitados e com pouco acesso ao diagnóstico. Baseia-se na identificação de sintomas e de sinais clínicos (síndromes) que sugiram a presença de uma ou mais ISTs, permitindo o início imediato do tratamento sem a necessidade de confirmação etiológica. As vantagens e algumas considerações acerca do diagnóstico sindrômico são apresentadas no Quadro 21.1.

Quadro 21.1
Diagnóstico sindrômico: vantagens e considerações

Vantagens do diagnóstico sindrômico

- **Acesso imediato ao tratamento** – Permite minimizar o desconforto, prevenindo a progressão da doença e reduzindo o risco de transmissão.
- **Praticidade em ambientes com recursos limitados** – Em regiões onde o acesso a laboratórios e exames específicos é restrito ou inexistente, o diagnóstico sindrômico oferece uma excelente alternativa para o manejo das ISTs.

Considerações sobre o tratamento sindrômico

- Da mesma forma que o tratamento empírico, o tratamento sindrômico pode levar a tratamentos excessivos, podendo causar resistência antimicrobiana.
- Embora tenha suas limitações, essa abordagem representa uma opção terapêutica estratégica para o controle das ISTs, particularmente nas regiões mais pobres do país.

6 A educação sexual deve começar:

A Apenas quando o indivíduo inicia sua vida sexual
B Durante o ensino médio, em razão da faixa etária mais adequada
C Antes da iniciação sexual, preferencialmente na adolescência
D Apenas para quem apresentar sintomas de IST

Alternativa correta C

Comentários A educação sexual é uma estratégia fundamental de promoção da saúde e de prevenção das ISTs, integrando aspectos clínicos, emocionais, intelectuais e sociais da sexualidade. Importante para todas as faixas etárias, a educação sexual deve começar cedo e abranger temas como a identidade de gênero, a orientação sexual, as relações saudáveis, bem como os direitos sexuais e reprodutivos, com um foco em promover comportamentos responsáveis. Não há um cenário ideal para se realizar ações de educação sexual. Além de esse tema ser discutido sistematicamente nas escolas, a APS também tem papel destacado na sua promoção. A discussão sobre o sexo seguro é um exemplo de ação de educação sexual que pode ser realizada na atenção primária. O sexo seguro vai além do uso de preservativos, abrangendo várias práticas e medidas preventivas, como o uso regular de preservativos masculinos e femininos, a imunização contra doenças como HPV e hepatite B, o conhecimento do *status* sorológico do HIV e de outras ISTs, tanto do indivíduo quanto de seus parceiros, a testagem regular para HIV e outras ISTs, o tratamento antirretroviral para pessoas vivendo com HIV, além da adoção de estratégias como a profilaxia pré-exposição (PrEP) e a profilaxia pós-exposição (PEP), quando indicado.

7 Qual das seguintes afirmações sobre o rastreamento de ISTs está correta?

A É recomendado apenas para pessoas com múltiplos parceiros sexuais
B Deve ser realizado uma vez na vida para todas as pessoas, independentemente dos fatores de risco
C É uma prática que deve ser direcionada somente às mulheres gestantes no período pré-natal
D É recomendado para pessoas com uma vida sexual ativa, sobretudo aquelas com práticas de risco

Alternativa correta D

Comentários As estratégias de rastreamento são componentes-chave na prevenção e no controle das ISTs. O rastreamento eficaz de ISTs procura identificar infecções em indivíduos assintomáticos ou em fase pré-clínica. O rastreamento é enfatizado para grupos de maior risco, incluindo jovens de até 30 anos com vida sexual ativa, gestantes e pessoas com múltiplos parceiros sexuais. A escolha leva em consideração fatores epidemiológicos como a maior prevalência de ISTs nesses grupos e a capacidade de intervenção precoce para prevenir complicações a longo prazo, bem como a transmissão cruzada de infecções.

8 Qual é a importância da vacinação na prevenção das ISTs?

A As vacinas são eficazes para prevenir as infecções bacterianas, como o cancro mole
B A vacinação é uma estratégia secundária, menos importante do que o uso de preservativos de rotina
C As vacinas estão disponíveis para prevenir algumas ISTs, como hepatite B e HPV, reduzindo a incidência dessas infecções
D A vacinação contra ISTs é recomendada apenas para mulheres e crianças em qualquer ciclo da vida

Alternativa correta C

Comentários A vacinação é uma das estratégias mais importantes na prevenção das ISTs, especialmente para os adolescentes. Além de ser uma medida preventiva direta, a vacinação também é um componente das estratégias de saúde pública destinadas a reduzir a prevalência global de ISTs e suas complicações de longo prazo.

A vacinação contra o HPV é fortemente recomendada para os adolescentes, tanto meninos quanto meninas, em geral antes do início da atividade sexual. O HPV está associado a vários tipos de câncer, incluindo câncer de colo de útero, câncer anal, câncer de pênis, além de verrugas genitais. A hepatite B é uma IST com potencial para causar doença hepática crônica e câncer de fígado. A vacinação contra a hepatite B, iniciada na infância, é uma medida preventiva eficaz para proteger os adolescentes.

9 Qual das seguintes opções melhor descreve os componentes da "mandala de prevenção combinada" para ISTs?

A Uma estratégia que enfoca exclusivamente o uso de preservativos em todas as relações sexuais
B Uma abordagem de prevenção que combina apenas vacinação e tratamento antiviral para indivíduos já infectados
C Um modelo que integra educação sexual, uso de preservativos, vacinação, testagem, tratamento das ISTs e redução de danos
D Uma prática que recomenda a abstinência sexual como a única medida preventiva contra ISTs

Alternativa correta C

Comentários A "mandala de prevenção combinada" (Figura 21.1) é um modelo holístico utilizado para abordar a prevenção de ISTs, incluindo o HIV. Essa abordagem reconhece que não existe uma única estratégia de prevenção eficaz, mas uma combinação de intervenções que trabalham juntas para reduzir a transmissão e o impacto das ISTs na população. A mandala enfatiza a importância de integrar diversas estratégias de prevenção que abrangem aspectos biomédicos, comportamentais e estruturais/sociais.

Seus componentes são estes:

- **Intervenções biomédicas** – Incluem uso de preservativos, terapia antirretroviral para pessoas vivendo com HIV (tratamento como prevenção [TasP]), PrEP, PEP e vacinação contra agentes patogênicos específicos, como HPV e hepatite B.
- **Intervenções comportamentais** – Focam em mudanças de comportamento individual e comunitário, como educação sexual abrangente, promoção de sexo seguro, redução do número de parceiros sexuais e incentivo à realização regular de testes para ISTs.
- **Intervenções estruturais/sociais** – Visam a modificar os fatores sociais, econômicos, políticos e ambientais que influenciam a vulnerabilidade às ISTs. Isso inclui a luta contra o estigma e a discriminação, o fortalecimento de políticas públicas de saúde, o acesso universal aos serviços de saúde sexual e reprodutiva, além da promoção dos direitos humanos.
- **Empoderamento** – Tem por objetivo fortalecer indivíduos e comunidades para tomarem decisões baseadas em evidência sobre sua saúde sexual.

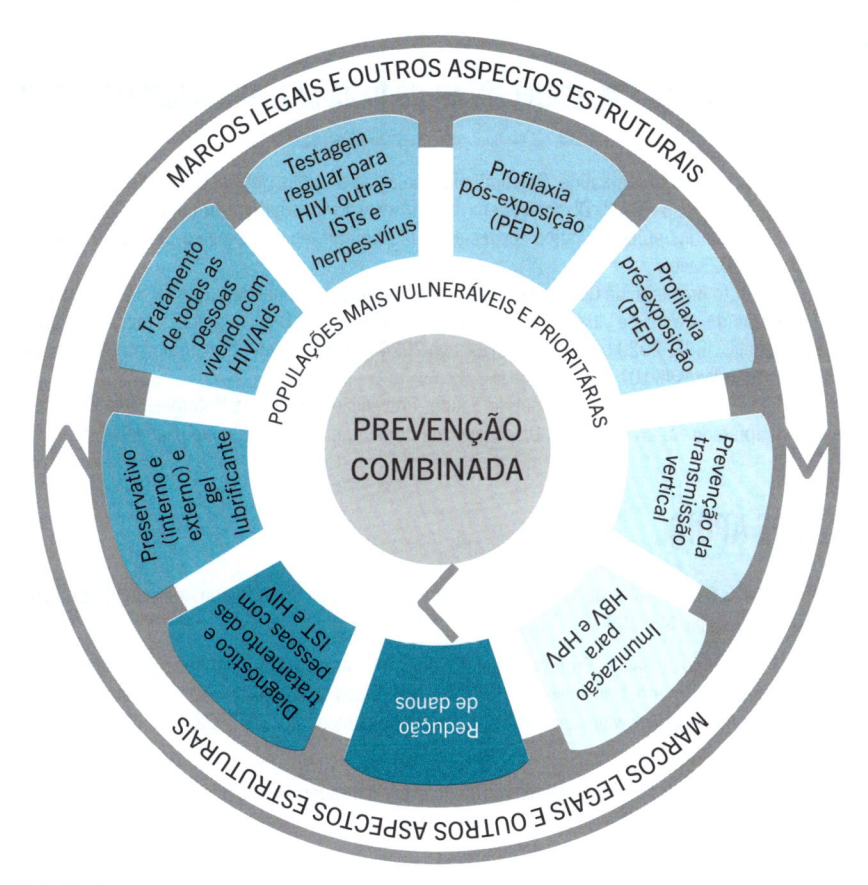

● **FIGURA 21.1**
Mandala de prevenção combinada.
Fonte: São Paulo.[3]

MENSAGENS-CHAVE

- A identificação precoce e o tratamento adequado de ISTs em adolescentes são cruciais para a prevenção de complicações a longo prazo.
- O aconselhamento sobre sexo seguro e uso consistente de preservativos deve ser parte integrante do cuidado à saúde dos adolescentes.
- O sigilo médico em ambiente protegido deve ser garantido aos adolescentes.
- O tratamento pode ser empírico e mesmo sindrômico, dependendo das condições de cada cenário.
- O manejo de ISTs requer uma abordagem multidisciplinar, incluindo educação, prevenção, diagnóstico e tratamento.

REFERÊNCIAS E MATERIAL DE APOIO PARA APROFUNDAMENTO NO TEMA

1. Brasil. Ministério da Saúde. Boletim epidemiológico de sífilis [Internet]. Brasília: MS; 2023 [capturado em 14 ago 2024]. Disponível em: https://www.gov.br/saude/pt-br/centrais-de-conteudo/publicacoes/boletins/epidemiologicos/especiais/2023/boletim-epidemiologico-de-sifilis-numero-especial-out.2023/view.
2. Instituto Brasileiro de Geografia e Estatística. Pesquisa nacional de saúde 2019: percepção do estado de saúde, estilos de vida, doenças crônicas e saúde bucal: Brasil e grandes regiões [Internet]. Rio de Janeiro: IBGE; 2020 [capturado em 14 ago 2024]. Disponível em: https://biblioteca.ibge.gov.br/visualizacao/livros/liv101764.pdf.
3. São Paulo. Secretaria Municipal de Saúde. Prevenção combinada [Internet]. São Paulo: SMS; 2023 [capturado em 26 set 2024]. Disponível em: https://capital.sp.gov.br/web/saude/w/istaids/245395.

MATERIAL DE APOIO

Brasil. Lei 8.069, de julho de 1990. Dispõe sobre o Estatuto da Criança e do Adolescente e dá outras providências. Brasília: MS; 1990.

Brasil. Ministério da Saúde. Protocolo clínico e diretrizes terapêuticas para atenção integral às pessoas com infecções sexualmente transmissíveis IST [Internet]. Brasília: MS; 2022 [capturado em 14 ago 2024]. Disponível em: https://www.gov.br/aids/pt-br/central-de-conteudo/pcdts/2022/ist/pcdt-ist-2022_isbn-1.pdf/view.

Brasil. Ministério da Saúde. Protocolos da atenção básica: saúde das mulheres [Internet]. Brasília: MS; 2016 [capturado em 14 ago 2024]. Disponível em: https://portaldeboaspraticas.iff.fiocruz.br/biblioteca/protocolos-da-atencao-basica-saude-das-mulheres/.

de Wit JBF, Adam PCG, den Daas C, Jonas K. Sexually transmitted infection prevention behaviours: health impact, prevalence, correlates, and interventions. Psychol Health. 2023;38(6):675-700.

World Health Organization. Global health sector strategies on, respectively, HIV, viral hepatitis and sexually transmitted infections for the period 2022-2030 [Internet]. Geneva: WHO; 2022 [capturado em 14 ago 2024]. Disponível em: https://www.who.int/publications/i/item/9789240053779.

NOSSOS FILHOS NÃO COMEM, DOUTORA!

CASO CLÍNICO 22

PATRICIA SAMPAIO CHUEIRI

SINOPSE

É um caso de preocupação familiar em relação a **hábito alimentar** e **crescimento** dos dois filhos, uma menina, a mais nova, e um menino. A família tem boa história de amamentação, sem antecedentes importantes. No exame físico da menina, não há qualquer problema; já no exame físico do filho, há déficit ponderal e de estatura. Há descrição das curvas de ganho de peso e estatura de ambos, as quais devem ser consideradas no raciocínio clínico e no plano de cuidado, sem outras alterações. As mães estão preocupadas e buscam ajuda na unidade básica de saúde (UBS). O caso aborda diagnóstico e plano de cuidado, sem aprofundamento na terapêutica de doenças subjacentes específicas.

OBJETIVOS DE APRENDIZAGEM DO CASO

1. Listar os itens que devem ser abordados quando há preocupação dos cuidadores em relação ao hábito alimentar da criança.
2. Saber como avaliar o ganho de peso de crianças e adolescentes.
3. Relatar quais itens da anamnese devem ser investigados no diagnóstico de baixa estatura.
4. Descrever os critérios que indicam necessidade de investigação diagnóstica quando há alteração de estatura.
5. Compreender técnicas de comunicação para quando não há indicação de realizar exames.
6. Indicar quais outros itens devem ser abordados em uma consulta de puericultura.
7. Reconhecer princípios da atenção primária à saúde (APS) que possam ser relacionados ao caso.

DESCRIÇÃO DO CASO

Lúcia e Margarida são mães de Lucca e Serena. Elas solicitaram que a agente comunitária de saúde, Adriana, agendasse consulta, pois estão preocupadas com a alimentação e o crescimento das crianças e não estavam conseguindo marcar consulta com a equipe pelas vias comuns. Na reunião de equipe, Adriana explica o caso e consegue agendar uma consulta na mesma semana para os filhos do casal.

Registro da consulta:

- Data: 23/08/2022
- Identificação:
  - Serena, 2 anos e 4 meses
  - Lucca, 7 anos e 9 meses

SUBJETIVO

As mães estão preocupadas pois acham que os filhos comem pouco e não têm apetite, e acreditam que isso está repercutindo no crescimento das crianças. A questão da falta de apetite é reforçada pela escola que Lucca frequenta, pois as mães já receberam recados da instituição descrevendo má alimentação em algumas ocasiões. Além disso, acham que Lucca é muito pequeno quando comparado com alguns amiguinhos. Ele foi amamentado até quase 1 ano e 8 meses. Serena ainda é amamentada, inclusive durante a noite. As mães associam a mamada noturna à fome, pois Serena come pouco no jantar. A família tem medo de que isso prejudique o desenvolvimento, motivo pelo qual gostaria de fazer exames de sangue. Lucca faz natação duas vezes por semana, está indo bem na escola, já escreve o nome, sabe ler pequenas frases e tem boa interação com colegas e primos. Serena fica na escola de educação infantil o dia todo enquanto as mães trabalham, socializa bem e gosta do ambiente, já entende tudo, responde a perguntas, obedece a ordens, canta músicas e gosta de brincar com bichinhos e brinquedos de encaixe.

OBJETIVO

Lucca: peso 20 kg, estatura 115 cm. Vacinação em dia, colaborativo, desenhou, durante a consulta, uma figura humana com detalhes e respondeu bem às perguntas sobre a escola. Tirou a roupa e vestiu-se abotoando o casaco após o exame e amarrou o tênis sozinho.

Serena: peso 11 kg, comprimento 82 cm. Vacinação em dia, colaborativa, atenta, respondendo às perguntas endereçadas a ela, fez uma torre de blocos, brincou de brincadeiras simbólicas (fez de conta que era a médica), tirou a roupa sozinha, correu pela sala.

Durante a consulta, foi observada boa interação familiar, assim como presença de respeito, carinho entre os familiares e boa relação entre irmãos.

POR QUE ESSE TEMA É RELEVANTE?

Dificuldade de alimentação, perda de apetite e baixa estatura são queixas comuns na população de crianças e adolescentes atendidos na APS. No entanto, raramente são o principal motivo de consulta, sendo comumente trazidas como queixas em consultas de puericultura (rotina) ou em consultas por outros motivos.[1]

Além disso, o acompanhamento de peso e altura e dos índices derivados, assim como a avaliação e interpretação destes, compõem parte da rotina de cuidado de crianças na APS, pois são traduções importantes da saúde da criança.[2] Nesse sentido, é obrigação deste nível de atenção identificar precocemente problemas de baixo peso e estatura, seguir com a investigação diagnóstica, bem como encaminhar e tratar em tempo oportuno, principalmente porque a maior parte das causas secundárias de baixa estatura e baixo peso têm tratamento adequado e também porque a baixa estatura está associada a menor qualidade de vida.[3,4]

Ao mesmo tempo em que são temas frequentes nas consultas, não demonstram necessariamente sinal de doenças que exigem intervenções médicas, havendo espaço para pensar em prevenção quaternária e habilidade de comunicação. Por outro lado, é essencial que não se banalize a preocupação com a alimentação e o crescimento que muitas famílias trazem; pelo contrário, o caminho a percorrer é acolher e explicar quais são os sinais de alerta e as necessidades ou não de exames complementares.[1]

Apesar de ser uma queixa comum, o perfil de morbidade da criança e do adolescente brasileiro mudou; atualmente, há menores índices de desnutrição — uma causa secundária de baixa estatura — e há, na verdade, aumento dos índices de obesidade/sobrepeso e piora da qualidade da alimentação.[5]

OUTROS PONTOS QUE PODEM SER ESTUDADOS A PARTIR DO CASO

O caso foi organizado pensando-se em estudantes de graduação, do ciclo clínico e até internato, mas tanto ele quanto as perguntas descritas a seguir podem ser adaptadas para residentes e até em momentos de educação permanente de profissionais. Este capítulo teve como foco o processo diagnóstico e o plano de cuidado.

- **PERGUNTAS ABERTAS PARA RACIOCÍNIO DIAGNÓSTICO**

1 Quais itens devem ser interrogados para avaliação dos hábitos alimentares de crianças?

Comentários O esforço inicial é por se fazer uma escuta aberta, sem interrupções, sobre o hábito alimentar da família. Neste primeiro momento, é importante estar atento a (1) dicas sobre os hábitos e rotinas da alimentação na família (neste ponto é essencial estar atento a ingesta de alimentos ultraprocessados, como doces, salgadinhos e bolachas); (2) capacidade e responsabilidades de cozinhar e comprar alimentos; (3) época (idade) ou situação em que a perda de apetite foi notada e descrição de período de piora ou melhora; (4) locais ou situações em que a criança come melhor ou pior (escola, casa dos avós, casa de amigos/vizinhos); e (5) possíveis problemas de comportamento ou questões escolares concomitantes. Além desses pontos, é essencial compreender as preocupações e expectativas de quem cuida em relação ao ganho de peso e altura, bem como interrogar se a própria família tem ideias sobre os motivos deste problema e se já mudou algo na rotina.[1,2,6]

Caso a família não relate, é importante investigar os seguintes aspectos:[1,2,6]

- História alimentar, principalmente nos dois primeiros anos de vida, incluindo o processo de aleitamento, a introdução alimentar e os hábitos, abrangendo restrições alimentares.
- Momento da refeição (sozinho/em família, vendo TV/jogando).
- Função gastrintestinal da criança.
- Prática de atividades físicas.
- Desenvolvimento neuropsicomotor de acordo com a idade.

Uma história com foco nas preocupações e ideias das famílias/cuidadores em geral elucida mais o problema do que uma série de exames.[3] Outra ferramenta que pode ser utilizada é um diário alimentar[6] que inclua dias de semana e final de semana: três dias de recordação de tudo que a criança come são suficientes para apoiar os profissionais nas orientações a partir de dados reais da rotina da família.

2 Quais são os índices que devemos avaliar a fim de monitorar o ganho de peso e de estatura/comprimento de crianças?

Comentários Deve-se ter registrado no prontuário o seguinte: peso ao nascer, peso e comprimento/estatura atuais, índices calculados de peso/idade, altura/idade, velocidade de crescimento e índice de massa corporal (IMC). Esses valores trazem mais precisão ao raciocínio clínico quando avaliados ao longo do tempo, motivo pelo qual as curvas de acompanhamento do crescimento são essenciais para esse tipo de queixa (acesse as curvas disponibilizadas pela Organização Mundial da Saúde e utilizadas oficialmente pelo Ministério da Saúde por meio do QR code ao lado).[2]

Além de úteis para o raciocínio clínico, as curvas servem como ferramenta de comunicação com a família/cuidadores, facilitando a compreensão do crescimento da criança a partir da imagem do gráfico. O cálculo da estatura-alvo pode ajudar, principalmente quando se trata de adolescentes. A avaliação das curvas permite observar a normalidade, os distúrbios nutricionais e as doenças crônicas. Além da avaliação antropométrica, é importante relacionar a queixa com a idade, pois em alguns momentos é esperado que a criança perca um pouco o apetite sem que isso represente repercussão clínica, assim como relacionar com o desenvolvimento neuropsicomotor da criança/adolescente. Também é importante avaliar a classificação do desenvolvimento de caracteres sexuais, usando os critérios de Tanner.[1,3]

3 Pensando no registro clínico orientado por problemas e na sigla SOAP (subjetivo, objetivo, avaliação e plano), e considerando as curvas de crescimento apresentadas nas Figuras 22.1 e 22.2, como você registraria o item A (avaliação) de Serena?

Comentários O registro do item A ficaria assim:

- #1 Preocupação familiar em relação ao ganho de peso e estatura
- #2 Eutrófica (A curva de Serena está ascendente e paralela às curvas de referência, peso e estatura seguindo mesmo canal de crescimento, peso adequado para idade, estatura no limite no escore Z -2)
- #3 Desenvolvimento neuropsicomotor adequado
- #4 Vacinação em dia

Em uma consulta de puericultura, é importante também trazer um diagnóstico sobre a alimentação, porém o presente caso não oferece informações suficientes para isso. A partir desses dados, qual seria uma resposta mais completa para a Questão 1?

4 Pensando no registro clínico orientado por problemas e na sigla SOAP (subjetivo, objetivo, avaliação e plano), e considerando as curvas de crescimento apresentadas nas Figuras 22.3 a 22.5, como você registraria o item A (avaliação) de Lucca neste caso?

Comentários O registro do item A ficaria assim:

- #1 Preocupação familiar em relação ao ganho de peso e estatura
- #2 Problema de crescimento
- Baixo peso (escore Z entre -1 e -2)
- Baixa estatura (escore Z entre -1 e -2, porém teve mudança de canal de crescimento, com medidas em dois momentos diferentes)
- IMC adequado
- #3 Desenvolvimento neuropsicomotor adequado
- #4 Vacinação em dia

Com essa questão, pode-se começar a discutir a interpretação e o uso das curvas de crescimento. É possível apontar o sinal de alerta que aparece nessa curva de crescimento, ou seja, a mudança do canal de ganho de peso e de estatura de Lucca e a queda na velocidade de crescimento. Comparar as curvas dos irmãos ajuda na discussão de sinais de alerta e possibilita o entendimento de que algumas curvas podem ser consideradas adequadas mesmo quando estão abaixo dos parâmetros esperados para a idade. Além da discussão do raciocínio clínico, é possível abordar a forma de explicar os achados para a família e as habilidades de comunicação.

5 Quais são os pontos a aprofundar na anamnese depois do diagnóstico de baixa estatura para idade?

Comentários Os pontos que devem ser levantados incluem antecedentes pessoais da criança (peso ao nascimento, intercorrência na gestação), problemas de saú-

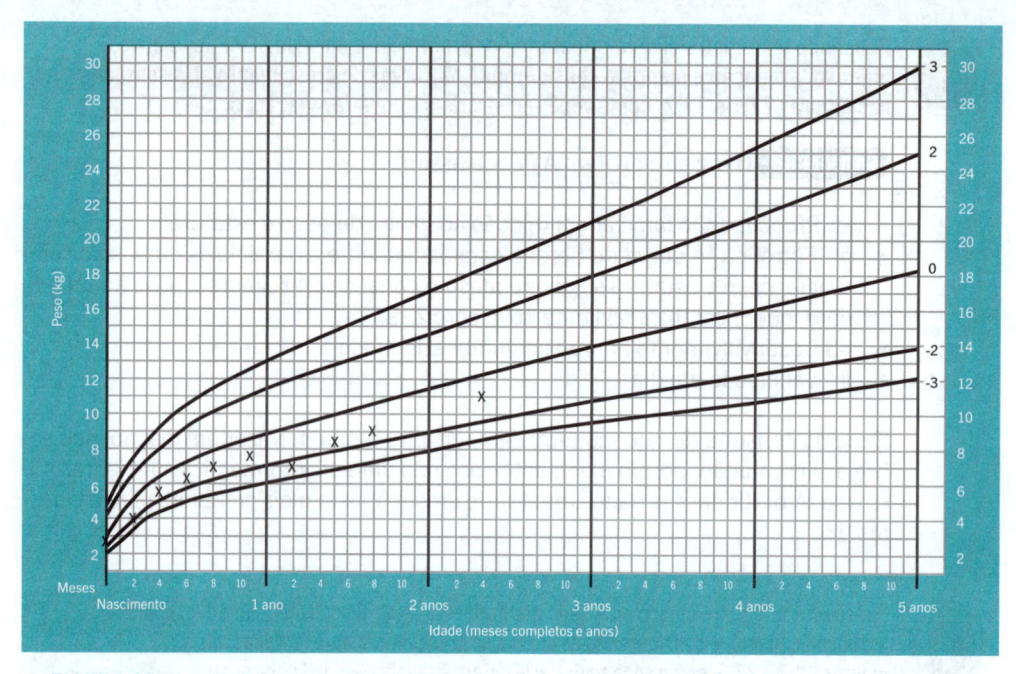

● **FIGURA 22.1**
Curva de crescimento: peso por idade para meninas.

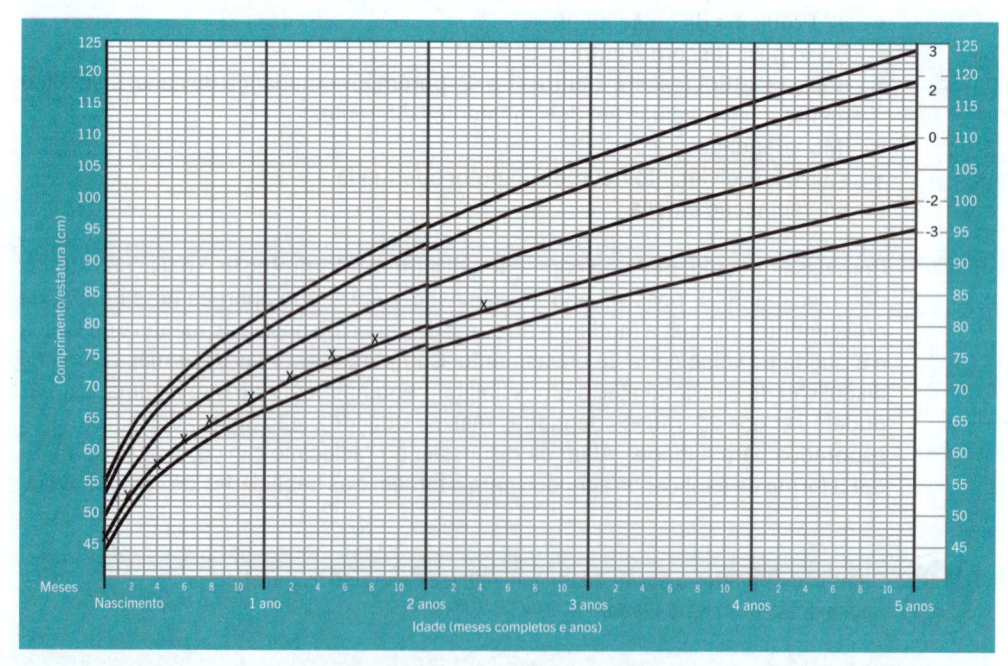

● **FIGURA 22.2**
Curva de crescimento: comprimento/estatura por idade para meninas.

NOSSOS FILHOS NÃO COMEM, DOUTORA!

● **FIGURA 22.3**
Curva de crescimento: peso por idade para meninos.

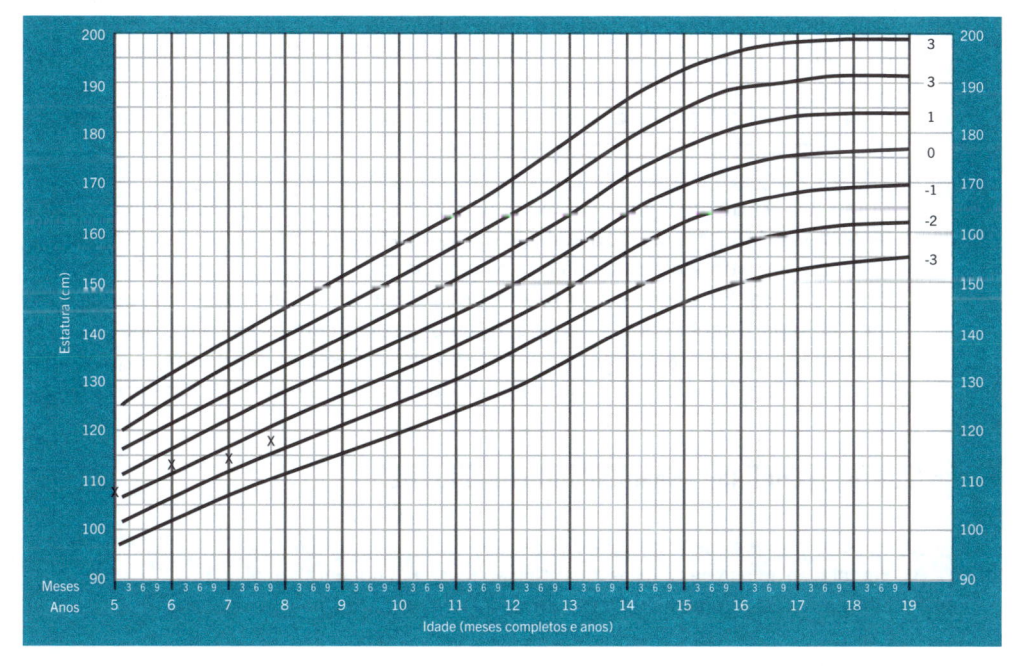

● **FIGURA 22.4**
Curva de crescimento: estatura por idade para meninos.

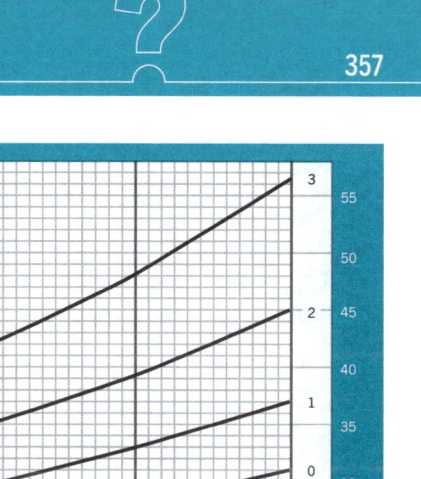

● **FIGURA 22.5**
Índice de massa corporal por idade para meninos.

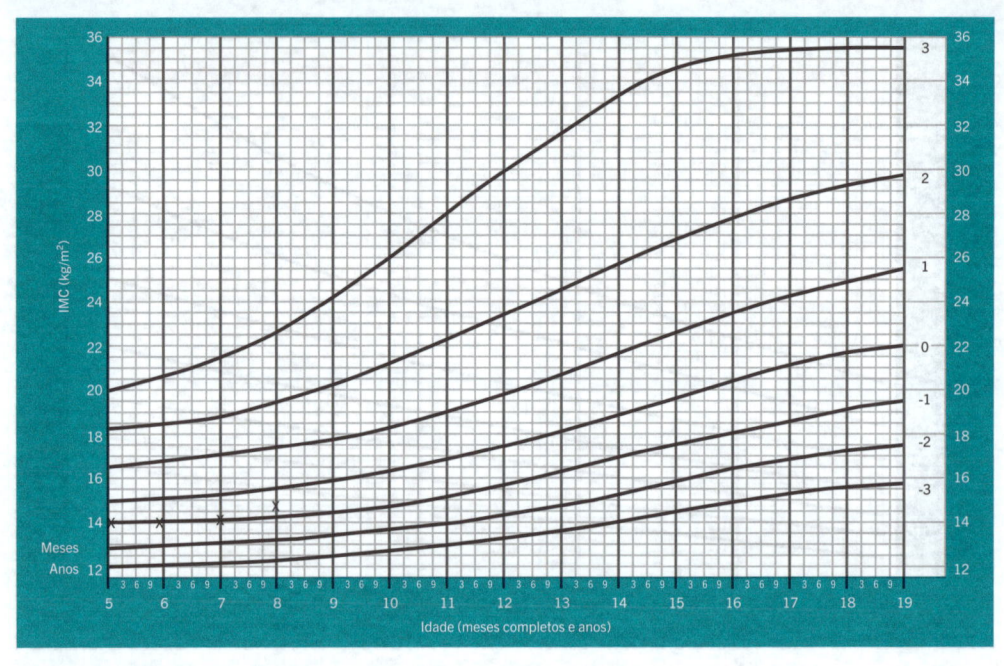

de/internações até os dias atuais e histórico do desenvolvimento neuropsicomotor. Além disso, é importante avaliar a história familiar, com foco na idade de puberdade e altura de mães/pais e na presença de doenças crônicas ou genéticas. Igualmente essencial é abordar as condições sociais da vida da criança (p. ex., acesso à alimentação adequada e vida escolar). Perguntas adicionais buscando outros sinais e sintomas também podem ser incluídas.[2,3,7]

Como se trata de uma família homoafetiva, informações que envolvam antecedentes familiares e dados (p. ex., para cálculo da altura-alvo) podem não ser de conhecimento da família, a depender de como ocorreu o processo de se tornarem mães (inseminação caseira, fertilização *in vitro*, adoção). Nesse sentido, o profissional precisa estar atento para saber como a família trata do assunto com os filhos e o que pode ser perguntado durante a consulta, com o respeito necessário. Mais uma vez, o cuidado longitudinal facilita a comunicação clínica e a compreensão do contexto familiar.

● **PERGUNTAS FECHADAS PARA RACIOCÍNIO DIAGNÓSTICO**

1 Em relação ao uso das curvas de avaliação do ganho ponderal, qual das alternativas a seguir lista um sinal de alerta para crianças maiores de 2 anos?

A   Mudança sustentada no canal de crescimento
B   Uma única mudança no padrão de ganho de peso

C Escore Z -2 ou +2 para peso ou estatura
D Aumento da velocidade de crescimento

Alternativa correta A

Comentários A alternativa A é a única que representa um sinal de alerta, indicando a necessidade de acompanhar a criança mais de perto, diminuindo o intervalo entre consultas, e de avaliar outros pontos da anamnese e do exame físico, analisando a partir desses dados a necessidade de realizar exames complementares. A alternativa B pode acontecer em casos de doenças agudas e autolimitadas, não tendo grande significado clínico quando a mudança é contextualizada, devendo ser observada. O escore Z +2 ou -2 é um sinal de alerta: quando esse limite é ultrapassado, faz-se necessário tomar medidas de tratamento. A velocidade de crescimento é um dos melhores indicadores, mas é um sinal de alerta quando fica estagnada ou reduz, a depender da idade da criança. É importante lembrar que existem variantes da normalidade: quando estiverem presentes, não existirão comorbidades e as proporções corporais serão adequadas.

2 Qual das alternativas a seguir aponta os itens essenciais do exame físico na avaliação do ganho de peso e estatura?

A Peso, estatura, maturação sexual, velocidade de crescimento
B Índice de massa corporal e proporcionalidade do corpo
C Peso, estatura e todos os seus índices correlatos
D Exame da cavidade oral, peso, estatura e desenvolvimento motor

Alternativa correta A

Comentários A alternativa A é a resposta mais completa. A maturidade sexual é um parâmetro importante porque fala sobre a idade óssea e pode dar dicas de diagnósticos diferenciais. A velocidade de crescimento é um dos principais indicadores, pois traz consigo a longitudinalidade da informação. Os índices correlatos e a proporcionalidade também devem ser avaliados, mas são dados secundários, que exigem peso e estatura. O exame da cavidade oral não é essencial, podendo ser incluído a depender da idade da criança e de queixas associadas. O desenvolvimento neuropsicomotor também é importante, e sua observação deve fazer parte do exame físico, assim como deve ser especificamente investigado durante a anamnese.

3 Quais são as curvas de referência para avaliação de ganho de peso e altura que devemos usar no Brasil?

A Curvas do Centers for Disease Control and Prevention (CDC)
B Curvas feitas especificamente pelo Ministério da Saúde
C Curvas da Organização Mundial da Saúde adaptadas ao Brasil
D Curvas da Organização Mundial da Saúde (2006/2007)

Alternativa correta D

Comentários No Brasil, o Ministério da Saúde define as curvas da Organização Mundial da Saúde como as curvas de referência para avaliação do crescimento e ganho ponderal. Elas são específicas para cada sexo e não devem mudar de acordo com a classificação socioeconômica ou nascimento em outro país. Os dados da curva possibilitam, além da análise do momento atual, ter-se padrões e tendências do crescimento da criança/adolescente. Essas curvas têm como padrão o uso do escore Z para avaliar a adequação dos valores.

4. Observando a Figura 22.1, qual alternativa explicaria da melhor forma a perda de peso ocorrida próximo aos 2 anos de idade?

A Infecção viral e entrada na escola de educação infantil
B Diminuição do aleitamento materno
C Doença crônica controlada
D A volta ao trabalho das mães

Alternativa correta A

Comentários Em geral, perdas de peso por problemas agudos se caracterizam por perda súbita, com rápida recuperação, que não altera a curva de crescimento individual. A entrada na escola, com mudança de hábitos alimentares, pode piorar a repercussão de uma infecção aguda. Nessa faixa etária, o aleitamento materno é importante, porém não é mais a principal fonte de alimento da criança. Doenças crônicas em geral têm repercussões mais acentuadas e não demonstram rápida recuperação, podendo ser acompanhadas de mudança também na estatura. A volta da licença-maternidade ocorre antes dos 2 anos de idade, mais comumente, e não há nada na história que indique que isso ocorreu nesse momento.

5. Considerando a Figura 22.4, qual é o valor aproximado da velocidade de crescimento de Lucca?

A 0,5 cm
B 2,5 cm
C 5 cm
D 7,5 cm

Alternativa correta B

Comentários O cálculo da velocidade de crescimento é feito entre duas medidas que tenham pelo menos seis meses de diferença, idealmente de 1 ano. Para calcular a velocidade de crescimento, utiliza-se esta fórmula:

Velocidade de crescimento = estatura atual − estatura no último ano/6 meses

No caso de Lucca, aplicando a fórmula, teríamos aproximadamente o seguinte:

117,5 − 115 = 2,5 em 6 meses

O esperado nessa faixa etária é de 5 cm ao ano,[7] o que ainda pode acontecer com Lucca, por isso a importância do seguimento.

6 Analisando a lista de diagnósticos diferenciais de problemas de baixa estatura, escolha a alternativa que descreve a causa mais prevalente.

A   Doença endocrinológica
B   Desnutrição primária
C   Baixa estatura familiar
D   Displasias genéticas

Alternativa correta C

Comentários As etiologias do déficit de crescimento podem estar relacionadas a causas idiopáticas/variantes da normalidade (baixa estatura familiar ou atraso constitucional do desenvolvimento), que ocorrem em torno de 80% dos diagnósticos.[8] Os outros 20% estão relacionados a doenças primárias (p. ex., doenças do esqueleto, displasia genética), que são raras, ou causas secundárias que podem estar relacionadas a desnutrição, doenças endócrinas, questões de saúde mental e doenças crônicas (renal, celíaca).[8] No Brasil, a desnutrição não é mais uma doença de altíssima prevalência, apesar de ser causa importante de déficit de estatura.[5] As displasias genéticas são raras, vêm acompanhadas de sinais e sintomas e, algumas vezes, de antecedentes familiares. A baixa estatura familiar é a causa mais prevalente: nela, a velocidade de crescimento em geral está preservada, assim como a maturidade sexual e a idade óssea, sendo a estatura da criança próxima da dos pais. Já no atraso constitucional do crescimento e maturação sexual, há queda da velocidade de crescimento após o primeiro ano de vida, acompanhada de atraso na idade óssea e maturação sexual, com todos os indicadores abaixo da idade.

7 As principais causas de baixa estatura idiopática são a baixa estatura familiar e o atraso constitucional. Em relação a essas causas, assinale a alternativa que descreve formas de diferenciá-las.

A   Há atraso no início do desenvolvimento puberal nas crianças com baixa estatura familiar
B   A idade óssea de crianças com atraso constitucional é atrasada em relação à idade cronológica
C   A altura final da criança em ambos os tipos pode atingir a média de estatura da população de referência
D   O crescimento até os 2 anos em ambas as causas é normal, e o atraso aparece no meio da infância

Alternativa correta B

Comentários O atraso puberal é característico do diagnóstico de baixa estatura por atraso constitucional e não está presente nos casos de baixa estatura familiar. Na baixa estatura familiar, tanto as crianças quanto os pais têm altura da idade adulta mais baixa do que a média da população. Na baixa estatura, o crescimento até 2 anos é adequado, ao passo que no atraso constitucional ele pode ser mais lento e se mantém lento até o início (atrasado) da puberdade.

8 Quais outros itens, além do crescimento e do estado nutricional, devem ser avaliados em uma consulta de puericultura?

A   Vacinação, alimentação e desenvolvimento psicomotor/escolar
B   Desenvolvimento neuropsicomotor, vacinação e acompanhamento escolar
C   Vacinação, ambiente familiar/emocional e desenvolvimento psicomotor
D   Alimentação, desenvolvimento, vacinação e ambiente físico e emocional

Alternativa correta D

Comentários A alternativa D é a mais completa e a única que descreve tudo que a consulta de puericultura deve minimamente conter; entretanto, além desses itens, sempre devemos incluir a queixa da família ou da criança logo no início da avaliação, para conseguirmos focar nas necessidades da família – e não apenas na rotina técnica deste tipo de consulta.

9 Qual princípio da APS é fundamental para a avaliação dos problemas de perda ou ganho de peso?

A   Acesso
B   Longitudinalidade
C   Integralidade
D   Coordenação

Alternativa correta B

Comentários O acompanhamento longitudinal (ao longo do tempo) é essencial para o diagnóstico e o cuidado dos problemas de ganho ponderal. A curva de crescimento precisa de um período de acompanhamento, ou seja, de medidas seriadas, para apoiar o diagnóstico clínico. É possível ainda explorar cada um dos itens e o papel deles nesse tipo de cuidado, trazendo um pouco de uso prático desses conceitos. Nesse caso, por exemplo, há um problema de acesso à consulta relatado pela família.

● **PERGUNTAS ABERTAS PARA O PLANO DE CUIDADO**

1 O que é possível fazer para acolher a preocupação das mães das crianças?

Comentários O primeiro ponto aqui é compreender os motivos e sentimentos envolvidos com a preocupação/medo. Esse ponto é mais importante nos casos em que a queixa não encontra respaldo nos dados clínicos ou não tenha repercussão biológica, no caso de Serena, o que difere do caso de Lucca, no qual há uma alteração concreta do crescimento. Após esse momento, fica mais fácil achar um diálogo comum entre profissional e paciente. Usar a curva de crescimento para explicar o que está acontecendo e o que se espera no futuro, assim como calcular a altura-alvo, se for possível nesse caso, e explicar os momentos esperados de estirões na infância/adolescência são outros pontos que ajudam nesse diálogo.

2 **Como abordar a comparação do tamanho do filho com o tamanho de outras crianças com as mães?**

Comentários Essa é uma fala bastante comum nas famílias. Quando surge esse tipo de questão, vale ressaltar que as crianças têm crescimentos diferentes, que cada uma tem seus momentos de estirões. Além disso, é importante explicar que é melhor comparar a criança com ela mesma ao longo do tempo, comparando-a com o alvo genético. Usar o gráfico ajuda nessa conversa.

3 **Quando as baixas estaturas devem ser investigadas?**

Comentários Quando se encontra alguma destas situações:[9]

- Dados da anamnese que levantem suspeitas de causas secundárias.
- Exame físico que denota desproporcionalidade dos segmentos do corpo ou em presença de dismorfismos, assimetrias ou malformações.
- Presença de velocidade de crescimento decrescente (mesmo antes de chegar à baixa estatura) ou estagnada.
- Canal de crescimento em desacordo com a estatura-alvo (potencial genético).
- Queda de 2 ou mais percentis na curva de acompanhamento.
- Déficit de estatura maior que 3 (> escore Z -3).

4 **Como seria o seguimento do cuidado de Lucca?**

Comentários Considerando que o gráfico de acompanhamento da altura de Lucca contém, além do déficit de estatura, dois sinais de alerta (a mudança de canal de crescimento e a diminuição da velocidade de crescimento); que Lucca também tem baixo ganho de peso (desnutrição leve), sem sinais de alerta até o momento, mas que merece atenção profissional; e que o IMC ainda está adequado, o plano de cuidado para Lucca deve incluir as seguintes intervenções:

- Aprofundar um pouco mais a anamnese em relação ao ambiente familiar (crises: desemprego, brigas) e escolar (violência/*bullying*), aos hábitos alimentares e à oferta de alimentos, bem como aos antecedentes pessoais (principalmente doenças infecciosas) e familiares.

- Solicitar diário alimentar, mas já orientar de forma geral uma alimentação adequada e saudável com aumento da ingesta calórica.
- Avaliar a solicitação de alguns exames clínicos de acordo com as hipóteses diagnósticas. Pode-se acrescentar novos dados à história para poder explorar esse tópico mais profundamente.
- Agendar retorno em duas semanas para revisar diário alimentar e, se possível, ver os resultados dos exames. Pode-se avaliar ganho de peso, mas talvez esse item demore um pouco mais para mudar (4-6 semanas).

5 Que exames você solicitaria em um primeiro momento nesse caso? Explique o porquê de cada um deles.

Comentários Nesse caso, os seguintes exames poderiam ser solicitados:[2,3,9,10]

- Hemograma, pois apoia a avaliação de anemias que podem acompanhar o quadro, assim como a avaliação do sistema imunológico.
- Radiografia de mãos e punhos, para avaliar a idade óssea e compará-la com a idade cronológica, dando pistas principalmente quando o diagnóstico será de causa idiopática. O pedido desse exame só tem indicação caso esteja acessível para a APS o seu laudo adequado; se isso não for possível, ele perde o valor de uso, sendo melhor encaminhar ao especialista.
- Outros exames podem ser solicitados com base nas diferentes hipóteses diagnósticas (glicemia, exame e cultura de urina, parasitológico de fezes, velocidade de hemossedimentação ou proteína C-reativa, ferritina, fosfatase alcalina, creatinina, ureia, sódio, potássio, cálcio, fósforo, funções hepáticas, hormônio tireoestimulante (TSH), fator de crescimento semelhante à insulina tipo 1 (IGF-1), avaliação de doença celíaca), mas o ideal, caso haja hipótese de causas genéticas e secundárias (doenças crônicas), é encaminhar a criança para investigação com especialista focal.

6 Quando se deve referenciar esses casos de baixa estatura?

Comentários Quando houver o seguinte:[9]

- Estatura abaixo do escore Z -2, conforme curva para idade e sexo.
- Desaceleração do crescimento.
- Velocidade de crescimento abaixo do escore Z -1 ou abaixo do percentil 25.
- Crescimento fora do canal familiar.
- Suspeita de doenças secundárias (p. ex., doença celíaca, déficit de hormônio do crescimento) ou de síndromes genéticas: nesses casos, é essencial que o encaminhamento seja realizado, mas é importante lembrar que eles são raros.
- Insucesso no tratamento ofertado ou piora ao longo do tempo: tais casos também devem ser encaminhados ao especialista focal.
- Adolescentes acima dos 15 anos com velocidade de crescimento menor que 4 cm por ano: estes devem ser priorizados na lista de espera.[1]
- Necessidade de realizar exames que são de difícil acesso na APS.

● PERGUNTAS FECHADAS PARA O PLANO DE CUIDADO

1 Em relação ao caso de Serena, considerando a queixa das mães, qual das alternativas a seguir seria mais útil para a fase final da consulta?

A   Ter habilidade de compartilhar o cuidado com a família
B   Fazer anamnese aprofundada em relação aos hábitos alimentares
C   Compreender no início da consulta as expectativas e os sentimentos
D   Solicitar retorno breve para diminuir a insegurança das mães

Alternativa correta C

Comentários No caso de Serena, compreender as expectativas e medos seria mais importante, já que o diagnóstico é de normalidade, não havendo urgência de tomadas de decisão em relação a tratamentos e exames, o que diminui a necessidade de compartilhar decisão. Trata-se de uma conduta muita mais relacionada à orientação familiar, alinhando os achados com as expectativas.

2 As mães declararam o desejo de solicitar exames de sangue. Qual seria a melhor alternativa nesse caso?

A   Não solicitar exames apesar do pedido explícito das mães
B   Solicitar uma bateria ampla de exames para diminuir os medos maternos
C   Pedir dois exames no máximo, negociando esse número com a família
D   Compartilhar com as mães a decisão da necessidade e de quais exames solicitar

Alternativa correta D

Comentários Se houver um desejo de solicitação de exames, mesmo sem justificativa do ponto de vista do profissional, é importante acolher a necessidade e avaliar junto com a família os riscos e benefícios, incluindo aqui a possibilidade de retorno breve para nova avaliação até a realização de alguns exames, de baixo risco e custo, para diminuir o medo familiar.

3 Qual é a periodicidade para acompanhar o crescimento de crianças maiores de 2 anos previamente hígidas com alterações agudas na curva de ganho de peso?

A   Anual
B   Mensal
C   Quinzenal
D   Semanal

Alternativa correta B

Comentários Crianças nessa faixa etária têm alta prevalência de doenças infecciosas, de resolução simples e espontânea, que podem acarretar mudanças agudas no ganho de peso, mas não no comprimento/estatura. Nesse sentido, é importante reavaliar a criança em um período que oportunize a recuperação do ganho de peso habitual. Caso haja comorbidades ou outros sintomas, o retorno deve ser mais breve, normalmente em 15 dias.

4 Pensando no caso de Lucca, criança em idade escolar, que aspecto da história precisaria ser aprofundado?

A   História sobre pré-natal e nascimento e desenvolvimento escolar
B   Desenvolvimento escolar e transtornos de saúde mental
C   Peso ao nascer e desenvolvimento escolar
D   Antecedentes familiares e hábitos alimentares da família

5 E no caso de um adolescente, que aspecto da história precisaria ser aprofundado?

A   História sobre pré-natal e nascimento e desenvolvimento escolar
B   Desenvolvimento escolar e transtornos de saúde mental
C   Peso ao nascer e desenvolvimento escolar
D   Antecedentes familiares e transtorno alimentar

Alternativas corretas D e B

Comentários O que dita essas respostas é a ordem da hipótese diagnóstica principal e seus diagnósticos diferenciais. Nas crianças em idade escolar, os principais diagnósticos são de déficit de estatura idiopáticos ou problemas na alimentação, sendo incomuns problemas endócrinos ou crônicos. Já nos adolescentes, os transtornos alimentares (anorexia, bulimia e compulsão) estão na frente e devem ser incluídos na lista de diagnósticos diferenciais, junto com problemas de alimentação.

6 Em relação à radiografia de mãos e punhos no diagnóstico da baixa estatura, assinale a alternativa correta.

A   Sua utilidade é predizer a altura final da criança avaliada
B   É um exame de fácil acesso na APS e que não exige laudo especializado
C   Apoia o diagnóstico, relacionando a idade cronológica com a idade óssea
D   O exame normal afasta causas idiopáticas de baixa estatura

Alternativa correta C

Comentários O principal objetivo desse exame é relacionar as idades cronológica e óssea; o cálculo da altura final pode ser feito com o exame, mas é algo secundário. Trata-se de um exame que necessita laudo especializado e por isso frequentemente não está acessível na atenção primária na maior parte dos municípios do país. Quando as idades são coincidentes, o resultado do exame não afasta causas idiopáticas, mas aponta na direção da causa mais comum, que é a baixa estatura familiar.

DICAS PARA OUTRAS POSSIBILIDADES DE USO DO CASO

Este é um caso que abre espaço para discussão de outros pontos, a saber:

1. Medicina baseada em evidências e práticas consolidadas, e os limites destes diferentes referenciais teóricos (p. ex., quais são as evidências sobre o acompanhamento do crescimento e desenvolvimento?).
2. Determinação social do processo saúde-doença e sua influência no crescimento e desenvolvimento infantil, repercussões individuais e para o país, intervenções individuais, coletivas e populacionais, ações de promoção e prevenção.
3. Organização da APS e importância do acesso, demanda programada (puericultura) e necessidades de cuidado das famílias e indivíduos.
4. Trabalho em equipe no cuidado e acompanhamento de crianças e adolescentes (o papel de cada profissional da atenção primária: agente comunitário de saúde, técnico de enfermagem e saúde bucal, dentista, médico e enfermeiro).

É possível ainda aprofundar a discussão nos temas clínicos que o caso aborda, tais como:

1. Pontos essenciais para orientação sobre alimentação saudável para crianças e a nova classificação dos alimentos.
2. Tratamento de desnutrição e baixa estatura secundária à desnutrição.
3. Indicação ou não do uso de hormônios do crescimento a fim de esclarecer dúvidas que a família possa ter ao consultar o médico da atenção primária.
4. Ampliação da discussão das habilidades de comunicação, usando até simulação de casos.
5. Prevenção quaternária e solicitação de exames no cuidado infantil.

MENSAGENS-CHAVE

- A anamnese e a observação clínica são os instrumentos mais importantes na avaliação diagnóstica do crescimento ponderal e da estatura.
- As habilidades de comunicação e compreensão das necessidades e dos motivos de consulta são essenciais para manter o vínculo e satisfazer as necessidades das famílias e crianças.
- A avaliação diagnóstica destes casos pode ser feita de forma gradual e oportuna, a partir dos achados, se não houver sinais claros de doenças secundárias ou genéticas.
- Os erros mais frequentemente cometidos na prática clínica incluem o seguinte:
  - solicitação excessiva de exames;
  - não encaminhamento de meninas por baixa estatura; e
  - referenciamento de pacientes com queixas de crescimento sem uma investigação diagnóstica inicial.

REFERÊNCIAS E MATERIAL DE APOIO PARA APROFUNDAMENTO NO TEMA

1. Chueiri PS, Carvalho FR. Problemas de crescimento e ganho de peso. In: Gusso G, Lopes JMC, Dias LC, organizadores. Tratado de Medicina de família e comunidade: princípios, formação e prática. 2. ed. Porto Alegre: Artmed; 2019. v. 2, p. 947-60.
2. Giugliani ERJ, Aerts D. Déficit de crescimento. In: Duncan BB, Schmidt MI, Giugliani ERJ, Duncan MS, Giugliani C. Medicina ambulatorial: condutas de atenção primária baseadas em evidências, 5. ed. Porto Alegre: Artmed; 2022.
3. Padilha EJR; R, Rogol AD. Diagnostic approach to children and adolescents with short stature [Internet]. In: UpToDate. Waltham: UpToDate; 2018 [capturado em 26 ago 2023]. Disponível em: https://www.uptodate.com/contents/diagnostic-approach-to-children-and-adolescents-with-short-stature?search=Growth%20Failure&source=search_result&selectedTitle=1~150&usage_type=default&display_rank=1#H19.
4. Backeljauw P, Cappa M, Kiess W, Law L, Cookson C, Sert C, et al. Impact of short stature on quality of life: a systematic literature review. Growth Horm IGF Res. 2021;57-58:101392.
5. Brasil. Ministério da Saúde. Situação alimentar e nutricional de crianças na atenção primária à saúde no Brasil [Internet]. Brasília: MS; 2022 [capturado em 14 ago 2024]. Disponível em: http://189.28.128.100/dab/docs/portaldab/publicacoes/situacao_nutricional_criancas_aps.pdf.
6. Flomenhoft DA. Déficit de crescimento. In: South-Paul JE, Matheny SC, Lewis EL, Cosendey MA, Lopes JMC, Botelho ACC, et al. Medicina de família e comunidade. 3. ed. Porto Alegre: AMGH; 2014.
7. Rogol AD, Hayden GF. Etiologies and early diagnosis of short stature and growth failure in children and adolescents. J Pediatr. 2014;164(5 Suppl):S1-14.e6.
8. Patel R, Anurag B. Evaluation of short stature in children and adolescents. Indian J Pediatr 2021;88(12):1196-202.
9. Brasil. Ministério da Saúde. Universidade Federal do Rio Grande do Sul. Endocrinologia pediátrica [Internet]. Brasília: MS; 2022 [capturado em 14 ago 2024]. Disponível em: https://bvsms.saude.gov.br/bvs/publicacoes/protocolo_atencao_especializada_v12_endocrinologia_pediatrica.pdf.
10. Campos D, Jr. Vigilâncias do crescimento. In: Burns DR, Lopez FA, organizadores. Tratado de pediatria. 5. ed. Barueri: Manole; 2021. v. 1.

MATERIAL DE APOIO

Brasil. Ministério da Saúde. O guia alimentar para criança menor de 2 anos [Internet]. Brasília: MS; 2019 [capturado em 14 ago 2024]. Disponível em: http://189.28.128.100/dab/docs/portaldab/publicacoes/guia_da_crianca_2019.pdf.

Brasil. Ministério da Saúde. O guia alimentar para população brasileira [Internet]. Brasília: MS; 2019 [capturado em 14 ago 2024]. Disponível em: https://bvsms.saude.gov.br/bvs/publicacoes/guia_alimentar_populacao_brasileira_2ed.pdf.

Brasil. Ministério da Saúde. O manual de desenvolvimento neuropsicomotor: sinais de alerta e estimulação precoce: um guia para profissionais de saúde e educação [Internet]. Brasília: MS; 2023 [capturado em 14 ago 2024]. Disponível em: http://189.28.128.100/dab/docs/portaldab/publicacoes/desenvolvimento_neuropsicomotor_guia.pdf.

Bright futures [Internet]. 2024 [capturado em 14 ago 2024]. Disponível em: https://www.aap.org/en/practice-management/bright-futures.

MINHAS JUNTAS DOEM!

DANNIELLE FERNANDES GODOI

SINOPSE

Trata-se de um caso de **osteoartrite** em uma mulher com história de dor crônica em articulações com intensificação recente dos sintomas. O quadro clínico é caracterizado por queixa de dor de origem mecânica, com intensificação aos esforços articulares, pouca rigidez matinal e sem sintomas inflamatórios relatados. A anamnese identifica aspectos laborais, e o exame físico encontra sinais degenerativos articulares e de composição física que devem ser considerados no raciocínio clínico e manejo terapêutico do quadro.

OBJETIVOS DE APRENDIZAGEM DO CASO

1. Construir raciocínio diagnóstico com base na anamnese e nos padrões de acometimento articular para abordagem do indivíduo com osteoartrite no contexto da atenção primária à saúde (APS).
2. Avaliar quais aspectos e manobras do exame físico são relevantes para adequada abordagem diagnóstica do caso.
3. Indicar e interpretar adequadamente exames complementares para a abordagem diagnóstica e o acompanhamento desses indivíduos.
4. Elaborar um plano terapêutico no contexto da APS para o manejo dos indivíduos com osteoartrite.
5. Discutir medidas preventivas primárias, secundárias e quaternárias para a osteoartrite.
6. Avaliar critérios de gravidade e indicação de encaminhamento especializado para osteoartrite de difícil manejo.

DESCRIÇÃO DO CASO

SUBJETIVO

Rita, mulher de 68 anos, chega ao ambulatório de cuidados primários queixando-se de dor em pequenas articulações das mãos há cerca de seis meses. A dor começou leve e vem piorando ao longo das semanas, sobretudo quando está trabalhando. Logo pela manhã ela tem dificuldade para segurar a escova de dentes pois sente as mãos duras, sensação que permanece por cerca de 15 a 20 minutos após acordar. Rita também conta que há cerca de dois anos sente dores nos joelhos, principalmente no direito. A dor é pior quando caminha e às vezes associada à falta de firmeza nas pernas, como se o joelho "fosse falhar". Nega ter reparado em sinais como edema ou calor nas articulações citadas.

Rita é costureira e mora em uma casa de dois andares. Está começando a ter dificuldades para subir as escadas até seu quarto devido à dor no joelho. Está bastante preocupada, pois acha que pode ter reumatismo e que isso vai afetar seu trabalho.

OBJETIVO

Rita encontra-se em bom estado geral, com exame de pele e sistemas sem alterações. Apresenta índice de massa corporal (IMC) de 29 (normal para a idade: 22-27). Nota-se aumento de volume nas articulações interfalangianas proximais e distais de ambas as mãos, com dor leve à palpação. O aumento de volume parece ter consistência endurecida, sem aumento de temperatura local. Há desvio lateral da falange distal no segundo dedo da mão direita, sinal de *squeeze* negativo, presença de crepitação grosseira no joelho direito e dor à extensão do joelho direito, porém com mobilidade preservada. Não há derrame articular, e as manobras para lesões meniscais são negativas.

Dois estudantes apresentam o caso ao seu preceptor, mas estão divergindo quanto à possibilidade de diagnóstico para Rita. Um deles afirma que se trata de um caso de osteoartrite, enquanto o outro defende que o caso se parece mais com artrite reumatoide.

NOTAS DE APRENDIZAGEM

POR QUE ESSE TEMA É RELEVANTE?

A osteoartrite é o distúrbio musculoesquelético mais prevalente em adultos com idade mais avançada, sendo joelhos, mãos e quadris os locais mais acometidos. Muitos indivíduos têm acometimento simultâneo de múltiplas articulações, levando a quadros de dor crônica e visitas frequentes ao serviço de saúde. É uma queixa frequente na atenção primária, e seus profissionais devem estar aptos a reconhecer, manejar clinicamente e propor medidas de prevenção para essa condição clínica. O apoio multiprofissional integrado para adequado manejo da osteoartrite também é desejável no contexto da APS.

OUTROS PONTOS QUE PODEM SER ESTUDADOS A PARTIR DO CASO

● **PERGUNTAS ABERTAS PARA RACIOCÍNIO DIAGNÓSTICO**

1. O padrão de sintomas articulares é compatível com um quadro inflamatório ou de origem mecânica? Que elementos da história suportam sua decisão?

2. Que itens e manobras não podem faltar no exame físico desta paciente?

3. Os achados de exame físico são compatíveis com um quadro de padrão inflamatório ou degenerativo? Que dados suportam essa análise?

4. Considerando os dados de vida, epidemiologia e quadro clínico, qual é a principal possibilidade diagnóstica para o quadro relatado? Quais os diagnósticos diferenciais nos quais devemos pensar?

5. Que exames complementares podem ser indicados nesse caso? Em qual ordem você desejaria pedir os exames?

6. Quais dados complementares de anamnese devem ser questionados, focando em ações de prevenção primária, para esta paciente?

● **PERGUNTAS FECHADAS PARA RACIOCÍNIO DIAGNÓSTICO**

1. Considerando as informações disponíveis no caso, qual alternativa contém a análise correta dos dados clínicos relatados?

A. O padrão insidioso da dor, a rigidez fugaz pela manhã e o aumento de volume das articulações são indicativos de padrão inflamatório articular
B. A piora aguda da dor, a limitação funcional articular e o sinal de *squeeze* negativo são indicativos de padrão inflamatório articular
C. A idade da paciente, o falseio em joelho e a deformidade em falange distal são indicativos de padrão degenerativo articular
D. A dor crônica, a crepitação e o comprometimento da articulação distal das mãos são indicativos de padrão degenerativo articular

Alternativa correta D

Comentários Quadros degenerativos articulares tendem a se apresentar com padrão de dor de início insidioso e contínuo ao longo do tempo, podendo ter períodos de intensificação em geral associados à sobrecarga articular. A dor ocorre predominantemente após uso repetido ou sobrecarga da articulação. O quadro pode ser acompanhado de rigidez pela manhã, porém de caráter fugaz, com duração menor que 30 minutos. Ao longo do tempo, podem surgir sinais de crepitação grosseira articular, assim como deformidades secundárias à formação de osteófitos e degeneração mecânica articular. A diminuição da funcionalidade articular acompanha a evolução crônica do quadro degenerativo. Por outro lado, o padrão inflamatório articular apresenta-se normalmente com dor de início mais agudo e com forte intensidade, acompanhada de sinais inflamatórios como calor, rubor e edema articular. A rigidez matinal das articulações tende a ser mais acentuada, podendo durar mais de uma hora.

2 Considerando o aumento de volume das articulações interfalangianas proximais e distais da mão, podemos afirmar:

A O aumento de volume por si só é indicativo de condição inflamatória nas articulações descritas
B A ausência de calor local nas articulações citadas é confirmatória de quadros degenerativos articulares crônicos
C O aumento de volume com consistência endurecida é compatível com presença de osteófitos locais
D O acometimento das articulações interfalangianas distais é compatível com quadro inflamatório

Alternativa correta C

Comentários Durante o exame articular, o aumento de volume articular pode representar a presença de inflamação ou de osteofitose/deformidades palpáveis, sendo que neste último caso pode-se diferenciar do processo inflamatório agudo pela consistência da articulação, que tende a ser mais endurecida, e pela ausência de calor local. Em situações de sobreuso articular na osteoartrite, pode-se encontrar um processo inflamatório agudo, incluindo aumento de calor e eritema local, porém a correlação com a história de dor crônica e o aumento de volume articular prévio auxiliam na diferenciação da origem do quadro.

3 O aumento de volume em articulações interfalangianas proximais e distais da mão relatado no caso refere-se possivelmente a:

A Nódulos de Heberden
B Nódulos de Bouchard
C Nódulos de Heberden e Bouchard
D Alterações compatíveis com a idade

Alternativa correta C

Comentários Em relação ao padrão de distribuição do acometimento das articulações das mãos, a osteoartrite pode afetar tanto as articulações interfalangianas proximais como as distais, sendo menos frequente o acometimento de punhos e articulações metacarpofalangianas. Quando se consegue notar à inspeção ou à pal-

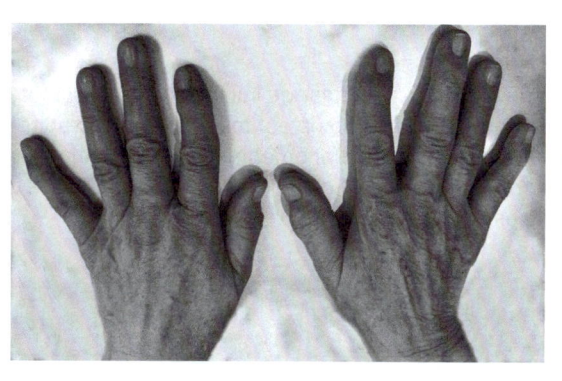

● **FIGURA 23.1**
Fotografia de mãos com osteoartrite nodal.
Nota-se a presença de nódulos de Heberden em 1ª, 2ª e 5ª articulações interfalangianas distais da mão esquerda e 1ª, 2ª, 3ª e 5ª da mão direita. Os nódulos de Bouchard são mais perceptíveis, nesta imagem, nas articulações interfalangianas proximais de 2º e 3º dedos de ambas as mãos.

pação esse volume no exame articular, pode-se registrar a presença de nódulos de Bouchard (interfalangiana proximal) e/ou nódulos de Heberden (interfalangiana distal) (Figura 23.1). O acometimento da articulação trapezometacarpiana do polegar pode ocorrer em conjunto com outras articulações ou isoladamente, recebendo a denominação de rizartrose.

4 Quais dos seguintes testes realizados durante o exame físico descartam mais fortemente a ausência de componente inflamatório como causa da dor?

A Teste de *squeeze* negativo
B Manobras meniscais negativas
C Checagem de crepitação articular
D Checagem de derrame articular

Alternativa correta A

Comentários Nas mãos, se há acometimento inflamatório das articulações metacarpofalangianas e interfalangianas proximais, podemos encontrar o sinal de *squeeze* positivo, caracterizado por dor à compressão conjunta dessas articulações pelo examinador. Havendo inflamação ativa articular, a presença de crepitação também pode ser encontrada, porém de caráter suave à palpação e à movimentação articular. O derrame articular pode estar presente tanto em processos inflamatórios como degenerativos, sendo mais comum no primeiro caso e presente no segundo caso, em geral, após evento de sobrecarga articular.

5 Qual é a principal hipótese diagnóstica para o quadro?

A Osteoartrite
B Artrite reumatoide
C Artrite psoriática
D Alterações compatíveis com a idade

Alternativa correta A

Comentários O quadro clínico se resume a dor articular de início insidioso, crônica, com rigidez matinal fugaz, presença de sinais como osteófitos em mãos e crepitação em joelhos, ausência de sinais inflamatórios e acometimento de articulações compatível com processo degenerativo articular. O conjunto de dados subjetivos e objetivos reforça o diagnóstico de osteoartrite.

6 Qual dado do caso NÃO pode ser considerado um fator de risco relacionado à osteoartrite?

A Idade
B Obesidade
C Atividade ocupacional
D Escadas na casa

Alternativa correta D

Comentários A osteoartrite tem sua prevalência aumentada com o avançar da idade, sendo cada vez mais necessário seu acompanhamento pela APS. Alguns fatores de risco têm forte associação com esta condição clínica, como obesidade, tipo de atividade ocupacional exercida ao longo da vida e traumas articulares prévios.

7 Qual(is) exame(s) complementar(es) está(ão) indicado(s) para avaliação diagnóstica?

A Radiografia de joelhos bilateralmente
B Ressonância magnética (RM) do joelho direito
C Provas de atividade inflamatória (velocidade de hemossedimentação [VHS]/proteína C-reativa)
D Dados clínicos são suficientes para o diagnóstico

Alternativa correta D

Comentários O diagnóstico da osteoartrite é essencialmente clínico, mas a radiografia e/ou a RM podem ser consideradas para auxílio em caso de dúvida diagnóstica ou suspeita de causas mais incomuns que justifiquem o caso.

8 Caso se opte pela realização de exame de imagem, o que seria esperado encontrar?

A Espaços articulares preservados
B Osteoporose periarticular bilateral
C Osteófitos em áreas periarticulares
D Destruição completa da articulação

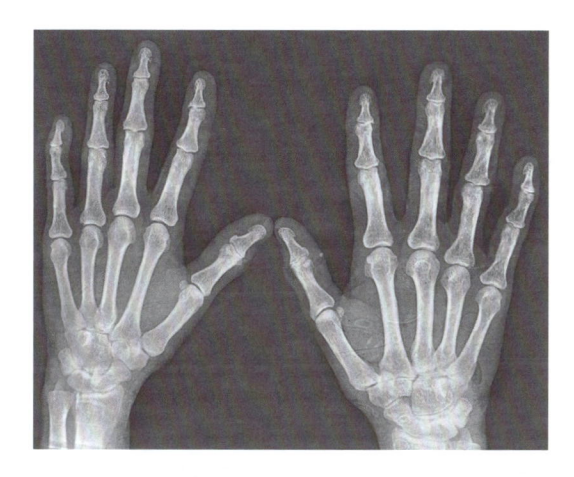

● **FIGURA 23.2**
Radiografia em AP de mãos com osteoartrite. Nota-se redução do espaço articular sobretudo em 1ª, 2ª e 5ª articulações interfalangianas distais da mão esquerda e 1ª, 2ª, 3ª e 5ª da mão direita, com formação de osteófitos marginais, mais notadamente na 2ª interfalangiana distal de ambas as mãos.

Alternativa correta C

Comentários As alterações mais comumente encontradas na osteoartrite incluem estreitamento do espaço articular, osteófitos, cistos subcondrais e esclerose subarticular (Figura 23.2).

9 Quando a solicitação de RM está indicada na avaliação da osteoartrite?

A Está indicada em todos os pacientes para a definição do prognóstico
B Está indicada em todos os pacientes para a confirmação diagnóstica
C Quando é necessário excluir outras etiologias para a dor articular
D Quando há suspeita de comprometimento de coluna lombossacral

Alternativa correta C

Comentários A RM pode estar indicada para excluir outras etiologias de dor, sobretudo em quadril ou joelhos, mas ela não está indicada na maior parte dos casos para confirmação diagnóstica e início do manejo clínico. Caso a osteoartrite de coluna esteja associada a sinais de déficit neurológico, a RM deve ser indicada para avaliação de estenose espinal ou compressão de raiz nervosa.

10 A intensidade da dor em pacientes com osteoartrite está associada a quais alterações radiológicas?

A Osteófitos nas regiões periarticulares afetadas
B Redução de espaços intra-articulares afetados
C Osteopenia e osteoporose periarticular difusa
D Não há correlação direta com as alterações

Alternativa correta D

Comentários As imagens radiográficas não apresentam correlação direta entre osteoartrite estrutural e presença de dor. A associação entre osteoartrite estrutural detectada em exames de imagem e dor torna-se mais evidente apenas na osteoartrite estrutural mais grave. Além dos mecanismos de dor nociceptiva periférica, a sensibilização à dor por meio de mecanismos de dor neuropática ou de dor central parece estar presente em uma grande proporção de pacientes com osteoartrite.

● PERGUNTAS ABERTAS PARA ABORDAGEM TERAPÊUTICA

1. Como explicar ao paciente seu diagnóstico e o prognóstico?
2. Qual é a melhor abordagem medicamentosa para controle da dor crônica na osteoartrite?
3. O que as melhores evidências científicas dizem sobre as medicações disponíveis para manejo da osteoartrite?
4. Como explicar as possibilidades terapêuticas?
5. Como planejar o compartilhamento multidisciplinar do cuidado depois da definição diagnóstica?
6. Quando encaminhar paciente com osteoartrite para avaliação de indicação cirúrgica?
7. Que medidas estão indicadas para prevenção primária, secundária e terciária da osteoartrite?
8. Quais aspectos do diagnóstico principal devem levantar alerta e podem ser pontos para a realização de ações para prevenção quaternária?

● PERGUNTAS FECHADAS PARA ABORDAGEM TERAPÊUTICA

1 Qual é a melhor abordagem medicamentosa inicial no tratamento do indivíduo com dor secundária à osteoartrite?

A Paracetamol
B Ibuprofeno
C Tramadol
D Corticosteroide

Alternativa correta A

Comentários Nas diferentes diretrizes pautadas em evidências para manejo da osteoartrite, os métodos não farmacológicos como educação em saúde, exercícios e perda de peso em caso de sobrepeso ou obesidade são amplamente recomendados e vistos como tratamento de primeira linha. Considerando a abordagem farmacológica, os medicamentos mais recomendados nas diretrizes incluem paracetamol e anti-inflamatórios não esteroides (AINEs), porém o uso do paracetamol também tem sido questionado por metanálises recentes, mostrando que seus benefícios são pequenos e não clinicamente significativos para a dor a curto prazo. Outros métodos de primeira linha, como AINEs tópicos, mostraram-se eficazes para alívio da dor na osteoartrite em comparação com placebo e tendo baixos eventos adversos gastrintestinais ou renais graves. Os AINEs orais demonstraram ser eficazes em termos de melhora clinicamente relevante da dor e da função, porém, considerando seus efeitos adversos, devem ser usados pelo menor tempo possível e na menor dose praticável.

2 Qual é o tratamento que tem mais evidências de efeito no manejo de longo prazo da osteoartrite?

A Glucosamina
B Paracetamol
C Colágeno
D Reabilitação

Alternativa correta D

Comentários A reabilitação com exercícios de fortalecimento e exercícios aeróbicos é particularmente útil para diminuir a dor e melhorar a mobilidade e a funcionalidade articular, sendo um dos elementos-chave do tratamento da osteoartrite. Ainda há muita controvérsia nas diretrizes sobre o uso de hialuronanos intra-articulares, glucosamina, condroitina ou colágeno, mas estes em geral não são recomendados rotineiramente pela ausência de evidência robusta de seu efeito *versus* placebo. Sua indicação deve ser personalizada e realizada em decisão compartilhada e bem-informada sobre seu custo-benefício.

3 Qual é o papel dos profissionais de fisioterapia e educação física supervisionada no manejo da osteoartrite?

A Atividades corporais em grupo supervisionadas pelo educador físico estão indicadas em todas as etapas do manejo terapêutico
B Atividades individuais de orientação e fortalecimento muscular conduzidas pelo educador físico ajudam na melhora da funcionalidade
C As atividades supervisionadas pelo educador físico estão indicadas antes da cirurgia; e a fisioterapia, após a cirurgia
D A reabilitação na osteoartrite deve ser realizada pelo profissional da fisioterapia; e as atividades de prevenção, pelo educador físico

Alternativa correta B

Comentários Os exercícios têm efeitos importantes na dor e na melhora da funcionalidade nos pacientes com osteoartrite. Uma combinação de exercícios aeróbicos e de fortalecimento em geral é indicada, mas a prescrição ideal deve ser individualizada, podendo ser feita tanto pelo profissional da fisioterapia quanto pelo educador físico, idealmente em parceria para personalização do plano terapêutico.

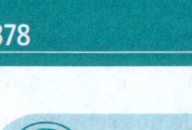

4 Qual das seguintes condutas teria maior impacto na redução da dor e melhora da funcionalidade articular a longo prazo para o caso relatado?

A   Iniciar reabilitação física com fisioterapia
B   Iniciar programa de perda de peso corporal
C   Orientar mudança para casa sem escadas
D   Encaminhar para avaliação de artroplastia

Alternativa correta B

Comentários Diferentes estudos e diretrizes apontam que a perda de peso por meio de dieta e exercícios está associada à redução de dor em pacientes com sobrepeso ou obesidade, sobretudo em acometimento articular de membros inferiores. Também é indicada como prevenção primária para a osteoartrite.

5 Qual a alternativa correta sobre a indicação de intervenção cirúrgica nesse caso?

A   A cirurgia poderá ser feita quando houver dor persistente por mais de dois anos do início dos sintomas
B   A cirurgia poderá ser feita caso não haja resposta nos próximos meses, sendo indicada a artroscopia
C   A cirurgia poderá ser indicada se a dor continuar persistente mesmo após as terapias conservadoras
D   A cirurgia poderá ser indicada nos próximos meses para preservar sua qualidade de vida pela idade

Alternativa correta C

Comentários Os pacientes que se apresentam com dor persistente apesar das múltiplas modalidades de tratamento ou cuja dor exige opioides regulares ou causa incapacidade grave devem ser encaminhados para um ortopedista, que vai considerar a cirurgia de substituição articular (artroplastia). Levando em conta os múltiplos mecanismos envolvidos na dor crônica em pacientes com osteoartrite, os níveis pré-operatórios de dor, a existência de comorbidades/depressão e a presença de dor concomitante em outras articulações estão associados a um risco aumentado de desfecho desfavorável da dor após a cirurgia, devendo-se atentar a esses fatores no planejamento da indicação cirúrgica.

MENSAGENS-CHAVE

- A prevalência global de osteoartrite está aumentando, e a carga da doença aumentará (ela será uma das doenças mais prevalentes nas próximas décadas).
- Não são necessários exames de imagem para diagnosticar a osteoartrite.
- A abordagem terapêutica mais adequada envolve educação, exercícios e perda de peso, se necessário.
- As evidências científicas disponíveis até o momento ainda não apontam para a existência de tratamento modificador do curso da osteoartrite, sendo que a personalização do tratamento é indicada para melhor controle da dor e funcionalidade do paciente.
- Tratamentos inadequados, incluindo artroscopia e opioides, devem ser ativamente desencorajados com foco na prevenção quaternária.
- A seleção cuidadosa de candidatos adequados para encaminhamento cirúrgico e substituição da articulação pode otimizar os resultados.
- Para todo paciente no cenário de atenção primária, existem recomendações de medidas de prevenção que devem ser aplicadas.

REFERÊNCIAS E MATERIAL DE APOIO PARA APROFUNDAMENTO NO TEMA

Canadian Orthopaedic Association, Canadian Arthroplasty Society, Arthroscopy Association of Canada, Canadian Orthopaedic Foot and Ankle Society, Canadian Shoulder and Elbow Society. Sixteen tests and treatments to question in orthopaedics. Toronto: Choosing Wisely Canada; 2023 [capturado em 21 maio 2024]. Disponível em: https://choosingwiselycanada.org/ recommendation/orthopaedics/?highlight=osteoarthritis.

Deveza LA, Hunter D, Sco P. Overview of the management of osteoarthritis. In: UpToDate. Waltham: UpToDate; 2023 [capturado em 21 maio 2024]. Disponível em: https://www.uptodate.com/contents/overview-of-the-management-of-osteoarthritis.

Hunter DJ, Bierma-Zeinstra S. Osteoarthritis. Lancet. 2019;393(10182):1745-59. Hunter D, Scott DL. Osteoarthritis. BMJ Best Practice. [Internet]. 2023 [capturado em 16 ago 2024]. Disponível em: https://bestpractice.bmj.com/topics/pt-br/192.

Martel-Pelletier J, Maheu E, Pelletier JP, Alekseeva L, Mkinsi O, Branco J, et al. A new decision tree for diagnosis of osteoarthritis in primary care: international consensus of experts. Aging Clin Exp Res. 2019;31(1):19-30.

NÃO AGUENTO MAIS ACORDAR À NOITE COM ESSES CALORÕES!

CAMILA GIUGLIANI

SINOPSE

Trata-se de um caso de abordagem da saúde da mulher no período do **climatério** cuja queixa principal é o sono prejudicado, com consequente cansaço e desânimo. O quadro clínico é caracterizado pela presença de sintomas vasomotores (fogachos e sudorese, principalmente à noite), irritabilidade e sintomas depressivos, além de ardência para urinar. O exame físico demonstra sinais de atrofia urogenital. O caso enfoca a abordagem integral de uma mulher que está vivenciando a síndrome do climatério.

OBJETIVOS DE APRENDIZAGEM DO CASO

1. Elaborar raciocínio diagnóstico, com base na anamnese e no exame físico, para abordagem da pessoa em processo de envelhecimento que apresenta sintomas climatéricos.
2. Construir o diagnóstico diferencial da síndrome climatérica, com base nos sintomas e sinais que se apresentam.
3. Indicar, de forma racional, exames complementares nesse contexto, conforme avaliação de riscos, custos e benefícios.
4. Conduzir uma abordagem integral da pessoa que vivencia a síndrome climatérica, considerando seu contexto, suas preferências e os custos envolvidos.
5. Conhecer as principais estratégias terapêuticas no contexto da síndrome climatérica.
6. Elaborar um plano terapêutico com foco na qualidade de vida da pessoa, baseado na decisão compartilhada.

7. Construir estratégias de prevenção dos principais agravos e de promoção da saúde nesse ciclo de vida, conforme recomendações baseadas em evidências.

8. Reconhecer oportunidades de abordagem de problemas estruturais que atravessam a prática médica, como o sexismo e o racismo, e adotar condutas afirmativas – feministas e antirracistas –, desenvolvendo atitudes sensíveis às questões de gênero, raça, classe e diversidade.

DESCRIÇÃO DO CASO

SUBJETIVO

Ísis, mulher preta de 53 anos, vem à consulta por queixa de dificuldade para dormir. Relata que tem dormido mal nos últimos meses, pois se acorda muitas vezes, com calorões no peito e na face, que a fazem suar muito. Quando sente o calorão, destapa-se, mas depois fica com frio. Com isso, não consegue dormir uma boa noite de sono e se sente sempre muito cansada. Também acha que anda irritada, sensível e mais triste e desanimada que de costume.

Além disso, sente um pouco de ardência ao urinar e às vezes perde urina involuntariamente, sobretudo quando faz esforços ou se tem uma tosse forte.

Ísis tem hipertensão e diabetes tipo 2, faz acompanhamento regular no posto de saúde e usa hidroclorotiazida, enalapril e metformina. Sua mãe faleceu devido a um infarto do miocárdio aos 66 anos. Não tem informação sobre a saúde do pai. Tem duas irmãs com diabetes. Desconhece casos de câncer de mama ou útero na família.

Sua menstruação parou aos 51 anos. Teve quatro filhos por parto vaginal. No momento, está sem parceria sexual, mas, antes de ficar assim, mais cansada e deprimida, estava saindo com um homem que conheceu no trajeto para o trabalho, pois pegavam sempre o mesmo ônibus. Costumavam ter bons encontros e relações sexuais satisfatórias, até que ela começou a ficar sem vontade, e o homem a deixou.

Ísis mora em uma casa de três cômodos, com uma filha e dois netos. Seu filho mais novo morreu há dois anos, durante uma troca de tiros entre a polícia e as gangues. O filho mais velho mora em outra cidade, pois teve uma oportunidade de emprego e lá constituiu família. O outro filho está preso, por envolvimento com tráfico de drogas. O pai dos filhos bebia muito e às vezes ficava agressivo com ela e com os filhos. Um dia, há 20 anos, ele saiu de casa e nunca mais voltou. Hoje sua vida se resume a ir de casa para o trabalho e do trabalho para casa. Trabalha há cinco anos com serviço de limpeza em uma escola de educação infantil. Em casa, ocupa-se com o trabalho doméstico e cuida dos netos. Praticamente não tem saído para passear. O dinheiro quase não chega para pagar as contas e alimentar a família.

OBJETIVO

Ao exame físico, Ísis se encontra em bom estado geral, com humor algo deprimido, mas conversando bastante. Apresenta índice de massa corporal (IMC) de 28, pressão arterial (PA) de 140 × 80 mmHg e frequência cardíaca (FC) de 80 bpm. A ausculta cardiopulmonar e a palpação da tireoide não têm particularidades. As extremidades apresentam-se sem edemas, e as mamas sem nodularidades. Ao exame ginecológico, visualiza-se mucosa vaginal atrófica (epitélio afinado, sem rugosidades e com pouca lubrificação).

> *A estudante chega para discutir o caso com sua preceptora. Primeiramente, verbaliza estar tocada com a história de vida de Ísis e que pode imaginar o sofrimento pelo qual está passando. Relata para sua preceptora que entende ser uma mulher com sintomas da menopausa, mas que há muitos elementos a considerar na avaliação do caso. A preceptora, então, auxilia a estudante no seu raciocínio diagnóstico inicial e entra na sala para ver a paciente.*

NOTAS DE APRENDIZAGEM

POR QUE ESSE TEMA É RELEVANTE?

A menopausa é definida como a última data em que a mulher apresentou sangramento menstrual. É identificada retrospectivamente, 12 meses após a ocorrência da última menstruação. Em média, as mulheres entram na menopausa com 51 anos; portanto, junto com uma série de mudanças na vida, relacionadas ao processo de envelhecimento e à transição do período reprodutivo para o não reprodutivo. A chamada "síndrome do climatério" se refere ao conjunto de sintomas e sinais que podem apresentar-se nessa fase da vida, em decorrência da interação entre fatores socioculturais, psicológicos e biológicos. Estudos mostram que 60 a 86% das mulheres na menopausa apresentam algum sintoma que motiva a procura por um profissional de saúde, sendo, por conseguinte, uma situação muito frequente.

Para muitas mulheres, é uma fase difícil, acompanhada de sintomas físicos e psíquicos que causam prejuízo ao seu bem-estar. A depender dos fatores protetores *versus* de risco no seu ambiente (rede social e de apoio, coesão e pertencimento social, situação econômica, violência e discriminação, entre outros), sua qualidade de vida pode ser mais ou menos afetada.

Alguns sintomas comuns no climatério são fogachos (ou ondas de calor, calorões), insônia, irritabilidade, sintomas depressivos, diminuição da libido, falta de lubrificação vaginal e dor na relação sexual (dispareunia), ardência para urinar, incontinência urinária, entre outros. Cada mulher vivencia esses sintomas de forma única, dependendo do seu contexto. Para algumas mulheres, a síndrome climatérica afeta marcadamente a identidade e os relacionamentos, com impacto em várias esferas da vida, sendo, portanto, uma situação que não pode ser subestimada pelo profissional de saúde. Assim, os profissionais da atenção primária devem estar aptos a reconhecer os sinais e sintomas climatéricos, avaliando cada pessoa dentro do seu contexto, com competência cultural e sensibilidade às questões de gênero, raça, classe e diversidade. Devem também conhecer as principais abordagens terapêuticas, medicamentosas ou não, e desenvolver habilidades para a tomada de decisão compartilhada, considerando riscos, benefícios, custos e preferências envolvidos.

Cabe aqui uma consideração com relação à terminologia de gênero: embora o termo "mulher" seja usado neste capítulo, é importante reconhecer que ele não capta todas as pessoas que vivenciam a menopausa. Atenção deve ser dada a todos os gêneros, assim como ao quesito orientação sexual. O caso exemplificado neste capítulo é de uma mulher cisgênero heterossexual. As especificidades de cada situação devem ser cuidadosamente consideradas.

OUTROS PONTOS QUE PODEM SER ESTUDADOS A PARTIR DO CASO

Este caso pode ser útil tanto para estudantes de graduação como residentes. Pode ser discutido em pequenos ou grandes grupos.

● **PERGUNTAS FECHADAS PARA RACIOCÍNIO DIAGNÓSTICO**

1 Considerando os sintomas e sinais do caso relatado, qual alternativa contém a avaliação correta em relação à hipótese diagnóstica?

A Os fogachos e a atrofia urogenital são característicos da síndrome climatérica
B O cansaço e os sintomas depressivos são definidores da síndrome climatérica
C A insônia, a tristeza e o desânimo fazem pensar primeiramente na hipótese de hipotireoidismo
D Os sintomas podem ser explicados pela situação de vida difícil da paciente, com muitas perdas, levando a um transtorno depressivo

Alternativa correta A

Comentários A síndrome do climatério se caracteriza por um conjunto de sinais e sintomas decorrentes de fatores biológicos, psicológicos e socioculturais. Os sintomas físicos mais característicos são os vasomotores, conhecidos como fogachos ou calorões, que costumam vir acompanhados de sudorese e despertares noturnos. Também é característico o desconforto geniturinário (ardência e/ou urgência para urinar, dispareunia). Outros sintomas comuns no climatério são oscilações de humor, mudanças cognitivas, diminuição do desejo sexual, perda óssea, aumento da gordura abdominal e disfunção metabólica.

2 Considerando as informações disponíveis no caso, qual alternativa inclui outras possibilidades diagnósticas a serem levantadas?

A Hipotireoidismo, deficiência de vitamina D e transtorno cognitivo leve
B Transtorno depressivo, hipotireoidismo e infecção urinária

C   Deficiência de vitamina B_{12}, anemia ferropriva e transtorno depressivo
D   Neoplasia hematológica, hipotireoidismo e infecção urinária

Alternativa correta B

Comentários Na abordagem diagnóstica deste caso, é correto levantar as seguintes hipóteses de diagnóstico diferencial: transtorno depressivo (a paciente tem sintomas compatíveis e diversos estressores contextuais); hipotireoidismo (é uma condição prevalente nessa faixa etária, podendo apresentar-se com cansaço, desânimo, lentidão); e infecção urinária (embora o exame físico evidencie sinais de atrofia, pode também haver infecção, e a própria atrofia pode levar à infecção). Essas condições podem coexistir, junto com a síndrome climatérica, por isso é importante avaliar mais detalhadamente, para chegar-se à abordagem terapêutica mais adequada. A paciente não apresenta sintomas ou sinais de deficiência vitamínica ou de transtorno cognitivo, tampouco há informações que levantem a suspeita de uma neoplasia hematológica.

3 Sobre os sintomas vasomotores, é correto afirmar que:

A   São mais pronunciados após a primeira década desde a última menstruação
B   Costumam ser acompanhados de bradicardia e vasoconstrição periférica
C   Consistem em sensação súbita de calor na região central do corpo, principalmente nas extremidades (mãos e pés)
D   Podem ocorrer durante a madrugada, causando insônia

Alternativa correta D

Comentários Os fogachos são mais pronunciados nos primeiros 5 a 7 anos da menopausa, mas podem persistir por mais de uma década. Consistem em sensação súbita de calor na região central do corpo, principalmente em face, tórax e pescoço, e duram cerca de 3 a 4 minutos. Costumam ser acompanhados de aumento da frequência cardíaca, vasodilatação periférica, elevação da temperatura cutânea e sudorese. É comum sua ocorrência durante a madrugada, o que pode levar à insônia. Despertares noturnos frequentes são comuns na menopausa.

4 No caso relatado, para fechar o diagnóstico de síndrome climatérica, está indicado solicitar exame complementar? Marque a alternativa correta.

A   Não, pois não há exame específico que sinalize a transição menopausal
B   Sim, a realização dos exames hormônio folículo-estimulante (FSH), estradiol e testosterona é necessária para confirmação diagnóstica
C   Não, pois em caso de sintomatologia típica em mulheres com idade compatível, o diagnóstico é eminentemente clínico
D   Sim, está indicado solicitar ultrassonografia transvaginal para verificar a espessura endometrial

Alternativa correta C

Comentários Para mulheres com idade superior a 45 anos e sintomatologia típica da menopausa, o diagnóstico de síndrome climatérica é clínico. Havendo dúvida diagnóstica, pode-se solicitar a dosagem do FSH. Recomenda-se a realização de duas dosagens com intervalo de 4 a 6 semanas, esperando-se encontrar valores acima de 25 a 30 mUI/mL.

5 Na abordagem da mulher no climatério, é importante fazer uma avaliação do seu contexto de vida, pois costumam ser comuns nessa fase, EXCETO:

A Perdas (aposentadoria, saída dos filhos de casa, morte de pessoas próximas)
B Disfunções sexuais (diminuição da libido, dispareunia)
C Diminuição da autoestima
D Ampliação da rede de apoio

Alternativa correta D

Comentários A abordagem da mulher no climatério deve ser integral, com escuta sensível sobre como ela está vivenciando esse processo. Perguntar ativamente sobre perdas, rede de apoio, relacionamentos, sexualidade, violências e hábitos de vida é muito importante para uma compreensão mais apurada do quadro clínico em seu devido contexto. Nesse período, são frequentes as perdas (do trabalho, dos filhos em casa, do cônjuge, de pessoas próximas), as disfunções sexuais, a baixa autoestima e a fragilização da rede de apoio. O processo de envelhecimento pode ser muito desestabilizador para algumas mulheres, e para outras menos, o que depende da cultura, das experiências e das vulnerabilidades. O manejo do profissional da APS será mais adequado quanto melhor for sua compreensão do processo para aquela pessoa específica. É fundamental também desenvolver uma abordagem sensível aos determinantes sociais da saúde: no caso em questão, fica evidente a questão de gênero (uma mulher e mãe trabalhadora, cujo ex-cônjuge praticava violência contra ela e os filhos), de raça (uma mulher preta, cuja história de vida não se descola do racismo estrutural) e de classe (uma mulher que trabalha o dia todo, recebe um salário baixo, sem segurança financeira). Um grande estudo realizado nos Estados Unidos (Study of Women's Health Across the Nation [SWAN]) mostrou que mulheres negras tinham sintomas de menopausa mais graves e duradouros, e até o momento esse fato não tem uma explicação biológica.[1]

6 No caso em questão, é importante avaliar a saúde mental, pois:

A Mulheres na menopausa estão em risco maior de ter episódio depressivo
B Mulheres com histórico de depressão acabam por sofrer menor impacto das flutuações hormonais
C O uso concomitante de medicamentos antidepressivos e reposição hormonal está proscrito
D Mudanças cognitivas indicam provável aumento do risco de demência

Alternativa correta A

Comentários Em comparação com a pré-menopausa, mulheres na menopausa têm um risco até três vezes maior de apresentar um episódio depressivo maior, independentemente de história prévia. Já as mulheres com histórico de depressão têm risco maior de recorrência. Isso pode acontecer em razão das flutuações hormonais em conjunto com os estressores contextuais que ocorrem nessa fase da vida. Assim, é fundamental explorar a presença de sintomas depressivos, angústia, ansiedade, estresse, sobrecarga e sua relação com os acontecimentos da vida. A paciente deste caso apresenta sintomas depressivos e diversos estressores, além de uma história de vida marcada por eventos traumáticos. Ou seja, é provável que seus sintomas não sejam decorrentes unicamente das mudanças hormonais, mas podem ter sido agravados por elas. Essa avaliação será de suma relevância para discutir com ela as opções terapêuticas.

7 Considerando a idade da paciente (53 anos) e sua condição de saúde, que ações preventivas estão indicadas?

A Rastreamento para osteoporose, câncer de mama, câncer de colo uterino, câncer endometrial e câncer de cólon
B Avaliação do risco cardiovascular global; rastreamento para câncer de mama, câncer de colo uterino e câncer de cólon; rastreamento e aconselhamento para infecções sexualmente transmissíveis
C Avaliação do risco cardiovascular global; rastreamento para câncer de mama, câncer endometrial e câncer de colo uterino
D Rastreamento para osteoporose, câncer de mama, câncer endometrial e câncer de cólon; rastreamento e aconselhamento para infecções sexualmente transmissíveis

Alternativa correta B

Comentários Toda mulher no climatério deve ter seus fatores de risco cardiovascular avaliados: hipertensão, diabetes, tabagismo, dislipidemia, sedentarismo, obesidade. No caso relatado, a paciente já tem diagnóstico de hipertensão e diabetes, e os demais elementos devem ser explorados (perfil lipídico, tabagismo) para avaliar-se o risco cardiovascular global. Além disso, o rastreamento para câncer de mama, colo uterino e cólon está indicado para a faixa etária da paciente, conforme protocolos vigentes. O rastreamento de câncer endometrial não está indicado, a não ser em situações específicas (como história familiar de síndrome de Lynch). O rastreamento para osteoporose se baseia na presença de fatores de risco, estando indicado quando há alto risco ou em mulheres com 65 anos ou mais. Os fatores de risco para osteoporose incluem uso de corticoide em dose superior a 5 mg de prednisona/dia por três meses ou mais; baixo peso; tabagismo atual; artrite reumatoide; menopausa antes dos 45 anos; antecedente de fratura por fragilidade óssea; pais com antecedente de fratura de quadril; e etilismo (consumo de 3 ou mais unidades de álcool/dia). A calculadora FRAX-Brasil pode ser utilizada para avaliar a necessidade de densitometria. As infecções sexualmente transmissíveis não devem ser subestimadas na menopausa, e o rastreamento e aconselhamento devem ser realizados de acordo com a história de cada paciente.

- ## PERGUNTAS ABERTAS PARA RACIOCÍNIO DIAGNÓSTICO

1 Quais sintomas e sinais são compatíveis com o diagnóstico de síndrome climatérica?

Comentários Ísis apresenta vários sintomas compatíveis com síndrome climatérica: fogachos, insônia, irritabilidade, desânimo, cansaço, diminuição da libido, ardência para urinar e incontinência urinária. No exame físico, foi observada atrofia vaginal, além de humor deprimido.

2 Algum exame complementar poderia ser indicado neste caso para fins diagnósticos? Se sim, qual(is) exame(s)?

Comentários Sugere-se pensar sobre a necessidade ou não de solicitar exames complementares. Para diagnóstico de síndrome climatérica, não são necessários no caso de Ísis, conforme tratado na Questão fechada 4. No entanto, podem-se sugerir alguns exames complementares para diagnóstico diferencial, como tratado na Questão fechada 2.

3 Considerando o contexto da paciente e os dados clínicos, que outras possibilidades diagnósticas deveríamos levar em conta?

Comentários Discutir sobre o diagnóstico diferencial da síndrome climatérica, a partir dos sintomas apresentados pela paciente: poderia tratar-se de um transtorno depressivo? Hipotireoidismo? Ísis poderia estar apresentando uma infecção do trato urinário?

4 A paciente se beneficiaria de alguma intervenção de rastreamento? Se sim, qual(is) e com que objetivo?

Comentários Nesta pergunta, é importante discutir sobre o papel do médico de família e comunidade em abordar a paciente como um todo. Ao mesmo tempo que são avaliadas as queixas principais, devemos também pensar na prevenção de agravos conforme a condição e a faixa etária da paciente. Este tópico é tratado na Questão fechada 7.

5 Como as questões de gênero, raça e classe atravessam a vida desta paciente e que impacto produzem?

Comentários Sugere-se pensar e discutir sobre a determinação social da saúde e da doença, a partir de alguns elementos apresentados na história de Ísis: mulher preta, que vive em condição de insegurança financeira, tem um trabalho precário e uma vida atravessada pela violência de gênero e de raça. Que evidências de violência aparecem no caso? Seria diferente se fosse uma mulher branca? Como? E se fosse uma mulher pertencente a uma classe social mais favorecida? E se fosse um homem? A Questão fechada 5 também trata deste assunto.

• PERGUNTAS FECHADAS PARA ABORDAGEM TERAPÊUTICA

1 Em relação aos sintomas vasomotores apresentados no caso, qual é o tratamento mais eficaz?

A   Terapia de reposição hormonal
B   Sulpirida
C   Fitoestrogênios
D   Inibidores seletivos da recaptação de serotonina

Alternativa correta A

Comentários A terapia de reposição hormonal é o tratamento mais eficaz para o controle dos sintomas vasomotores moderados a graves. A decisão sobre seu uso deve ser apoiada em critérios clínicos, riscos e contraindicações, custos e preferências da paciente. Atualmente, a terapia hormonal está indicada na presença de sintomas vasomotores moderados a graves e na síndrome geniturinária da menopausa. Além disso, está indicada na menopausa precoce (antes dos 40 anos de idade).

2 Com relação à terapia de reposição hormonal, é correto afirmar que:

A   O uso de estrogênio isolado é o mais recomendado em mulheres com útero
B   Deve ser iniciado em mulheres pós-menopáusicas com mais de 60 anos
C   Não há associação com câncer de ovário
D   As mulheres devem ser informadas sobre o aumento de peso, de aproximadamente 10%, associado ao seu uso

Alternativa correta C

Comentários Em pessoas com útero usando terapia hormonal, há necessidade do uso concomitante de um progestogênio, seja de maneira cíclica ou contínua, para prevenção de hiperplasia endometrial. São candidatas à terapia de reposição hormonal, na ausência de contraindicações, mulheres com sintomas vasomotores moderados a graves, com idade menor que 60 anos, na perimenopausa ou com menos de 10 anos de menopausa. A terapia de reposição hormonal não está associada a aumento de risco de câncer de ovário, nem está diretamente relacionada a aumento de peso, mas este pode acontecer em função de vários fatores, sobretudo as mudanças metabólicas que ocorrem na menopausa.

3. A via de administração mais segura e eficaz para terapia de reposição hormonal no caso relatado é:

A Oral
B Sublingual
C Vaginal
D Transdérmica

Alternativa correta D

Comentários Considerando que a paciente tem hipertensão, diabetes, dislipidemia e história familiar de infarto, estamos diante de uma pessoa com risco cardiovascular aumentado. Assim, é preciso fazer uma avaliação de riscos e benefícios, em conjunto com a paciente. Os hormônios por via oral podem aumentar o risco de doença cerebrovascular e tromboembolismo venoso em pessoas com fatores de risco, devido ao metabolismo hepático de primeira passagem. A via transdérmica (adesivos e gel) não tem esse risco, por isso é considerada mais segura nesses casos. No entanto, os custos, a disponibilidade e as preferências da paciente devem ser levados em conta. A via vaginal também é considerada segura em pessoas com alto risco cardiovascular, porém não é eficaz para tratamento de sintomas vasomotores.

4. São contraindicações para a terapia de reposição hormonal combinada (estrogênio + progestogênio):

A Câncer de mama atual ou pregresso, doença hepática descompensada e sangramento uterino anormal de causa desconhecida
B Lesão precursora de câncer de mama, hipotireoidismo não controlado e dislipidemia
C Doença tromboembólica, lesão precursora de câncer de mama e litíase biliar sintomática
D Sangramento uterino anormal de causa desconhecida, câncer de endométrio e hipotireoidismo não controlado

Alternativa correta A

Comentários São contraindicações à terapia hormonal combinada (contendo estrogênio e progestogênio): sangramento uterino anormal de causa desconhecida, doença hepática descompensada, neoplasia de mama ou endométrio, lesão precursora do câncer de mama, doenças coronariana e cerebrovascular, doença tromboembólica, lúpus eritematoso sistêmico com elevado risco tromboembólico e porfiria cutânea tardia. Mulheres com história pregressa de câncer de mama devem evitar a terapia de reposição hormonal pela elevação do risco de recorrência. Nos casos de doenças tromboembólica, coronariana e cerebrovascular, a via de administração transdérmica/percutânea pode ser considerada. Com relação ao câncer de mama, a terapia de reposição hormonal por até cinco anos não parece aumentar o risco. Após cinco anos, o risco atribuível é de 0,8 caso/1.000 mulheres. A terapia com estrogênio isolado, em mulheres sem útero, não aumenta o risco de câncer de mama. No caso de terapia de reposição hormonal combinada, o risco é menor com progesterona micronizada (em comparação com a sintética) e com uso intermitente ou cíclico (em comparação com uso contínuo).

5 Qual é o tratamento mais indicado para síndrome geniturinária (ardência para urinar, urgência urinária, ressecamento vaginal, prurido, dispareunia, infecções urinárias)?

A Fitoestrogênio por via vaginal
B Progestogênio por via vaginal
C Estrogênio por via oral
D Estrogênio por via vaginal

Alternativa correta D

Comentários Para os sintomas geniturinários, o tratamento mais eficaz é o estrogênio por via vaginal (estrogênios conjugados, estriol, promestrieno, estradiol). A recomendação é de uso diário no primeiro mês e manutenção com 1 a 4 vezes na semana. Não é necessário usar progestogênio quando o uso de estrogênio for somente por via vaginal. Cremes vaginais hidratantes e lubrificantes íntimos também ajudam no controle dos sintomas e podem ser oferecidos às mulheres que não desejam o tratamento hormonal. No caso de incontinência urinária, recomendam-se também exercícios de fisioterapia pélvica. Se a atrofia urogenital for proeminente, indica-se uso de estrogênio vaginal pelo menos cinco dias antes da coleta de exame citopatológico, pois a atrofia pode ser desconfortável para a mulher e ainda prejudicar a qualidade da amostra.

6 Na abordagem da mulher que está vivenciando a menopausa, é importante perguntar e orientar sobre elementos não farmacológicos, como:

A Evitar exercícios físicos com médio e alto impacto
B Incentivar dieta pobre em gordura e rica em fibras e cálcio
C Evitar exposição solar, devido ao aumento de risco de câncer de pele
D Fazer terapia cognitivo-comportamental

Alternativa correta B

Comentários É fundamental perguntar sobre os hábitos de vida da mulher e incentivar alimentação pobre em gorduras e rica em fibras e cálcio, prática de atividades físicas (de acordo com as particularidades de cada uma), diminuição do estresse, higiene do sono, exposição ao sol em horário adequado, cessação do tabagismo e cuidado com álcool em excesso. Mas essa abordagem deve ser feita considerando os determinantes sociais que atravessam a vida da pessoa: ela tem acesso a uma alimentação saudável? Quais são as barreiras? No seu contexto de vida, quais são as possibilidades para realização de atividades físicas? No caso do uso de cigarro e álcool, como se caracteriza esse uso? O profissional de saúde deve estar atento e sensível a essas e muitas outras questões do contexto social. Na medida do possível, essas mudanças nos hábitos de vida podem ser benéficas, diminuindo os sintomas da síndrome climatérica, inclusive os vasomotores, quando leves. Usar roupas leves e arejadas, leques, diminuir a temperatura ambiente, evitar consumo de álcool e alimentos muito condimentados também podem ajudar no controle dos fogachos de intensidade leve. A menopausa é um período propício para conversar sobre as mudanças corporais, estimulando o conhecimento sobre o próprio corpo. Também é apropriado abordar elementos positivos, como as relações afetivas, sociais e de trabalho que melhoram sua autoestima.

7 No caso de Ísis, considerando seu perfil de risco cardiovascular e os sintomas depressivos, que outras opções terapêuticas poderiam ser consideradas no manejo do caso?

A   Inibidor seletivo da recaptação de serotonina e abordagens comunitárias como grupos de apoio emocional e grupos de mulheres
B   Antidepressivo tricíclico e terapia cognitivo-comportamental
C   Tibolona e fitoestrogênios
D   Sulpirida e terapia cognitivo-comportamental

Alternativa correta A

Comentários No caso relatado, o alto risco cardiovascular de Ísis pode pesar desfavoravelmente na decisão compartilhada sobre uso de terapia de reposição hormonal. E considerando que a paciente tem um possível transtorno depressivo concomitante à síndrome climatérica, o uso de um antidepressivo do grupo dos inibidores seletivos da recaptação de serotonina, que são os mais estudados, pode ser uma boa opção. Sempre que possível, é importante oferecer à paciente abordagens não medicamentosas que possam auxiliar na elevação da sua autoestima e na ampliação da sua rede de apoio. Grupos de apoio emocional e grupos de mulheres, conduzidos na unidade de saúde ou em outros espaços, podem ser ótimas opções. A prática de atividades físicas em grupo, a inclusão em atividades de socialização e geração de renda, trabalhos artísticos, hortas comunitárias são algumas opções de envolvimento para produção de saúde. A equipe multiprofissional, em especial o agente comunitário de saúde, tem um papel importante nessa abordagem.

● PERGUNTAS ABERTAS PARA ABORDAGEM TERAPÊUTICA

1 Qual é a melhor abordagem medicamentosa para os sintomas vasomotores?

Comentários Sugere-se avaliar as indicações de tratamento medicamentoso, sendo que os sintomas da paciente apontam para a indicação de reposição hormonal. A Questão fechada 1 da abordagem terapêutica pode ser consultada para mais detalhes.

2 Quais fatores de risco e contraindicações devem ser considerados na decisão sobre a terapia de reposição hormonal?

Comentários Esta questão levanta a discussão sobre fatores de risco e contraindicações à terapia hormonal, assim como outros elementos que devem fazer parte da decisão compartilhada (medos, anseios, preferências, custos, conveniência). As Questões fechadas 2 e 4 da abordagem terapêutica contêm mais detalhes.

3 Qual é a melhor abordagem medicamentosa para os sintomas geniturinários?

Comentários A Questão fechada 5 sobre tratamento é direcionada a este assunto.

4 Quais opções medicamentosas não hormonais podem ser consideradas no manejo?

Comentários Este aspecto também é tratado na Questão fechada 7.

5 Que opções não medicamentosas podem ser discutidas e oferecidas à paciente?

Comentários Nas Questões fechadas 6 e 7 sobre tratamento, são levantados pontos, tais como orientações sobre alimentação e prática de exercícios físicos, ampliação da rede de apoio, abordagens comunitárias, entre outras.

6 Que elementos devem ser considerados e discutidos com a paciente na decisão compartilhada sobre o tratamento?

Comentários Nesta questão, sugere-se fazer um levantamento de todos os pontos que devem ser considerados no caso de Ísis, apoiando-se no conteúdo de todas as questões objetivas relativas à abordagem terapêutica. Incluem-se aqui critérios clínicos, riscos e contraindicações, condições de vida, crenças, custos e preferências da paciente.

MENSAGENS-CHAVE

- A abordagem da mulher no climatério deve ser integral, com escuta sensível sobre como ela está vivenciando esse processo. Perguntar ativamente sobre perdas, rede de apoio, relacionamentos, sexualidade, violências e hábitos de vida é muito importante para uma compreensão mais apurada do quadro clínico em seu devido contexto.
- Os sintomas mais característicos da menopausa são fogachos, insônia, irritabilidade, labilidade emocional e sintomas geniturinários de hipoestrogenismo. Em mulheres com mais de 50 anos que apresentam sintomas típicos, o diagnóstico de síndrome climatérica é eminentemente clínico. Quando houver dúvida no diagnóstico ou em mulheres com menos de 45 anos, está indicado realizar a dosagem de FSH para elucidação diagnóstica.

MENSAGENS-CHAVE

- A abordagem da mulher no climatério, a depender dos sintomas e sinais apresentados, frequentemente levanta a necessidade de afastar outros diagnósticos, como transtorno depressivo maior, hipotireoidismo, infecção urinária e vulvovaginites. O cuidado integral deve incluir a avaliação do risco cardiovascular e o rastreamento de neoplasias conforme faixa etária, conversa sobre sexualidade, relacionamentos, rede de apoio, trabalho e rastreamento de situações de violência. Também é importante não subestimar a ocorrência de infecções sexualmente transmissíveis, oferecendo rastreamento conforme as evidências e aconselhamento.
- A abordagem será tanto mais adequada e satisfatória para a paciente quanto melhor for a compreensão do profissional da saúde sobre o contexto em que está inserida, demonstrando sensibilidade à cultura, ao gênero, à raça, à classe e à diversidade. Assim, o profissional poderá desenvolver habilidades e atitudes afirmativas para combater a discriminação e a violência institucional e estrutural que atravessam a prática médica e a saúde das pessoas.
- A opção terapêutica mais eficaz para o controle dos sintomas vasomotores e geniturinários é a terapia hormonal. Se os sintomas forem somente geniturinários, a via de administração preferível é a vaginal. Opções não hormonais, como os inibidores seletivos da recaptação de serotonina, podem ser consideradas na presença de sintomas depressivos e/ou ansiosos. Estratégias não medicamentosas, como melhora do padrão alimentar, prática de atividades físicas, técnicas de redução de estresse, cessação do tabagismo, participação em grupos e outras atividades prazerosas, devem ser encorajadas, a depender do contexto.
- A decisão sobre realização de exames e tratamentos deve ser compartilhada com a paciente, considerando benefícios, riscos, custos e preferências.

REFERÊNCIAS E MATERIAL DE APOIO PARA APROFUNDAMENTO NO TEMA

1. Harlow SD, Burnett-Bowie SAM, Greendale GA, Avis NE, Reeves AN, Richards TR, et al. Disparities in reproductive aging and midlife health between black and white women: the study of Women's Health Across the Nation (SWAN). Women's Midlife Health 2022;8(1):3.

MATERIAL DE APOIO

Baccaro LF, Paiva LH, Nasser EJ, Valadares AL, Silva CR, Nahas EA, et al. Propedêutica mínima no climatério. Femina. 2022;50(5):263-71.

Duralde ER, Sobel TH, Manson JAE. Management of perimenopausal and menopausal symptoms. BMJ 2023;382:e072612.

Wender MCO, Accetta SG, Oderich CL, Dall'Agno ML. Climatério. In: Duncan BB, Schmidt MI, Giugliani ERJ, Duncan MS, Giugliani C. Medicina ambulatorial: condutas de atenção primária baseadas em evidências. Porto Alegre: Artmed; 2022. v. 2., p. 1367-77.

CASO CLÍNICO 25

NÃO CONSIGO DORMIR, DOUTORA!

ADEMIR LOPES JUNIOR
GEORGE DO LAGO PINHEIRO

SINOPSE

Trata-se de um caso de **insônia** em uma mulher de 53 anos, com alguns sintomas ansiosos e conflitos familiares. São apresentados fatores contextuais e comportamentais que podem estar relacionados à queixa. O caso clínico aborda aspectos de diagnóstico, higiene do sono e manejo terapêutico.

OBJETIVOS DE APRENDIZAGEM DO CASO

1. Realizar uma abordagem centrada na pessoa da queixa "Não consigo dormir, doutora!".
2. Fazer, no contexto da atenção primária à saúde (APS), uma avaliação integral de queixas relacionadas ao sono.
3. Realizar o diagnóstico diferencial de insônia.
4. Orientar estratégias não farmacológicas para a insônia.
5. Realizar a prescrição e desprescrição de medicamentos para a insônia.
6. Fazer a prevenção quaternária na abordagem da insônia.
7. Conhecer os impactos da insônia na saúde e na qualidade vida.
8. Identificar na comunidade os principais fatores que podem prejudicar a qualidade do sono.

DESCRIÇÃO DO CASO

Informações do prontuário: Solange, 53 anos de idade, mulher cis, branca, divorciada, telefonista, ensino médio completo, espírita. Mora com um filho de 30 anos.

Problemas: hipertensão arterial sistêmica, obesidade, dor crônica no joelho e lombar.

Medicações de uso contínuo: losartana, hidroclorotiazida, dipirona.

SUBJETIVO

A paciente inicia a consulta dizendo: "Acho que vou morrer." Descreve tontura, sensação de sufocamento, calor no pescoço há 30 minutos. As queixas não têm relação com esforço físico. Relata que já teve situação semelhante há um mês, quando procurou serviço de emergência e lhe deram diazepam. Além disso, confidencia que está preocupada com sua situação financeira, já que se divorciou, mas a separação dos bens ainda não foi realizada. Mudou-se recentemente, após ter se divorciado, para a região.

OBJETIVO

Ansiosa, com pressão arterial de 190 × 90 mmHg e pulso de 90 batimentos por minuto, rítmico.

Após o atendimento na urgência, a paciente recebe um comprimido de diazepam 10 mg VO e retorna para reavaliação.

REAVALIAÇÃO

A paciente relata que não consegue dormir e pede uma prescrição de diazepam para casa, acreditando que o fato de não conseguir dormir pode ser decorrente da menopausa. Ela conta que demora para pegar no sono e, quando dorme, acorda várias vezes durante a noite. Antes, costumava acordar às 6 h, mas agora fica difícil dormir depois das 4 h da manhã. Esse problema já dura cerca de dois meses. Ela diz que, ao acordar, lhe ocorrem muitos pensamentos, de modo que não consegue voltar a dormir, passando a sentir-se cansada durante o dia; mesmo assim não consegue cochilar.

À noite, começa a sentir sono por volta das 22 h e até dá umas cochiladas, enquanto assiste televisão, mas, quando vai para a cama, acaba despertando e só consegue dormir de novo lá pelas 2 h. No trabalho, ela diz que até consegue se concentrar, mas, ao chegar em casa, a dificuldade volta. Desde o divórcio, o ex-marido liga com frequência, o que tem causado um aumento na pressão. Ela conta que, recentemente, foi à unidade básica de saúde (UBS) achando que ia passar mal, sentindo o coração acelerado e um calor subindo pelo pescoço. A enfermeira mediu a pressão, que estava alta. Ela diz que não aguenta mais e pergunta se precisa procurar um cardiologista.

Exame físico: ansiosa, com pressão arterial de 160 × 80 mmHg e pulso de 70 batimentos por minuto, rítmico. IMC: 36.

NOTAS DE APRENDIZAGEM

POR QUE ESSE TEMA É RELEVANTE?

Queixas relacionadas ao sono são frequentes na APS, em especial aquelas relacionadas à dificuldade para iniciar ou manter o sono. Alguns estudos demonstram que cerca de 34,5% da população tem ao menos um sintoma de insônia, com um impacto negativo e relevante na qualidade de vida.[1] Nesse cenário, a dificuldade para manter o sono desponta como a apresentação mais prevalente da insônia, seguida pela demora em começar a dormir. Problemas relacionados ao sono estão associados à piora da atenção, do humor, do rendimento escolar e laboral, ao aumento da irritabilidade, a esquecimentos e dificuldade de reter novos conhecimentos, maior risco de acidentes de trânsito, obesidade e eventos cardiovasculares. Entretanto, é comum que esses problemas sejam negligenciados ou, na ausência de um diagnóstico correto, inapropriadamente medicalizados, o que leva a um pior cuidado em saúde.

A abordagem dos problemas do sono na APS pode ser realizada, na maioria das vezes, por uma anamnese centrada na pessoa que leve em consideração o ciclo de vida, a rotina, os comportamentos, hábitos diurnos e noturnos e uma avaliação global da sua saúde mental e física, sem a necessidade de exames complementares complexos.

OUTROS PONTOS QUE PODEM SER ESTUDADOS A PARTIR DO CASO

- **PERGUNTAS ABERTAS PARA RACIOCÍNIO DIAGNÓSTICO**

1 Qual é a explicação de Solange para a causa de sua insônia e qual é sua expectativa terapêutica?

Comentários Solange tem a expectativa da prescrição de um medicamento, diazepam, e considera que sua alteração do sono pode estar relacionada a sintomas climatéricos, comumente referidos como "menopausa" pelos pacientes.

2. Quais dados da história de Solange podem contribuir para sua dificuldade com o sono?

Comentários Presença de sintomas ansiosos psíquicos (preocupação excessiva) e somáticos (sensação da falta de ar e de que vai morrer, taquicardia, calores pelo corpo), transição e dificuldades no ciclo de vida (divórcio recente, mudança de residência, assédio do ex-marido) e preocupações com segurança financeira.

3. Quais perguntas poderiam auxiliar na detecção de comorbidades em saúde mental?

Comentários

- *Avaliação dos sintomas depressivos*: "Você tem deixado de fazer coisas que antes gostava ou tem menos prazer em fazê-las?", "Tem tido tristeza na maior parte do tempo na maior parte dos dias nas duas últimas semanas?", "Como isso afeta sua vida?".
- *Avaliação dos sintomas ansiosos*: "Você teve outras crises semelhantes como a que teve no acolhimento?", "Quando elas ocorrem?", "Tem tido alguma preocupação ou medo na maior parte do tempo, na maior parte dos dias?", "Há quanto tempo?", "Essa preocupação ou medo é direcionada a algo específico?", "Como isso afeta sua vida?".

4. Solange conta a seguinte rotina para a estudante durante a consulta:

Tenho acordado às 4 h da manhã e fico rolando na cama até as 6 h. No meio da noite, quando me levanto para urinar, não consigo voltar a dormir. Já vem aquela ideia: "Não vou conseguir dormir". É horrível, fico pensando que vou ficar cansada no dia seguinte. Às vezes, consigo dormir às 5h30min, pego no sono, mas às 6 h o alarme já toca. Antes de sair de casa, tomo uma xícara de café puro e um pão com manteiga. Entro no trabalho às 8 h, depois almoço às 13 h. Como mais alguma coisa às 18 h, chego em casa às 20 h, arrumo a casa e vou jantar por volta das 21h30min, depois assisto à televisão e mexo no celular. Estou bastante cansada, tenho tomado mais café, umas cinco xícaras ao longo do dia, daquelas de chá. Desde que me mudei de casa, não tenho conseguido fazer atividade física. Antes fazia ioga e caminhada, mas agora tive que parar. A única coisa que me ajuda a dormir um pouco é o banho quente e um copo de chá ou leite morno antes de dormir. Nos finais de semana durmo um pouco melhor, acordo mais tarde e às vezes tiro uma soneca à tarde. Mas pelo menos uma vez a cada 15 dias tenho que dar um plantão noturno, até a meia-noite, ou aos finais de semana, das 19 às 7 h.

Que outra estratégia você poderia indicar para detalhar o padrão do sono?

Comentários Realização do diário do sono por, pelo menos, 14 dias para avaliar o padrão de sono atual (horário de dormir, acordar, número e tempo de despertares) a ser preenchido preferencialmente na primeira hora após sair da cama.

• PERGUNTAS FECHADAS SOBRE RACIOCÍNIO DIAGNÓSTICO

1 Considerando as informações do caso, qual é a hipótese diagnóstica nesta consulta?

A Transtorno de ansiedade generalizada
B Transtorno depressivo maior
C Síndrome climatérica
D Insônia

Alternativa correta D

Comentários Embora existam alguns sintomas presentes em síndromes ansiosas, não é possível concluir, pelos dados apresentados até o momento, que se trata de um diagnóstico de ansiedade generalizada, pois estes deveriam estar presentes há pelo menos seis meses, na maior parte do tempo. No caso, a queixa de insônia ocorre há dois meses e, com exceção de uma crise aguda de ansiedade, durante o dia Solange refere que se sente bem. Não há menção sobre alterações menstruais ou sintomas específicos do climatério (fogachos, secura vaginal, alteração da libido). Não foram mencionadas alterações de humor ou anedonia, que são critérios para o diagnóstico de depressão. Considerando as diretrizes para o registro orientado por problemas de utilizar "sintoma como diagnóstico", quando não é possível preencher os critérios de um diagnóstico determinado, pode-se concluir que o problema mais específico e com maior grau de certeza para o caso seria insônia.

2 Qual é a sequência de perguntas mais indicada para avaliar a rotina de Solange e sua relação com o sono?

A Como é um dia típico na sua vida? Como você se sente? Você percebeu se a insônia está relacionada a algo que aconteceu na sua vida?
B Você fica deitada quando acorda no meio da noite? Fica assistindo à televisão na cama ou mexendo no celular? Costuma ler na cama?
C Você toma café, chá ou outros medicamentos que podem piorar seu sono? Quais? A que horas?
D Você costuma praticar alguma atividade física intensa antes de dormir? Qual? Como ela afeta seu sono?

Alternativa correta A

Comentários Perguntas abertas (p. ex., "Como é um dia típico?", "Como você se sente?") permitem uma diversidade maior de respostas e um mapeamento mais abrangente de situações que possam interferir no sono. O ideal é iniciar a anamnese com perguntas abertas, utilizando as perguntas fechadas, cujas respostas são sim ou não, no fim da anamnese para investigar fatores que não foram mencionados até o momento. Alguns exemplos de perguntas para investigação incluem o seguinte:

- *Avaliação de fatores predisponentes relacionados à rotina do sono*: Como é sua rotina antes de ir para a cama? Como é seu quarto? O que você faz quando acorda no meio da noite? Costuma ler, assistir à televisão ou usar o celular na cama? Costuma cochilar ao longo do dia? Como é seu padrão de sono nos fins de semana e nos períodos de férias?
- *Avaliação de fatores predisponentes relacionados a hábitos diários*: Você costuma praticar algum tipo de atividade física? A que horas? Como isso afeta seu sono? E sua alimentação? Como é sua alimentação antes de dormir? Você costuma tomar alguma bebida como café, guaraná, chá preto ou chá verde durante o dia? Quanto e a que horas?

● PERGUNTAS ABERTAS PARA ABORDAGEM TERAPÊUTICA

1 Qual seria sua abordagem terapêutica neste primeiro momento?

Comentários Uma abordagem comportamental: avaliar o ambiente do quarto (iluminação, barulho, conforto, temperatura), restringir o tempo de cama (sair da cama se não estiver dormindo e evitar esperar o sono deitada), estimular a tomar 30 minutos de sol da manhã, ter horários regulares para as atividades (comer, dormir, acordar, praticar exercício físico), bem como evitar exposição a telas, ingestão de estimulantes e refeições de grande volume próximas ao horário de dormir. Além do mais, é necessário avaliar as comorbidades (p. ex., o nível de dor em joelho e lombar e o horário de ocorrência). Um banho quente antes de dormir pode reduzir a temperatura corporal, facilitando o adormecer.

2 Qual é a terapêutica medicamentosa mais indicada neste momento?

Comentários Os fitoterápicos têm baixo nível de evidência no tratamento da insônia, mas poderiam ser indicados em algumas situações como teste terapêutico, pois costumam melhorar a percepção subjetiva. Os benzodiazepínicos em uso isolado podem ser indicados por curtos períodos (até quatro semanas) nos casos de insônia mais grave ou refratária ao tratamento não medicamentoso, ausência de diagnóstico de transtorno mental e preferencialmente em situações nas quais exista um fator predisponente identificado e temporário. Nesses casos, deve-se sempre orientar sobre os riscos do uso prolongado, explicando que a medicação deve ser retirada em até quatro semanas. A prática clínica demonstra que quando há boa orientação sobre os riscos e acerca da utilização da medicação na menor dose terapêutica possível, torna-se baixa a chance de dependência. Para insônias iniciais, as "medicações Z" (zolpidem, zopiclona) poderiam ser indicadas da mesma maneira que os benzodiazepínicos. Na presença de transtornos ansiosos ou depressivos, a terapêutica medicamentosa deve ser realizada para o diagnóstico específico, com antidepressivos, considerando aqueles com um perfil maior de sonolência, como os tricíclicos.

3 **Quais são os possíveis impactos da insônia crônica na saúde das pessoas?**

Comentários Aumento do risco de transtornos metabólicos e cardiovasculares, transtornos do humor, redução da produtividade nos estudos ou no trabalho, risco de acidentes de trabalho e trânsito, bem como impacto nas relações interpessoais.

4 **Em relação ao caso, quais fatores podem ter seu risco aumentado pela insônia?**

Comentários Obesidade, transtorno mental comum, dor crônica (relação bidirecional) e hipertensão arterial sistêmica.

5 **Em caso de terapia medicamentosa, qual é a conduta para reduzir os riscos de dependência e tolerância, realizando a prevenção quaternária?**

Comentários Sempre que for necessária a abordagem medicamentosa da insônia, deve-se orientar sobre os riscos da medicação (alterações de memória, confusão mental, dependência, aumento da chance de quedas), pactuar uma estratégia cronológica para o início e a retirada da medicação, no menor tempo possível, além de engajar a pessoa no tratamento mediante ações educacionais e método clínico centrado na pessoa.

No caso de retirada de medicação para pessoas que a utilizam há bastante tempo, é importante que o profissional tenha empatia e compreenda o medo que muitas têm de voltar a não dormir se ficarem sem o remédio. Em tais situações, é essencial discutir esses sentimentos na consulta, perguntar sobre tentativas anteriores de retirada e desenvolver conjuntamente uma estratégia de cuidado considerando esses fatores.

6 **Solange mora em uma grande metrópole. Alguns dados demonstram que há um aumento substancial das queixas de insônia, em especial nas grandes cidades. Que fatores relacionados à vida urbana podem afetar a qualidade do sono?**

Comentários O ser humano tem um aparelho biológico, desenvolvido ao longo de milhares de anos pela evolução, que programa o sono para o período noturno, quando há menor exposição à luz. Entretanto, nos últimos dois séculos, a invenção da energia elétrica, o estilo de vida urbano e, mais recentemente, o maior uso de aparelho eletrônicos (celulares, televisores e computadores) têm exposto as pessoas a um maior tempo de luz artificial no período noturno, o que desajusta o controle do ritmo biológico, impactando o sono. Violência, trabalho excessivo, insegurança financeira

— entre outros problemas sociais — favorecem o surgimento de estresse, sofrimento mental, depressão e ansiedade, os quais estão relacionados a queixas do sono.

● PERGUNTAS FECHADAS PARA ABORDAGEM TERAPÊUTICA

1 Qual abordagem inicial é mais recomendada para o tratamento da insônia no caso apresentado?

A. Ajustes no ambiente de sono e mudanças comportamentais, como adotar horários regulares para domir e acordar e evitar estimulantes
B. Uso prolongado de fitoterápicos para ajudar no relaxamento
C. Prescrição de benzodiazepínicos para uso diário por pelo menos quatro semanas
D. Administração de antidepressivos específicos para melhora do sono

Alternativa correta A

Comentários A abordagem inicial recomendada para insônia, especialmente em casos sem um diagnóstico psiquiátrico subjacente, é comportamental. Estratégias como regular o horário de sono, controlar o ambiente (iluminação, barulho e temperatura), evitar estimulantes e exposição a telas antes de dormir são comprovadas para ajudar a regular o ciclo de sono de forma natural. Essa abordagem é benéfica, pois evita o uso imediato de medicamentos e melhora a qualidade do sono ao longo do tempo.

2 Qual é a melhor opção medicamentosa para casos de insônia grave e refratária ao tratamento comportamental?

A. Uso de "medicações Z" (como zolpidem) ou benzodiazepínicos, mas por um período curto.
B. Fitoterápicos de uso contínuo para controlar a insônia e chás de ervas
C. Antidepressivos de uso contínuo para todos os casos de insônia
D. Benzodiazepínicos de longa duração para o controle da insônia por pelo menos oito semanas

Alternativa correta A

Comentários Para insônia grave ou resistente a mudanças comportamentais, a indicação de benzodiazepínicos ou "medicações Z" (como zolpidem) pode ser eficaz, mas deve ser restrita a um período curto (máximo de quatro semanas). O uso prolongado dessas medicações aumenta o risco de dependência e outros efeitos colaterais, como confusão mental e quedas, especialmente em idosos. O tratamento farmacológico deve ser temporário e acompanhado de orientação para prevenir dependência, além de uma transição para métodos comportamentais.

3) Quais são os potenciais impactos da insônia crônica na saúde das pessoas?

A Aumento do risco de transtornos metabólicos e cardiovasculares
B Melhoria na disposição e na qualidade de vida
C Aumento da capacidade de concentração durante o dia
D Redução dos riscos de acidentes de trabalho

Alternativa correta A

Comentários A insônia crônica pode ter efeitos prejudiciais amplos na saúde. Ela está associada a um risco aumentado de problemas metabólicos, como obesidade e diabetes, e de doenças cardiovasculares, incluindo hipertensão. Além disso, a falta de sono afeta o humor, contribui para transtornos de ansiedade e depressão, reduz a produtividade e aumenta o risco de acidentes, seja no trânsito ou no trabalho, devido à fadiga e ao tempo de reação reduzido.

4) No caso da paciente, quais condições podem ter seu risco aumentado pela insônia?

A Obesidade e hipertensão arterial sistêmica
B Aumento da disposição e da saúde mental
C Redução dos sintomas de dor crônica
D Melhoria no controle da pressão arterial

Alternativa correta A

Comentários A insônia pode aumentar os riscos para várias condições físicas e psicológicas. No caso da paciente, a insônia está associada a um risco maior de obesidade, pois a privação de sono afeta o metabolismo e o controle do apetite. Além disso, a hipertensão arterial sistêmica é outro problema que pode se agravar com a insônia, pois a falta de sono contribui para o aumento da pressão arterial, o que é um fator de risco importante para doenças cardiovasculares. A dor crônica também tem uma relação bidirecional com a insônia, que agrava o quadro geral.

5) Em caso de necessidade de uso de medicamentos, qual conduta ajuda a reduzir os riscos de dependência e tolerância?

A Definir um plano de início e retirada do medicamento junto com o engajamento do paciente no processo.
B Uso contínuo do medicamento para prevenção de insônia futura.
C Uso de doses elevadas de medicamentos para obter maior eficácia.
D Prolongar o uso de fitoterápicos como alternativa para dependência.

Alternativa correta A

Comentários Para evitar o risco de dependência e tolerância em pacientes que precisam de medicamentos para insônia, é essencial estabelecer um plano claro para o início e a retirada gradual do remédio. Esse processo deve incluir orientações detalhadas sobre os efeitos colaterais e os riscos, como a dependência e os impactos na memória e cognição. O engajamento do paciente é crucial; ele deve entender os benefícios e riscos e colaborar para um uso responsável e temporário do medicamento.

MENSAGENS-CHAVE

- O sono tem papel fundamental em processos biológicos e mentais, como na fixação e seleção das memórias, no aprendizado, na criatividade, na resolução de problemas e no controle das emoções, assim como ação primordial no metabolismo corporal.
- O adormecer ocorre por meio do equilíbrio dos processos circadianos (ritmicidade biológica), homeostáticos (regulação de energia) e comportamentais.
- Condições ideais para o adormecer incluem redução da temperatura corporal e das frequências respiratória e cardíaca, bem como liberação de melatonina estimulada pela progressiva diminuição da luminosidade e regulação do cortisol.
- O sono é um processo ativo com intensa atividade hormonal. A incapacidade de dormir afeta o funcionamento dos sistemas endócrino, reprodutivo e imunológico.
- O diagnóstico do transtorno de insônia só pode ser suspeitado quando a dificuldade para dormir (seja iniciar ou manter o sono) acontece em vigência de condições ideais para o sono.
- Violência, trabalho excessivo, insegurança financeira, estresse e sofrimento mental estão relacionados a queixas do sono.
- As orientações sobre higiene do sono devem fazer parte obrigatória da abordagem inicial de quem dorme mal. No entanto, não devem ser repassadas como um conjunto de regras mágicas a seguir, mas dentro de uma atuação médica particularizada e reforçando a importância de serem uma atuação perene. Mudar hábitos é importante nesse processo porque muitas queixas de dificuldade para dormir estão relacionadas a um estilo de vida inadequado.
- Os medicamentos devem ser evitados. Se prescritos, devem ser utilizados por curtos períodos e de acordo com condições comórbidas.

REFERÊNCIAS E MATERIAL DE APOIO PARA APROFUNDAMENTO NO TEMA

1. Bacelar A, Pinto LR, Jr., coordenadores. Insônia: do diagnóstico ao tratamento. São Caetano do Sul: Difusão; 2019.

MATERIAL DE APOIO

American Academy of Sleep Medicine. International classification of sleep disorders. 3rd ed. Darien: AASM; 2014.

American Psychiatric Association. Manual diagnóstico e estatístico de transtornos mentais: DSM-5. 5. ed. Porto Alegre: Artmed; 2014.

Costa GM, Silveira LE, Carvalho FG, Hidalgo MP. Alterações do sono. In: Duncan BB, Schmidt MI, Giugliani ERJ, Duncan MS, Giugliani C. Medicina ambulatorial: condutas de atenção primária baseadas em evidências. 5. ed. Porto Alegre: Artmed; 2022. v. 1, p. 665-77.

Drager LF, Assis M, Bacelar AFR, Poyares DLR, Conway SG, Pires GN, et al. 2023 guidelines on the diagnosis and treatment of insomnia in adults - Brazilian Sleep Association. Sleep Sci. 2023;16(Suppl 2):507-49.

Ohayon MM, Reynolds CF, 3rd. Epidemiological and clinical relevance of insomnia diagnosis algorithms according to the DSM-IV and the International Classification of Sleep Disorders (ICSD). Sleep Med 2009;10(9):952-60.

Ribeiro NF. Tratamento da insônia em atenção primária à saúde. Rev Bras Med Fam Comunidade. 2016;11(38):1-14.

DOUTORA, APARECEU UM CAROÇO NO MEU PESCOÇO

CASO CLÍNICO 26

DANNIELLE FERNANDES GODOI
MARIANA MALERONKA FERRON
PATRICIA SAMPAIO CHUEIRI

SINOPSE

Este caso envolve uma jovem negra de 24 anos que apresenta um **linfonodo** aumentado na região cervical direita há aproximadamente três semanas, associado a febre baixa intermitente e indisposição nos últimos dias. Não há história de perda de peso significativa, nem sintomas respiratórios. A paciente refere uma infecção de garganta há um mês, tratada com antibióticos. O caso traz diversos elementos na história e no exame físico para o exercício do raciocínio diagnóstico envolvido na abordagem de quadros de linfadenopatia no contexto da atenção primária à saúde (APS).

OBJETIVOS DE APRENDIZAGEM DO CASO

1. Desenvolver o raciocínio diagnóstico para avaliação de linfadenopatia no contexto da APS.

2. Avaliar os principais aspectos do exame físico que auxiliam na diferenciação entre causas benignas e malignas de linfadenopatia.

3. Discutir os critérios para solicitação de exames complementares e indicar a abordagem inicial adequada para investigação.

4. Elaborar um plano de manejo para linfadenopatia na APS, incluindo situações em que o encaminhamento para especialistas é necessário.

5. Propor orientações para o paciente em casos de linfadenopatia inespecífica.

DESCRIÇÃO DO CASO

SUBJETIVO

Luiza, 24 anos, estudante universitária negra, procura atendimento na unidade de saúde relatando "um caroço no pescoço" que notou há cerca de três semanas. Ela descreve o caroço como indolor, mas menciona um leve desconforto ao girar o pescoço para o lado esquerdo. Nos últimos dias, relata ter sentido indisposição, episódios de febre baixa (em torno de 37,8 °C) e secreção nasal clara. Há cerca de um mês, teve uma faringite, tratada com amoxicilina.

Refere ter episódios de faringite de duas a três vezes ao ano. Tem rinite alérgica desde a infância, mas não usa medicamentos para controle do quadro. Não há história de viagens, nem de uso de medicamentos. Nega tabagismo e etilismo. Recebeu vacina contra Covid há dois meses. Luiza mora com uma colega de turma e tem um gato em casa.

OBJETIVO

No exame físico, não foram encontradas quaisquer alterações, exceto o linfonodo na região cervical direita anterior, móvel, com consistência firme e indolor, medindo aproximadamente 2 cm. Não há outros linfonodos palpáveis aumentados.

NOTAS DE APRENDIZAGEM

POR QUE ESSE TEMA É RELEVANTE?

A discussão de quadros de linfadenopatias no contexto da atenção primária é essencial, pois esta é uma queixa prevalente, tanto em crianças quanto em adultos. Apesar de a maioria dos casos na atenção primária envolver etiologias benignas, uma pequena porcentagem das linfadenopatias pode estar associada a malignidades ou enfermidades de difícil diagnóstico, como doenças autoimunes. Para uma abordagem adequada desses casos, é desejável que os profissionais de saúde realizem uma avaliação clínica detalhada, considerando a história do paciente e os sinais de alerta, e os exames direcionados aos achados clínicos. Essa abordagem cuidadosa permite o manejo mais assertivo dos casos, evitando exames e intervenções desnecessárias para causas benignas, além de promover a identificação precoce de condições potencialmente graves e com indicação de tratamento ou encaminhamento para o especialista focal.

OUTROS PONTOS QUE PODEM SER ESTUDADOS A PARTIR DO CASO

- **PERGUNTAS ABERTAS PARA RACIOCÍNIO DIAGNÓSTICO**

1 Como a história clínica de Luiza poderia ser complementada para ajudar a diferenciar entre causas benignas de causas em que seria necessário investigar mais profundamente a linfadenopatia?

Comentários A história clínica é fundamental na diferenciação entre causas benignas e malignas de linfadenopatia. Fatores como duração e progressão dos sintomas, exposição a infecções, sintomas sistêmicos ou cutâneos associados, histórico de tabagismo, consumo de álcool, comportamento sexual, histórico pessoal ou familiar de neoplasias, estado vacinal, viagens e contato com insetos e animais domésticos fornecem pistas importantes. Ainda na história, é importante questionar dados específicos sobre a linfadenopatia, procurando caracterizá-la melhor em termos de localização, tamanho, presença de dor e outras características percebidas pela paciente.

2 Luiza queixou-se de febre associada ao quadro. Qual é a importância de detalhar melhor esse sintoma, considerando o quadro de linfadenopatia?

Comentários Sintomas constitucionais, como febre, sudorese noturna e perda de peso, conhecidos como "sintomas B", são indicadores importantes de doenças sistêmicas, especialmente neoplasias hematológicas como linfoma. Esses sintomas requerem investigação diagnóstica detalhada para identificar a causa subjacente. A presença desses sinais junto com linfadenopatia aumenta a probabilidade de malignidade, e a ausência de resposta a tratamentos empíricos reforça essa suspeita. Na avaliação inicial, a presença de sintomas constitucionais justifica a realização de exames laboratoriais e de imagem em tempo oportuno e, em alguns casos, biópsia de linfonodo para esclarecimento diagnóstico. No caso do Luiza, não podemos considerar a queixa de febre como característica de sintomas B, uma vez que ela está presente apenas nos últimos dias, podendo estar associada a um quadro viral, e não há queixas de sudorese, perda de peso ou outras queixas sistêmicas.

3 As características da linfadenopatia apresentada no caso de Luiza são relevantes para definir a necessidade de investigação adicional?

Comentários Antes de definir a necessidade de investigação adicional no caso de Luiza, temos que garantir a avaliação detalhada das principais cadeias linfáticas palpáveis: cadeias cervicais (linfonodos submentonianos, submandibulares, pré e pós-auriculares, suboccipitais e cervicais anteriores e posteriores), cadeias supraclaviculares, cadeias axilares, cadeias epitrocleares e cadeias inguinais. A linfadenopatia generalizada é definida pelo envolvimento de duas ou mais cadeias linfáticas não contíguas. Em contraste, a linfadenopatia localizada afeta apenas uma área específica de drenagem linfática. Essa diferenciação, juntamente com as características dos linfonodos encontrados, ajuda a guiar a investigação diagnóstica. Em pacientes jovens como Luiza, a linfadenopatia costuma ser de origem benigna, mas sinais de alerta como o aumento progressivo ou persistente do linfonodo devem ser considerados. No caso dela, as características que sugerem etiologia benigna incluem linfadenopatia dolorosa, móvel e de consistência elástica, associada a uma infecção local recente (faringite). Em geral, faringites, amigdalites, rinossinusites, otites, parotidites, infecções dentárias e infecções de pele costumam envolver adenomegalias nas regiões da cabeça e do pescoço. Da mesma forma, infecções sistêmicas como mononucleose, toxoplasmose e HIV também acometem comumente essas cadeias. Para algumas regiões do país, o diagnóstico de Hansen também pode ser incluído nos diagnósticos diferenciais de queixas relacionadas ao aparecimento de nódulos.

4. Quais características no exame físico sugeririam uma etiologia maligna para a linfadenopatia?

Comentários As características mais relevantes incluem o tamanho (linfonodos com mais de 2 cm), a consistência (linfonodos rígidos ou pétreos sugerem malignidade), a mobilidade (linfonodos fixos ou aderidos a estruturas adjacentes aumentam a suspeita de neoplasia), a duração (persistência por mais de quatro semanas sem sinais de melhora) e a presença de sintomas locais e constitucionais. Em relação à cadeia afetada, normalmente os linfonodos epitrocleares e supraclaviculares não são palpáveis. A linfadenopatia supraclavicular é considerada de alto risco para malignidade devido à proximidade dos linfonodos supraclaviculares com a drenagem linfática de estruturas torácicas e abdominais, e, portanto, o achado nessa localização exige uma avaliação diagnóstica mais aprofundada.

5. Quais seriam os possíveis diagnósticos diferenciais no caso de Luiza?

Comentários Os diagnósticos diferenciais comuns para linfadenopatia cervical em jovens incluem:

- Causas infecciosas, como mononucleose infecciosa pelo vírus Epstein-Barr, faringite bacteriana, tuberculose.
- Neoplasias, como linfoma de Hodgkin e não Hodgkin, tumores de origem em cabeça e pescoço.
- Doenças autoimunes, como lúpus eritematoso sistêmico.
- Reações a medicamentos, como antibióticos (penicilinas, sulfonamidas), anticonvulsivantes (fenitoína) e anti-hipertensivos (atenolol).

Se encontrássemos outras cadeias envolvidas e o caso fosse caracterizado como linfadenopatia generalizada, poderíamos ampliar as possibilidades diagnósticas para:

- Outras infecções, como HIV, rubéola, citomegalovirose, toxoplasmose, sarampo, sífilis, infecções fúngicas.
- Outras doenças autoimunes, como artrite reumatoide, síndrome de Sjögren.

- Neoplasias metastáticas, leucemia.
- Condições granulomatosas, como sarcoidose.

6 Considerando que Luiza tem um gato, seria possível pensar nas possibilidades de toxoplasmose ou doença da arranhadura do gato para o quadro clínico apresentado?

Comentários Ambas as possibilidades poderiam ser pensadas, porém não se enquadram bem, neste momento, na apresentação clínica relatada por Luiza. Na toxoplasmose, causada pelo parasita *Toxoplasma gondii,* é comum a presença de nódulos cervicais posteriores indolores e discretos, porém ela está mais associada ao quadro de linfadenopatia generalizada. A doença da arranhadura do gato, causada pela bactéria *Bartonella henselae*, também pode ter apresentação com múltiplas linfonodomegalias cervicais, embora o quadro típico seja uma linfadenopatia única localizada na região axilar. Em geral, há lesão cutânea local associada ou história recente de lesão distal ao local da adenopatia.

7 Quais são os principais sinais de alerta em um paciente com linfadenopatia que indicam a necessidade de investigação mais aprofundada e rápida?

Comentários Os sinais de alerta incluem linfonodos com mais de 2 cm, especialmente se forem supraclaviculares, fixos ou indolores, e caso persistam por mais de quatro semanas. Sintomas sistêmicos, como febre persistente, sudorese noturna e perda de peso (sintomas B), também aumentam a suspeita de neoplasias, como linfoma. Linfonodos aderidos ao tecido subjacente e presença de esplenomegalia são achados preocupantes. Os antecedentes clínicos, incluindo fatores de risco para HIV, tuberculose ou histórico de tabagismo e consumo de álcool, devem ser avaliados, pois aumentam a probabilidade de causas que requerem intervenção rápida.

● PERGUNTAS FECHADAS PARA RACIOCÍNIO DIAGNÓSTICO

1 Qual é o principal papel da anamnese clínica na avaliação do quadro de linfadenopatia apresentado por Luiza?

A Determinar o tamanho e o número de linfonodos percebidos pela paciente
B Identificar fatores de risco e sintomas associados ao caso
C Avaliar o grau de mobilidade e a presença de dor nos linfonodos
D A anamnese é relevante; no entanto, a investigação será definida pelo exame físico

Alternativa correta B

Comentários A história clínica é fundamental para identificar fatores de risco como tabagismo e exposição a infecções e sintomas associados ao quadro. Ambos ajudam a direcionar a investigação diagnóstica. O exame físico, assim como os exames laboratoriais, de imagem e anatomopatológico, são complementares à avaliação, e sua solicitação sempre deve ser guiada pelo quadro clínico relatado pelo paciente.

2 Qual é a importância de se investigar sintomas como febre, calafrios e sudorese noturna em pacientes com linfadenopatia, como no caso de Luiza?

A Indicam processos inflamatórios virais autolimitados, comuns em nosso meio
B Sugerem etiologias bacterianas, devendo ser tratados em tempo oportuno
C Podem estar associados a neoplasias hematológicas, como linfoma
D Em geral estão fortemente associados a presença de doença autoimune

Alternativa correta C

Comentários Sintomas como febre, calafrios e sudorese noturna são conhecidos como "sintomas B" e estão frequentemente associados a neoplasias hematológicas, como linfoma. Sua presença em pacientes com linfadenopatia indica uma necessidade de investigação mais aprofundada para excluir malignidade. Tanto as condições virais quanto as bacterianas agudas podem cursar com febre e calafrios, mas a sudorese nesses casos é menos comum.

3 Quais são os diagnósticos diferenciais mais comuns para linfadenopatia cervical em um jovem saudável?

A Doenças autoimunes como lúpus eritematoso sistêmico e artrite reumatoide, sendo a causa mais comum em jovens
B Neoplasias sólidas metastáticas provenientes de tumores gastrintestinais ou pulmonares, frequentemente observadas em jovens
C Infecções virais como mononucleose infecciosa e neoplasias hematológicas como linfoma de Hodgkin
D Linfadenopatia mediastinal isolada secundária a doenças granulomatosas crônicas como sarcoidose

Alternativa correta C

Comentários Em jovens saudáveis, a linfadenopatia cervical é mais comumente causada por infecções virais, como a mononucleose infecciosa (com linfadenopatia cervical posterior simétrica, febre, faringite e fadiga), ou por neoplasias hematológicas, como o linfoma de Hodgkin (em geral apresentando linfonodos indolores e persistentes). As demais condições citadas apresentam prevalência bem menor nessa faixa etária.

4 Qual é a possível relação entre a linfadenopatia detectada em Luiza e a vacinação contra covid-19 recebida há dois meses?

A É improvável que a linfadenopatia esteja relacionada à vacinação, pois ocorre somente em pessoas com histórico de reações alérgicas

B   A vacinação contra covid-19 pode causar linfadenopatia, porém ela é transitória e em geral na região axilar ipsilateral ao local da injeção
C   A linfadenopatia relacionada à vacinação sempre indica uma infecção subjacente, como covid-19 assintomática
D   A vacinação contra covid-19 não afeta os linfonodos, portanto a causa deve ser outra, como infecções ou neoplasia

Alternativa correta B

Comentários A linfadenopatia axilar ipsilateral é um efeito adverso conhecido e em geral benigno após a vacinação contra covid-19, ocorrendo devido à resposta imunológica local. Ela costuma ser transitória e resolve-se espontaneamente, enquanto a linfadenopatia persistente ou em outras regiões pode indicar causas alternativas que necessitam de investigação.

5. Qual dos conjuntos de sintomas a seguir, se presente no caso de Luiza, poderia sugerir doença autoimune associada ao quadro de linfonodomegalia?

A   Artralgia, fraqueza muscular e *rash* cutâneo
B   Febre, calafrios e mal-estar generalizado
C   Perda de peso, sudorese noturna e febre
D   Perda de peso, sudorese noturna e tosse

Alternativa correta A

Comentários A presença de sintomas associados auxilia no diagnóstico de etiologias graves. Artralgia, fraqueza muscular e *rash* cutâneo podem sugerir doença autoimune. Sintomas como febre, calafrios e mal-estar podem indicar etiologia infecciosa. Perda de peso involuntária (mais de 10% nos últimos três meses), sudorese noturna e febre alertam para linfomas. Devido à alta prevalência de tuberculose em regiões específicas do país, esse diagnóstico deve ser pensado em casos de linfonodomegalia, febre e sudorese noturna, sobretudo na presença de tosse associada.

6. Considerando os dados clínicos do caso, qual seria a causa mais provável para o linfonodo detectado por Luiza?

A   Lúpus eritematoso sistêmico, por ser uma paciente mulher jovem e com febre
B   Toxoplasmose, pela provável exposição frequente a fezes de felinos
C   Linfonodo local reacional à exposição recente à vacina contra covid-19
D   Infecção bacteriana aguda recente, pelo relato de faringite tratada

Alternativa correta D

Comentários Excetuando-se a epidemiologia favorável (mulher jovem), não há outros elementos na história ou no exame físico que sustentem a possibilidade de lúpus eritematoso sistêmico. Na toxoplasmose, pode haver nódulos cervicais posteriores indolores, porém ela é associada mais frequentemente com linfadenopatia generalizada. É comum a presença de linfadenopatia associada a exposição à vacinação contra covid-19, porém a maior parte dos relatos envolve a localização axilar ipsilateral à inoculação e com resolução espontânea em três a seis semanas.

7. Quais características da linfadenopatia são relevantes para definir a necessidade de investigação adicional?

A Linfonodos com menos de 1 cm, dolorosos, móveis e de consistência elástica, localizados em qualquer região do corpo
B Linfonodos de 1 a 2 cm, indolores, móveis, associados a histórico recente de infecção respiratória superior
C Linfonodos com mais de 2 cm, fixos, de consistência firme, associados a sintomas como febre e perda de peso
D Linfonodos com mais de 2 cm, dolorosos, de consistência firme e associados a crescimento rápido

Alternativa correta C

Comentários Linfonodos maiores que 2 cm, fixados aos tecidos adjacentes, de consistência firme ou endurecida, e associados a sintomas sistêmicos como febre e perda de peso (sintomas B) aumentam a suspeita de doenças graves, como neoplasias. Por outro lado, linfonodos pequenos, dolorosos, móveis e elásticos geralmente indicam infecções benignas e autolimitadas. Embora linfonodos grandes, dolorosos e de crescimento rápido possam ser preocupantes, a dor e o crescimento rápido em geral indicam um processo infeccioso.

8. Em qual das seguintes situações a linfadenopatia pode ser considerada benigna, mesmo se generalizada?

A Quando ocorre de forma aguda, dolorosa e com crescimento rápido associada a quadro febril
B Em crianças com histórico recente de infecção viral e linfadenopatia cervical sensível
C Quando a adenomegalia é indolor e uma das cadeias envolvidas é a cadeia inguinal
D Quando não está associada a perda de peso e febre, e os gânglios apresentam < 2 cm

Alternativa correta B

Comentários Em crianças, o sistema imunológico é mais reativo, e a linfadenopatia cervical sensível é um achado comum após infecções virais. A linfadenopatia generalizada também pode ocorrer em alguns casos, mas costuma se resolver espontaneamente com a resolução da infecção viral. Nas demais situações, a linfadenopatia generalizada, mesmo sem sintomas sistêmicos alarmantes ou linfonodos < 2 cm, requer investigação adicional para descartar doenças graves, como neoplasias, infecções sistêmicas ou doenças autoimunes.

9. Quando a linfadenopatia "*shotty*" é mais frequentemente observada?

A Em crianças com doenças virais, como infecções respiratórias
B Em crianças com quadro associado a toxoplasmose aguda
C Em pacientes com doenças autoimunes, como lúpus eritematoso sistêmico
D Em adultos com neoplasias metastáticas provenientes de sítio torácico

Alternativa correta A

Comentários A linfadenopatia "*shotty*" é caracterizada por linfonodos pequenos e dispersos que se assemelham a pequenas esferas sob a pele. É comumente observada em crianças com infecções virais, sendo em geral um quadro benigno e autolimitado. As demais condições podem envolver poliadenomegalia, porém sem a aparência típica de padrão "*shotty*".

10. Qual localização de linfadenopatia apresenta maior risco de malignidade, especialmente em pacientes acima de 40 anos?

A Linfadenopatia axilar
B Linfadenopatia inguinal
C Linfadenopatia cervical posterior
D Linfadenopatia supraclavicular

Alternativa correta D

Comentários A linfadenopatia supraclavicular está associada a um alto risco de malignidade, sobretudo em pacientes com mais de 40 anos. Essa localização costuma ser relacionada a neoplasias de origem torácica, abdominal ou pélvica. Embora possa ser causada por câncer de mama e linfoma, a linfadenopatia axilar é mais frequentemente associada a infecções ou causas benignas, sobretudo se houver dor, sensibilidade e mobilidade. As linfadenopatias inguinais em geral são benignas e muitas vezes relacionadas a infecções sexualmente transmissíveis, infecções de pele ou outras causas inflamatórias nas regiões genital, anal, perineal ou em membros inferiores. Embora possa estar associada a linfoma e, menos frequentemente, a metástases de tumores de cabeça e pescoço, a linfadenopatia cervical posterior em pacientes jovens costuma ser causada por infecções virais.

11. Em qual localização de linfonodo um aumento superior a 0,5 cm é considerado patológico em adultos?

A Linfonodo cervical
B Linfonodo epitroclear

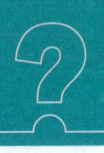

C   Linfonodo axilar
D   Linfonodo inguinal

Alternativa correta B

Comentários No linfonodo epitroclear, qualquer aumento acima de 0,5 cm em adultos é considerado patológico. Em outras localizações, como cervical ou axilar, o limite para considerar um linfonodo aumentado é geralmente maior (em torno de 1 cm). A região inguinal apresenta uma variabilidade maior, com linfonodos até 2 cm sendo considerados normais em algumas situações.

12. Quais são as características de uma linfadenite?

A   Linfonodos aumentados, indolores e fixos
B   Linfonodos dolorosos, com sinais de eritema e calor
C   Linfonodos pequenos, móveis e dispersos
D   Linfonodos endurecidos, sem sinais de inflamação cutânea

Alternativa correta B

Comentários Uma linfadenite é caracterizada por linfonodos dolorosos e sinais de inflamação local, como eritema e calor. Esse quadro frequentemente indica uma infecção bacteriana, como por *Staphylococcus* ou *Streptococcus*.

• PERGUNTAS ABERTAS PARA ABORDAGEM TERAPÊUTICA

1. Qual é a abordagem inicial recomendada para Luiza?

Comentários O caso de Luiza consiste em um quadro de linfadenopatia localizada sem sinais de alerta. As características do linfonodo encontrado, assim como a ausência de sintomas sistêmicos, confirmam essa hipótese. O quadro de febre baixa e coriza nos últimos dias sugere um quadro viral sobreposto, o que pode inclusive ter reforçado o crescimento do linfonodo detectado. Como fatores associados, podem ser identificados a história de faringites de repetição e o quadro recente de faringite, sendo as causas mais prováveis nesse momento para a adenomegalia encontrada. A abordagem inicial é a observação clínica por um período de duas a quatro semanas. Essa estratégia é apropriada porque muitos casos de linfadenopatia, sobretudo aqueles relacionados a infecções virais autolimitadas, tendem a se resolver espontaneamente. O acompanhamento permite avaliar se há regressão do quadro, evitando exames e tratamentos desnecessários. Caso a linfadenopatia persista ou progrida, novos exames devem ser realizados para investigar possíveis causas subjacentes.

2. Que exames laboratoriais iniciais podem estar indicados no caso de Luiza?

Comentários Se não houvesse na história de Luiza o episódio recente de faringite, poderíamos caracterizar o caso como uma linfadenopatia localizada não explicada, sendo possível solicitar alguns exames iniciais como sorologias para hepatites B e C, sífilis e HIV, monoteste, teste tuberculínico, radiografia de tórax, hemograma e sorologia para toxoplasmose. Se houvesse outras cadeias de linfonodos envolvidos, sobretudo com sintomas sistêmicos, também estaria indicada a avaliação laboratorial que inclua exames de rastreamento das infecções mais comuns e outros exames conforme o perfil epidemiológico e a história clínica da paciente (p. ex., hemograma, radiografia de tórax). Uma abordagem simplificada para apoiar o manejo diagnóstico do caso pode ser encontrada na Figura 26.1.

3. Quais são os critérios de gravidade ou persistência que indicariam encaminhamento ou avaliação por um especialista focal?

Comentários Critérios para encaminhamento incluem linfadenopatia persistente por mais de quatro a seis semanas sem sinais de resolução, aumento progressivo do linfonodo, sintomas constitucionais (febre, sudorese noturna, perda de peso), linfonodos de consistência rígida ou fixos, bem como presença de linfadenopatia generalizada. Uma abordagem simplificada para apoiar o manejo diagnóstico do caso pode ser encontrada na Figura 26.1.

4. Qual é o papel da biópsia na investigação de linfadenopatia persistente e quais são os critérios para sua indicação?

Comentários A biópsia de linfonodo é indicada em casos de linfadenopatia persistente sem causa aparente, especialmente se houver sinais de alerta, como linfonodos fixos, maiores que 2 cm, supraclaviculares ou com sintomas sistêmicos associados. A biópsia é considerada o padrão-ouro para o diagnóstico, pois permite a avaliação histológica e citológica do tecido linfático, identificando condições como linfoma, metástase de câncer ou infecções granulomatosas, como a tuberculose. O tipo de biópsia (por agulha fina, agulha grossa ou excisional) depende das características do linfonodo e da suspeita clínica. Uma biópsia precoce pode ser necessária se houver alta suspeita de malignidade para evitar atrasos no diagnóstico.

5. Como você explicaria para Luiza as possíveis causas e a abordagem inicial para investigação?

Comentários Deve-se inicialmente explorar quais são as preocupações de Luiza acerca de seus sintomas, buscando planejar uma abordagem mais centrada em suas necessidades. A chance de malignidade em geral é uma grande preocupação tanto para o paciente quanto para o profissional e deve ser abordada de maneira

● **FIGURA 26.1**

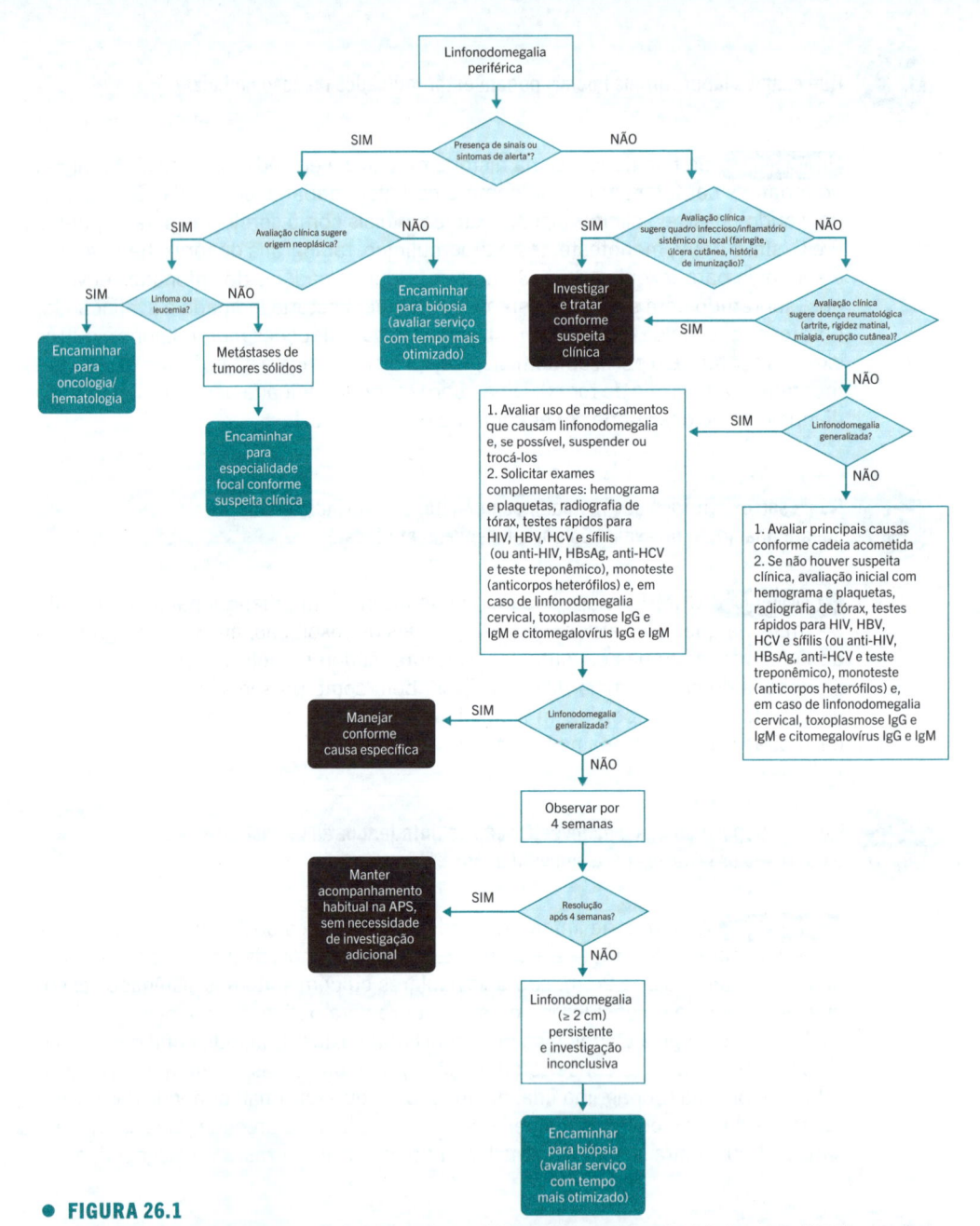

Fluxograma de investigação de linfadenopatia periférica na atenção primária à saúde (APS).

* Sinais ou sintomas de alerta em paciente com linfonodomegalia: linfonodomegalia associada a sintomas B (febre, sudorese noturna, emagrecimento) ou linfonodomegalia e esplenomegalia não associadas a quadro infeccioso ou linfonodo endurecido, aderido a planos profundos, indolor ou massa de linfonodos fusionados ou linfonodomegalia supraclavicular ou linfonodomegalia em paciente com história de neoplasia prévia ou outros sintomas que sugiram origem para neoplasia metastática.

IgG, imunoglobulina G; IgM, imunoglobulina M; HBsAg, antígeno de superfície da hepatite B; HBV, vírus da hepatite B; HCV, vírus da hepatite C; HIV, vírus da imunodeficiência humana.

Fonte: Universidade Federal do Rio Grande do Sul.[1]

adequada, explicando-se que a linfadenopatia cervical provavelmente deve estar associada a um quadro benigno, podendo ser decorrente da infecção recente, e que o linfonodo pode permanecer aumentado por algumas semanas. A maioria dos casos em jovens tem origem benigna, mas, devido à persistência e ao tamanho do linfonodo, alguns exames poderão ser solicitados para descartar causas mais graves. É importante reforçar os sinais de alerta e a necessidade de acompanhamento caso o quadro não melhore.

6 **Como orientar o paciente sobre sinais de alerta que justificariam uma nova consulta?**

Comentários Deve-se orientar o paciente a retornar ao serviço de saúde se notar crescimento rápido ou significativo do linfonodo, surgimento de novos linfonodos aumentados, perda de peso inexplicada, febre persistente ou sudorese noturna, além de novos sintomas sistêmicos. Esses sinais podem indicar a necessidade de uma reavaliação mais aprofundada para descartar condições graves.

● **PERGUNTAS FECHADAS PARA ABORDAGEM TERAPÊUTICA**

1 **Qual é a abordagem inicial recomendada para o caso de Luiza, em que temos uma linfadenopatia localizada sem sinais de alarme?**

A Iniciar tratamento empírico com corticosteroides para reduzir a inflamação
B Repetir o ciclo de antibióticos prescritos para o episódio de faringite
C Monitorar clinicamente, realizando exames se os sintomas persistirem
D Realizar biópsia imediata do linfonodo para excluir condições malignas

Alternativa correta C

Comentários A observação é a abordagem inicial mais apropriada para a maioria dos casos de linfadenopatia localizada, especialmente quando não há sinais de alarme como febre prolongada, perda de peso ou sintomas constitucionais. Em casos benignos, os linfonodos costumam retornar ao tamanho normal após a resolução do processo infeccioso ou inflamatório subjacente. Iniciar tratamento empírico com corticosteroides ou realizar biópsia sem outros indícios de gravidade não é recomendado como abordagem de primeira linha.

2 **Que exames complementares iniciais poderiam ser indicados neste caso?**

A Apenas radiografia de tórax e ultrassonografia cervical, para avaliar adenomegalias ocultas
B Hemograma completo e sorologias, para avaliar possíveis infecções e alterações hematológicas

C   Tomografia computadorizada de tórax e pescoço, para avaliar a extensão da linfadenopatia e identificar linfonodos ocultos
D   Biópsia por punção de agulha fina, devido ao tamanho e à necessidade de descartar malignidade

Alternativa correta B

Comentários A abordagem inicial mais recomendada para a investigação de linfadenopatia é o hemograma completo e sorologias. Esses exames fornecem informações importantes sobre a presença de infecção, inflamação ou alterações hematológicas, que podem ser a causa da linfadenopatia. Os exames de imagem e a biópsia são reservados para casos específicos, quando os exames iniciais não são conclusivos ou quando há suspeita de doenças mais graves. A escolha dos exames complementares deve ser individualizada, considerando as características clínicas, epidemiológicas e os achados do exame físico. Ver Figura 26.1.

3 Qual é a abordagem mais adequada quanto à possibilidade diagnóstica de toxoplasmose no caso de Luiza?

A   Solicitar sorologia para *Toxoplasma gondii*, uma vez que a presença de linfadenopatia e o contato com gatos são fatores de risco
B   Iniciar tratamento empírico com antibióticos, pois a toxoplasmose é diagnosticada clinicamente em todos os casos
C   Realizar biópsia excisional do linfonodo para confirmação diagnóstica, uma vez que a sorologia tem baixa sensibilidade
D   Considerar toxoplasmose apenas se o paciente relatar sintomas sistêmicos graves, como perda de peso e febre alta

Alternativa correta A

Comentários Em casos de linfadenopatia com histórico de contato com gatos, é recomendável solicitar sorologia para *Toxoplasma gondii*, já que a exposição aos felinos é um fator de risco conhecido para toxoplasmose. A biópsia não é o primeiro passo na investigação, e o tratamento empírico não é indicado sem confirmação diagnóstica. Mesmo sem sintomas sistêmicos graves, a toxoplasmose deve ser considerada.

4 Quais critérios de gravidade ou persistência indicariam encaminhamento para biópsia ou avaliação por um especialista focal?

A   Linfadenopatia persistente generalizada por quatro semanas
B   Linfadenopatia > 2 cm, persistente por mais de quatro a seis semanas
C   Qualquer linfadenopatia isolada presente por mais de quatro semanas
D   Linfonodos dolorosos e móveis com distribuição generalizada

Alternativa correta B

Comentários A linfadenopatia > 2 cm, persistente por mais de quatro a seis semanas, é um critério importante que sugere maior probabilidade de malignidade e justifica encaminhamento para biópsia ou avaliação especializada. Outros fatores, como a localização do linfonodo, a presença de outros sintomas e os resultados dos exames iniciais, também devem ser considerados na decisão de realizar biópsia ou encaminhar para avaliação especializada. A linfadenopatia generalizada e a linfadenopatia isolada persistente por quatro semanas, assim como linfonodos dolorosos generalizados, certamente levantam preocupações e justificam investigação adicional, mas nem sempre requerem biópsia imediata ou encaminhamento para especialista focal, podendo ser avaliadas mais profundamente na própria atenção primária. Em casos de baixo risco, esse tempo ainda está na janela indicada para observação e monitoramento após a realização dos exames iniciais.

5 Luiza queixou-se apenas de coriza, mas qual seria o exame indicado para avaliação da linfadenopatia caso ela tivesse sintomas respiratórios associados?

A   Tomografia computadorizada de tórax
B   Radiografia de tórax
C   Ultrassonografia cervical
D   Biópsia do linfonodo

Alternativa correta B

Comentários A radiografia de tórax é frequentemente utilizada como exame inicial para linfadenopatia associada a sintomas respiratórios, pois pode identificar alterações pulmonares, como tuberculose ou neoplasias. Tomografia e biópsia são reservadas para casos em que a radiografia não fornece um diagnóstico conclusivo.

6 Como você explicaria as possíveis causas e a abordagem inicial para Luiza?

A   Linfadenopatia cervical é sempre um sinal de infecção, e a presença de febre ou dor indica que o caso é benigno, não necessitando de investigação
B   O aumento do linfonodo provavelmente é secundário a uma infecção, e exames adicionais poderão ser necessários para esclarecer o quadro
C   Não há necessidade de preocupação se o linfonodo não está crescendo rapidamente ou se não existem sintomas associados
D   A presença de linfonodo cervical persistente é frequentemente indicativa de uma neoplasia, exigindo sempre biópsia imediata

Alternativa correta B

Comentários É importante explicar ao paciente que a linfadenopatia cervical após uma faringite é uma ocorrência comum e, na maioria das vezes, benigna. A linfadenopatia cervical pode ter outras causas além de infecção, incluindo doenças autoimunes, reações medicamentosas e, em casos raros, neoplasias. É importante acompanhar a evolução da linfadenopatia, mesmo na ausência de outros sintomas, pois o crescimento lento e a ausência de sintomas não garantem que a causa seja benigna. Embora a linfadenopatia persistente possa levantar a suspeita de neoplasia, especialmente em pacientes com fatores de risco, nem sempre é indicativa de câncer.

7 Como orientar o paciente sobre sinais de alerta que justificariam uma nova consulta?

A Retornar apenas se houver aumento significativo do linfonodo, pois os demais sintomas em geral se resolvem espontaneamente
B Procurar atendimento novamente se surgirem mais linfonodos aumentados, febre persistente, sudorese noturna ou perda de peso
C Sinais como dor leve ou sensação de peso no local do linfonodo não justificam a necessidade de reavaliação médica
D Não é necessário buscar atendimento adicional se os sintomas não se agravarem em até seis meses

Alternativa correta B

Comentários Alguns sinais e sintomas podem indicar a necessidade de investigação adicional, como novos linfonodos aumentados, febre persistente, sudorese noturna, perda de peso inexplicada e mudança no tamanho e na consistência no linfonodo de origem.

8 Qual é o padrão-ouro para o diagnóstico de linfadenopatia persistente?

A Hemograma completo com diferencial
B Sorologia para doenças infecciosas
C Biópsia do linfonodo anormal
D Exames de imagem, como tomografia computadorizada

Alternativa correta C

Comentários A biópsia do linfonodo é o padrão-ouro para o diagnóstico definitivo de linfadenopatia persistente ou inexplicada, pois permite a avaliação histológica e citológica do tecido. Ela está indicada principalmente em casos de linfadenopatia persistente sem causa aparente, sobretudo em localizações de risco, como a região supraclavicular. A biópsia também é recomendada quando há sinais de alarme, como linfonodos firmes, fixos e associados a sintomas constitucionais. Linfonodos que respondem rapidamente a antibióticos ou linfadenopatia de curta duração em geral não necessitam de biópsia. Exames laboratoriais e de imagem são úteis na triagem inicial, mas não substituem o diagnóstico tecidual para condições suspeitas de malignidade.

MENSAGENS-CHAVE

- A linfadenopatia, ou aumento dos linfonodos, é uma queixa e achado comum no contexto da APS e, na maioria das vezes, tem causas benignas e autolimitadas, podendo ser manejada nesse nível de atenção à saúde.
- Embora a maioria dos casos seja benigna, a possibilidade de malignidade deve ser considerada, especialmente em pacientes com mais de 40 anos ou com características de linfonodos suspeitos.
- A anamnese criteriosa, incluindo informações sobre histórico, sintomas associados e sinais de alerta, aliada ao exame físico focado, pode esclarecer a etiologia na maior parte dos casos.
- Sintomas B (febre, sudorese noturna e perda de peso) em pacientes com linfadenopatia podem indicar linfoma ou outras neoplasias hematológicas, justificando uma investigação diagnóstica mais aprofundada.
- A localização e as características da linfadenopatia fornecem pistas importantes sobre sua causa.
- Em muitos casos, um período de observação de três a quatro semanas é apropriado, especialmente para linfadenopatia localizada em pacientes de baixo risco.
- A escolha dos exames laboratoriais para a investigação de linfadenopatia deve ser guiada pela suspeita clínica, levando em consideração localização, características dos linfonodos, sintomas associados, histórico do paciente e fatores epidemiológicos.
- A biópsia do linfonodo é o padrão-ouro para diagnóstico definitivo e pode ser necessária para confirmar o diagnóstico em casos de linfadenopatia persistente, inexplicada ou suspeita.

REFERÊNCIAS E MATERIAL DE APOIO PARA APROFUNDAMENTO NO TEMA

1. Universidade Federal do Rio Grande do Sul. Protocolos de regulação ambulatorial: hematologia adulto [Internet]. Porto Alegre: TelessaúdeRS/UFRGS; 2023 [capturado em 12 nov 2024]. Disponível em: https://www.ufrgs.br/telessauders/documentos/protocolos_resumos/protocolo_encaminhamento_hematologia_20161108.pdf.

MATERIAL DE APOIO

Ballester RF, Castro ML, Gonçalves MR. Avaliação diagnóstica inicial do paciente com linfadenopatia. In: Sociedade Brasileira de Medicina de Família e Comunidade; Augusto DK, Umpierre RN, organizadores. PROMEF Programa de Atualização em Medicina de Família e Comunidade: Ciclo 14. Porto Alegre: Artmed Panamericana; 2019. p. 101-38. (Sistema de Educação Continuada a Distância, v. 1).

Co M, Wong PCP, Kwong A. COVID-19 vaccine associated axillary lymphadenopathy: a systematic review. Cancer Treat Res Commun. 2022;31:100546.

Ferrer RL. Evaluation of peripheral lymphadenopathy in adults. In: UpToDate. Waltham: UpToDate; 2024 [capturado em 22 out 2024]. Disponível em: https://www.uptodate.com/contents/evaluation-of-peripheral-lymphadenopathy-in-adults?search=lymphadenopathy&source=search_result&selectedTitle=1%7E150&usage_type=default&display_rank=1.

Freeman AM, Matto P. Adenopathy [Internet]. In: StatPearls. Treasure Island: StatPearls; 2024 [capturado em 12 out 2024]. Disponível em: https://www.ncbi.nlm.nih.gov/books/NBK513250/.

Jennie Y. Law. Assessment of lymphadenopathy. BMJ Best Practice [Internet]. 2024 [capturado em 22 out 2024]. Disponível em: https://bestpractice.bmj.com/topics/en-gb/838.

CASO CLÍNICO 27

TEMOS UM PEDIDO DE VISITA DOMICILIAR

LUCIANA PASCHOAL

SINOPSE

Trata-se de um caso de abordagem de **cuidados paliativos** em uma mulher com história de doença pulmonar obstrutiva crônica (DPOC) com piora progressiva, necessidade de uso contínuo de oxigênio e múltiplas internações devido à exacerbação dos sintomas. Ela tem histórico de hipertensão e transtorno de ansiedade e é ex-fumante (40 maços/ano). O quadro clínico atual é caracterizado por queixa de dispneia em repouso, evoluindo com perda de funcionalidade para atividades de vida diária e dificuldade para sair de casa. Na avaliação, apresenta perda de *performance*, além de sintomas não controlados que devem ser considerados no raciocínio clínico e manejo terapêutico do quadro.

OBJETIVOS DE APRENDIZAGEM DO CASO

1. Analisar elementos de anamnese e exame físico que determinem a gravidade dos sintomas e a etiologia subjacente.
2. Conhecer escalas de *performance*.
3. Construir raciocínio diagnóstico com base na anamnese, na *performance* e nos sintomas identificados para abordagem do indivíduo em cuidados paliativos domiciliares no contexto da atenção primária à saúde (APS).
4. Compreender os princípios e as indicações dos cuidados paliativos.
5. Avaliar e planejar os cuidados iniciais dos sintomas mais prevalentes em pacientes em fase final de vida.
6. Avaliar critérios e indicação de cuidados paliativos domiciliares para pacientes com doenças crônicas ameaçadoras à vida.
7. Identificar a importância da atuação interdisciplinar nos cuidados paliativos domiciliares no contexto da APS.

DESCRIÇÃO DO CASO

Maria Adelaide, mulher, 75 anos, divorciada, aposentada, tem diagnóstico de DPOC há 10 anos com piora progressiva e necessidade de uso contínuo de oxigênio. Ela tem histórico de hipertensão, transtorno de ansiedade e é ex-fumante (40 maços/ano). Já apresentou múltiplas internações devido à exacerbação de DPOC, sendo a última há um mês. Nessa ocasião, a paciente ficou internada por 15 dias, fez uso de antibioticoterapia de amplo espectro, além das medidas para controle da exacerbação de DPOC. A equipe médica decide conversar com a paciente e seus familiares sobre a possibilidade de inseri-la em um programa de cuidados paliativos.

Maria Adelaide faz acompanhamento regular na unidade básica de saúde, mora em uma casa de dois andares com sua única irmã e não tem filhos. Na última consulta com o médico de família, dias antes da internação atual, apresentava dispneia aos mínimos esforços, evoluindo com perda funcional, necessitando de ajuda para se vestir e tomar banho.

Sua alta foi comunicada à unidade de saúde, e a equipe responsável pelo cuidado da paciente foi acionada para visita domiciliar. Maria Adelaide relatou piora importante da dispneia, agora presente em repouso, acompanhada de tosse produtiva com expectoração amarelada, sibilância e maior necessidade de suporte de oxigênio há três dias. A paciente referiu também que estava desanimada com seu quadro, disse não querer mais ser internada e decidiu parar as medicações inalatórias de uso contínuo. Sua irmã relata que desde a alta hospitalar notou que a paciente está mais chorosa, sem energia e não está conseguindo mais sair da cama sozinha devido à dispneia. Também vem aceitando pouco a alimentação.

Maria Adelaide encontra-se em estado geral regular, emagrecida, corada, desidratada, lúcida, orientada em tempo e espaço. Nota-se que ela se apresenta taquipneica, com estertores em base direita e sibilos bilaterais, saturação de oxigênio em 86% com 3 L/min. O restante do exame físico não tem alterações.

Dois estudantes apresentam o caso ao seu preceptor, mas estão divergindo quanto ao encaminhamento da paciente para o hospital. Um deles afirma que a paciente teve alta precoce e sugere internação hospitalar, enquanto o outro defende que os cuidados paliativos sejam feitos em ambiente domiciliar.

NOTAS DE APRENDIZAGEM

POR QUE ESSE TEMA É RELEVANTE?

Os cuidados paliativos consistem em uma abordagem indicada para pacientes e seus familiares frente a uma doença ameaçadora da continuidade da vida por qualquer diagnóstico, com qualquer prognóstico, seja qual for a idade e a qualquer momento da doença em que eles tenham expectativas ou necessidades não atendidas. Tem como objetivos melhorar a qualidade de vida dos pacientes e seus familiares, por meio de prevenção e controle dos sintomas físicos, além de outros problemas de ordem biopsicossocial e espiritual.

Com o aumento da expectativa de vida e o crescimento do número de idosos, observa-se maior incidência de doenças crônico-degenerativas em todo o mundo. Nesse contexto, a demanda e a importância dos cuidados paliativos vêm aumentando progressivamente tanto no ambiente ambulatorial como no hospitalar e domiciliar.

Pesquisas referentes à preferência da população geral e de pacientes terminais mostram que, com o suporte adequado, a maioria das pessoas relata preferir morrer em casa.[1] Diante disso, torna-se fundamental compreender como essa modalidade de cuidado pode ser realizada no domicílio pela equipe multiprofissional da APS.

OUTROS PONTOS QUE PODEM SER ESTUDADOS A PARTIR DO CASO

- **PERGUNTAS ABERTAS PARA RACIOCÍNIO DIAGNÓSTICO**

    1. Considerando os dados da anamnese e do exame físico, qual é a principal possibilidade diagnóstica para o agravamento da dispneia relatada pela paciente? Em quais diagnósticos diferenciais devemos pensar?
    2. Quais dados complementares da anamnese devem ser questionados, focando em ações para definir o plano terapêutico para esta paciente?
    3. A paciente apresenta indicação de cuidados paliativos? Que elementos da história suportam sua decisão?
    4. Quais são os componentes principais da avaliação de um paciente em cuidados paliativos?
    5. Considerado a queixa principal da paciente, como você fará a avaliação de sintomas em cuidados paliativos?

- **PERGUNTAS FECHADAS PARA RACIOCÍNIO DIAGNÓSTICO**

    1. Qual é a principal hipótese diagnóstica para o agravamento da dispneia?

        A Tromboembolismo pulmonar
        B Insuficiência cardíaca descompensada
        C Exacerbação de DPOC
        D Ansiedade

        Alternativa correta C

Comentários A dispneia é um dos sintomas mais prevalentes em pacientes em cuidados paliativos, assim como em pacientes com DPOC avançada. Independentemente da etiologia, costuma se agravar nos últimos meses de vida, com grande prejuízo à qualidade de vida, sendo frequente o isolamento social devido à restrição de atividades pela dispneia. Os objetivos da sua avaliação consistem em compreender a intensidade, o sofrimento e o impacto na qualidade de vida do paciente, diagnosticar causas potencialmente reversíveis e monitorar a resposta ao tratamento.

Os instrumentos mais utilizados para medir a intensidade da dispneia no contexto clínico são as escalas numéricas, que vão de 0 a 10, e as escalas visuais analógicas. Recomenda-se, quando possível, fazer perguntas abertas ao paciente, sobre como está a falta de ar, em vez de estimar seu grau a partir da observação do padrão respiratório. Em relação ao impacto, podem ser usadas questões sobre limitações para as atividades diárias. Outro componente da avaliação envolve identificar os fatores contribuintes para o agravamento da dispneia (p. ex., broncoespasmo, derrame pleural, pneumonia). A paciente do caso apresenta quadro sugestivo de exacerbação de DPOC, além de outros fatores que podem estar relacionados, como má adesão medicamentosa e ansiedade, uma vez que esta última pode afetar a percepção do paciente sobre a intensidade da dispneia.

2 Quais exames complementares estão indicados para avaliação da dispneia nesta paciente?

A Tomografia de tórax com contraste
B Radiografia de tórax e exames laboratoriais
C Ecocardiograma transtorácico
D Nenhum exame é necessário

Alternativa correta D

Comentários Exames laboratoriais e de imagem como oximetria de pulso, gasometria arterial, radiografias de tórax, testes de função pulmonar, etc. não são úteis para detectar a presença ou a gravidade da dispneia. Como exemplos, a saturação normal de oxigênio não exclui dispneia, e alguns pacientes com doença pulmonar avançada não relatam dispneia. Entretanto, esses exames podem ajudar a identificar a etiologia da dispneia. Nesse sentido, devem ser indicados se estiverem de acordo com os objetivos de cuidado e *performance* do paciente.

3 Considerando as informações disponíveis no caso, quais dos seguintes sintomas também devem ser abordados na avaliação da paciente?

A Náuseas e vômitos
B Xerostomia e constipação
C Prurido e diarreia
D Fadiga e perda de peso

Alternativa correta D

Comentários A dispneia é o principal sintoma em pacientes com DPOC avançada. Ainda assim, outros sintomas prevalentes nesses pacientes e que estão associados com piora na qualidade de vida também se beneficiam da avaliação paliativa e incluem dor, perda de peso não intencional, desnutrição relacionada à doença e fadiga. A dor é multidimensional, geralmente associada a dispneia e sintomas depressivos, e todos devem ser abordados de forma interdisciplinar. Do mesmo modo, a fadiga é comum em tais pacientes, sendo muitas vezes motivo do uso frequente dos serviços de saúde. A reabilitação pulmonar e a investigação de comorbidades, como apneia do sono, podem contribuir para seu manejo. Finalmente, a perda de peso não intencional e a desnutrição podem sinalizar progressão da doença, destacando seu papel como sinal de alarme nesses indivíduos. Entretanto, a desnutrição é passível de tratamento, e melhorias nutricionais têm sido associadas à melhora da funcionalidade, da força muscular respiratória e da qualidade de vida. A avaliação nutricional dos pacientes com DPOC deve ser individualizada, e o nutricionista faz parte dessa avaliação interdisciplinar.

4 Considerando as informações disponíveis no caso, qual alternativa contém a análise correta da correlação dos dados clínicos com a indicação de cuidados paliativos?

A A idade avançada da paciente é um dos fatores que indicam a necessidade de cuidados paliativos

B Ao contrário de outras doenças crônicas do pulmão, a DPOC só tem indicação de cuidados paliativos na fase terminal

C A piora da dispneia em um paciente com DPOC, isoladamente, não é critério para cuidados paliativos

D O antecedente de DPOC e a perda de funcionalidade indicam a necessidade de cuidados paliativos

Alternativa correta D

Comentários Os cuidados paliativos promovem melhora da qualidade de vida por meio de uma abordagem integral com foco em vários domínios, desde o físico, até emocional, espiritual e social para pacientes com doenças ameaçadoras à vida, como DPOC. Esses cuidados são fornecidos por uma equipe interdisciplinar que apoia as necessidades do paciente e seus familiares, ajudando-os a lidar com essa doença grave. Os cuidados paliativos devem começar de forma precoce, muito antes de o paciente atingir a fase terminal da doença. A DPOC costuma ter uma progressão variável e lenta, muitas vezes ao longo de anos, e é marcada por exacerbações que podem acelerar o declínio funcional. Nesse sentido, recomenda-se que a abordagem paliativa comece em estágios menos graves da doença (volume expiratório forçado no primeiro segundo [VEF_1] < 80%, GOLD B*) e aumente à medida

---

* O sistema *Global Initiative for Chronic Obstructive Lung Disease* (GOLD) categoriza a limitação do fluxo aéreo em estágios. Em pacientes com $VEF_1/CVF < 0.7$:
- GOLD 1 – leve: $VEF_1 \geq 80\%$ do predito
- GOLD 2 – moderada: $50\% \leq VEF_1 < 80\%$ do predito
- GOLD 3 – grave: $30\% \leq VEF_1 < 50\%$ do predito
- GOLD 4 – muito grave: $VEF_1 < 30\%$ do predito.

que se agravem os sintomas, as necessidades do paciente, a frequência das hospitalizações e a evolução para a fase final de vida. Alguns sinais que podem ser considerados para a abordagem precoce em tais pacientes incluem piora da função pulmonar, sintomas graves ou necessidade extensa de cuidados, mau prognóstico e exacerbações graves frequentes. Na abordagem precoce, o paciente pode manter as terapias modificadoras de doença, até atingir fases mais avançadas, quando o foco muda para o conforto e cuidados de fim de vida. Dessa forma, a integração dos cuidados paliativos deve ser individualizada, com base em múltiplos fatores, podendo evoluir com o tempo.

5. Qual etapa da avaliação clínica NÃO é considerada um componente da abordagem paliativa?

A Explorar o entendimento da paciente sobre sua doença e prognóstico
B Avaliar e manejar os sintomas da paciente de forma adequada
C Discutir metas e planejamento de cuidado
D Solicitar exames independentemente do prognóstico da paciente

Alternativa correta D

Comentários Embora a avaliação paliativa inclua os componentes tradicionais da avaliação médica (história médica, psicossocial e exame físico), ela contempla outros pontos específicos, como manejo da dor e outros sintomas físicos; sintomas psicológicos, psiquiátricos, cognitivos e recursos para enfrentamento; compreensão da doença e preferências de cuidado (objetivos pessoais, expectativas, entendimento da trajetória da doença e riscos e benefícios das terapias); recursos e necessidades sociais e econômicas de pacientes e cuidadores, inclusive para cuidado no domicílio; preocupações existenciais e espirituais; e continuidade e coordenação do cuidado entre todos os cenários. Além disso, ela é focada no paciente e orientada para a família, sendo elaborada de forma interdisciplinar. Em relação à avaliação e ao manejo dos sintomas, cada sintoma identificado possui aspectos específicos que devem ser considerados, como início, fatores de alívio e piora, intensidade, gravidade, sintomas associados e impacto para o paciente. Nesse contexto, quando for congruente com os desejos e prognóstico do paciente, a etiologia dos sintomas deve ser investigada com base na história clínica e em exames complementares, a fim de melhor tratar condições que possam ser aliviadas.

6. Considerando as informações disponíveis no caso, qual é o melhor preditor de prognóstico para a paciente?

A Idade
B Comorbidades
C Número de internações
D Avaliação de *performance*

Alternativa correta D

Comentários A *performance* é um item essencial na avaliação de pacientes em cuidados paliativos, uma vez que mede o prognóstico em indivíduos com doença avançada. Ela pode ser avaliada pelas escalas de *performance status* de Karnofsky ou Eastern Cooperative Oncology Group (ECOG) e pela Palliative Performance Scale (PPS) (Quadro 27.1). Esta última vem ganhando ampla aceitação como ferramenta de avaliação de funcionalidade e como método de estimativa de prognóstico em pacientes com câncer avançado e parece ter um desempenho melhor em tal população quando comparada com as escalas de Karnofsky e ECOG.

Quadro 27.1
Palliative Performance Scale (PPS)

%	Deambulação	Atividade e evidência da doença	Autocuidado	Ingesta	Nível de consciência
100	Completa	Atividade normal e trabalho; sem evidência de doença	Completo	Normal	Completa
90	Completa	Atividade normal e trabalho; alguma evidência de doença	Completo	Normal	Completa
80	Completa	Atividade normal com esforço; alguma evidência de doença	Completo	Normal ou reduzida	Completa
70	Reduzida	Incapaz para o trabalho; doença significativa	Completo	Normal ou reduzida	Completa
60	Reduzida	Incapaz para os *hobbies*/trabalho doméstico; doença significativa	Assistência ocasional	Normal ou reduzida	Completa ou períodos de confusão
50	Maior parte do tempo sentado ou deitado	Incapaz para qualquer trabalho; doença extensa	Assistência considerável	Normal ou reduzida	Completa ou períodos de confusão
40	Maior parte do tempo acamado	Incapaz para a maioria das atividades; doença extensa	Assistência quase completa	Normal ou reduzida	Completa ou sonolência +/- confusão
30	Totalmente acamado	Incapaz para qualquer atividade; doença extensa	Dependência completa	Normal ou reduzida	Completa ou sonolência +/- confusão

Quadro 27.1
Palliative Performance Scale (PPS)

%	Deambulação	Atividade e evidência da doença	Autocuidado	Ingesta	Nível de consciência
20	Totalmente acamado	Incapaz para qualquer atividade; doença extensa	Dependência completa	Mínima a pequenos goles	Completa ou sonolência +/- confusão
10	Totalmente acamado	Incapaz para qualquer atividade; doença extensa	Dependência completa	Cuidados com a boca	Sonolência ou coma +/- confusão
0	Morte	–	–	–	–

Fonte: Victoria Hospice Society.[2]

● **PERGUNTAS ABERTAS PARA ABORDAGEM TERAPÊUTICA**

1. Qual é a diferença entre cuidados paliativos e *hospice*?
2. Como explicar ao paciente seus diagnóstico e prognóstico?
3. Quais são as melhores abordagens não medicamentosas e medicamentosas para controle da dispneia refratária em cuidados paliativos?
4. O que as melhores evidências científicas dizem sobre o manejo paliativo da DPOC avançada?
5. Como planejar o compartilhamento multidisciplinar do cuidado depois da definição diagnóstica e prognóstica?
6. Considerando o quadro clínico e o prognóstico da paciente, qual é o melhor local para seu cuidado?

● **PERGUNTAS FECHADAS PARA ABORDAGEM TERAPÊUTICA**

1. Qual é o tratamento medicamentoso mais indicado como abordagem inicial do paciente com doença pulmonar avançada e dispneia refratária?

   A Furosemida
   B Benzodiazepínico
   C Morfina
   D Azitromicina

   Alternativa correta C

Comentários O tratamento farmacológico da dispneia para pacientes com doença pulmonar avançada engloba a otimização de tratamentos específicos da doença de base, como terapia broncodilatadora para DPOC, glicocorticoides sistêmicos para exacerbações agudas de DPOC e antibióticos para infecção pulmonar, a menos que essas intervenções não sejam consistentes com os objetivos de cuidado e *performance* do paciente. Para pacientes com dispneia refratária, apesar do tratamento para sua condição de base, as principais diretrizes recomendam o uso de opioides, sendo a morfina a mais estudada; sua eficácia também já foi demonstrada em estudos com pacientes com DPOC e dispneia crônica grave. Em relação ao uso de ansiolíticos no tratamento paliativo da dispneia, a literatura é conflitante quanto à sua eficácia. Entretanto, pode ser considerado quando a dispneia é acompanhada de ansiedade.

2 Qual afirmação é correta sobre o papel das intervenções não farmacológicas para o controle da dispneia em cuidados paliativos?

A O oxigênio suplementar é indicado para todos os pacientes com dispneia refratária
B A ventilação não invasiva pode ser considerada para pacientes em fase terminal
C Acupuntura e técnicas de relaxamento não são indicadas para dispneia refratária
D A terapia com ventilador não demonstrou ser eficaz no controle da dispneia refratária

Alternativa correta B

Comentários A abordagem da dispneia em cuidados paliativos é multidisciplinar. Algumas medidas gerais incluem técnicas de relaxamento e apoio psicossocial, conservação de energia e uso de ventilador com ar frio no rosto. A acupuntura parece ser uma opção plausível para aqueles pacientes que queiram experimentar essa estratégia para melhora da dispneia, já que tem demonstrado resultados positivos em alguns estudos com pacientes com DPOC e câncer. Já a ventilação não invasiva pode ser considerada uma medida paliativa em pacientes em fase final de vida que apresentam dispneia grave e decidiram não realizar medidas invasivas e focar em medidas de conforto. Nesse contexto, pode ser usada com os objetivos de diminuir o esforço respiratório, aliviar a dispneia e reduzir a quantidade de opioides para manter o conforto. Também pode ser uma opção para aqueles pacientes que já têm diretivas quanto à não realização de intubação orotraqueal e que desejam ter mais tempo de sobrevida para se despedir de algum familiar. Por fim, em relação ao oxigênio suplementar para o manejo da dispneia em cuidados paliativos, é indicado somente para pacientes hipoxêmicos em ar ambiente (saturação de oxigênio < 88%).

3 Qual das seguintes condutas não tem impacto para o manejo paliativo de pacientes com DPOC em estágio avançado?

A Reabilitação pulmonar para tratamento da ansiedade
B Opioides em doses baixas para dispneia refratária
C Broncodilatadores para exacerbações agudas
D Suplementos vitamínicos para desnutrição

Alternativa correta D

Comentários O manejo paliativo da dispneia nos pacientes com DPOC concentra-se na avaliação deste sintoma com base nos objetivos e desejos de cuidado dos pacientes. A abordagem engloba muitas das seguintes estratégias de tratamento: otimização das medidas farmacológicas para a DPOC; medidas não farmacológicas como reabilitação cardiopulmonar, cessação do tabagismo, técnicas de relaxamento, ventiladores e conservação de energia; opioides em doses baixas; e plano de ação para exacerbações agudas. Em relação ao manejo dos sintomas psicológicos como ansiedade e depressão, estes são relatados em até um terço dos pacientes com DPOC e apresentam impacto na qualidade de vida, além de estarem associados a um risco maior de exacerbações e morte. Tais sintomas podem estar associados à dispneia refratária, além de serem influenciados pelas hospitalizações e pelo tabagismo. Nesse contexto, tem benefício uma abordagem global, sendo a reabilitação pulmonar uma das intervenções com melhor resultado no controle dos sintomas psicológicos. Suplementos vitamínicos não têm impacto significativo na função pulmonar ou na melhora dos sintomas de DPOC, especialmente em pacientes em estágio avançado da doença. Intervenções não farmacológicas como terapia cognitivo-comportamental, acupuntura, estratégias respiratórias, musicoterapia e *mindfulness* ainda carecem de evidências robustas na DPOC, mas são um componente natural da abordagem interdisciplinar de cuidados paliativos e podem ser seguras para pacientes com DPOC.

4 Considerando os dados disponíveis e a dúvida dos estudantes que estavam acompanhando o caso da Sra. Maria Adelaide, qual é a melhor decisão em relação ao seguimento imediato desta paciente?

A Os cuidados paliativos necessários nesta situação devem ser realizados no ambiente hospitalar
B Os cuidados paliativos necessários nesta situação devem ser realizados no ambiente domiciliar
C A paciente não apresenta critérios para *hospice*, motivo pelo qual deve ser encaminhada ao hospital
D Observação da evolução, sendo indicadas visitas domiciliares somente nos episódios de exacerbações

Alternativa correta B

Comentários Um elemento essencial dos cuidados paliativos é o planejamento avançado de cuidados, no qual os pacientes, em conjunto com suas famílias e os profissionais de saúde, refletem sobre objetivos, crenças e valores e discutem como devem ser os cuidados de saúde atuais e futuros. Essas discussões devem começar no início do processo da doença, quando o paciente ainda está bem o suficiente para delas participar. Nesse sentido, as primeiras etapas devem estar focadas na compreensão da doença e definição de um responsável de saúde. Em seguida, outros encontros devem ser programados para conversar sobre opções de tratamento, prognóstico, objetivos de cuidado do paciente (p. ex., desejo de maior sobrevida, ficar mais tempo em casa, controle de sintomas), valores e crenças, incluindo o papel da cultura e religião, e finalmente sobre a fase final da vida.

Os cuidados de final de vida referem-se ao conjunto de necessidades de saúde, sociais, emocionais e espirituais de indivíduos que estão se aproximando do fim da vida. Podem incluir várias intervenções, desde aquelas específicas da doença (p. ex., oxigênio suplementar para pacientes com dispneia e hipoxêmicos) até a indicação de *hospice*, que se refere aos cuidados prestados ao final da vida para pacientes com estimativa de vida menor que seis meses, englobando a assistência durante o processo de morrer e se estendendo aos familiares na fase de luto. Um item importante do planejamento dessa fase é determinar o local em que o paciente e seus cuidadores estariam mais confortáveis para passar seus últimos dias, seja em casa ou no hospital. Estudos na área têm mostrado a preferência dos pacientes em cuidados paliativos por morrer em casa, mas ainda existem barreiras para sua implementação, como falta de recursos e treinamento das equipes.[3] Ainda assim, seus benefícios são comprovados e incluem diminuição no número de atendimentos em serviços de emergência e internações, melhora na satisfação do paciente e cuidador, bem como redução da morbimortalidade relacionada às internações.

MENSAGENS-CHAVE

- A demanda por cuidados paliativos está crescendo em todo o mundo, destacando a importância da reorganização dos serviços de saúde para assegurar seu atendimento.
- O principal objetivo dos cuidados paliativos é melhorar a qualidade de vida do paciente com uma doença grave e de sua família por meio do alívio dos sintomas emocionais e físicos.
- A elegibilidade baseia-se no diagnóstico de doença incurável e progressiva, que requer manejo de sintomas, necessidades sociais e emocionais, ou uma discussão sobre objetivos de cuidado, em conjunto com outros tratamentos pertinentes até que ele se torne o foco total do cuidado.
- Os cuidados ao fim da vida são uma parte importante dos cuidados paliativos e incluem o acompanhamento durante a última etapa de vida, a partir do momento em que se evidencia declínio progressivo e irreversível, aproximando-se da morte.
- A avaliação da dispneia em cuidados paliativos tem como objetivos compreender sua intensidade, o sofrimento e o impacto na funcionalidade, diagnosticar fatores agravantes potencialmente reversíveis e monitorar a resposta aos tratamentos.
- Os pacientes que se beneficiam de cuidados paliativos domiciliares são aqueles com doenças avançadas ou prognóstico de vida reservado, declínio funcional e alto risco de morbidade e mortalidade.
- Para os pacientes no cenário da atenção primária, deve ser considerada a indicação de cuidados paliativos domiciliares.

REFERÊNCIAS E MATERIAL DE APOIO PARA APROFUNDAMENTO NO TEMA

1. Shepperd S, Gonçalves-Bradley DC, Straus SE, Wee B. Hospital at home: home-based end-of-life care. Cochrane Database Syst Rev. 2021;3(3):CD009231.
2. Victoria Hospice Society. A escala de desempenho em cuidados paliativos versão 2 (EDCP v2) [Internet]. Columbia: VHS; 2004. [capturado em 20 set 2023]. Disponível em: https://victoriahospice.org/wp-content/uploads/2019/07/pps_-_portuguese_brazilian_-_sample.pdf.
3. Despotova-Toleva L, Toleva-Nowak N. Narrative review of home care for palliative patients in general practice. Ann Palliat Med. 2021;10(12):13009-23.

MATERIAL DE APOIO

Dudgeon D. Assessment and management of dyspnea in palliative care [Internet]. UpToDate. Waltham: UptoDate; 2023 [capturado em 23 set 2023]. Disponível em: https://www.uptodate.com/contents/assessment-and-management-of-dyspnea-in-palliative-care.

Ferguson GT, Stoller JK, Dieffenabacj P. Management of refractory chronic obstruticte pulmonary disesde [Internet]. UpToDate. Waltham: UpToDate; 2023 [capturado em 20 set 2023]. Disponível em: https://www.uptodate.com/contents/management-of-refractory-chronic-obstructive-pulmonary-disease.

Iyer AS, Sullivan DR, Lindell KO, Reinke LF. The Role of palliative care in COPD. Chest. 2022;161(5):1250-62.

Souza HL, Zoboli ELCP, Paz CRP, Schveitzer MC, Hohl KG, Pessalacia JDR. Cuidados paliativos na atenção primária à saúde: considerações éticas. Rev Bioet. 2015;23(2):349-59.

Twaddle ML, McCormick E, Ritchie C, Givens J. Palliative care delivery in the home [Internet]. UpToDate. Waltham: UpToDate; 2023 [capturado em 20 set 2023]. Disponível em: https://www.uptodate.com/contents/palliative-care-delivery-in-the-home?search=paliativo.

DOUTORA, PERDI PESO NOS ÚLTIMOS MESES. TÔ PREOCUPADA!

BÁRBARA CRISTINA BARREIROS

SINOPSE

Trata-se de um caso de **perda de peso involuntária** em uma mulher de 58 anos com história de emagrecimento de mais de 5% do peso em um período de 6 a 12 meses. O quadro clínico mostra a perda de peso involuntária em mulher de meia-idade, aposentada, ativa laboral e socialmente até alguns meses atrás, pois atualmente dedica-se somente a ser cuidadora de sua mãe. Na investigação clínica, incluindo a avaliação do humor, a paciente demonstra sinais de depressão moderada, usa medicações que podem reduzir o apetite, além de ser cuidadora da mãe – motivos que podem explicar a perda de peso. A solicitação de exames complementares deve ser realizada de maneira responsável, baseada em uma avaliação clínica criteriosa e utilizando evidências, tendo o princípio da prevenção quaternária respeitado.

OBJETIVOS DE APRENDIZAGEM DO CASO

1. Compreender o conceito e saber diagnosticar a perda de peso involuntária como um sintoma.
2. Conduzir a avaliação da pessoa com perda de peso involuntária.
3. Construir o raciocínio clínico com base na avaliação de história pessoal e exame físico em pacientes com perda de peso involuntária.
4. Manejar adequadamente os rastreios necessários para idade e de acordo com exame clínico, evitando realização desnecessária de exames.
5. Conhecer os principais diagnósticos diferenciais, incluindo as etiologias na perda de peso involuntária.
6. Construir planos de cuidado que apoiem o cuidado centrado no paciente.

DESCRIÇÃO DO CASO

Yolanda, 58 anos, divorciada, mãe de Carolina, 26 anos. Há 15 dias, quando se trocava para o casamento de uma prima, percebeu que o vestido que usou em outro casamento, oito meses atrás, estava bem largo. Contou que nos dias que antecederam a consulta notou que outras roupas suas também estavam mais largas do que o normal. Há aproximadamente seis meses tem ficado em casa, cuidando de sua mãe, que teve um acidente vascular cerebral (AVC) e está acamada, e não usa mais "roupas de trabalhar". Em casa, usa roupa de academia e não havia percebido a diferença de medidas; quando se pesou, viu que tinha perdido quase 6 kg sem fazer nenhuma dieta.

Compareceu neste dia à unidade básica de saúde (UBS) pois está bastante preocupada com esse emagrecimento, relatando medo de ter alguma coisa grave, já que não realizou seus exames preventivos no ano passado.

Jornalista aposentada (aposentou-se aos 55 anos, quando o jornal onde trabalhava ofereceu plano de demissão voluntária, após 30 anos de serviços prestados no referido veículo de imprensa), Yolanda trabalhava 20 horas como *freelancer* em alguns projetos específicos da instituição, mas há seis meses, desde o AVC da mãe, não tem conseguido tempo nem interesse para se dedicar aos projetos de escrita, mesmo com uma cuidadora ficando com sua mãe diariamente, de segunda a sábado. Diz que não consegue escrever pois perde a concentração e o "fio da meada" enquanto tenta produzir.

Há três anos toma medicação para hipertensão e antidepressivo, prescritos durante uma consulta da sua mãe no cardiologista. Nunca teve a pressão muito alta; somente no início da pandemia (139 × 109 mmHg). O médico havia dito que todo mundo que estava trabalhando sem sair de casa estava um pouco "estressado" e "deprê" e prescreveu as medicações. Também toma quase todas as noites clonazepam para dormir por orientação/prescrição de uma amiga médica, pois desde o AVC da mãe estava com dificuldade de pegar no sono e, quando dormia, acordava muitas vezes com sonhos perturbadores.

Faz três refeições ao dia (café da manhã, almoço e jantar) e tem uma alimentação saudável, incluindo frutas, legumes, verduras e proteínas. Parou suas caminhadas e as atividades físicas com o *personal trainer* por falta de ânimo e energia para sair da cama pela manhã, pois acorda muito cansada, situação que já dura quase cinco meses.

No exame físico, Yolanda encontra-se em bom estado geral, com auscultas cardíaca e respiratória normais, índice de massa corporal (IMC) de 24,5 (peso atual de 69,9 kg, altura de 1,69 m), pressão arterial de 106 × 62 mmHg, exame de mama normal, coleta de citopatológico sem alterações no exame especular, bem como palpação abdominal sem alterações.

Yolanda refere que em consulta com nutricionista há 10 meses seu peso era de 75,1 kg.

Medicações em uso:

- Valsartana + anlodipino 160 mg + 5 mg
- Escitalopram 10 mg 1-0-0
- Clonazepam 0,5 mg 0-0-1

A dupla de internas que atendeu Yolanda diverge sobre a necessidade de realização de exames: uma queria pedir diversos marcadores de câncer e alguns exames como mamografia, ultrassonografia transvaginal, ultrassonografia de abdome, colonoscopia e endoscopia; a outra insistia em fazer uma avaliação mais global, com uso de escalas de depressão e exames complementares mais gerais inicialmente para compreensão do caso.

NOTAS DE APRENDIZAGEM

POR QUE ESSE TEMA É RELEVANTE?

A incidência da perda de peso involuntária na população adulta em geral é de 5 a 7%, sendo que em pacientes institucionalizados a prevalência é maior ou igual a 60%.[1,2]

Trata-se de um achado clínico sensível, porém não específico, pois diversas condições podem causá-lo. É quase sempre uma manifestação precoce de doença aguda ou crônica; por isso, deve ser investigada com brevidade.[3,4]

É comum associar a perda de peso a neoplasias. Estudos mostram que, junto às malignidades, as doenças gastrintestinais não neoplásicas são as principais causas da perda de peso involuntária.[1]

A perda de peso involuntária pode, pela característica do sintoma, gerar no profissional incerteza clínica, o que, por sua vez, pode se traduzir em uma sequência de exames, na maioria das vezes desnecessários e que não contribuem para o diagnóstico, tendo o potencial de expor os pacientes a sobrerrastreio e sobretratamentos que não contribuirão para o diagnóstico ou para o tratamento efetivo da enfermidade.

A manifestação clínica de perda de peso em pacientes com depressão pode acontecer especialmente naqueles que relatam sintomas físicos em vez dos clássicos sintomas depressivos. A demora no tratamento desses pacientes pode aumentar a morbimortalidade.[5]

OUTROS PONTOS QUE PODEM SER ESTUDADOS A PARTIR DO CASO

A perda de peso involuntária exige que profissionais apliquem conhecimentos, habilidades e atitudes para o raciocínio clínico, diagnóstico e tratamento. Por conta disso, o foco do capítulo é apoiar principalmente o processo de abordagem inicial diagnóstica. Para tanto, é importante ressaltar que as habilidades de comunicação clínica são fundamentais ao avaliarmos pacientes que apresentem perda de peso involuntária.

O caso foi pensado para estudo por graduandos, internos, residentes e até mesmo profissionais de saúde em momentos de educação continuada.

Este caso pode guiar um estudo dirigido e a busca de evidências.

● PERGUNTAS ABERTAS PARA RACIOCÍNIO DIAGNÓSTICO

1 A perda de peso da paciente é significativa? Por quê?

Comentários A perda de peso deve ser definida não somente por um número de quilos perdidos, mas pela relação do peso perdido e seu corpo, medido em porcentagem. No caso descrito, Yolanda perdeu 5,2 kg, o que significa que perdeu 6,9% de seu peso inicial – portanto, uma perda de peso importante, já que se considera significativa uma perda de mais de 5% do peso.

2 Podemos classificar o caso como perda de peso involuntária?

Comentários A perda de peso não intencional ou involuntária é definida como a redução de peso sem esforço por parte do paciente e que não seja uma complicação de doença conhecida ou tratamento médico. Considera-se uma redução involuntária ≥ 5% no peso corporal habitual nos últimos 6 a 12 meses. É importante distinguir a perda de peso involuntária da "magreza"; o indivíduo que perde peso não necessariamente é magro, mas queixa-se da perda de peso.[4,6]

3 Quais são as evidências, além da medida de peso, que podem demonstrar a perda do peso involuntária?

Comentários Além da medida objetiva (peso em quilos) documentada por aferição em balança, a observação de familiares/rede de apoio e até mesmo a percepção de uso de numeração de roupas que diminuíram ao longo do tempo podem ser consideradas evidências para pensar na perda de peso como um sintoma.[7]

4 Quais são as principais etiologias a considerar nos casos de perda de peso involuntária?

Comentários As etiologias da perda de peso involuntária podem ser divididas em fisiológicas, psicossociais, medicamentosas ou idiopáticas. Mesmo após avaliação e investigação, cerca de 25% dos casos (25-28%) permanecem sem causa definida. Entre as etiologias fisiológicas, os mecanismos podem ser redução da ingestão, aceleração do metabolismo e aumento da perda calórica na urina e nas fezes.[7,8]

Em idosos acima de 65 anos, há outros fatores de risco para a perda de peso, como fragilidade e institucionalização, uso excessivo de polifarmácia, declínio cognitivo, disfagia, dor oral e dificuldade de deglutição.[9]

É importante fixar e diferenciar os conceitos de caquexia e sarcopenia. A caquexia é uma síndrome multifatorial caracterizada por perda de peso extrema > 5% com perda muscular, com ou sem perda de gordura; sem edema; com alteração da massa magra; apresentando diminuição da força muscular, fadiga, anorexia e marcadores laboratoriais anormais. Já a sarcopenia é a perda progressiva de massa muscular esquelética relacionada à idade, resultando em fraqueza muscular e comum entre adultos mais velhos.[10,11]

5. Quais fatores na história e descrição da paciente podem trazer elementos que colaborem com diagnósticos para a perda de peso de Yolanda?

Comentários No caso de Yolanda, uma abordagem individual mais aprofundada é fundamental. É importante identificar na história obtida que a jornalista há seis meses tornou-se cuidadora da mãe, deixou de exercer atividades laborais, além de parar com as atividades físicas. O papel de cuidadora traz consigo a sobrecarga emocional e física e pode ser importante fator de risco para problemas psicológicos e psiquiátricos. Aparentemente Yolanda mostra sintomas de depressão, isolamento e dificuldade de dormir.[12]

Além disso, é importante observar as medicações em uso, incluindo um anti-hipertensivo com provável prescrição errada e um benzodiazepínico indicado sem avaliação clínica; ambos podem ser também responsáveis pela perda de peso.

6. Quais aspectos devem ser considerados no exame físico de Yolanda?

Comentários A medida do peso, bem como seu registro, é fundamental nos casos de perda de peso involuntária. O cálculo do IMC será necessário para avaliação do estado nutricional e possível suporte quando da proposta de tratamento. No caso da perda de peso, o exame físico deve ser bastante amplo, orientado pela história clínica (p. ex., se na história clínica houver suspeita de doenças endócrinas, como da tireoide, uma cuidadosa palpação tireoidiana e busca de reflexos deve ser feita). A procura de linfonodos em cadeia cervical e inguinal pode trazer dados clínicos importantes. A avaliação do humor e estado mental contribui para a investigação completa. Exames de mama, (e de próstata, quando for paciente homem) e abdome, bem como dos sistemas respiratório e circulatório, devem ser feitos. A avaliação da cavidade oral deve ser feita sempre em pacientes com perda de peso involuntária tanto para busca de lesões malignas quanto para avaliação da cavidade oral e dentição, pois a mastigação influencia diretamente a ingesta alimentar adequada.[13]

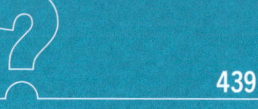

7. Quais exames subsidiários seriam necessários para investigação inicial da perda de peso?

Comentários A tomada de decisão compartilhada e os objetivos de cuidado devem orientar a avaliação diagnóstica. No caso, a mamografia deve ser solicitada, mas não existem evidências para a solicitação de ultrassonografia de tireoide. O exame inicial para a maioria dos pacientes deve incluir estudos laboratoriais e de imagem.

Os exames laboratoriais incluem hemograma, velocidade de hemossedimentação (VHS), proteína C-reativa, glicemia, creatinina, ureia, eletrólitos, exame de urina, pesquisa de sangue oculto nas fezes, hormônio tireoestimulante (TSH), marcadores hepáticos, desidrogenase láctica (DHL), HIV e hepatite C. Testes adicionais podem incluir ferro, vitamina B_{12}, folato, eletroforese de proteínas, entre outros.[7]

Com relação às imagens, seria importante incluir radiografia de tórax e ultrassonografia abdominal.[1,14]

É fundamental nessa pergunta considerar o conceito de prevenção quaternária, já que a investigação diagnóstica por meio de exames se torna uma das chaves para o raciocínio clínico nos casos de perda de peso involuntária. A prevenção quaternária é definida como "ação feita para identificar um paciente ou população em risco de supermedicalização, protegê-los de uma intervenção médica invasiva e sugerir procedimentos científica e eticamente aceitáveis". Assim, é importante trazer à tona tal conceito para embasar a necessidade de nortear a solicitação de exames baseada em dados da história.[15]

8. Qual é o diagnóstico mais provável para o caso de Yolanda?

Comentários A partir da avaliação e dos dados trazidos pelo caso, o diagnóstico inicial mais provável é depressão, associado à mudança do estilo de vida e ao uso de medicações que têm o potencial de levar à perda de peso. Yolanda teve há seis meses um fato que mudou sua vida substancialmente: tornou-se cuidadora. Tal acontecimento envolve uma nova ocupação, preocupação e responsabilização pela sua mãe, antes independente e que agora depende de seus cuidados. Isso gerou um isolamento de Yolanda de seu convívio laboral, social e até mesmo de autocuidado, que podem ser fatores contribuintes para a depressão.[12]

● PERGUNTAS FECHADAS PARA RACIOCÍNIO DIAGNÓSTICO

1. Analise as assertivas a seguir e escolha a CORRETA.
A perda de peso involuntária deve ser considerada:

A   Nos casos de perda de pelo menos 10% do peso total em um período mínimo de 6 a 12 meses em pacientes com IMC normal

B   Nos casos de perda de peso ≥ 5% do peso total em um período mínimo de 8 a 12 meses em pacientes com IMC normal
C   Nos casos de perda de peso ≥ 10% do peso total em um período de 6 a 12 meses em pacientes com IMC de obesidade ou sobrepeso
D   Nos casos de perda de peso ≥ 5% do peso total em um período mínimo de 6 a 12 meses independentemente do IMC

Alternativa correta D

Comentários O diagnóstico de perda de peso involuntária é feito estritamente pela perda de peso, independentemente do estado nutricional do paciente em um período determinado, sem nenhuma restrição alimentar ou condição clínica que possa explicá-la, quando é ≥ 5% no peso corporal habitual nos últimos 6 a 12 meses.[6]

2 Considerando a perda de peso involuntária, podemos dizer que:

A   Não é possível considerar que a perda de peso de Yolanda foi de 5,2 kg, pois o peso de 10 meses atrás não foi aferido no consultório médico
B   Somente o peso corporal deve ser tomado como referência para a avaliação da perda de peso involuntária
C   A redução da numeração das roupas pode ser um parâmetro para avaliação da perda de peso involuntária
D   A observação de emagrecimento pela família, rede de apoio e cuidadores não deve ser considerada como parâmetro para a perda de peso

Alternativa correta C

Comentários Não existem orientações para considerar somente a balança de um profissional/local para o padrão da medida do peso de um paciente. Além do peso corporal, a observação da família/rede de apoio e a alteração do número de roupa/manequim podem ser usadas como parâmetro de perda de peso.[1]

3 Qual é a principal hipótese diagnóstica para o caso de Yolanda?

A   Neoplasia de origem não conhecida
B   Perda de peso fisiológica em idosos
C   Anorexia
D   Depressão moderada

Alternativa correta D

Comentários No caso, apesar de não termos resultados de exames de rastreio de idade, nem mesmo exames que complementem a avaliação médica inicial, na história podemos verificar que Yolanda, apesar de estar em uso de antidepressivo, teve uma piora importante do quadro de humor após sua mãe ficar acamada, estando ela sem conseguir realizar atividades laborais e exercícios, cursando com alteração do sono. Na história coletada, não há elementos que permitam relacionar o caso à anorexia. A perda fisiológica de peso em idosos é um dos diagnósticos a serem feitos em casos de perda de peso involuntária, porém a perda de peso do envelhecimento fica em torno de 0,1 a 0,2 kg ao ano. Deve-se seguir com exames de rastreio, assim como outros exames para complementar a avaliação, porém a hipótese mais provável é depressão.[4]

4 Com relação às causas de perda de peso involuntária, podemos afirmar que:

A As neoplasias malignas, apesar de serem o diagnóstico mais temido, não são a principal causa
B As condições psiquiátricas são comumente causa-base da perda de peso involuntária
C O uso de medicamentos não está associado à perda de peso involuntária
D As doenças cardiopulmonares não se associam à perda de peso involuntária

Alternativa correta B

Comentários Estudos retrospectivos em pacientes internados e ambulatoriais demonstraram que, em geral, doenças não malignas são causas mais comuns do que malignas na perda de peso não intencional. No entanto, a malignidade é responsável por até um terço dos casos.[14]

A Tabela 28.1 mostra as etiologias mais comuns achadas em estudos.

Tabela 28.1
Etiologias comuns de perda de peso involuntária

Etiologia	Porcentagem
Causas cardiopulmonares	2-10%
Doenças renais	4%
Doenças autoimunes (poliarterite nodosa, polimialgia, artrite reumatoide, lúpus)	4-9%
Doenças endócrinas (hiperparatireoidismo, tireoidite, tireotoxicose, diabetes 1 e 2)	4-11%
Doenças infecciosas (HIV, tuberculose, parasitose)	4-12%
Causas neurológicas	7-8%
Álcool	8%

Tabela 28.1
Etiologias comuns de perda de peso involuntária

Etiologia	Porcentagem
Causas psicossociais	9-24%
Doenças gástricas não malignas	9-45%
Causas desconhecidas	6-28%
Malignidades	19-36%

Fonte: Gaddey e Holder.[14]

---

5 Com relação ao uso de medicamentos e perda de peso, é INCORRETO afirmar que:

A As medicações utilizadas não exercem nenhuma influência sobre o quadro de perda de peso de Yolanda
B Os benzodiazepínicos podem colaborar com a perda de peso, pois podem causar anorexia
C Disgeusia e xerostomia são efeitos adversos comuns de diversos medicamentos
D A avaliação de medicações utilizadas, independentemente daquelas prescritas por médicos, é fundamental para a elucidação dos fatores contribuintes para a perda de peso involuntária

Alternativa correta A

Comentários A perda de peso pode ser efeito adverso de medicamentos, os quais podem alterar o sentido do paladar e do cheiro, causar náusea, vômitos, disfagia, xerostomia e anorexia (Quadro 28.1). Por isso, faz parte da investigação da perda de peso involuntária obter um histórico completo de todos os medicamentos e substâncias tomadas pelos pacientes. É bom lembrar que os pacientes podem obter medicamentos prescritos de outros médicos ou medicamentos de venda livre que podem contribuir para perda de peso.[14]

---

6 Assinale a alternativa correta: durante a anamnese e a avaliação da história e das queixas dos pacientes com perda de peso:

A A investigação deve limitar-se aos aspectos da história clínica pessoal e à exploração de sinais e sintomas
B A história social, laboral e financeira pode trazer elementos fundamentais para a compreensão da causa-base do caso
C Não é relevante para avaliação inicial saber sobre uso de drogas não medicamentosas, já que os pacientes não se sentem confortáveis em falar sobre esse assunto

> **Quadro 28.1**
> Efeitos adversos de medicações que pode causar perda de peso

Efeito adverso	Medicações
Alteração de sabor e cheiro	Alopurinol, inibidor da conversão de angiotensina, antibióticos, anticolinérgicos, anti-histamínicos, bloqueador de canal de cálcio, levodopa, propranolol e espironolactona
Anorexia	Amantadina, antibióticos, anticonvulsivantes, antipsicóticos, benzodiazepínicos, digoxina, levodopa, metformina, neurolépticos, opioides, inibidores seletivos da recaptação de serotonina
Boca seca	Anticolinérgicos, anti-histamínicos, clonidina, diuréticos de alça
Disfagia	Bifosfonados, doxiciclina, anti-inflamatórios não esteroides, potássio
Náusea e vômitos	Amantadina, antibióticos, bifosfonados, digoxina, agonistas da dopamina, inibidores da recaptação de serotonina, estatinas, antidepressivos tricíclicos

Fonte: Gaddey e Holder.[14]

D A avaliação nutricional deve acontecer somente após determinarmos a causa-base da perda de peso

Alternativa correta B

Comentários A avaliação de sintomas gerais, do humor e cognição, a avaliação alimentar e a avaliação psicológica são passos importantes na avaliação do paciente com perda ponderal involuntária. Além disso, é importante considerar fatores socioambientais (rede social e de apoio, recursos financeiros, relações), assim como abuso de substâncias (álcool, tabaco e outras drogas não medicamentosas). Tal análise pode guiar para outras avaliações mais específicas a depender do que foi encontrado, como exame da cavidade oral, avaliação mental e de humor com uso de instrumentos (Mini Mental, depressão), palpação de massas, exame de linfonodos, exame de articulações.[1,7]

7 Com relação à avaliação da ingesta alimentar na perda de peso involuntária, assinale a alternativa correta:

A A anamnese detalhada da alimentação deve ser feita por nutricionista a fim de compreender a quantidade de ganhos calóricos de origem alimentar
B A análise da alimentação deve ser feita após investigação clínica e exames para evitar erros de compreensão, que podem comprometer o raciocínio clínico e a conduta
C O aumento do apetite não está relacionado à perda de peso involuntária, já que ele cursa com manutenção ou aumento do peso

D A descrição da dieta, incluindo qualidade, quantidade e frequência de alimentação, ajuda na avaliação do apetite, o que pode determinar a avaliação diagnóstica

Alternativa correta D

Comentários Qualquer profissional da saúde pode realizar um inquérito alimentar inicial e, em caso de necessidade, solicitar a avaliação de um nutricionista para uma análise mais completa do caso. Na anamnese, um dado importante é a presença ou não de anorexia. É imprescindível, no caso, uma descrição detalhada do tipo de dieta (qualidade, quantidade e frequência de ingestão), pois isso pode determinar as causas da perda de peso involuntária. A presença de anorexia ocorre, em geral, nos quadros de neoplasia, infecções, transtornos psiquiátricos, insuficiência cardíaca terminal, hepatopatia crônica, insuficiência renal, doenças do trato gastrintestinal e uso de alguns medicamentos. O aumento do apetite pode associar a perda de peso involuntária a doenças como diabetes melito, hipotireoidismo, síndromes de absorção, entre outras causas.[4]

8 Na perda de peso involuntária, é importante afirmar que:

A A presença de anorexia descarta o diagnóstico de perda de peso involuntária
B A anorexia em idosos e a consequente perda de peso não se relacionam a fatores sociais e rede de apoio
C Na anorexia nervosa, apesar de o paciente perder peso e/ou estar magro, não há percepção da perda de peso, não sendo uma queixa frequente
D No diabetes melito e na tireotoxicose, a perda de peso está frequentemente relacionada à anorexia

Alternativa correta C

Comentários Causas frequentes de anorexia e perda de peso em idosos incluem pobreza, isolamento social, depressão, demência, dor, constipação, alcoolismo, uso de medicamentos, problemas dentários, xerostomia, imobilidade, alterações no reconhecimento de fome e sede, refluxo gastresofágico e diminuição do paladar. A perda de peso involuntária associada a diabetes melito e tireotoxicose em geral não é acompanhada de anorexia. Outras endocrinopatias, como feocromocitoma e insuficiência suprarrenal, também podem causar perda de peso involuntária.[4,16]

9 Escolha a alternativa que mais se enquadra com relação ao exame físico de pacientes com perda de peso:

A É dispensável, já que a investigação subsidiária com exames complementares é quem vai fechar o diagnóstico
B A medida do peso deve ser feita somente quando a queixa de perda ou ganho de peso tem a ver com o raciocínio clínico

C O exame da cavidade oral deve ser feito por profissionais da odontologia, com rastreio minucioso de lesões orais de origem principalmente neoplásica
D O exame deve ser feito considerando aspectos levantados na anamnese, além de incluir avaliação do humor, pesquisa de linfonodos, exame de mamas, próstata, abdome, bem como dos sistemas cardiológico, respiratório e musculoesquelético

Alternativa correta D

Comentários O exame físico direcionado é fundamental para a avaliação na perda de peso involuntária. A medida objetiva do peso e seu registro são imprescindíveis. O exame oral deve ser incluído na avaliação inicial e o encaminhamento para equipe multiprofissional pode potencializar o cuidado.

10 Dos exames listados a seguir, quais não estariam indicados inicialmente para Yolanda?

A Hemograma e pesquisa de sangue oculto nas fezes
B Mamografia e ultrassonografia de tireoide
C HIV e hepatite C
D Enzimas hepáticas e radiografia de tórax

Alternativa correta B

Comentários Veja os comentários da Questão aberta 7.

● PERGUNTAS ABERTAS PARA ABORDAGEM TERAPÊUTICA

1 Quais são as orientações gerais do plano terapêutico?

Comentários O plano terapêutico inicial incluiria a realização de exames para determinação da causa, a revisão das medicações em uso, além do acompanhamento mais intensivo de Yolanda. A realização de testes para diagnóstico de depressão deve ser feita conforme descrito nos comentários das perguntas subsequentes. É fundamental realizar uma abordagem de Yolanda que a coloca como cuidadora de sua mãe. O ato de cuidar faz o cuidador acabar assumindo de forma integral, contínua e súbita a responsabilidade pela saúde de outra pessoa, sem previsão de duração. São constantes a preocupação e a sobrecarga, além de se tratar de um familiar próximo, o que desencadeia também um sentimento de tristeza por um ente querido doente, além de culpa, irritação e ansiedade. É papel da equipe de saúde reconhecer o sofrimento do cuidador (podem ser utilizados instrumentos para avaliar a intensidade desse sofrimento) e apoiar Yolanda no cuidado e na responsabilização de outras pessoas da família.[12]

2 **Quais seriam as orientações iniciais com relação à alimentação?**

Comentários Se o paciente apresentar um estado nutricional de magreza, alguns cuidados devem ser tomados durante a avaliação diagnóstica, como fracionar a dieta, utilizar alimentos de alto valor calórico e evitar dietas restritivas, mesmo se relacionadas com a investigação. Recomenda-se inclusive incorporar na dieta as preferências alimentares do paciente.[7,13]

3 **Com relação às medicações em uso, quais seriam as sugestões iniciais?**

Comentários É importante ressaltar nessa pergunta a revisão das medicações, a avaliação das medicações em uso inadequado e a desprescrição de medicações que podem contribuir tanto para a perda de peso como para a depressão, além de medicações que não foram prescritas a partir de um diagnóstico fechado.

O anti-hipertensivo foi prescrito sem um diagnóstico correto de hipertensão arterial sistêmica (uma medida de 139 × 109 mmHg) e, com o uso da medicação, Yolanda apresenta pressão arterial abaixo da meta esperada (106 × 62 mmHg). O anlodipino é uma medicação que pode estar ligada à perda de peso, pois tem o potencial de alterar o gosto e o cheiro dos alimentos e assim reduzir a ingesta e piorar a perda de peso.[14] Assim, deve-se realizar a desprescrição da valsartana e do anlodipino e acompanhar a paciente fazendo medidas de pressão arterial.

Com relação ao benzodiazepínico, deve ser feita uma combinação entre profissional e paciente, pois a medicação foi indicada por uma profissional que não acompanha Yolanda e que, apesar de provavelmente a estar ajudando no sono, pode estar contribuindo tanto para a perda de peso quanto para a piora dos sintomas depressivos. Assim, a desprescrição da medicação, embora indicada, precisa ser pactuada mediante concordância e apoio entre profissional e paciente; além disso, se necessário, é possível propor a retirada gradual da medicação.[14,17]

O antidepressivo pode auxiliar no tratamento de Yolanda e, por isso, deve ser realizado um acompanhamento do uso da medicação, avaliando-se aumento de dose e sua efetividade nos sintomas depressivos.

4 **Pensando em um provável diagnóstico de depressão, qual é a orientação para Yolanda?**

Comentários As características dos sintomas e a avaliação dos fatores de risco associados no caso de Yolanda devem ser levados em conta: humor deprimido, perda de interesse, fatigabilidade, concentração reduzida e sono perturbado. Uma maneira sistemática de rastreamento é a aplicação de questionários, como o PHQ-9

(Quadro 28.2), além da confirmação diagnóstica realizada pela revisão dos critérios segundo a CID-10 (Quadro 28.3).[17]

Quadro 28.2
Questionário PHQ-9

Durante as últimas 2 semanas, com que frequência você foi incomodado/a por qualquer um dos problemas abaixo?	Nenhuma vez	Vários dias	Mais da metade dos dias	Quase todos os dias
1. Pouco interesse ou pouco prazer em fazer as coisas	0	1	2	3
2. Se sentir "pra baixo", deprimido/a ou sem perspectiva	0	1	2	3
3. Dificuldade para pegar no sono ou permanecer dormindo, ou dormir mais do que de costume	0	1	2	3
4. Se sentir cansado/a ou com pouca energia	0	1	2	3
5. Falta de apetite ou comendo demais	0	1	2	3
6. Se sentir mal consigo mesmo/a — ou achar que você é um fracasso ou que decepcionou sua família ou você mesmo/a	0	1	2	3
7. Dificuldade para se concentrar nas coisas, como ler o jornal ou ver televisão	0	1	2	3
8. Lentidão para se movimentar ou falar, a ponto das outras pessoas perceberem? Ou o oposto — estar tão agitado/a ou inquieto/a que você fica andando de um lado para o outro muito mais do que de costume	0	1	2	3
9. Pensar em se ferir de alguma maneira ou que seria melhor estar morto/a	0	1	2	3

Pontuação para uso exclusivo do avaliador

_0_ + ___ + ___ + ___

= Total: ___

Se você assinalou **qualquer** um dos problemas, indique o grau de **dificuldade** que os mesmos lhe causaram para realizar seu trabalho, tomar conta das coisas em casa ou para se relacionar com as pessoas?

Nenhuma dificuldade	Alguma dificuldade	Muita dificuldade	Extrema dificuldade
☐	☐	☐	☐

Fonte: Baeza e colaboradores.[17]

> **Quadro 28.3**
> Critérios para depressão segundo a CID-10

Sintomas fundamentais	Sintomas acessórios
Humor deprimido	Concentração e atenção reduzidas
Perda de interesse	Autoestima e autoconfiança reduzidas
Fatigabilidade	Ideias de culpa e inutilidade
	Visões desoladas e pessimistas do futuro
	Ideias ou atos autolesivos ou suicídio
	Sono perturbado
	Apetite diminuído
Episódio depressivo: apresentar dois sintomas fundamentais associados a pelo menos dois sintomas acessórios.	

Fonte: Organização Mundial da Saúde.[18]

● PERGUNTAS FECHADAS PARA ABORDAGEM TERAPÊUTICA

1 Com relação ao plano terapêutico inicial de Yolanda, é fundamental que:

A O tratamento concentre-se em descobrir a causa básica da perda de peso, evitando indicações de medicações que visem ao ganho ou à reposição ponderal
B Seja iniciada medicação para reverter a perda de peso, usando vitaminas e outras medicações que aumentem o apetite
C Seja iniciado o uso de suplementos alimentares em idosos independentemente do estado nutricional, evitando-se piorar o quadro clínico
D Seja evitada a realização de exercícios físicos pelo risco de piora da perda de peso

Alternativa correta A

Comentários Embora existam poucas diretrizes sobre essa condição, a maioria dos especialistas recomenda abordar a causa subjacente da perda de peso, caso seja encontrada. Embora a perda de peso inexplicável possa estar associada a maus resultados, não há provas suficientes de que interromper ou reverter a perda de peso usando medicamentos resulte em redução da morbidade ou mortalidade. É importante evitar medicamentos que possam suprimir o apetite ou perturbar a função gastrintestinal, dentro do possível; usar, se necessário, em idosos desnutridos, suplementos nutricionais dietéticos (proteico-energéticos), os quais, no entanto, não devem ser vistos como substitutos de uma dieta balanceada; e recomendar, sempre que possível, atividade física, exercícios contra resistência ou até mesmo fisioterapia para pacientes idosos com fragilidade, a fim de melhorar o apetite e prevenir a sarcopenia.[4,7]

2   Com relação à modificação da dieta no tratamento dos pacientes com perda de peso involuntária:

A   Deve ser iniciada assim que for feito o diagnóstico da perda de peso involuntária
B   Deve ser iniciada independentemente do estado nutricional do paciente
C   Deve ser iniciada a depender do estado nutricional da paciente, com fracionamento da dieta, utilização de alimentos de alto valor calórico e que sejam da preferência dos pacientes
D   Deve ser iniciada somente em pacientes com baixo peso extremo, a princípio com dietas restritivas

Alternativa correta C

Comentários Conforme orientações já dadas nas perguntas abertas, a modificação da dieta deve ser feita somente em pacientes com estado nutricional ruim.

A campanha Choosing Wisely, da American Geriatrics Society, sugere evitar a suplementação alimentar de alto valor calórico pelo fato de não haver evidências de aumento de sobrevida ou melhoria da qualidade de vida; em vez disso, é importante oferecer suporte social, descontinuar medicações que possam estar envolvidas na perda de peso, dar assistência na alimentação e especificar as metas e expectativas do paciente/familiares.[14]

3   Com relação aos encaminhamentos para pacientes em que fazemos o diagnóstico de perda de peso involuntária, é correto afirmar que:

A   Todos os pacientes devem ser encaminhados imediatamente para um médico especialista focal
B   Não é necessário que os pacientes sejam encaminhados para profissionais da equipe multiprofissional, pois esses profissionais não poderão contribuir para o tratamento de tais pacientes
C   O encaminhamento para médicos focais deve acontecer somente após diagnóstico da causa da perda de peso involuntária para evitar exposição desnecessária a exames
D   Após avaliação clínica inicial, o encaminhamento para equipe multiprofissional (dentista, nutricionista, psicólogo, entre outros) pode trazer ganhos tanto para o diagnóstico como para o tratamento dos pacientes com perda de peso involuntária

Alternativa correta D

Comentários A consulta e o encaminhamento para equipe multidisciplinar podem ser úteis, incluindo dentista, nutricionista, fonoaudiólogo, assistente social, psicólogo, fisioterapeuta e terapeuta ocupacional. Os profissionais devem ser escolhidos após avaliação clínica e correlação de possíveis ganhos individualmente para cada paciente.[7]

4   Com relação às medicações de Yolanda:

A   Não se deve realizar a suspensão de nenhuma medicação em uso, já que não foi prescrita por você
B   A suspensão das medicações deve ocorrer somente depois de mudança da dieta e uso de medicação para estimular o apetite
C   Deve ser feita a desprescrição de todas as medicações (anti-hipertensivo, antidepressivo e benzodiazepínico) com reavaliação em breve
D   A desprescrição das medicações deve ser feita após avaliação da necessidade das medicações em uso e da correlação clínica de efeitos adversos presentes, sempre levando em conta os riscos e benefícios de cada uma das medicações utilizadas

Alternativa correta D

Comentários A desprescrição é "a retirada de um medicamento inadequado ou como um processo de análise da medicação para mostrar e resolver o paradoxo por trás do regime terapêutico". A ideia central é a identificação dos medicamentos potencialmente inadequados e a montagem de um plano de desprescrição mediante pactuação da retirada dos medicamentos junto ao paciente.[19]

DICAS PARA OUTRAS POSSIBILIDADES DE USO DO CASO

Este caso dá margem a extrapolar estudos sobre:

- Prevenção quaternária e solicitação de exames desnecessários que podem expor pacientes a riscos de sobrediagnóstico e sobretratamento.
- Depressão em idosos como problema de saúde de prevalência elevada e que aumenta ao longo do envelhecimento, associando seus fatores de risco.
- Cuidador e sua sobrecarga na rotina de cuidados com abdicação de seu convívio social e lazer.
- Aprofundamento do conhecimento no método clínico centrado na pessoa, que possibilita a compreensão da pessoa baseando-se não somente nos sinais e sintomas da doença, mas também na experiência da pessoa com seu problema de saúde, conhecendo a pessoa como um todo, compartilhando decisões de cuidado, o que aumenta a autonomia do paciente com relação à sua própria saúde, prezando uma relação fortalecida entre pessoa e profissional que promove o cuidado.

MENSAGENS-CHAVE

- Uma boa e completa história e anamnese, além de exame físico direcionado, são fundamentais para a abordagem diagnóstica, influenciando diretamente a realização de exames que possam apoiar o diagnóstico rápido e assertivo, evitando exames desnecessários.
- A compreensão do paciente como um todo potencializa a obtenção de dados clínicos e pessoais que apoiam tanto a abordagem diagnóstica quanto a abordagem terapêutica.
- O uso do raciocínio clínico na solicitação de exames complementares é essencial para o sucesso no diagnóstico, acompanhamento e prognóstico do caso.
- Os erros mais frequentemente cometidos incluem:
  - não entender o mecanismo fisiológico da perda de peso involuntária em diversos pacientes;
  - transformar a avaliação inicial da perda de peso em uma sequência de exames que pode causar medo de diagnósticos ruins.
- O uso da prevenção quaternária como ferramenta é fundamental para proteger os pacientes de potenciais riscos de sobretratamento e sobrediagnóstico.
- Em alguns casos, é essencial reforçar e utilizar a relação profissional-pessoa na construção de confiança e vínculo, visto que é determinante no sucesso do plano terapêutico e pode garantir que a longitudinalidade aconteça no acompanhamento.

REFERÊNCIAS E MATERIAL DE APOIO PARA APROFUNDAMENTO NO TEMA

1. Perera LAM, Chopra A, Shaw AL. Approach to patients with unintentional weight loss. Med Clin North Am. 2021;105(1):175-86.
2. Rao S, Kikano E, Smith D, Guler E, Tirumani S, Ramaiya N. Unintentional weight loss: what radiologists need to know and what clinicians want to know. Abdom Radiol. 2021;46(5):2236-50.
3. Medeiros LEB, Carvalho TR. Abordagem da perda de peso involuntária em adultos. In: Augusto DK, Umpierre RN, organizadores. PROMEF Programa de Atualização em Medicina de Família e Comunidade. Ciclo 15. Porto Alegre: Artmed Panamericana; 2021. p. 49-67.
4. Friedman R, Azevedo MJ. Perda de peso involuntária. In: Duncan BB, Schmidt MI, Giugliani ERJ, Duncan MS, Giugliani C. Medicina ambulatorial: condutas de atenção primária baseadas em evidências. 5. ed. Porto Alegre: Artmed; 2022. p. 2182-92.
5. Robertson RG, Montagnini M. Geriatric failure to thrive. Am Fam Physician. 2004;70(2):343-50.
6. Wong CJ. Involuntary weight loss. Med Clin North Am. 2014;98(3):625-43.
7. Brown CM, editor. Unintentional weight loss [Internet]. Ipswich: DynaMed/EBSCO; 2022 [capturado em 02 set 2023]. Disponível em: https://www.dynamed.com/condition/unintentional-weight-loss#GUID-E-7C5F1E9-F3AA-4F1E-A34B-FC818C206D48.

8. Stajkovic S, Aitken EM, Holroyd-Leduc J. Unintentional weight loss in older adults. CMAJ. 2011;193(4):443–9.
9. Moreira NCF, Krausch-Hofmann S, Matthys C, Vereecken C, Vanhauwaert E, Declercq A, et al. Risk factors for malnutrition in older adults: asystematic review of the literature based on longitudinal data. Adv Nutr. 2016;7(3):507-22.
10. Berenji M, editor. Muscle strength assessment [Internet]. Ipswich: DynaMed/EBSCO; 2022 [capturado em 09 set 2023]. Disponível em: https://www.dynamed.com/evaluation/muscle-strength-assessment.
11. Conner KM, editor. Cachexia in palliative care patients [Internet]. Ipswich: DynaMed/EBSCO; 2022 [capturado em 09 set 2023]. Disponível em: https://www.dynamedex.com/condition/cachexia-in-palliative-care-patients/.
12. Fernandes CLC, Lima RMF, Silva FJM, Givisiez BS. Abordagem e cuidado ao cuidador. In: Savassi LCM, Melo CGL, Dias MB, Ribeiro MTAM, Zachi MLR, organizadores. Tratado de atenção domiciliar. Santana de Parnaíba: Manole; 2023.
13. Duncan BB, Schmidt MI, Giugliani ERJ, Duncan MS, Giugliani C. Medicina ambulatorial: condutas de atenção primária baseadas em evidências. 5. ed. Porto Alegre: Artmed; 2022.
14. Gaddey HL, Holder KK. Unintentional weight loss in older adults. Am Fam Physician. 2021;104(1): 34-40.
15. Jamoulle M, Gusso G. Prevenção quaternária: primeiro não causar dano. In: Gusso G, Lopes JMC, Dias LC, organizadores. Tratado de medicina de família e comunidade: princípios, formação e prática. 2. ed. Porto Alegre: Artmed; 2019. p. 834-54.
16. Sirena SA, Corte RRD, Mello RGB, Moriguchi EH. Avaliação multidimensional do idoso. In: Duncan BB, Schmidt MI, Giugliani ERJ, Duncan MS, Giugliani C. Medicina ambulatorial: condutas de atenção primária baseadas em evidências. 5. ed. Porto Alegre: Artmed; 2022. p. 1640-66.
17. Baeza FLC, Guerra TA, Fleck MPAI. Depressão. In: Duncan BB, Schmidt MI, Giugliani ERJ, Duncan MS, Giugliani. Medicina ambulatorial: condutas de atenção primária baseadas em evidências. 5. ed. Porto Alegre: Artmed; 2022. p. 1881-1895.
18. Organização Mundial da Saúde. CID 10: Classificação internacional de doenças e problemas relacionados à saúde. Genebra: OMS; 2017.
19. Cobos EMP, Roldán JI de J, Gavilán EN. Desprescrição de medicamentos na atenção primária em saúde. In: Gusso G, Lopes JMC, Dias LC, organizadores. Tratado de medicina de família e comunidade: princípios, formação e prática. 2. ed. Porto Alegre: Artmed; 2019. p. 2785-818.

MATERIAL DE APOIO

ABIM Foundation. Unnecessary tests and procedures in the health care system [Internet]. 2014 [capturado em 11 ago 2024]. Disponível em: https://www.choosingwisely.org/files/Final-Choosing-Wisely-Survey-Report.pdf.

Brasil. Ministério da Saúde. Caderno de atenção primária nº 29: rastreamento. Brasília: MS; 2010 [capturado em 18 mar 2024]. Disponível em: https://bvsms.saude.gov.br/bvs/publicacoes/caderno_atencao_primaria_29_rastreamento.pdf.

DOUTOR, MINHAS PERNAS ESTÃO INCHADAS!

CASO CLÍNICO 29

PEDRO ROCHA CORREIA SILVA

SINOPSE

Trata-se de um caso de insuficiência venosa periférica em uma mulher com história de **edema crônico em membros inferiores**. A paciente é portadora de obesidade, hipertensão arterial e hipotireoidismo e faz uso abusivo de álcool. O quadro clínico é caracterizado por dor e edema assimétrico em membros inferiores, que se intensificam no final do dia. Houve piora do edema após modificação no tratamento anti-hipertensivo prescrito para a paciente. A história e o exame físico auxiliam na construção do raciocínio diagnóstico para casos clínicos envolvendo edema periférico.

OBJETIVOS DE APRENDIZAGEM DO CASO

1. Construir raciocínio diagnóstico com base na anamnese e no exame físico de pacientes que se apresentam na atenção primária à saúde (APS) com quadro de edema periférico.

2. Indicar a realização de exames complementares apropriados para a investigação do sintoma.

3. Elaborar um plano terapêutico para pacientes com insuficiência venosa periférica.

4. Avaliar critérios de encaminhamento de pacientes com insuficiência venosa periférica para outros níveis de atenção à saúde.

DESCRIÇÃO DO CASO

Rosana, mulher de 47 anos, chega à unidade básica de saúde queixando-se de inchaço nas pernas. Conta que há cerca de um ano as duas pernas vêm inchando, principalmente no final do dia, quando também apresenta sensação de dor e cansaço nos membros inferiores. Os sintomas tendem a melhorar ao se deitar. Desde o início do quadro, o sintoma é pior no membro inferior direito. Notou piora do inchaço nas duas pernas na última semana, razão pela qual decidiu buscar o serviço de saúde. Nega outras queixas.

Rosana é portadora de hipotireoidismo e hipertensão arterial sistêmica. Faz uso de levotiroxina 50 mcg/dia, hidroclorotiazida 25 mg/dia e anlodipino 10 mg/dia. Conta que iniciou uso de anlodipino há cerca de dez dias. Antes, usava outro anti-hipertensivo, mas a medicação foi suspensa por seu médico, pois estava causando tosse. Nega outros antecedentes patológicos. Nega antecedente de hospitalizações.

Não fuma, mas admite beber quase todos os dias (cerca de quatro latas de cerveja por dia durante a semana e oito latas por dia no fim de semana). É sedentária e tem dieta rica em sódio e gordura, com alto consumo de ultraprocessados. Trabalha como segurança, passa cerca de sete horas por dia em pé. Mora com o marido e cinco filhos.

Tem medo de estar com algum problema cardíaco, motivo pelo qual veio ao médico. Deseja fazer exames "para saber se está tudo bem com o coração".

Rosana está em bom estado geral, corada, anictérica, com pressão arterial de 140 × 90 mmHg e índice de massa corporal (IMC) de 33 kg/m². Não tem alterações à ausculta cardíaca e pulmonar. Não apresenta estase de jugulares com o tronco inclinado a 45 graus. O exame do abdome não tem alterações. Em membros inferiores, nota-se edema assimétrico, pior à direita, até a altura dos joelhos. O médico aplica pressão com o dedo sobre a área edematosa por cerca de cinco segundos e, após aliviar a pressão, observa depressão tecidual na região. A medida das panturrilhas indica uma diferença de 1,5 cm entre os membros. A paciente não apresenta edema em outras regiões do corpo. Há telangiectasias e veias reticulares em membros inferiores, com hiperpigmentação cutânea em região maleolar, sem ulcerações em membros inferiores. Não há dor à dorsiflexão passiva dos pés.

NOTAS DE APRENDIZAGEM

POR QUE ESSE TEMA É RELEVANTE?

O edema periférico é um sintoma que frequentemente gera preocupação nos pacientes acometidos, levando-os a buscar o serviço de saúde. Pacientes que se apresentam na APS com essa queixa podem representar um desafio diagnóstico e terapêutico para o médico de família e comunidade. Há um amplo leque de condições que podem causar edema, incluindo algumas causas graves e/ou urgentes. O médico de família e comunidade deve estar apto para fazer a abordagem inicial dessas condições, conhecendo as indicações de realização de exames complementares e encaminhamento dos pacientes para serviços de urgência, quando necessário. A insuficiência venosa periférica é uma causa comum de edema crônico de membros inferiores e, na maioria dos casos, pode ser manejada na atenção primária, o que exige capacitação do profissional para realizar diagnóstico e tratamento da doença.

OUTROS PONTOS QUE PODEM SER ESTUDADOS A PARTIR DO CASO

- **PERGUNTAS ABERTAS PARA RACIOCÍNIO DIAGNÓSTICO**

    1. Como a localização e a duração do edema da paciente contribuem para o raciocínio diagnóstico nesse caso?
    2. Os antecedentes clínicos da paciente podem estar relacionados ao edema? De que forma?
    3. Quais causas graves de edema periférico devem ser afastadas no caso desta paciente? Como a história e o exame físico podem contribuir para isso?
    4. Qual é a principal hipótese diagnóstica e os principais diagnósticos diferenciais para esse caso?
    5. É necessário realizar exames complementares para a investigação? Se sim, quais?

- **PERGUNTAS FECHADAS PARA RACIOCÍNIO DIAGNÓSTICO**

    1 Considerando os dados da anamnese e do exame físico do caso de Rosana, qual das alternativas indica uma avaliação correta do caso?

    A Essa paciente provavelmente tem uma doença sistêmica como causa do edema, pois o sintoma é bilateral e acomete apenas membros inferiores
    B A presença de cacifo ao exame físico sugere obstrução linfática como mecanismo de formação do edema nessa paciente
    C Embora a paciente apresente um quadro crônico de edema periférico, a agudização do quadro indica a necessidade de buscar outros fatores contribuintes ao sintoma
    D O edema bilateral e assimétrico é um sinal de alarme e indica a necessidade de encaminhamento da paciente para avaliação em serviço de urgência

    Alternativa correta C

    Comentários Três características do edema periférico são fundamentais para a realização do diagnóstico diferencial: duração, localização e simetria. Em casos de edema periférico agudo, há maior probabilidade de haver uma doença sistêmica grave. Nesses casos, se não houver uma causa aparente a partir da história e do exame físico, o paciente deve ser encaminhado a um serviço de urgência para afastar doenças graves, como trombose venosa profunda. Além disso, é necessário determinar se o edema é generalizado ou restrito aos membros inferiores. Edema generalizado sugere uma causa sistêmica para o sintoma, como insuficiência cardíaca, síndrome nefrótica ou cirrose. Edema unilateral ou assimétrico sugere obstrução linfática ou venosa proximal. O sinal de cacifo é definido como a presença de depressão tecidual após aplicação de pressão na região por cerca de cinco segundos. O edema sem cacifo é característico de quadros de linfedema ou hipotireoidismo.

2 Qual alteração ao exame físico aumenta a probabilidade do diagnóstico de trombose venosa profunda em um paciente com edema de membros inferiores?

A Presença de dor à manobra de dorsiflexão passiva dos pés
B Diferença > 3 cm na aferição da circunferência das panturrilhas
C Presença de edema sem sinal de cacifo positivo
D Dor à palpação em toda a extensão do membro inferior

Alternativa correta B

Comentários A trombose venosa profunda costuma causar edema unilateral com cacifo, podendo haver calor e eritema associados. Fatores de risco importantes para a doença são câncer, imobilização ou cirurgia recentes. A trombose venosa profunda bilateral é rara e em geral está associada à presença de malignidade. O sinal de Homans (dor à dorsiflexão passiva dos pés), frequentemente utilizado na avaliação clínica de pacientes com suspeita de trombose venosa profunda, é pouco sensível e pouco específico para o diagnóstico da doença. Uma diferença de mais de 3 cm entre a circunferência das panturrilhas é o sinal do exame físico mais útil. A probabilidade do diagnóstico pode ser estimada a partir do quadro clínico do paciente pelo escore de Wells (Quadro 29.1).

3 Qual das comorbidades apresentadas por Rosana é a causa mais provável do edema periférico?

A Hipertensão arterial descompensada
B Cirrose descompensada
C Obesidade
D Insuficiência venosa periférica

Alternativa correta D

Comentários A insuficiência venosa periférica é a causa mais comum de edema crônico em membros inferiores, tanto nos casos de edema unilateral quanto bilateral. A paciente apresenta sintomas característicos da doença (queixa de edema, dor e cansaço em membros inferiores, que piora ao final do dia e melhora com sua elevação). Hipertensão arterial e obesidade não são causas de edema periférico,

Quadro 29.1
Escore de Wells

Características clínicas	Pontos
Câncer em atividade (tratamento atual ou nos últimos 6 meses ou em cuidados paliativos)	1
Paralisia, paresia ou imobilização com gesso dos membros inferiores recentemente	1
Restrição ao leito recente por 3 ou mais dias ou cirurgia de grande porte nas últimas 12 semanas (com necessidade de anestesia geral ou regional)	1
Dor localizada ao longo da distribuição do sistema venoso profundo	1
Edema em toda a perna	1
Edema de panturrilha (> 3 cm) em relação à perna assintomática	1
Edema com cacifo (maior na perna sintomática)	1
Veias superficiais colaterais (não varicosas)	1
Episódio prévio documentado de TVP	1
Diagnóstico alternativo é tão ou mais provável que TVP	-2
Pontuação final	
Probabilidade alta	3 ou mais
Probabilidade moderada	1 ou 2
Probabilidade baixa	0 ou menos

TVP, trombose venosa profunda.
Fonte: Adaptado de Bauer e Huisman.[1]

mas fatores de risco para algumas doenças que podem se manifestar dessa forma (p. ex., hipertensão arterial é fator de risco para insuficiência cardíaca; e obesidade é fator de risco para insuficiência venosa periférica). Cirrose é uma das causas de edema periférico, mas costuma causar edema bilateral e simétrico, além de apresentação de outras evidências clínicas da doença.

4 **Qual das medicações a seguir pode estar contribuindo para o quadro de edema periférico nessa paciente?**

A   Levotiroxina
B   Hidroclorotiazida

C Losartana
D Anlodipino

Alternativa correta D

Comentários A paciente apresenta um quadro de edema crônico, bilateral e assimétrico em membros inferiores, com piora na última semana. A piora do sintoma coincidiu com a introdução de um bloqueador de canal de cálcio (anlodipino) para tratamento da hipertensão arterial. Medicações dessa classe podem causar edema periférico como efeito colateral. Nos casos em que houver suspeita de edema secundário ao uso de medicação, deve-se suspender o medicamento, se a situação clínica permitir. O Quadro 29.2 apresenta uma lista de medicações comumente utilizadas na APS que podem causar edema periférico.

Quadro 29.2
Medicações associadas a edema periférico

• Bloqueadores de canal de cálcio	• Gabapentina
• Hidralazina	• Pregabalina
• Metildopa	• Anti-inflamatórios não esteroides
• Glicocorticoides	• Insulinas
• Estrogênio	• Tiazolidinedionas (glitazonas)
• Progesterona	• Inibidores da bomba de prótons
• Testosterona	

Fonte: Adaptado de Smith.[2]

5 Rosana apresenta quais fatores de risco para insuficiência venosa periférica?

A Uso abusivo de álcool e hipertensão arterial
B Multiparidade e hipotireoidismo
C Sexo feminino e profissão que exige posição ortostática prolongada
D Hipertensão arterial e obesidade

Alternativa correta C

Comentários Na insuficiência venosa crônica, o sistema venoso das extremidades inferiores tem dificuldade em fazer o sangue retornar de forma eficiente ao coração, o que leva à dilatação das veias e à disfunção das valvas venosas. Diversos fatores de risco estão associados ao desenvolvimento dessa condição, destacando-se o sexo feminino, devido às influências hormonais, como o estrogênio, além das alterações vasculares associadas à gestação, sobretudo na multiparidade, que aumentam a pressão venosa. A idade avançada também é um fator relevante em razão da perda progressiva da elasticidade dos vasos e valvas, facilitando o refluxo. Além disso, a história familiar de insuficiência venosa crônica indica uma predisposição genética para a disfunção venosa. Profissões que exigem longos períodos em pé, como no caso de Rosana, também elevam o risco, pois a posição ortostática prolongada aumenta a pressão sobre as veias dos membros inferiores, levando à sobrecarga das valvas venosas. Esses fatores, quando combinados, agravam o risco de desenvolvimento e progressão da insuficiência venosa crônica, tornando essenciais a compreensão e a prevenção dessa condição.

6 **Quanto à investigação diagnóstica do quadro de Rosana, assinale a alternativa correta:**

A Deve-se solicitar ecocardiograma para afastar a hipótese de insuficiência cardíaca, pois a paciente apresenta sintomas característicos e fatores de risco para a doença
B Essa paciente precisa realizar ultrassonografia com Doppler de membros inferiores com urgência para afastar a hipótese de trombose venosa profunda
C A história clínica e o exame físico relatados são suficientes para confirmar a suspeita de insuficiência venosa periférica
D Deve-se solicitar creatinina sérica para afastar a hipótese de insuficiência renal aguda, devido à hipertensão e ao histórico de abuso de álcool

Alternativa correta C

Comentários Na maioria dos casos em que existe suspeita de insuficiência venosa periférica, quando há história típica da doença e sinais característicos ao exame físico, a confirmação diagnóstica pode ser realizada sem o auxílio de exames complementares. Os sinais clássicos incluem presença de telangiectasias (Figura 29.1), veias reticulares (Figura 29.2), veias varicosas, hiperpigmentação cutânea e ulceração em região maleolar. Se houver dúvida quanto ao diagnóstico, é possível solicitar ultrassonografia com Doppler para confirmação.

7 **Qual das condições a seguir não é causa de edema periférico agudo unilateral?**

A Trombose venosa profunda
B Celulite
C Ruptura de cisto de Baker
D Síndrome nefrótica

Alternativa correta D

Comentários Celulite, ruptura de cisto de Baker e lesões musculares são diagnósticos diferenciais importantes de trombose venosa profunda em casos de edema periférico agudo unilateral. A celulite bacteriana é comum em pacientes com insuficiência venosa periférica ou linfedema e se apresenta com dor, hiperemia e calor local. O cisto de Baker é um cisto de origem sinovial que ocorre na região poplítea e pode causar dor e edema se sofrer ruptura. Lesões do músculo da panturrilha podem se apresentar com dor e edema locais; costuma haver história de trauma na região. A síndrome nefrótica causa edema bilateral, que em geral não se restringe aos membros inferiores.

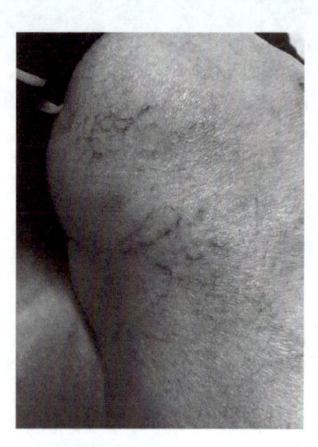

● **FIGURA 29.1**
Telangiectasias em perna de paciente com insuficiência venosa periférica.

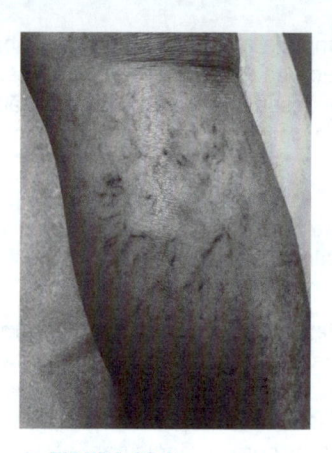

● **FIGURA 29.2**
Veias reticulares em perna de paciente com insuficiência venosa periférica.

8 Sobre a abordagem ao edema crônico na atenção primária, pode-se afirmar:

A   Em pacientes com edema periférico bilateral e crônico, neoplasia pélvica e síndrome da dor complexa regional devem ser consideradas no diagnóstico diferencial
B   Em casos de edema crônico e generalizado, o nível sérico de albumina é um exame importante a ser solicitado durante a investigação diagnóstica
C   D-dímero e ultrassonografia com Doppler de membros inferiores devem ser solicitados em pacientes com edema periférico crônico e bilateral sem causa aparente
D   Cirrose hepática e insuficiência renal crônica devem ser investigadas nos casos de edema periférico crônico e unilateral

Alternativa correta B

Comentários Para orientar o diagnóstico diferencial dos casos de edema periférico crônico, os pacientes devem ser divididos em dois grupos: aqueles com edema bilateral simétrico e aqueles com edema unilateral ou bilateral assimétrico (Figura 29.3). A investigação da etiologia do edema nesses pacientes deve ser iniciada na atenção primária. Nos casos de edema bilateral simétrico, deve-se investigar hipotireoidismo, insuficiência renal, hepática e cardíaca, além de insuficiência venosa periférica e edema secundário ao uso de medicações. No exame físico, é importante buscar estase de jugulares e estigmas de insuficiência venosa periférica. Nos casos de edema periférico bilateral assimétrico ou unilateral, o diagnóstico em geral pode ser realizado simplesmente a partir da história e do exame físico. Nesses casos, as principais etiologias a serem buscadas são insuficiência venosa periférica, síndrome da dor complexa regional e linfedema. Caso o diagnóstico não seja estabelecido nessa avaliação inicial, deve-se solicitar ultrassonografia com Doppler de membros inferiores para avaliar insuficiência venosa periférica ou obstrução ao fluxo venoso pélvico, que pode ocorrer em casos de neoplasia da pelve.

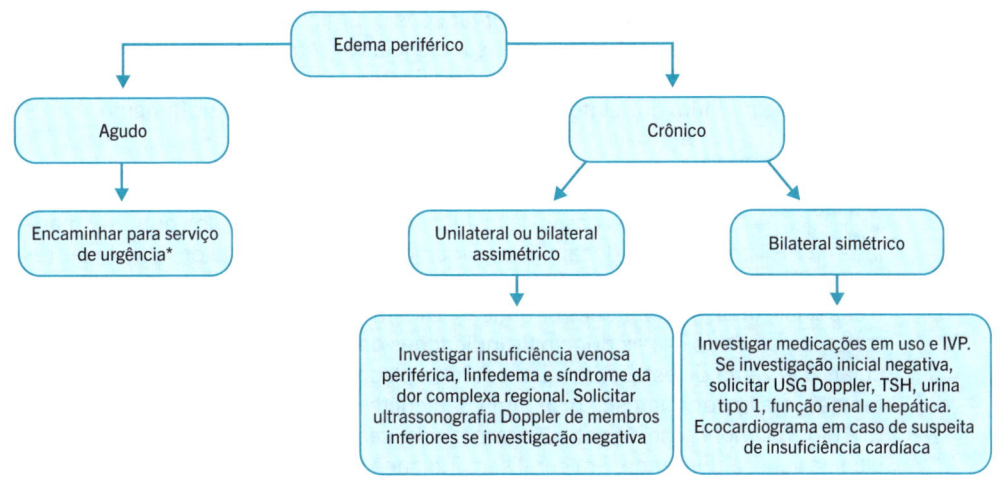

```
                    ┌──────────────────┐
                    │ Edema periférico │
                    └──────────────────┘
                    ↙                  ↘
            ┌───────┐              ┌─────────┐
            │ Agudo │              │ Crônico │
            └───────┘              └─────────┘
                ↓                 ↙           ↘
    ┌──────────────────────┐  ┌──────────────┐  ┌───────────────────┐
    │ Encaminhar para      │  │ Unilateral   │  │ Bilateral         │
    │ serviço de urgência* │  │ ou bilateral │  │ simétrico         │
    └──────────────────────┘  │ assimétrico  │  └───────────────────┘
                              └──────────────┘
```

● **FIGURA 29.3**
Diagnóstico diferencial para edema periférico.

* Pacientes com edema agudo bilateral simétrico e probabilidade baixa a moderada para trombose venosa profunda pelo escore de Wells podem ser manejados na atenção primária se a causa do edema for identificada por meio da história e do exame físico (p. ex., edema secundário a efeito colateral de medicação).

IVP, insuficiência venosa periférica; TSH, hormônio tireoestimulante; USG Doppler, ultrassonografia com Doppler de membros inferiores.

Fonte: Adaptada de Smith.[2]

Caixa esquerda: Investigar insuficiência venosa periférica, linfedema e síndrome da dor complexa regional. Solicitar ultrassonografia Doppler de membros inferiores se investigação negativa.

Caixa direita: Investigar medicações em uso e IVP. Se investigação inicial negativa, solicitar USG Doppler, TSH, urina tipo 1, função renal e hepática. Ecocardiograma em caso de suspeita de insuficiência cardíaca.

● **PERGUNTAS ABERTAS PARA ABORDAGEM TERAPÊUTICA**

1. Como explicar à paciente do caso seu diagnóstico e o prognóstico?
2. Que complicações essa paciente pode desenvolver por causa do seu diagnóstico principal?
3. Quais medidas terapêuticas estão indicadas para essa paciente?
4. Quando é necessário encaminhar pacientes com essa condição para avaliação com o médico especialista?
5. Como planejar o compartilhamento multidisciplinar do cuidado dos pacientes com insuficiência venosa periférica após a definição diagnóstica?

● **PERGUNTAS FECHADAS PARA ABORDAGEM TERAPÊUTICA**

1. Quando Rosana deve ser encaminhada ao especialista em cirurgia vascular?

A Caso ela apresente úlcera venosa ao longo do manejo clínico e seguimento do caso pela equipe de APS
B Caso ela desenvolva dermatite de estase ou edema acima dos joelhos mesmo com o manejo terapêutico adequado

C O quanto antes, uma vez que intervenções cirúrgicas estão indicadas na maioria dos pacientes portadores de insuficiência venosa periférica sintomática
D O quanto antes, já que a maioria dos pacientes com insuficiência venosa periférica não melhora dos sintomas, mesmo com boa adesão ao tratamento

Alternativa correta A

Comentários A maioria dos casos de insuficiência venosa periférica pode ser manejada na APS pelo médico de família e comunidade. Grande parte dos pacientes responde bem ao tratamento clínico, e apenas uma minoria precisa de avaliação com o especialista ou intervenções cirúrgicas. Úlcera venosa ou sintomas refratários ao tratamento clínico são as principais indicações de encaminhamento à cirurgia vascular. O eczema de estase, no qual ocorrem placas descamativas em membros inferiores, e a lipodermatosclerose, uma paniculite crônica na qual há endurecimento e hiperpigmentação da pele dos tornozelos, são manifestações tardias de insuficiência venosa periférica, em geral sem indicação de tratamento cirúrgico.

2 Qual é a medida terapêutica mais importante no manejo da insuficiência venosa periférica de Rosana?

A Vasodilatadores orais
B Extrato de semente do castanheiro-da-índia
C Meia de compressão
D Diuréticos

Alternativa correta C

Comentários A base do tratamento da insuficiência venosa periférica na maioria dos casos é o uso de meias de compressão, as quais exercem uma pressão controlada e graduada nas pernas, ajudando a melhorar o retorno venoso. Elas são eficazes para melhora dos sintomas, incluindo cicatrização e diminuição de recorrências de úlceras venosas. Essa compressão é maior na região dos tornozelos e vai diminuindo gradativamente em direção à coxa, o que auxilia o fluxo sanguíneo de volta para o coração. O extrato de semente do castanheiro-da-índia, VO, na dose de 300 mg (contendo 60 mg de escina), 1x/dia, pode ser útil no alívio de dores nas pernas na insuficiência venosa periférica leve, mas não deve ser utilizado como único componente do tratamento. O uso de diuréticos deve ser evitado em pacientes com insuficiência venosa periférica devido ao risco de hipovolemia.

3 Qual das seguintes afirmações sobre o uso de meias elásticas está correta?

A As meias elásticas devem ser colocadas antes do horário de dormir à noite e retiradas pela manhã antes de sair da cama
B Para a maioria dos pacientes com insuficiência venosa periférica, devemos indicar o uso de meias de compressão com extensão até as coxas
C Pacientes com celulite, insuficiência arterial, insuficiência cardíaca ou trombose venosa profunda aguda devem utilizar meias elásticas de baixa compressão

D Meias de baixa compressão até os joelhos são adequadas na maioria dos casos e devem ser trocadas a cada seis meses devido à perda de compressão com o uso

Alternativa correta D

Comentários As meias elásticas devem ser prescritas para todos os pacientes com insuficiência venosa periférica, exceto se houver contraindicações (celulite, insuficiência arterial, insuficiência cardíaca e trombose venosa profunda em fase aguda). As meias devem ser colocadas pela manhã e retiradas à noite, ou após o tempo máximo em que o paciente tolerar. O paciente deve ser orientado a aplicar um creme hidratante nas pernas após a remoção das meias, pois elas podem causar ressecamento da pele. As meias de baixa compressão até os joelhos são adequadas na maioria dos casos. Meias de média compressão podem ser utilizadas se houver hiperpigmentação, dermatite de estase ou lipodermatosclerose. Em geral devem ser trocadas a cada seis meses devido à perda de compressão com o uso.

4 Qual das modificações de estilo de vida apresentadas a seguir terá maior benefício no tratamento da insuficiência venosa periférica nessa paciente?

A Cessação do consumo de álcool
B Realização de atividade física
C Dieta hipossódica
D Restrição da ingesta hídrica

Alternativa correta B

Comentários A prática regular de exercícios físicos, especialmente aqueles que envolvem a movimentação das pernas, como caminhadas, natação e ciclismo, é uma das modificações de estilo de vida mais benéficas para o tratamento da insuficiência venosa periférica. Esses exercícios ajudam a fortalecer a musculatura da panturrilha, que funciona como uma bomba para o retorno venoso, reduzindo a estase venosa e os sintomas associados à insuficiência venosa periférica. A cessação do consumo de álcool, a adoção de uma dieta hipossódica e a restrição da ingesta hídrica podem ter benefícios gerais à saúde, mas não têm impacto direto tão significativo no tratamento da insuficiência venosa periférica. Além da prática de exercícios físicos, a elevação dos membros inferiores, cuidados com a pele e o uso de meias elásticas são orientações complementares no manejo dos sintomas da insuficiência venosa periférica.

MENSAGENS-CHAVE

- Na abordagem ao paciente com edema periférico, é fundamental classificar o sintoma quanto a localização, simetria e duração, além de investigar ativamente sintomas sistêmicos. O exame físico deve incluir a pesquisa de estase de jugulares e a ausculta cardíaca e pulmonar.

MENSAGENS-CHAVE

- Se houver edema generalizado ou sinais e sintomas do aparelho cardiovascular/respiratório, a investigação deve ter como objetivo principal excluir doenças sistêmicas como insuficiência cardíaca, insuficiência renal ou cirrose.
- Casos de edema agudo de membros inferiores devem ser encaminhados ao serviço de urgência para afastar trombose venosa profunda, exceto se houver probabilidade baixa ou moderada da doença e uma causa aparente para o edema a partir da anamnese e do exame físico.
- Nos casos de edema crônico, exames complementares devem ser solicitados apenas se a causa do edema não estiver aparente a partir da anamnese e do exame físico. A escolha dos exames será guiada pela suspeita clínica.
- A insuficiência venosa periférica é a causa mais comum de edema crônico de membros inferiores e, na maioria dos casos, pode ser diagnosticada simplesmente a partir da anamnese e do exame físico.
- A maioria dos casos de insuficiência venosa periférica pode ser manejada na atenção primária pelo médico de família e comunidade. As medidas não farmacológicas, principalmente a terapia de compressão, constituem a base do tratamento.

REFERÊNCIAS E MATERIAL DE APOIO PARA APROFUNDAMENTO NO TEMA

1. Bauer KA, Huisman MV. Clinical presentation and diagnosis of the nonpregnant adult with suspected deep vein thrombosis of the lower extremity [Internet]. In: UpToDate. Waltham: UpToDate; 2024 [capturado em 23 ago 2024]. Disponível em: https://www.uptodate.com/contents/clinical-manifestations--and-evaluation-of-edema-in-adults.
2. Smith CC. Clinical manifestations and evaluation of edema in adults [Internet]. In: UpToDate. Waltham: UpToDate; 2023 [capturado em 23 ago 2024]. Disponível em: https://www.uptodate.com/contents/clinical-manifestations-and-evaluation-of-edema-in-adults.

MATERIAL DE APOIO

Martins ACM. Como deve ser feita a prescrição de meias elásticas? [Internet]. Porto Alegre: TelessaúdeRS; 2017 [capturado em 23 ago 2024]. Disponível em: https://www.ufrgs.br/telessauders/perguntas/insuficiencia-venosa/.

Mills JL, Armstrong DG. Insuficiência venosa crônica. BMJ Best Practice [Internet]. 2024 [capturado em 23 ago 2024]. Disponível em: https://bestpractice.bmj.com/topics/pt-br/507/pdf/507/Insufici%C3%AAncia%20venosa%20 cr%C3%B4nica.pdf.

Rosenthal LD, Cumbler E. Avaliação do edema periférico. BMJ Best Practice [Internet]. 2024 [capturado em 23 ago 2024]. Disponível em: https://bestpractice.bmj.com/topics/pt-br/609/pdf/609/ Avalia%C3%A7%C3%A3o%20do%20edema%20perif%C3%A9rico.pdf.

Pittler MH, Ernst E. Horse chestnut seed extract for chronic venous insufficiency. Cochrane Database Syst Rev. 2012;(11):CD003230.

Universidade Federal do Rio Grande do Sul. Protocolos de encaminhamento para cirurgia vascular [Internet]. Porto Alegre: TelessaúdeRS-UFRGS; 2020 [capturado em 23 ago 2024]. Disponível em: https://www.ufrgs.br/telessauders/documentos/protocolos_resumos/Protocolo_Cirurgia_Vascular_TSRS_002.pdf.

SANGRO MUITO DURANTE O MÊS, DOUTORA!

CASO CLÍNICO 30

CRISTIANE COELHO CABRAL
LILIAN LOPES VENUTO PEREIRA

SINOPSE

Trata-se de um caso de **sangramento uterino anormal** em uma mulher com queixa de aumento do fluxo menstrual e piora da qualidade de vida. O quadro clínico é caracterizado por queixa de aumento do sangramento menstrual, tanto no fluxo quanto no número de dias, o que dificulta o cumprimento de suas atividades diárias. Ao exame físico, apresenta-se corada, com sinais vitais dentro dos parâmetros e aumento do útero à palpação, aspectos que devem ser considerados no raciocínio clínico e manejo terapêutico do quadro.

OBJETIVOS DE APRENDIZAGEM DO CASO

1. Construir raciocínio diagnóstico com base na anamnese e no exame físico para abordagem de pacientes com sangramento uterino anormal no contexto da atenção primária à saúde (APS).

2. Conhecer as principais causas de sangramento uterino anormal em cada fase de vida da mulher.

3. Indicar adequadamente exames complementares para a abordagem diagnóstica e o acompanhamento de pacientes com sangramento uterino anormal.

4. Elaborar um plano terapêutico para o manejo de pacientes com sangramento uterino anormal.

5. Discutir medidas preventivas primárias, secundárias e quaternárias para sangramento uterino anormal.

6. Avaliar critérios de gravidade e indicação de encaminhamento especializado para casos de sangramento uterino anormal de difícil manejo.

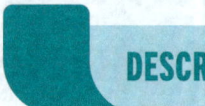

DESCRIÇÃO DO CASO

SUBJETIVO

Joana, mulher de 46 anos, chega à unidade de atenção primária queixando-se de aumento do sangramento menstrual há cerca de cinco meses. Afirma que tanto o fluxo quanto o número de dias que permanece menstruada aumentaram. Antes, usava absorvente comum com algumas trocas ao dia por, no máximo, cinco dias, mas refere que atualmente nem o absorvente noturno tem dado conta e que, para vir até a unidade para consulta, optou pelo uso de uma fralda. Já está no oitavo dia de menstruação.

Até o início dos sintomas, sua menstruação era regular, mas vem observando que o ciclo tem encurtado a cada mês. Nega dispareunia ou sangramento após as relações sexuais. Afirma um aumento de cólica menstrual, mas suportável. Duas gestações, dois partos e nenhum aborto. Não faz uso de contraceptivos hormonais desde que ficou viúva, há cinco anos, usando apenas preservativo masculino nas relações sexuais que tem com o namorado quando ele a visita, já que mora em outra cidade.

Mostra-se preocupada pela dificuldade de cumprir seus afazeres de diarista nesses dias e tem receio de que seja uma doença grave.

Nega hipertensão arterial sistêmica e diabetes melito.

OBJETIVO

A paciente apresenta-se corada, anictérica, com tireoide tópica, móvel, levemente aumentada.

O sistema cardiorrespiratório não apresenta alteração.

Ao exame ginecológico, região perineal, canal vaginal e colo não têm alteração aparente. À palpação abdominal, útero palpável a 14 cm da sínfise púbica.

Tem exames (datados de cinco anos atrás) de hormônio tireoestimulante (TSH) e anti-TPO aumentados e tiroxina (T4) livre no limite inferior da normalidade.

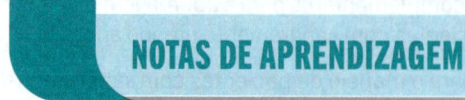

NOTAS DE APRENDIZAGEM

POR QUE ESSE TEMA É RELEVANTE?

O sangramento uterino anormal é um dos motivos ginecológicos mais frequentes de consulta na atenção primária; por essa razão, os profissionais devem estar aptos a reconhecer tais casos, manejá-los clinicamente e encaminhá-los para o especialista quando necessário a partir da investigação e do tratamento previamente realizados nesse nível de atenção.

A investigação e o tratamento do sangramento uterino anormal dependem da idade (pois para cada fase existem causas mais prevalentes), das condições gerais da mulher, dos dados da história e do exame físico, bem como dos achados de exames complementares, incluindo teste de gravidez.

OUTROS PONTOS QUE PODEM SER ESTUDADOS A PARTIR DO CASO

O presente caso foi formulado tendo como foco estudantes do internato e residentes pelo fato de trazer várias possibilidades de diagnósticos diferenciais relacionados a idade, vida sexual, possível disfunção ovulatória por causa secundária (hipotireoidismo) e aumento do útero por um provável mioma, embora isso não impeça a adaptação para estudantes do ciclo clínico.

● **PERGUNTAS ABERTAS PARA RACIOCÍNIO DIAGNÓSTICO**

1 De que forma podemos caracterizar o sangramento menstrual da mulher como anormal?

Comentários Podemos fazer uma avaliação a partir da frequência, da duração, da regularidade e do volume, conforme mostra a Figura 30.1.

- Frequência – Sangramento menstrual frequente (< 24 dias de intervalo), normal (entre 24 e 38 dias), infrequente (> 38 dias de intervalo) e ausente (amenorreia).
- Duração – Até oito dias (normal), acima de oito dias (menstruação prolongada).
- Regularidade – A menstruação é considerada regular se existir diferença entre o ciclo mais longo e o ciclo mais curto de até nove dias.
- Volume – Normal, volumoso, leve, com base no impacto sobre a qualidade de vida relatado pela paciente.

2 Quais seriam as principais causas de sangramento uterino anormal indicadas pela Federação Internacional de Ginecologia e Obstetrícia (FIGO)?

Comentários A classificação é baseada em um método mnemônico, que utiliza o termo PALM-COEIN (Tabela 30.1), formado pelas letras iniciais das causas de sangramento, alocadas em dois grupos: estrutural (PALM) e não estrutural (COEIN).

Pólipo	Coagulopatia
Adenomiose	Ovulatória (disfunção)
Leiomiomatose	Endometrial
Malignidade/hiperplasia	Iatrogênica
	Não classificada de outra forma

Parâmetro	Normal	Anormal	☑
Frequência	Ausente (sem sangramento) = amenorreia		☐
	Infrequente (> 38 dias)		☐
	Normal (≥ 24 a ≤ 38 dias)		☐
	Frequente (< 24 dias)		☐
Duração	Normal (≤ 8 dias)		☐
	Prolongada (> 8 dias)		☐
Regularidade	Normal ou "regular" (variação do menor ao maior ciclo: ≤ 7-9 dias)*		☐
	Irregular (variação do menor ao maior ciclo: ≥ 8-10 dias)*		☐
Volume do fluxo (determinado pela paciente)	Leve		☐
	Normal		☐
	Intenso		☐

			☑
Sangramento intermenstrual Sangramento entre ciclos menstruais regulares	Nenhum		☐
	Esporádico		☐
	Cíclico (previsível)	Início do ciclo	☐
		Meio do ciclo	☐
		Fim do ciclo	☐

		☑
Sangramento não esperado sob esteroides gonadais de progestágeno ± estrogênio (comprimidos, anéis, adesivos ou injeções anticoncepcionais)	Não aplicável (não sob esteroides gonadais)	☐
	Nenhum (sob esteroides gonadais)	☐
	Presente	☐

● **FIGURA 30.1**
Nomenclatura e definições de sintomas de sangramento uterino anormal.
* A evidência disponível sugere que, usando esses critérios, a faixa normal (da menor para a maior) varia conforme a idade: 18-25 anos, ≤ 9 dias; 26-42 anos, ≤ 7 dias, e 42-45 anos, ≤ 9 dias.
Fonte: Adaptada de Munro e colaboradores.[1]

Tabela 30.1
Sistema PALM-COEIN

Sistema	Causa	Descrição
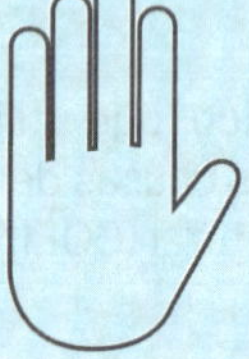 P	Pólipos	Crescimentos benignos na camada interna do útero que podem causar sangramento.
A	Adenomiose	Invasão do tecido endometrial no músculo uterino, causando dor e sangramento irregular.
L	Leiomiomas	Tumores benignos do músculo uterino (miomas/fibromas) que causam sangramento.
M	Malignidade e hiperplasia	Câncer ou crescimento anormal do endométrio que pode levar a sangramento.

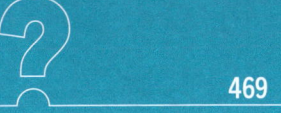

Tabela 30.1
Sistema PALM-COEIN

Sistema	Causa	Descrição
C	Coagulopatias	Distúrbios de coagulação, como a doença de von Willebrand, causando sangramento excessivo.
O	Disfunção ovulatória	Alterações na ovulação que levam a ciclos menstruais irregulares e sangramento.
E	Disfunção endometrial	Alterações no endométrio que causam sangramento sem causa estrutural visível.
I	Iatrogênico	Sangramento causado por intervenções médicas, como certos medicamentos ou dispositivos intrauterinos.
N	Não classificado	Outras causas de sangramento que não se enquadram nas categorias anteriores.

No entanto, cabe ressaltar que a maioria das mulheres não apresenta doenças uterinas como causa do sangramento uterino anormal. Miomas são encontrados em 40% das mulheres com sangramento intenso (200 mL ou mais por ciclo); porém, a metade das mulheres histerectomizadas por fluxo aumentado não tem doença anatômica uterina.

3. A partir da classificação da FIGO, quais seriam os possíveis diagnósticos para a queixa de Joana?

Comentários O exame físico mostrou que Joana tem aumento do tamanho uterino, o que pode ser um sinal de leiomioma, causa estrutural. Em relação à causa não estrutural, a disfunção ovulatória pode ser uma possível razão devido à alteração no eixo hipotálamo-hipófise-ovário (HHO) e às endocrinopatias, como o hipotireoidismo. O hipotireoidismo pode ser uma causa de diminuição dos fatores de von Willebrand, coagulopatia que também pode causar sangramento anormal.

Essas seriam as causas iniciais a se pensar, mas não poderíamos descartar as demais sem o término da investigação diagnóstica.

4. A partir da anamnese e do exame físico, identifique possíveis causas de disfunção ovulatória e os exames complementares que solicitaria nessa primeira consulta.

Comentários A alteração do eixo HHO é muito comum tanto nos primeiros anos da menacme como nos últimos na perimenopausa, quando ocorrem ciclos anovulatórios, com dois ou mais meses com menstruação irregular seguida de sangramento volumoso devido à baixa de progesterona na fase lútea, resultando em endométrio proliferativo persistente com descamação assíncrona.

O sangramento disfuncional está presente em 5 a 10% das mulheres que consultam pela primeira vez em ambulatório geral. O sangramento uterino anormal pode ocorrer nas endocrinopatias como síndrome dos ovários policísticos, hiperprolactinemia e hipotireoidismo.

Quando há alteração com ovulação regular, acredita-se que o eixo HHO não esteja envolvido, e o declínio nos níveis de estrogênio e progesterona é semelhante ao dos ciclos normais, sendo que as principais alterações parecem ser a redução das prostaglandinas e mudanças nos processos de vasoconstrição e hemostasia.

Desse modo, a avaliação da mulher precisa ser sistêmica, sendo necessário solicitar exames laboratoriais de investigação de cada hipótese sugerida. Dosagens de hormônios sexuais normalmente não acrescentam na investigação.

5 A partir da anamnese e do exame físico, identifique possíveis causas estruturais e os exames complementares que você solicitaria para Joana nessa primeira consulta.

Comentários O aumento uterino sugere a presença de mioma, que pode ser a causa do sangramento anormal. Contudo, não descarta a possibilidade de outras alterações estruturais. A ultrassonografia transvaginal é o primeiro exame de escolha no início da investigação, evidenciando bem os leiomiomas e avaliando o endométrio, o que é importante em razão da idade da paciente. Caso seja necessário, a investigação pode ter continuidade com histeroscopia com biópsia.

Joana não parece ter critérios para adenomiose, mas as ultrassonografias atuais são capazes de trazer a suspeição dessa etiologia.

6 Que outros dados parece relevante conhecer na anamnese de Joana?

Comentários É importante ter conhecimento sobre o uso de medicações que podem provocar aumento dos níveis de prolactina e interferir no eixo HHO, como metoclopramida, reserpina, estrogênios, antidepressivos, antipsicóticos; sobre sintomas típicos do hipotireoidismo ou sinais e sintomas do climatério; e sobre quando foi seu último exame citopatológico do colo uterino e seu resultado.

7 Como você explicaria à paciente a solicitação dos exames complementares?

Comentários É essencial utilizar uma linguagem acessível, demonstrando a importância de seguir o protocolo de investigação (hemograma, teste de gravidez e ultrassonografia transvaginal) associado às possíveis alterações relacionadas a outras anormalidades orgânicas que você suspeitou, como o hipotireoidismo.

● PERGUNTAS FECHADAS PARA RACIOCÍNIO DIAGNÓSTICO

1 Considerando as informações disponíveis no caso, qual das alternativas a seguir contém a análise correta dos dados clínicos relatados?

A Joana tem sinais e sintomas sugestivos de endometriose pela cólica menstrual citada
B Em razão do aumento do volume uterino, podemos afirmar que o sangramento é devido à leiomiomatose
C O sangramento aumentado pode ocorrer por disfunção ovulatória nas endocrinopatias
D Podemos descartar problemas na coagulação porque Joana nunca teve sangramentos prévios

Alternativa correta C

Comentários Joana não possui os critérios clínicos normalmente sugestivos de endometriose, como dismenorreia, dispareunia e dor à evacuação. O aumento do útero é sugestivo de leiomioma, porém o sangramento uterino anormal pode ter origem funcional, mesmo na presença de mioma de até 3 cm.

A suspeição de coagulopatias normalmente ocorre quando a queixa provém de uma adolescente ou quando a paciente tem sangramento volumoso desde a menarca. No entanto, o hipotireoidismo pode diminuir os fatores de von Willebrand ao longo da vida.

A disfunção ovulatória podem causar sangramentos pouco frequentes, irregulares ou volumosos. Ocorre em situações como fase lútea deficiente, descamação irregular e anovulação. Todavia, algumas mulheres nos últimos anos reprodutivos podem ovular e recrutar folículos no início da fase lútea, o que resulta em níveis elevados de estradiol circulante e sangramento menstrual elevado associado.

2 Considerando o aumento de volume uterino, podemos afirmar o seguinte:

A Joana possui leiomioma, pelo aumento do útero, sendo esta a causa do sangramento anormal
B É provável que se trate de leiomioma, mas é necessário afastar gravidez e realizar uma ultrassonografia transvaginal
C A hiperplasia de endométrio é o motivo mais comum de aumento do volume uterino
D O útero está aumentado possivelmente devido às gestações anteriores, não havendo necessidade de se preocupar

Alternativa correta B

Comentários Ao exame ginecológico com toque bimanual, observou-se aumento do volume uterino sugestivo de mioma, mas conforme o protocolo de investigação de sangramento uterino anormal devemos descartar a presença de gravidez e realizar ultrassonografia transvaginal, que também investigará o endométrio (o que é muito importante em razão da idade de Joana), porém alterações neste não causariam aumento do útero à palpação, assim como fariam as duas gestações anteriores.

3 Quais exames complementares estão indicados para início da avaliação diagnóstica?

A Hemograma, TSH, T4 livre, teste de gravidez e ultrassonografia transvaginal
B Hemograma, hormônio folículo-estimulante (FSH), TSH, T4 livre, teste de gravidez e ressonância magnética da pelve
C Hemograma, FSH, TSH, T4 livre, teste de gravidez e histeroscopia
D Hemograma, fatores de coagulação, FSH, TSH, T4 livre e histeroscopia

Alternativa correta A

Comentários É importante a realização de hemograma para avaliar anemia devido à perda volumosa de sangue, teste de gravidez sempre para afastar gestação, TSH e T4 livre em razão da possibilidade de hipotireoidismo como causa de disfunção ovulatória e ultrassonografia transvaginal devido ao aumento do útero. Hormônios sexuais, fatores de coagulação e histeroscopia não estariam na linha de frente dos primeiros exames para diagnóstico (Figura 30.2).

• PERGUNTAS ABERTAS PARA ABORDAGEM TERAPÊUTICA

1 Quais são as possíveis abordagens terapêuticas para o tratamento clínico de sangramento uterino anormal?

Comentários O tratamento clínico é considerado em mulheres sem doenças estruturais ou histológicas. Também pode ser considerado em mulheres com miomas menores de 3 cm que não causem distorção na cavidade.

O tratamento pode ser com SIU-LNG, antifibrinolíticos, como o ácido tranexâmico, anti-inflamatórios não esteroides atuantes sobre as prostaglandinas, como o ácido mefenâmico, piroxicam, ibuprofeno e naproxeno.

O tratamento de escolha para sangramento anovulatório é o anticoncepcional via oral. Progestágenos (medroxiprogesterona ou noretisterona) 10 mg/dia e contraceptivos orais combinados (1 comprimido de 12/12 horas, por sete dias, e depois 1 comprimido por dia, por 21 dias) são capazes de controlar sangramentos irregulares de origem disfuncional, por promoverem um revestimento endometrial mais es-

SANGRO MUITO DURANTE O MÊS, DOUTORA!

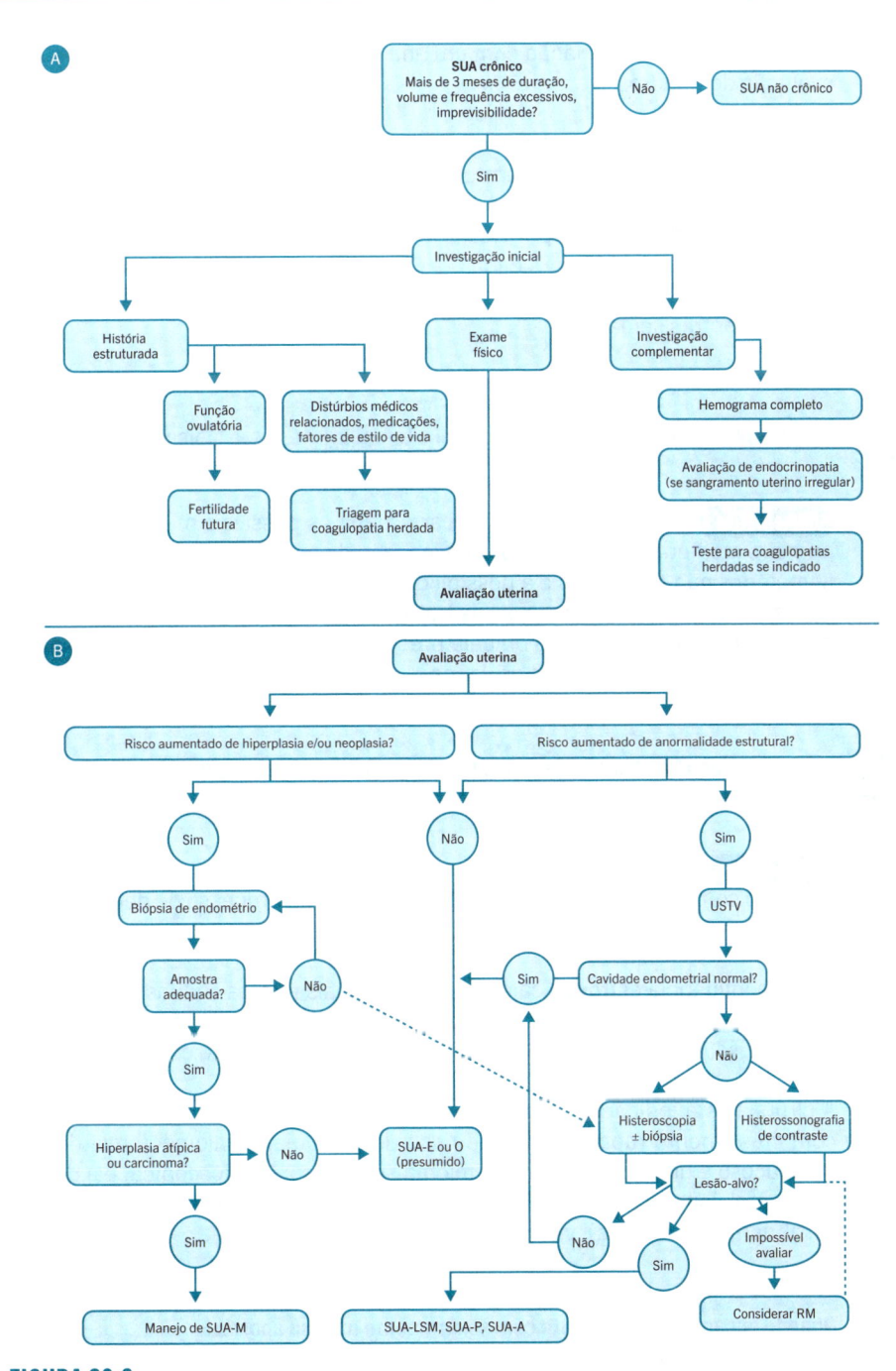

A

```
SUA crônico
Mais de 3 meses de duração,
volume e frequência excessivos,
imprevisibilidade?
    │
    ├── Não ──► SUA não crônico
    │
    Sim
    │
    ▼
Investigação inicial
    │
    ├── História estruturada
    │       ├── Função ovulatória ──► Fertilidade futura
    │       └── Distúrbios médicos relacionados, medicações, fatores de estilo de vida ──► Triagem para coagulopatia herdada
    │
    ├── Exame físico ──► Avaliação uterina
    │
    └── Investigação complementar
            └── Hemograma completo
                    └── Avaliação de endocrinopatia (se sangramento uterino irregular)
                            └── Teste para coagulopatias herdadas se indicado
```

B

```
Avaliação uterina
    │
    ├── Risco aumentado de hiperplasia e/ou neoplasia?
    │       ├── Sim ──► Biópsia de endométrio
    │       │           └── Amostra adequada?
    │       │                   ├── Sim ──► Hiperplasia atípica ou carcinoma?
    │       │                   │               ├── Sim ──► Manejo de SUA-M
    │       │                   │               └── Não ──► SUA-E ou O (presumido)
    │       │                   └── Não
    │       └── Não
    │
    └── Risco aumentado de anormalidade estrutural?
            └── Sim ──► USTV
                    └── Cavidade endometrial normal?
                            ├── Sim ──► SUA-E ou O (presumido)
                            └── Não ──► Histeroscopia ± biópsia / Histerossonografia de contraste
                                    └── Lesão-alvo?
                                            ├── Sim ──► SUA-LSM, SUA-P, SUA-A
                                            ├── Não
                                            └── Impossível avaliar ──► Considerar RM
```

● **FIGURA 30.2**

Fluxograma para investigação de pacientes em idade fértil com sangramento uterino anormal (SUA).
RM, ressonância magnética; SUA-A, SUA por adenomiose; SUA-E, SUA por disfunção endometrial; SUA-L_{SM}, SUA por leiomiomatose submucosa; SUA-M, SUA por malignidade; SUA-O, SUA por disfunção ovulatória; SUA-P, SUA por pólipos; USTV, ultrassonografia transvaginal.

Fonte: Adaptada de Munrae e colaboradores.[2]

tável. É possível a associação com um anti-inflamatório não esteroide para melhor evolução do quadro.

Joana não tem alterações hemodinâmicas pelo exame físico, mas, caso tivesse, também poderiam contribuir em caso de sangramento uterino anormal agudo a reposição volêmica com solução fisiológica a 0,9% ou Ringer lactato, a administração de antifibrinolíticos por via intravenosa por 3 a 7 dias, valerato de estradiol ou etinilestradiol, 2 a 4 mg, a cada 4 a 6 horas, via oral, por 24 horas, assim como acetato de medroxiprogesterona, 20 mg, via oral, 3×/dia, por sete dias, e depois, 20 mg/dia, por três semanas.

2. Como explicar para Joana as possibilidades terapêuticas nesse momento?

Comentários É importante explicar para Joana os possíveis medicamentos nesse primeiro momento até que se consiga fechar o diagnóstico: antifibrinolítico, anti-inflamatórios não esteroides e a possibilidade de anticoncepcional oral ou progestágenos até avaliação final em caso de tratamento cirúrgico, o qual seria indicado pelas características do mioma ou pela presença de alguma alteração histológica na continuidade da investigação de Joana.

3. O que as evidências falam sobre tratamento clínico *versus* cirúrgico em caso de leiomioma?

Comentários É importante sempre tentar o tratamento clínico antes do tratamento cirúrgico com histerectomia, envolvendo a mulher no processo de decisão terapêutica e informando adequadamente sobre as opções.

Como a influência estrogênica é um dos principais fatores ligados ao aparecimento dos leiomiomas, o tratamento clínico pode ser uma opção em mulheres na perimenopausa, visto que eles podem regredir com a redução do estímulo hormonal.

A cirurgia está indicada nos miomas sintomáticos e, às vezes, nos assintomáticos com crescimento rápido devido ao risco de sarcoma. A miomectomia de mioma submucoso é histeroscópica; a de mioma subseroso, laparoscópica; e a de mioma intramural, laparoscópica ou laparotômica. A histerectomia pode ser realizada por via abdominal (clássica), via vaginal e por videolaparoscopia.

4. Quando encaminhar a paciente com sangramento uterino anormal para o especialista focal?

Comentários Quando houver persistência de sangramento volumoso mesmo com tratamento clínico otimizado por três meses devido à disfunção ovulatória; sangramento associado à mioma ou com fatores de risco para câncer de endométrio; e sangramento uterino anormal associado a pólipo ou hiperplasia endometrial.

• PERGUNTAS FECHADAS PARA ABORDAGEM TERAPÊUTICA

1 Sobre uma terapêutica para Joana, em caso de disfunção ovulatória, é correto:

A Iniciar tratamento do sangramento uterino anormal com progestágenos por via oral ou intramuscular
B Indicar anticoncepcional combinado injetável mensal
C Indicar danazol
D Aguardar os resultados dos exames solicitados

Alternativa correta A

Comentários O início do tratamento deve ser feito com medicamentos antiestrogênicos para melhora clínica e laboratorial, sendo a primeira escolha a progesterona com ação antagônica ao estrogênio que tem função proliferativa.

Pode ser utilizado o oral contínuo como desogestrel 0,75 mg/dia ou medroxiprogesterona 150 mg, de 3/3 meses, ou noretisterona 0,35 mg, de 8/8 horas, por 10 dias.

Os anticoncepcionais combinados devem ser evitados em mulheres com mais de 35 anos, tabagistas, com histórico de trombose venosa ou enxaqueca.

O danazol é um androgênio sintético que causa atrofia endometrial e redução da perda de sangue. Contudo, seus efeitos colaterais o colocaram como segunda linha de tratamento. Por fim, o único exame necessário nesse momento é o teste para descartar gravidez.

2 Sobre o uso de antifibrinolíticos para sangramento uterino anormal, é correto afirmar que:

A Seu uso não deve ser associado a anti-inflamatórios não esteroides devido ao risco de trombose
B Deve ser prescrito por curto tempo (sete dias) em razão do risco de trombose
C Os anti-inflamatórios não esteroides são melhores para reduzir o sangramento que os antifibrinolíticos
D Sua administração é por via oral apenas

Alternativa correta B

Comentários Os estudos demonstram que seu uso — caso não seja prolongado — pode ser combinado com anti-inflamatórios não esteroides sem maiores riscos de trombose. Em caso de uma única medicação, o ácido tranexâmico se mostra mais efetivo que o anti-inflamatório não esteroide. Durante o atendimento de sangramento uterino anormal agudo, pode ser prescrito ácido tranexâmico 1 a 2 ampolas de 8/8 horas, por 3 a 7 dias (o máximo devido ao risco de trombose).

3 Qual é o melhor manejo terapêutico para Joana?

A   O SIU-LNG está contraindicado, pois pelo aumento do volume uterino a paciente tem um mioma
B   A histeroscopia consiste no manejo mais indicado pelo aumento do volume uterino
C   Tratamento clínico com ácido tranexâmico ou anti-inflamatório não esteroide ou progestágenos orais por três meses
D   É necessário o resultado da ultrassonografia transvaginal antes de qualquer tratamento

Alternativa correta C

Comentários O SIU-LNG parece ter a melhor relação custo-efetividade de tratamento clínico e pode ser usado caso os miomas sejam menores de 3 cm e de acordo com sua localização uterina, sendo a histeroscopia reservada se o tratamento clínico não tiver sucesso. O início do tratamento deve acontecer no momento da consulta, mesmo sem resultado do exame de imagem, podendo ser realizado com antifibrinolítico, anti-inflamatório não esteroide e/ou progestágenos ou anticoncepcional oral, sem esquecer de antes realizar o teste de gravidez.

4 Joana retorna com os seguintes exames laboratoriais e de imagem:

Eritrograma:

- Glóbulos vermelhos: 3,80 milhões/mL
- Hemoglobina: 10,9 g/dL
- Hematócrito: 33%
- VCM (volume corpuscular médio): 92,9 fL
- HCM (hemoglobina corpuscular média): 30,3 pg
- CHCM (concentração de hemoglobina corpuscular média): 32,6 g/dL
- RDW (*red cell distribution width* – largura de distribuição das hemácias): 14,1%

Ultrassonografia transvaginal: Útero em anteversoflexão, com contornos regulares e textura acústica heterogênea, medindo 106 × 67 × 71 mm. Volume uterino de 264,7 cc. Presença de imagem hipoecoica, localizada em parede uterina anterior, medindo 70 × 44 × 40 mm nos maiores diâmetros, sugerindo mioma MUSA1. Eco endometrial medindo 5,5 mm de espessura. Ovário direito medindo 29 × 25 mm, de aspecto sonográfico normal. Presença de imagem cística, medindo 20 × 18 mm, nos maiores diâmetros, monocística, unilocular, de forma ovalada e contornos bem definidos sugestiva de cisto simples. Ovário esquerdo medindo 24 × 15 mm, de aspecto sonográfico normal.

Com base nesses exames, podemos afirmar que:

A Joana está anêmica e é necessário orientar dieta rica em ferro (p. ex., vegetais verde-escuros e carne vermelha)
B Joana está com hemograma dentro da normalidade para quem tem um fluxo menstrual maior, não necessitando tratamento para anemia, e sim para reduzir o fluxo
C Joana está anêmica, sendo necessário iniciar ferro intravenoso diluído em solução fisiológica a 0,9% com infusão lenta por 30 minutos, 3×/semana, para aumentar o estoque
D Joana está anêmica, mas nesse primeiro momento podemos prescrever ferro por via oral em dose terapêutica, de 3 a 5 mg/kg/dia por, no mínimo, 4 meses

Alternativa correta D

Comentários Joana está com níveis de hemoglobina e hematócrito baixos, com uma anemia normocítica normocrômica e sem alterações hemodinâmicas. No entanto, pode ter novos sangramentos aumentados, e o início do tratamento com ferro oral é importante para não piorar o quadro. A via intravenosa seria indicada em caso de sangramento agudo com alteração hemodinâmica.

5 Em relação ao resultado da ultrassonografia transvaginal, qual seria sua conduta?

A Encaminharia Joana para o ginecologista devido ao resultado do exame evidenciando o mioma submucoso como a principal causa do sangramento uterino anormal para avaliar necessidade cirúrgica
B Encaminharia Joana para o ginecologista devido ao resultado do cisto em ovário direito que pode estar associado à alteração hormonal e por conseguinte ao sangramento anormal
C Explicaria a Joana que seu exame mostrou um único mioma e isso por si só não seria indicação cirúrgica, além do fato de sua localização não causar sangramento
D Explicaria a Joana que o endométrio está com uma espessura normal, e que por isso ela pode ficar tranquila, sem nenhuma necessidade de intervenção cirúrgica

Alternativa correta A

Comentários A classificação FIGO/MUSA de 0 a 8 evidencia a localização do mioma na cavidade uterina. FIGO/MUSA 1 demonstra um mioma submucoso com menos de 50% intramural. Essa localização está associada a possíveis sangramentos e o seu tamanho pela ultrassonografia é maior que 3 cm. Desse modo, se o tratamento medicamentoso falhar, é necessário o encaminhamento para o ginecologista avaliar a necessidade da abordagem cirúrgica, sendo a histeroscopia cirúrgica uma opção, caso a paciente realmente não tenha mais pretensão de ter filhos (Figura 30.3).

Pólipo			Coagulopatia
Adenomiose		Submucoso	Ovulatória (disfunção)
Leiomiomatose		Outro	Endometrial
Malignidade e hiperplasia			Iatrogênica
			Não classificada de outra forma

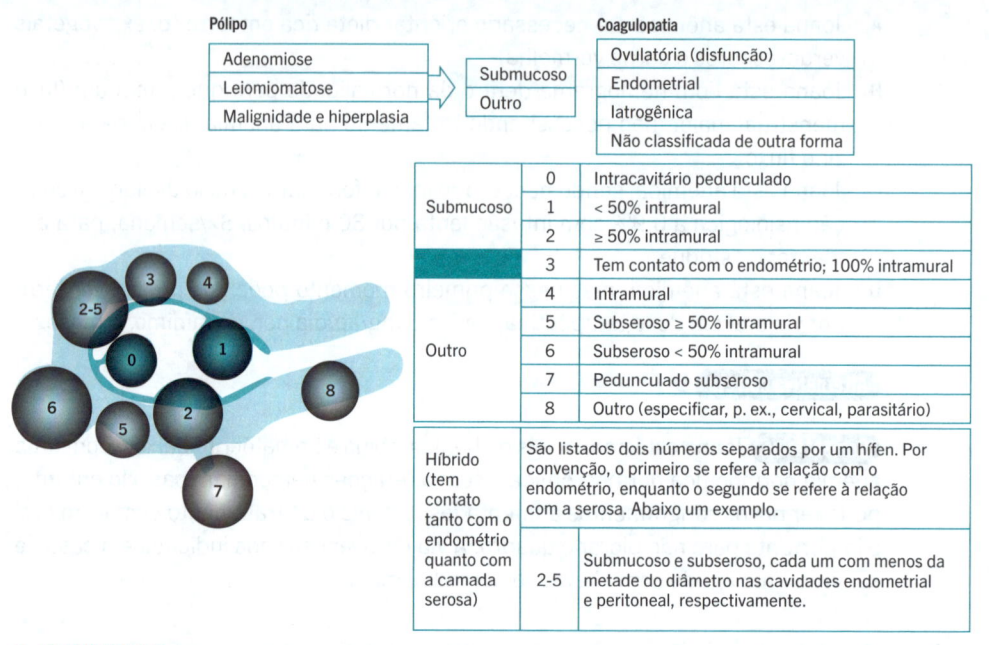

	0	Intracavitário pedunculado
Submucoso	1	< 50% intramural
	2	≥ 50% intramural
	3	Tem contato com o endométrio; 100% intramural
	4	Intramural
	5	Subseroso ≥ 50% intramural
Outro	6	Subseroso < 50% intramural
	7	Pedunculado subseroso
	8	Outro (especificar, p. ex., cervical, parasitário)
Híbrido (tem contato tanto com o endométrio quanto com a camada serosa)		São listados dois números separados por um hífen. Por convenção, o primeiro se refere à relação com o endométrio, enquanto o segundo se refere à relação com a serosa. Abaixo um exemplo.
	2-5	Submucoso e subseroso, cada um com menos da metade do diâmetro nas cavidades endometrial e peritoneal, respectivamente.

● **FIGURA 30.3**
Sistema de subclassificação de leiomioma da Federação Internacional de Ginecologia e Obstetrícia.
Fonte: Adaptada de Munrae e colaboradores.[2]

---

6 Em caso de paciente adolescente de 15 anos que apresenta fluxo menstrual intenso e prolongado por 15 dias com dismenorreia e sexarca há seis meses e em uso de preservativo masculino como contracepção, podemos orientar, EXCETO:

A Prescrever anticoncepcional oral com pausa de sete dias
B Prescrever anti-inflamatório não esteroide associado a antifibrinolítico no período de fluxo menstrual por sete dias
C Solicitar beta-HCG e ultrassonografia transvaginal para avaliar causa de sangramento uterino anormal
D Suspender o uso de preservativo

Alternativa correta D

Comentários Muitas vezes o profissional não reforça a orientação de manter o preservativo na adolescente em uso de anticoncepcional oral iniciado como forma de contracepção e controle do sangramento volumoso. É importante lembrar que muitas vezes, ao descontinuar a pílula ou em caso de falha por outro motivo, pode advir uma gestação não planejada em mulheres que antes acreditavam que não engravidariam em razão de seu ciclo irregular prévio.

Afastar gestação prévia é sempre fundamental em mulheres em idade fértil. A prescrição de anti-inflamatório não esteroide e ácido tranexâmico também é indicada, principalmente se pensarmos em adolescentes que sempre têm fluxo forte e com história familiar positiva (coagulopatia).

MENSAGENS-CHAVE

- O sangramento uterino anormal é uma das queixas mais frequentes na atenção primária, sendo responsável por piora da qualidade de vida da mulher. Seu manejo a partir da primeira consulta com objetivo de redução do fluxo menstrual é importante para satisfação da paciente e continuidade do cuidado.
- A anamnese e o exame físico completos são primordiais para a utilização adequada do protocolo de investigação e, consequentemente, para o diagnóstico final e tratamento correto.
- A compreensão das principais alterações nas fases de vida da mulher e do tipo de sangramento anormal (irregular *vs.* regular, intermenstrual, menstrual volumoso ou iatrogênico) conduz a investigação e a terapêutica de forma contundente.

REFERÊNCIAS E MATERIAL DE APOIO PARA APROFUNDAMENTO NO TEMA

1. Munro MG, Critchley HOD, Fraser IS. The two FIGO systems for normal and abnormal uterine bleeding symptoms and classification of causes of abnormal uterine bleeding in the reproductive years: 2018 revisions. Int J Gynecol Obstetrics. 2018;143(3):393-408.
2. Munro MG, Critchley HO, Broder MS, Fraser IS; FIGO Working Group on Menstrual Disorders. FIGO classification system (PALM-COEIN) for causes of abnormal uterine bleeding in nongravid women of reproductive age. Int J Gynaecol Obstet. 2011;113(1):3-13.

MATERIAL DE APOIO

Achanna KS, Nanda J. Evaluation and management of abnormal uterine bleeding. Med J Malaysia]. 2022;77(3):374 83.

Marnach ML, Laughlin-Tommaso SK. Evaluation and management of abnormal uterine bleeding. Mayo Clin Proc. 2019;94(2):326-35.

Mendes MC. Sangramentos vaginais e distúrbios menstruais In: Gusso G, Lopes JMC, Dias LC, organizadores. Tratado de medicina de família e comunidade: princípios, formação e prática. 2. ed. Porto Alegre: Artmed; 2019. v. 2, p. 1134-44.

Munro MG, Critchley HOD, Fraser IS. The two FIGO systems for normal and abnormal uterine bleeding symptoms and classification of causes of abnormal uterine bleeding in the reproductive years: 2018 revisions. Int J Gynecol Obstetrics. 2018;143(3):393-408.

Pessini, AS; Klitzke, S. Sangramento uterino anormal. In: Duncan BB, Schmidt MI, Giugliani ERJ, Duncan MS, Giugliani. Medicina ambulatorial: condutas de atenção primária baseadas em evidências. 5. ed. Porto Alegre: Artmed; 2022. v. 1, p. 1330-8.

SENTI UM CAROÇO NO SEIO, DOUTORA

ANA PAULA ANDREOTI AMORIM
MARCELLO MEDEIROS LUCENA

SINOPSE

Trata-se de um caso de problema mamário em uma paciente mulher, cisgênero, de 41 anos, que apresenta um nódulo mamário palpável. A paciente tem uma história de realização periódica do autoexame das mamas e notou o caroço há cerca de dois meses, com dor discreta que piora antes da menstruação. Não há secreção mamária. A paciente está preocupada devido a um histórico familiar de câncer de mama em uma tia-avó. O exame físico revela um nódulo fibroelástico e móvel na mama direita, sem linfonodos palpáveis. O raciocínio clínico e o manejo terapêutico devem considerar o estadiamento do câncer de mama, as modalidades de tratamento disponíveis, a importância da prevenção quaternária e a aplicação do princípio da ética da negativa para evitar exames e intervenções desnecessárias.

OBJETIVOS DE APRENDIZAGEM DO CASO

1. Compreender a importância do rastreamento adequado para a detecção precoce do câncer de mama e para a redução da mortalidade, seguindo diretrizes estabelecidas pelo Instituto Nacional de Câncer (INCA) e pelo Ministério da Saúde.
2. Analisar os problemas relacionados a exames e intervenções desnecessárias, identificando as consequências físicas e psicológicas para os pacientes.
3. Aplicar critérios para a diferenciação das doenças mamárias, conhecendo os diferentes tipos e o estadiamento do câncer de mama.
4. Compreender o papel da atenção primária á saúde (APS) na prevenção, detecção e acompanhamento de doenças mamárias.
5. Avaliar a implementação da prevenção.

DESCRIÇÃO DO CASO

SUBJETIVO

Paula (pronomes: ela/dela), mulher cis, de 41 anos, fazendo uso contínuo de fluoxetina (20 mg/dia), sem alergias, com antecedente obstétrico de uma gestação e um parto há 10 anos, comparece à consulta no posto de saúde, na demanda do dia, referindo que sentiu um caroço no seio. Certa vez, em uma atividade de conscientização do "Outubro Rosa" na empresa onde trabalha, recebeu um folheto sobre o autoexame das mamas e, desde então, o realiza periodicamente. Notou esse caroço há mais ou menos dois meses e desde então vem percebendo dor discreta ao palpar o local, que piorou nos dias anteriores à última menstruação, há uma semana. Sua tia-avó por parte de mãe teve algo parecido e descobriu um câncer de mama quando tinha quase a sua idade. Sente medo de que tenha a mesma coisa e, por isso, estava evitando vir à consulta. Conta que tem pensado sobre isso diariamente. Tem um filho de 10 anos, que amamentou durante um ano, mas tem receio de não poder gestar e amamentar no futuro. Está tentando engravidar. Chorou no dia anterior no trabalho e seu chefe mandou que buscasse atendimento. Nega ter percebido saída de secreção das mamas. Nota que o caroço aumenta de tamanho perto da menstruação. Fala que sabe que deveria ter feito mamografia de rotina pela sua idade, mas que "tem medo dessas coisas", pois ouviu sua amiga falar que é um exame doloroso. Fumou cigarro por cinco anos, cerca de uma carteira ao dia. Parou de fumar há mais de 10 anos, quando descobriu a gestação do filho. Consome bebida alcoólica quando vai a festas com as amigas, um ou dois finais de semana ao mês.

OBJETIVO

A paciente apresenta-se em bom estado geral, hidratada e corada. Tem peso de 79 kg, altura de 1,59 cm e índice de massa corporal de 31,25 kg/m².

Ao exame físico, apresenta mamas pendulares, simétricas, sem abaulamentos ou retrações à inspeção estática (Figuras 31.1A e B) e dinâmica (Figuras 31.2A e B). À palpação centrípeta (Figuras 31.3A e B), há tecido glandular com nódulo único palpável, fibroelástico e móvel na região proximal do quadrante superior externo da mama direita, de aproximadamente 2 cm, sem linfonodos palpáveis em região axilar e supraclavicular.

NOTAS DE APRENDIZAGEM

POR QUE ESSE TEMA É RELEVANTE?

As queixas relacionadas à mama e a nódulos na mama estão entre as mais frequentes no contexto da APS. O câncer de mama é a maior causa de morte por câncer en-

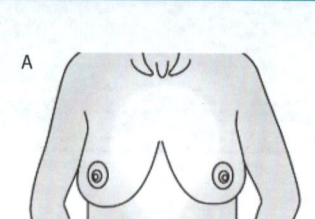

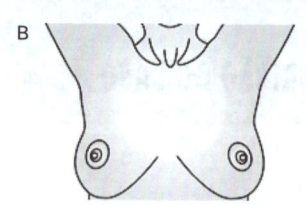

● **FIGURA 31.1**
Exame clínico das mamas: inspeção estática.
Fonte: Passos e colaboradores.[2]

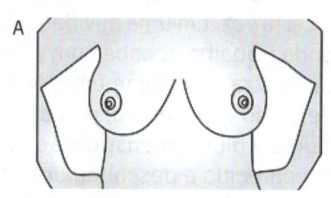

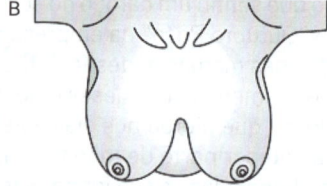

● **FIGURA 31.2**
Exame clínico das mamas: inspeção dinâmica.
Fonte: Passos e colaboradores.[2]

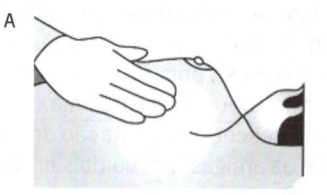

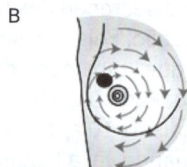

● **FIGURA 31.3**
Exame clínico das mamas: palpação centrípeta e localização do achado nodular em glândula mamária.
Fonte: Passos e colaboradores.[2]

tre pessoas do sexo feminino e, atrás do câncer de pele não melanoma, é o segundo em incidência, com 73 mil casos novos anuais estimados para o triênio de 2023 a 2025, conforme dados do INCA.[1] Diferenciar achados do exame físico, investigar etiologias de nódulos mamários, orientar e saber como realizar o rastreamento do câncer de mama são habilidades e competências fundamentais para profissionais nesse contexto. Além disso, o achado de um nódulo mamário pode gerar estresse e sofrimento. Saber acolher esses sentimentos e comunicar adequadamente sobre riscos faz parte do papel dos profissionais médicos de família e comunidade.

OUTROS PONTOS QUE PODEM SER ESTUDADOS A PARTIR DO CASO

● **PERGUNTAS ABERTAS PARA RACIOCÍNIO DIAGNÓSTICO**

1. Quais são os principais sinais e sintomas que caracterizam as alterações funcionais benignas da mama e como variam ao longo do ciclo menstrual?

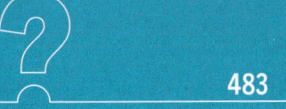

② Como o exame físico deve ser conduzido e em que fase do ciclo menstrual ele é mais indicado para avaliar a presença de nódulos mamários?

③ Quais são os principais sintomas e características clínicas dos processos inflamatórios da mama e como diferenciar esses quadros de doenças malignas?

④ Quais aspectos devem ser considerados no diagnóstico diferencial entre alterações funcionais benignas da mama e outras patologias mamárias?

⑤ Quais são as características típicas dos fibroadenomas e como essas lesões podem ser diferenciadas de outras neoplasias mamárias?

⑥ Como a orientação verbal e a reavaliação em diferentes fases do ciclo menstrual podem contribuir para o manejo e o diagnóstico de alterações funcionais benignas da mama?

● **PERGUNTAS FECHADAS PARA RACIOCÍNIO DIAGNÓSTICO**

1 No caso apresentado e conforme as orientações atuais do Ministério da Saúde, qual seria a orientação mais correta para Paula sobre o rastreamento do câncer de mama?

A Orientar que, de fato, há indicação do rastreamento na sua idade (a partir dos 40 anos), mas com ultrassonografia anual devido à densidade das mamas
B Orientar que, de fato, há indicação do rastreamento na sua idade (a partir dos 40 anos), com mamografia anual
C Orientar que não há indicação do rastreamento na sua idade, podendo ser indicado aos 50 anos, com ultrassonografia bianual
D Orientar que não há indicação do rastreamento na sua idade, podendo ser indicado aos 50 anos, com mamografia bianual

Alternativa correta D

Comentários O rastreamento de câncer de mama, de acordo com o INCA,[5] pode ser realizado dos 50 aos 69 anos, com mamografia bianual, tendo em vista a ausência de história familiar de primeiro ou segundo grau de câncer de mama ou ovário.

2 Sobre a melhor orientação para Paula acerca do autoexame das mamas, assinale a alternativa correta:

A É uma estratégia de prevenção primária do câncer de mama, devendo ser recomendado
B É uma estratégia de prevenção secundária do câncer de mama, devendo ser recomendado
C É uma estratégia de prevenção primária do câncer de mama, não devendo ser recomendado em razão do alto índice de falso-positivos
D É uma estratégia de prevenção secundária do câncer de mama, não devendo ser recomendado em razão do alto índice de falso-positivos

Alternativa correta D

Comentários Segundo a literatura atual, o autoexame das mamas não é mais amplamente recomendado como método eficaz para o rastreamento do câncer de mama, pois estudos não demonstraram uma redução significativa na mortalidade por câncer de mama associada a essa prática. Pesquisas revelaram que mulheres que realizam o autoexame regularmente não têm melhores taxas de sobrevida em comparação com aquelas que não o fazem. Além disso, o autoexame pode gerar um alto número de falsos-positivos, levando a realização de biópsias desnecessárias, ansiedade e procedimentos invasivos que, na maioria das vezes, não resultam em diagnóstico de câncer.

Outro ponto importante é que a detecção precoce de nódulos pelo autoexame tende a ocorrer em estágios mais avançados da doença, o que reduz o benefício do método em relação às técnicas de rastreamento mais precisas, como a mamografia. Hoje, a ênfase está na educação sobre a importância de conhecer o próprio corpo e identificar alterações suspeitas, mas com base em dados. A mamografia é o método mais eficaz para o rastreamento do câncer de mama, pois oferece uma sensibilidade muito maior na detecção de lesões precoces, o que melhora significativamente as taxas de sobrevida. Portanto, o autoexame não é mais considerado uma ferramenta de rastreamento de primeira escolha, mas a conscientização sobre as mamas ainda é encorajada como parte do cuidado pessoal.

3 Entre os dados da história clínica, são fatores protetores para o câncer de mama:

A Ter tido filho após os 28 anos, não ter história familiar de câncer de mama ou ovário e ter 41 anos
B Ter amamentado previamente, não ter história familiar de câncer de mama ou ovário e estar na menacme
C Ter tido filho após os 28 anos, não consumir bebida alcoólica e estar na menacme
D Ter amamentado previamente, não ter história familiar de câncer de mama ou ovário e ser ex-tabagista

Alternativa correta B

Comentários Ter amamentado, não ter história familiar de câncer de mama ou de ovário e estar na menacme são fatores protetores para o câncer de mama. Ter filho antes dos 28 anos e não consumir bebida alcoólica também são fatores protetores. O tabagismo está associado a uma maior incidência de câncer de mama.

4 Sobre a história clínica e os achados do exame físico, assinale a alternativa correta:

A Nódulo doloroso e que muda de tamanho em parte do ciclo menstrual é um achado sugestivo de câncer de mama
B Nódulo fibroelástico ao exame físico e sem secreção mamária é um achado sugestivo de câncer de mama

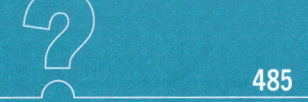

C   Nódulo fibroelástico ao exame físico e doloroso é um achado sugestivo de doença benigna da mama
D   Nódulo palpável, indolor, fixo e endurecido é um achado sugestivo de doença benigna da mama

Alternativa correta C

Comentários Um nódulo mamário fibroelástico – percebido ao exame físico como uma massa móvel, bem delimitada e dolorosa – é frequentemente sugestivo de uma doença benigna da mama, como o fibroadenoma ou a mastopatia fibrocística. Esses nódulos benignos costumam ter consistência firme, elástica ou macia e estão associados a flutuações hormonais, especialmente durante o ciclo menstrual, o que explica a sensibilidade ou dor associada a eles. Diferentemente dos nódulos malignos, que tendem a ser mais rígidos, fixos e indolores, os nódulos benignos são geralmente móveis e não aderidos aos tecidos circundantes. Além disso, a dor, embora rara no câncer de mama, é mais comum em lesões benignas. Essa distinção clínica entre as características dos nódulos benignos e malignos é fundamental para a condução do diagnóstico e escolha do tratamento, embora exames complementares, como a ultrassonografia ou mamografia sejam necessários para confirmar a natureza da lesão.

5 Sobre a prevenção quaternária no contexto do rastreamento do câncer de mama, assinale a alternativa correta:

A   Refere-se à promoção de hábitos saudáveis para prevenir o câncer de mama
B   Envolve a redução de intervenções desnecessárias e a minimização dos danos causados pelo excesso de exames e tratamentos
C   É a prática de realizar exames de rastreamento em todas as mulheres, independentemente da idade e do histórico familiar
D   Consiste em realizar tratamentos agressivos para todos os casos diagnosticados de câncer de mama

Alternativa correta B

Comentários A prevenção quaternária visa a reduzir intervenções desnecessárias e minimizar os danos causados pelo excesso de exames e tratamentos, focando na proteção dos pacientes contra práticas médicas excessivas. De acordo com a discussão sobre a prevenção quaternária, o foco é evitar a hipermedicalização e promover um cuidado mais humanizado e eficaz.

● **PERGUNTAS ABERTAS PARA ABORDAGEM TERAPÊUTICA**

1 Quais ações podem ser realizadas no serviço de APS durante o tratamento de Paula?

A   Caso seja realizado um diagnóstico de câncer de mama, quais orientações você daria a Paula sobre as diferentes modalidades de tratamento disponíveis para o câncer de mama, considerando os possíveis efeitos colaterais e a qualidade de vida?

B   De que maneira a APS pode apoiar Paula durante seu tratamento, focando na humanização do cuidado e na prevenção quaternária?
C   Como você abordaria a necessidade de considerar a prevenção quaternária no cuidado de Paula para evitar intervenções desnecessárias e minimizar danos ao longo do tratamento?
D   Quais são os avanços recentes na abordagem terapêutica do câncer de mama que você destacaria para Paula, e como eles podem impactar positivamente seu tratamento e prognóstico?

● PERGUNTAS FECHADAS PARA ABORDAGEM TERAPÊUTICA

1 Quais são as possíveis consequências do rastreamento inadequado do câncer de mama?

A   Redução significativa da mortalidade por câncer de mama
B   Aumento do número de diagnósticos de câncer em estágio avançado
C   Excesso de diagnósticos falso-positivos, causando ansiedade e tratamentos desnecessários
D   Diminuição da necessidade de tratamentos invasivos

Alternativa correta C

Comentários De acordo com o INCA,[3] o rastreamento inadequado pode levar a um número elevado de diagnósticos falso-positivos, resultando em intervenções desnecessárias, aumento de ansiedade e possíveis danos físicos e psicológicos para as pacientes. Além disso, pode haver sobretratamento de lesões que não representariam risco significativo à saúde.

2 Quais são os princípios fundamentais da humanização do cuidado na APS que devem ser considerados no caso de Paula?

A   Implementação de exames de alta tecnologia e consultas frequentes
B   Acesso rápido aos serviços, acolhimento adequado e respeito às preferências da paciente
C   Realização de todos os tratamentos disponíveis independentemente das necessidades da paciente
D   Aumento da prescrição de medicamentos para reduzir sintomas

Alternativa correta B

Comentários A humanização do cuidado envolve garantir acesso rápido aos serviços de saúde, acolher adequadamente a paciente e respeitar suas preferências e valores durante o tratamento. Conforme a abordagem da humanização do cuidado, é essencial que o tratamento seja centrado na paciente, promovendo um ambiente acolhedor e respeitoso.

3 Quais são as características dos diferentes estágios do câncer de mama?

A O estádio I é caracterizado por tumores menores que 2 cm, sem linfonodos afetados; o estádio II, por tumores de 2 a 5 cm com ou sem linfonodos axilares afetados; o estádio III, por tumores maiores que 5 cm ou com extensão para a pele ou parede torácica; e o estádio IV, por metástase a distância

B O estádio I é caracterizado por tumores menores que 1 cm, com linfonodos afetados; o estádio II, por tumores menores que 2 cm sem linfonodos afetados; o estádio III, por qualquer tamanho de tumor com metástase a distância; e o estádio IV, por tumores maiores que 2 cm com linfonodos afetados

C O estádio I é caracterizado por qualquer tamanho de tumor com extensão para a pele; o estádio II, por tumores menores que 2 cm com metástase a distância; o estádio III, por tumores de qualquer tamanho sem linfonodos afetados; e o estádio IV, por tumores de qualquer tamanho com metástase a distância

D O estádio I é caracterizado por tumores maiores que 5 cm sem linfonodos afetados; o estádio II, por tumores menores que 2 cm com metástase a distância; o estádio III, por tumores menores que 2 cm com extensão para a parede torácica; e o estádio IV, por tumores menores que 1 cm com metástase a distância

Alternativa correta A

Comentários O estadiamento do câncer de mama segue critérios que levam em consideração o tamanho do tumor e sua disseminação para os linfonodos e outras partes do corpo, fornecendo uma base importante para o diagnóstico e o tratamento. No estádio I, os tumores são menores que 2 cm e não apresentam envolvimento dos linfonodos, caracterizando uma doença localizada com melhor prognóstico. O estádio II é identificado por tumores entre 2 e 5 cm, podendo ou não haver comprometimento dos linfonodos axilares, o que indica um risco maior de progressão, mas ainda com uma possibilidade significativa de tratamento curativo. Já o estádio III abrange tumores maiores que 5 cm ou com extensão direta para a pele ou parede torácica, sugerindo uma doença mais avançada, com maior agressividade e necessidade de terapias combinadas. Finalmente, o estádio IV é caracterizado pela presença de metástase a distância, indicando que o câncer se espalhou para outros órgãos, como pulmões, fígado ou ossos, o que torna o tratamento paliativo, com foco em prolongar a sobrevida e melhorar a qualidade de vida do paciente. Essa classificação por estádios é essencial para guiar o manejo terapêutico e definir o prognóstico da paciente.

4 Qual tratamento é geralmente indicado para pacientes com câncer de mama em estágios iniciais (I e II)?

A Quimioterapia sistêmica
B Cirurgia conservadora ou mastectomia com possível radioterapia
C Apenas terapia hormonal
D Observação e acompanhamento sem intervenção

Alternativa correta B

Comentários Cirurgia conservadora ou mastectomia com possível radioterapia são os tratamentos mais comuns, visando à remoção do tumor e à redução do risco de recorrência. De acordo com as diretrizes do Ministério da Saúde e do INCA,[4] a abordagem cirúrgica é fundamental para o tratamento de estádios iniciais de câncer de mama, complementada pela radioterapia conforme necessário.

5 Além das intervenções locais, quais são os principais tratamentos sistêmicos para o câncer de mama e como eles atuam no organismo?

A Cirurgia e radioterapia, que atuam removendo o tumor localmente e destruindo células cancerígenas na área afetada
B Quimioterapia, hormonioterapia e terapia biológica, que visam a eliminar células cancerígenas disseminadas pelo corpo, inibindo o crescimento tumoral e prevenindo a recorrência
C Ultrassonografia e ressonância magnética, que são utilizadas para monitorar a resposta ao tratamento e avaliar a extensão da doença
D Exame clínico e autoexame das mamas, que ajudam na detecção precoce e no monitoramento de novos tumores

Alternativa correta B

Comentários Quimioterapia, hormonioterapia e terapia biológica são tratamentos sistêmicos que atuam em todo o corpo. A quimioterapia utiliza fármacos para destruir células cancerígenas, a hormonioterapia bloqueia hormônios que estimulam o crescimento de certos tipos de câncer de mama, e a terapia biológica (ou terapia-alvo) interfere com moléculas específicas envolvidas no crescimento e na progressão do câncer. Conforme indicado pelo INCA,[4] esses tratamentos são essenciais para combater o câncer de mama em diferentes estádios e para diferentes perfis de pacientes, ajudando a prevenir a disseminação e a recorrência da doença.

6 Quais orientações o profissional de saúde deve dar a Paula para tranquilizá-la sobre o seguimento adequado, considerando o princípio da ética da negativa e o período de rastreamento?

A Informar que exames de rastreamento são desnecessários e que ela deve retornar apenas se os sintomas piorarem
B Explicar que, de acordo com o princípio da ética da negativa, não há necessidade de exames imediatos, mas que ela deve realizar mamografias bienais a partir dos 50 anos e retornar imediatamente se notar qualquer novo sintoma ou mudança
C Aconselhar a realização de exames de rastreamento mensais para garantir a detecção precoce de qualquer alteração
D Informar que não há necessidade de nenhum tipo de acompanhamento ou exames adicionais

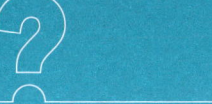

Alternativa correta B

Comentários O princípio da ética da negativa é aplicado quando o profissional de saúde decide não realizar um exame que o paciente deseja, baseando-se em evidências e diretrizes clínicas para evitar intervenções desnecessárias. O INCA e o Ministério da Saúde recomendam mamografias bienais para mulheres entre 50 e 69 anos, e é importante tranquilizar Paula de que ela está recebendo o cuidado adequado, garantindo suporte contínuo e acompanhamento regular.[5]

MENSAGENS-CHAVE

- O rastreamento adequado do câncer de mama é crucial para detecção precoce e redução da mortalidade. As diretrizes do INCA recomendam mamografias bienais para mulheres entre 50 e 69 anos.
- A prevenção quaternária visa a evitar exames e intervenções desnecessárias, minimizando danos e promovendo um cuidado mais humanizado e centrado na paciente.
- É essencial explicar à paciente sobre a importância de compreender os benefícios e riscos associados ao rastreamento do câncer de mama, mesmo sem fatores de risco evidentes, para assegurar um seguimento adequado.
- A abordagem terapêutica deve ser personalizada, considerando as modalidades de tratamento disponíveis, como cirurgia, radioterapia, quimioterapia, hormonioterapia e terapia biológica, conforme as diretrizes clínicas.
- A paciente deve ser informada sobre a necessidade de seguir um plano de acompanhamento regular, retornando imediatamente em caso de novos sintomas ou mudanças, com a garantia de suporte contínuo e tranquilidade.
- O princípio da ética da negativa para decidir contra a solicitação de exames desnecessários deve ser aplicado, baseando-se em evidências e diretrizes clínicas, com a comunicação efetiva das razões para essa decisão.
- A APS deve fornecer um ambiente acolhedor e acessível, respeitando as preferências e necessidades da paciente, promovendo um cuidado humanizado e centrado na pessoa.
- É fundamental destacar os avanços recentes na abordagem terapêutica do câncer de mama, como cirurgias menos invasivas e terapias-alvo, que podem impactar positivamente o tratamento e o prognóstico da paciente.

REFERÊNCIAS E MATERIAL DE APOIO PARA APROFUNDAMENTO NO TEMA

1. Instituto Nacional do Câncer. Incidência [Internet]. Rio de Janeiro: INCA; 2023 [capturado em 21 maio 2024]. Disponível em: https://www.gov.br/inca/ pt-br/assuntos/gestor-e-profissional-de-saude/controle-do-cancer-de-mama/dados-e-numeros/incidencia.

2. Passos EP, Martins-Costa SH, Magalhães JA, Ramos JGL, Oppermann MLR, Wender COM, organizadores. Rotinas em ginecologia. 8 ed. Porto Alegre: Artmed; 2023.
3. Instituto Nacional de Câncer. Ferramentas de apoio à decisão compartilhada, para uso em consulta, sobre o rastreamento do câncer de mama [Internet]. Rio de Janeiro: INCA; 2023 [capturado em 18 ago 2024]. Disponível em: https://www.inca.gov.br/publicacoes/infograficos/ferramenta-de-apoio-decisao-no-rastreamento-do-cancer-de-mama.
4. Instituto Nacional de Câncer. Tratamento do câncer de mama [Internet]. Rio de Janeiro: INCA; 2022 [capturado em 18 ago 2024]. Disponível em: https://www.gov.br/inca/pt-br/assuntos/gestor-e-profissional-de-saude/controle-do-cancer-de-mama/acoes/tratamento
5. Instituto Nacional de Câncer. Detecção precoce [Internet]. Rio de Janeiro: INCA; 2022 [capturado em 18 ago 2024]. Disponível em: https://www.gov.br/inca/pt-br/assuntos/gestor-e-profissional-de-saude/controle-do-cancer-de-mama/acoes/deteccao-precoce.

MATERIAL DE APOIO

Bourget MMM, Cardoso GBS. Problemas da mama. In: Gusso G, Lopes JMC, Dias LC, organizadores. Tratado de medicina de família e comunidade: princípios, formação e prática. 2. ed. Porto Alegre: Artmed; 2019. v. 2, p. 1113-9.

Caleffi M, Moraes LAA, Neto. Doenças da mama. In: Duncan BB, Schmidt MI, Giugliani ERJ, Duncan MS, Giugliani. Medicina ambulatorial: condutas de atenção primária baseadas em evidências. 5. ed. Porto Alegre: Artmed; 2022. Cap. 121.

Harding Center for Risk Literacy. Early detection of breast cancer by mammography screening [Internet]. 2019 [capturado em 18 ago 2024]. Disponível em: https://www.hardingcenter.de/sites/default/files/2020-05/Icon%20array_mammography_EN_20191012.pdf.

Instituto Nacional de Câncer. Câncer de mama [Internet]. Rio de Janeiro: INCA; 2023 [capturado em 3 jul 2024]. Disponível em: https://www.gov.br/inca/pt-br/ assuntos/cancer/tipos/mama.

Instituto Nacional do Câncer. Mortalidade [Internet]. Rio de Janeiro: INCA; 2023 [capturado em 21 maio 2024]. Disponível em: https://www.gov.br/inca/pt-br/assuntos/gestor-e-profissional-de-saude/controle-do-cancer-de-mama/dados-e-numeros/mortalidade.

Moynihan R. Prevenção do sobrediagnóstico: como parar de causar danos às pessoas saudáveis? In: Gusso G, Lopes JMC, Dias LC, organizadores. Tratado de medicina de família e comunidade: princípios, formação e prática. 2. ed. Porto Alegre: Artmed; 2019. v. 1, p. 262-7.

Nazário ACP, Rego MF, Oliveira VMD. Nódulos benignos da mama: uma revisão dos diagnósticos diferenciais e conduta. Rev Bras Ginecol Obstetr. 2007;29(4):211-9.

Tesser CD. Prevenção quaternária para a humanização da atenção primária à saúde. Mundo Saude. 2012;36(3):416-26.

DOUTORA, NÃO AGUENTO MAIS ESSA DOR NO ESTÔMAGO!

CASO CLÍNICO 32

BRUNA FERNANDES DE BARROS

SINOPSE

Trata-se de um caso de dispepsia em mulher jovem, sem sinais de alerta, que apresenta alguns fatores de risco para os principais diagnósticos diferenciais de **síndrome dispéptica**. Ela procura a unidade básica de saúde (UBS) por estar com sintomas há quatro meses e tem medo de estar novamente com infecção por *Helicobacter pylori*. Na última endoscopia digestiva alta, apresentava também hérnia de hiato. Faz uso recorrente de anti-inflamatório e é tabagista. O exame físico não apresenta alterações significativas.

OBJETIVOS DE APRENDIZAGEM DO CASO

1. Discutir o conceito de dispepsia e seus principais diagnósticos diferenciais.
2. Reconhecer os sinais de alerta em casos de dispepsia.
3. Avaliar a necessidade de endoscopia digestiva alta em pacientes com dispepsia.
4. Desenvolver um plano terapêutico eficaz para o manejo dos sintomas de dispepsia.
5. Interpretar as principais alterações identificadas em uma endoscopia digestiva alta.
6. Avaliar os critérios para encaminhamento a um especialista em casos de dispepsia.

DESCRIÇÃO DO CASO

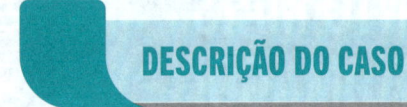

SUBJETIVO

Carolina, mulher de 39 anos, chega à UBS para consulta na vaga do dia. Vem tendo dor no estômago há quatro meses, quase todos os dias, com piora logo depois das refeições. Percebe que tem ficado com sensação de barriga estufada. Raramente tem queimação na garganta. Quer fazer nova endoscopia porque há cinco anos teve bactéria no estômago e hérnia de hiato, condição que foi tratada, mas nunca mais repetiu o exame. Ficou sem sintomas até então. Refere ter intestino preso, evacuando a cada 3 ou 4 dias, sem mudanças recentes. Nega outros sintomas.

Há um ano, a mãe está mais adoecida, exigindo um nível maior de cuidados. Vem sentindo-se sobrecarregada pelos cuidados com a mãe, pelo trabalho fora de casa e pela família.

Nega uso de medicações diárias, mas usa anti-inflamatórios para dor nos ombros com frequência.

Trabalha como camareira em hotel. É divorciada e mora com seus quatro filhos. Nega antecedentes familiares significativos. Fuma um maço de cigarro por dia e consome uma lata de cerveja aos finais de semana.

OBJETIVO

Ao exame clínico, a paciente apresenta-se em bom estado geral, orientada, corada e hidratada. Tem peso de 86 kg, altura de 1,63 cm, pressão arterial (PA) de 120 × 80 mmHg e frequência cardíaca (FC) de 72 bpm.

Ao exame do aparelho cardiovascular, tem ritmo cardíaco regular em dois tempos, sem sopros. O exame do aparelho respiratório mostra murmúrio vesicular positivo bilateralmente, sem ruídos adventícios. O exame do aparelho digestivo evidencia abdome flácido, dor à palpação em epigástrio, sem massas ou visceromegalias palpáveis, sinal de Murphy negativo e ruídos hidroaéreos presentes e audíveis em padrão habitual.

Dois estudantes realizaram o atendimento de Carolina e estão discutindo a melhor conduta no momento: o primeiro estudante afirma se tratar de um quadro de dispepsia sem sinais de alerta e sugere tratamento empírico com inibidor da bomba de prótons por pelo menos quatro semanas. A outra estudante discorda, afirmando que, pelos sintomas, ainda não é possível estabelecer um diagnóstico, e sugere como conduta a realização de endoscopia digestiva alta. Ambos estão na dúvida quanto à necessidade de encaminhá-la ao especialista por apresentar hérnia de hiato.

DOUTORA, NÃO AGUENTO MAIS ESSA DOR NO ESTÔMAGO!

NOTAS DE APRENDIZAGEM

POR QUE ESSE TEMA É RELEVANTE?

Queixas envolvendo a região superior do abdome – dor de estômago, refluxo, empachamento – são muito frequentes na atenção primária. É comum que os pacientes busquem os serviços de saúde para alívio dos sintomas e por medo de complicações ou doenças graves. Os profissionais que atuam nesse nível de atenção devem estar aptos para realizar investigação clínica e manejo terapêutico adequado dessas queixas, assim como para identificar situações nas quais há necessidade de investigação com exames complementares.

OUTROS PONTOS QUE PODEM SER ESTUDADOS A PARTIR DO CASO

- **PERGUNTAS ABERTAS PARA RACIOCÍNIO DIAGNÓSTICO**

    1. Quais são as hipóteses diagnósticas para o caso de Carolina?
    2. Com base na anamnese, quais são os principais fatores de risco da paciente e como eles se correlacionam com a síndrome dispéptica apresentada?
    3. A realização de endoscopia digestiva alta está indicada para o caso? Por quê?
    4. Quais são os sinais de alerta para síndrome dispéptica?
    5. Os sintomas de Carolina são típicos ou atípicos quando se pensa na possibilidade de DRGE?
    6. É necessário realizar pesquisa de *H. pylori* para essa paciente antes de iniciar tratamento medicamentoso de dispepsia?
    7. O histórico prévio de infecção com tratamento de *H. pylori* é indicação de seguimento com endoscopia digestiva alta (EDA)?
    8. Caso a paciente fosse submetida à EDA e o resultado do exame não apresentasse alterações, quais seriam as hipóteses diagnósticas possíveis?
    9. Há necessidade de encaminhar Carolina ao especialista? Por quê?

- **PERGUNTAS FECHADAS PARA RACIOCÍNIO DIAGNÓSTICO**

    1. Considerando a avaliação clínica de Carolina, qual seria a hipótese diagnóstica mais adequada no momento?

        A   Não é possível estabelecer nenhuma hipótese sem exames complementares
        B   Úlcera péptica gástrica

C Dispepsia
D Dispepsia funcional

Alternativa correta C

Comentários Dispepsia é uma síndrome caracterizada por um conjunto de sinais e sintomas que incluem queimação epigástrica, saciedade precoce, eructação, distensão abdominal, náuseas e desconforto na parte superior do abdome. Seu diagnóstico é clínico, não sendo necessário nenhum exame complementar para definição. Entre as principais causas de dispepsia, podemos apontar úlcera péptica, DRGE, câncer gástrico, gastrite e dispepsia funcional. A dispepsia funcional é caracterizada pelos sintomas da síndrome dispéptica sem evidência de anormalidades nos exames complementares.

2 Avaliando a anamnese realizada com Carolina, o que podemos afirmar diante do quadro de dispepsia?

A É possível, com os dados presentes na anamnese coletada, diferenciar dispepsia funcional e DRGE
B Existe a possibilidade de haver sobreposição dos quadros clínicos, sendo difícil diferenciar com certeza apenas pela anamnese
C No momento, o diagnóstico de esofagite é mais provável, devido à raridade de sintomas de queimação
D O contexto de maior estresse psicológico (mãe doente) indica claramente a hipótese de dispepsia funcional

Alternativa correta B

Comentários Diferentes etiologias da síndrome dispéptica podem apresentar sintomas muito semelhantes, o que dificulta a diferenciação apenas com base na anamnese. O diagnóstico da DRGE é clínico, sendo seus sintomas clássicos pirose e regurgitação. No entanto, o paciente pode apresentar sintomas atípicos como dor epigástrica, distensão abdominal e náuseas, que são semelhantes a outros diagnósticos diferenciais da síndrome dispéptica. Diagnósticos como gastrite, úlcera péptica, esofagite e câncer de estômago são estabelecidos por meio da realização de uma endoscopia digestiva alta. Já a dispepsia funcional é caracterizada pela presença de sintomas dispépticos sem evidência de anormalidades nos exames complementares. Portanto, não é possível diagnosticar dispepsia funcional sem antes realizar exames complementares.

3 Qual dos itens a seguir apresenta a combinação menos adequada de hipótese diagnóstica com dados de anamnese e exame clínico?

A Úlcera péptica e uso crônico de anti-inflamatórios não esteroides
B Úlcera péptica e dor à palpação do abdome
C DRGE e pirose
D DRGE e hérnia de hiato

Alternativa correta B

Comentários A combinação "úlcera péptica e dor à palpação do abdome" é a menos adequada, pois, embora a dor epigástrica seja um sintoma comum de úlcera péptica, a dor à palpação não é um sinal diagnóstico específico e pode estar presente em várias outras condições gastrintestinais. Algumas etapas do exame físico podem ser importantes diante de queixas mais específicas e hipótese mais direcionada, como o toque retal para suspeita de sangramento intestinal e melena. O uso crônico de anti-inflamatórios não esteroides é um fator de risco bem conhecido para úlceras pépticas, enquanto a pirose é um sintoma clássico da DRGE. Além disso, a presença de uma hérnia de hiato pode contribuir para a DRGE ao facilitar o refluxo do conteúdo gástrico para o esôfago.

4 Qual dos itens a seguir representa um sinal de alerta que indica a necessidade de realização de endoscopia digestiva alta na queixa de dispepsia?

A História familiar de doença gastresofágica
B Perda de peso recente
C Infecção prévia por *H. pylori*
D Ausência de melhora após duas semanas de tratamento

Alternativa correta B

Comentários Os sinais de alerta que indicam a necessidade de realização de endoscopia digestiva alta incluem anemia, perda de peso, disfagia, vômitos, presença de massa abdominal, histórico familiar de câncer gástrico e idade superior a 60 anos. Cabe destacar que a presença de um sinal de alerta isolado não necessariamente se relaciona a um grande risco de doença maligna. Uma infecção prévia por *H. pylori*, com tratamento estabelecido e documentado, não é, por si só, uma indicação para seguimento com endoscopia digestiva alta.

5 Quais dos seguintes sintomas é considerado um sinal de alerta e não um sintoma extraesofágico ou atípico da DRGE?

A Tosse
B Dor epigástrica
C Eructações
D Disfagia

Alternativa correta D

Comentários A disfagia é um sinal de alerta para qualquer condição que cause síndrome dispéptica e deve ser investigada com atenção, pois pode indicar uma condição subjacente mais grave. A DRGE, além de se manifestar por seus sintomas típicos como pirose e regurgitação, pode apresentar sintomas extraesofágicos, como tosse, laringite, asma e erosão dental. Também pode apresentar sintomas atípicos, incluindo dispepsia, dor epigástrica, náusea, distensão abdominal e eructação. Portanto, a disfagia é diferenciada como um sinal de alerta significativo, e não como um sintoma típico ou atípico da DRGE.

> **6** Com relação à possibilidade de diagnóstico de dispepsia funcional no caso de Carolina, podemos afirmar:

A É improvável, pois a paciente apresenta fatores de risco para doenças estruturais, como úlcera péptica e DRGE
B É uma hipótese diagnóstica importante, considerando o uso de álcool, cigarro, anti-inflamatórios e sobrecarga física e emocional
C Não há necessidade de realização de exames complementares, pois a anamnese e o exame físico são suficientes
D A presença de sinais de alerta descarta a possibilidade de dispepsia funcional, exigindo exames detalhados

Alternativa correta B

Comentários A dispepsia funcional é uma hipótese diagnóstica importante, pois o uso de álcool, cigarro, anti-inflamatórios e a sobrecarga física e emocional são fatores que podem contribuir significativamente para tal diagnóstico. Ela pode ser considerada um diagnóstico de exclusão, que pode ser obtido após exames complementares pertinentes. A paciente apresenta fatores de risco para doenças estruturais como úlcera péptica e DRGE, porém isso não exclui a possibilidade de dispepsia funcional, especialmente considerando a ausência de sinais de alerta específicos. Embora a dispepsia funcional possa ser diagnosticada com base na anamnese e no exame físico, exames complementares são muitas vezes necessários para excluir outras causas de dispepsia e confirmar o diagnóstico. A presença de sinais de alerta não descarta a dispepsia funcional, mas indica a necessidade de investigações mais detalhadas para excluir outras doenças graves. Portanto, a hipótese de dispepsia funcional deve ser considerada e investigada adequadamente no contexto apresentado.

● PERGUNTAS ABERTAS PARA ABORDAGEM TERAPÊUTICA

1. É possível indicar para Carolina algum tratamento ou seria mais adequado esperar a realização de algum exame complementar?
2. Qual seria o tratamento medicamentoso mais indicado em uma primeira abordagem terapêutica?
3. Quais orientações oferecer a ela quanto ao tratamento não medicamentoso?
4. Qual é a conduta mais adequada caso o tratamento empírico proposto não promova a melhora dos sintomas de Carolina?
5. Se o tratamento de infecção por *H. pylori* for necessário no caso, como ele deverá ser realizado?

● PERGUNTAS FECHADAS PARA ABORDAGEM TERAPÊUTICA

1 Qual é a melhor abordagem inicial para o quadro clínico de Carolina?

A Prescrever antidepressivos para aliviar a dor crônica
B Iniciar tratamento empírico com inibidor da bomba de prótons
C Prescrever antibióticos para possível infecção por *H. pylori*
D Encaminhar para um especialista em gastrenterologia

Alternativa correta B

Comentários A melhor abordagem inicial para o quadro clínico de Carolina, que apresenta dispepsia sem sinais de alerta e com histórico de uso de anti-inflamatórios e tabagismo, é iniciar um tratamento empírico com inibidor da bomba de prótons por quatro semanas. Esse tratamento pode ajudar a aliviar os sintomas e confirmar se a dispepsia se deve ao ácido gástrico. A prescrição de antidepressivos não tem evidência suficiente para o tratamento de dor crônica associada à dispepsia. A prescrição de antibióticos para *H. pylori* deve ser considerada apenas após confirmação da infecção. O encaminhamento para um especialista em gastrenterologia não é necessário como primeira abordagem, a menos que os sintomas não melhorem após o tratamento inicial ou se surgirem sinais de alerta.

2 Caso os sintomas da paciente fossem caracterizados sobretudo por pirose e regurgitação, qual seria a melhor conduta?

A Manutenção do tratamento empírico com inibidor da bomba de prótons por 4 a 8 semanas e reavaliação clínica após esse período
B Manutenção do tratamento empírico com inibidor da bomba de prótons por 4 a 8 semanas associado à erradicação de *H. pylori* com antibioticoterapia
C Realização de endoscopia digestiva alta ou pHmetria para avaliação diagnóstica de DRGE
D Encaminhamento ao especialista focal para avaliação de tratamento cirúrgico pelo quadro associado de hérnia de hiato

Alternativa correta B

Comentários O diagnóstico de DRGE é clínico. No contexto proposto, a paciente apresenta sintomas típicos de refluxo (pirose e regurgitação) frequentes e persistentes, não havendo necessidade de realizar exames complementares antes de iniciar o tratamento medicamentoso para DRGE. Além disso, não há recomendação para a erradicação empírica de *H. pylori* em casos de DRGE. A hérnia de hiato é um fator de risco para essa condição. Diante do quadro da paciente, o tratamento medicamentoso adequado deve ser a primeira abordagem. O encaminhamento ao especialista é indicado apenas se não houver melhora significativa dos sintomas após um tratamento otimizado.

3 Caso a paciente não apresente melhora dos sintomas após tratamento empírico com inibidores da bomba de prótons, qual exame deverá ser pedido?

A   Ultrassonografia abdominal
B   Teste sorológico para *H. pylori*
C   Endoscopia digestiva alta com pesquisa de *H. pylori*
D   Exame de pHmetria

Alternativa correta C

Comentários A endoscopia digestiva alta deve ser realizada quando há falha no tratamento clínico inicial. Alguns protocolos recomendam que, na falha do tratamento empírico, seja feita a pesquisa de *H. pylori* por meio de testes não invasivos, como o teste respiratório com ureia ou o teste de antígeno fecal, antes de realizar a endoscopia digestiva alta. O teste sorológico não é recomendado, pois não diferencia infecções antigas de infecções recentes. Cabe ressaltar que esses testes são de difícil acesso na realidade do país. Diante disso, discute-se o risco *versus* benefício de realizar tratamento empírico com antibioticoterapia devido à alta prevalência da bactéria na população brasileira. O benefício seria tratar a infecção sem a necessidade de realizar testes de difícil acesso, enquanto o risco seria contribuir para o desenvolvimento de resistência bacteriana ao oferecer tratamento antibiótico sem a confirmação da presença da bactéria.

4 Qual é a abordagem não medicamentosa mais adequada para Carolina no caso de confirmação de DRGE?

A   Perda de peso e elevação da cabeceira da cama em caso de sintomas noturnos
B   Restrição de doces e laticínios, pois podem piorar os sintomas de refluxo
C   Orientações alimentares, pois são as medidas mais efetivas nesse caso
D   Exercícios físicos leves logo após as refeições

Alternativa correta A

Comentários A perda de peso é uma recomendação eficaz para reduzir os sintomas de refluxo gastresofágico, especialmente em pacientes com sobrepeso ou obesidade, e a elevação da cabeceira da cama entre 15 e 20 cm pode ajudar a prevenir o refluxo noturno, pois a gravidade mantém o conteúdo gástrico no estômago. Eliminar doces e laticínios não é respaldado por evidências suficientes como uma abordagem eficaz para todos os pacientes com refluxo, pois a sensibilidade a esses alimentos varia. Embora orientações alimentares sejam importantes, elas devem ser combinadas com outras medidas, como perda de peso e elevação da cabeceira da cama, para serem eficazes. Iniciar exercícios físicos logo após as refeições não é recomendado, pois pode aumentar a pressão intra-abdominal e agravar os sintomas de refluxo; é mais aconselhável esperar um período após as refeições antes de qualquer atividade física.

5 Suponha que tenha sido realizada endoscopia digestiva alta com pesquisa de *H. pylori* para a paciente, ainda sem melhora clínica, e o exame apresenta-se sem alterações. O que podemos afirmar?

A A partir da epidemiologia e do quadro clínico da paciente, pode-se confirmar a colelitíase como diagnóstico mais provável para o caso
B Pode-se considerar o diagnóstico de dispepsia funcional e associar procinéticos ao inibidor da bomba de prótons para ajudar nos sintomas
C Orientar para cessação do tabagismo, podendo-se manter os anti-inflamatórios, já que não há gastrite ou úlceras na endoscopia digestiva alta
D A abordagem da saúde mental da paciente não deve ser prioridade no momento, devendo-se otimizar o tratamento medicamentoso

Alternativa correta B

Comentários Uma endoscopia digestiva alta sem alterações e a pesquisa de *H. pylori* negativa em uma paciente com sintomas persistentes de dispepsia sugerem a possibilidade de dispepsia funcional. Nesse caso, associar procinéticos ao inibidor da bomba de prótons pode ser uma abordagem útil para ajudar a aliviar os sintomas. Apesar da presença de fatores de risco, a confirmação de colelitíase não é adequada, pois não há evidências clínicas ou de imagem que sustentem tal diagnóstico nesse contexto. A orientação para cessação do tabagismo é uma recomendação válida, porém manter o uso de anti-inflamatórios não é apropriado devido ao risco contínuo de complicações gastrintestinais, mesmo na ausência de gastrite ou úlceras na endoscopia digestiva alta. A saúde mental da paciente deve ser uma consideração importante, especialmente no contexto de sobrecarga física e emocional, e não deve ser relegada em favor exclusivo do tratamento medicamentoso.

6 Qual afirmação é correta sobre o tratamento medicamentoso de *H. pylori*?

A O tratamento deve ser realizado em todos os pacientes, mesmo naqueles assintomáticos
B Em pacientes com úlcera péptica e infecção por *H. pylori*, é necessária a confirmação da erradicação do agente após o tratamento
C Deve ser indicado para pacientes com dispepsia e antecedente pessoal de infecção por *H. pylori*
D A confirmação da erradicação do agente com endoscopia após tratamento nunca é indicada

Alternativa correta B

Comentários O tratamento de *H. pylori* não é recomendado para todos os pacientes, em especial se assintomáticos, sendo indicado principalmente para aqueles com sintomas e condições associadas, como úlceras pépticas. Pacientes assintomáticos na presença de anemia ferropriva, deficiência de vitamina B_{12} ou adultos com púrpura trombocitopênica idiopática também podem ter indicação de tratamento. Em pacientes com úlcera péptica associada a *H. pylori*, é essencial confirmar a erradicação da infecção após o tratamento para prevenir recidivas e complicações relacionadas à persistência da bactéria. A indicação do tratamento para *H. pylori* em pacientes com dispepsia deve ser baseada na presença atual da infecção, e não apenas em antecedentes pessoais. O diagnóstico atual deve ser confirmado antes de iniciar o tratamento. Embora a confirmação da erradicação de *H. pylori* possa ser realizada por testes não invasivos, como o teste respiratório com ureia ou o teste de antígeno fecal, em alguns casos a endoscopia pode ser necessária para confirmar a erradicação, sobretudo se houver suspeita de complicações ou recidiva.

7. Em qual situação Carolina deve ser encaminhada para um gastrenterologista?

A Complicações de DRGE, como a presença de esofagite de qualquer grau
B Caso os exames complementares confirmem a suspeita diagnóstica de dispepsia funcional
C DRGE com hérnia de hiato sem melhora clínica após oito semanas de tratamento
D Na presença de hérnia de hiato confirmada pela endoscopia digestiva alta, para avaliação de indicação cirúrgica

Alternativa correta C

Comentários Carolina deve ser encaminhada para um gastrenterologista se a DRGE com hérnia de hiato não apresentar melhora clínica após oito semanas de tratamento, pois isso indica que a condição pode ser mais complexa. A presença de esofagite (mencionada na alternativa A) com classificações A e B de Los Angeles pode ser gerenciada inicialmente com tratamento medicamentoso, e o encaminhamento imediato na maioria das vezes não é necessário. A confirmação de dispepsia funcional pelos exames complementares em geral pode ser manejada pelo médico de atenção primária sem necessidade de encaminhamento imediato. A presença de hérnia de hiato confirmada pela endoscopia digestiva alta não exige encaminhamento imediato para avaliação cirúrgica, a menos que haja complicações específicas ou falha no manejo clínico.

MENSAGENS-CHAVE

- O diagnóstico de dispepsia é predominantemente clínico.
- No contexto da atenção primária, a maioria dos casos de dispepsia não apresenta indicação de seguimento com endoscopia digestiva alta.
- A endoscopia digestiva alta deve ser realizada na presença de sinais de alerta e/ou falha no tratamento empírico.

MENSAGENS-CHAVE

- Os inibidores da bomba de prótons são o tratamento de primeira linha para a maioria dos diagnósticos diferenciais de síndrome dispéptica.
- Abordar a saúde mental e hábitos de vida, como alimentação, uso de álcool e tabaco, pode fazer uma diferença significativa no manejo dos sintomas e ajudar a evitar recidivas.

REFERÊNCIAS E MATERIAL DE APOIO PARA APROFUNDAMENTO NO TEMA

Lamont JT. Indications and diagnostic tests for Helicobacter pylori infection in adults [Internet]. In: UpToDate. Waltham: UptoDate; 2023 [capturado em 31 ago 2023]. Disponível em: https://www.uptodate.com/contents/indications-and-diagnostic-tests-for-helicobacter-pylori-infection-in-adults.

Lopes AB, Barros EF, Engel L, Barros SGS. Dispepsia e refluxo. In: Duncan BB, Schmidt MI, Giugliani ERJ, Duncan MS, Giugliani. Medicina ambulatorial: condutas de atenção primária baseadas em evidências. 5. ed. Porto Alegre: Artmed; 2022. p. 729-41.

Musana AK, Yale SH, Lang KA. Managing dyspepsia in a primary care setting. Clin Med Res. 2006;4(4):337-42.

Universidade Federal do Rio Grande do Sul. TeleCondutas: alterações endoscópicas [Internet]. Porto Alegre: TelessaúdeRS/UFRGS; 2022 [capturado em 31 ago 2023]. Disponível em: https://www.ufrgs.br/telessauders/wp-content/uploads/2022/10/telecondutas_alteracoes_endoscopicas.pdf.

Vakil N. Assessment of dyspepsia. BMJ Best Practice [Internet]. 2022 [capturado em 31 ago 2023]. Disponível em: https://bestpractice.bmj.com/topics/en-gb/769.

TÁ RUIM DE IR AO BANHEIRO, DOUTORA!

THIAGO GOMES DA TRINDADE
RAFAELA FERNANDES BARRÊTO

SINOPSE

Este é um caso de uma mulher de meia-idade, acompanhada ambulatorialmente na Estratégia Saúde da Família (ESF), com demandas psicossociais relevantes relacionadas a questões familiares, de emprego e renda, e com queixa recorrente de **constipação**. Neste capítulo, são discutidos os aspectos relacionados à abordagem na atenção primária à saúde (APS) e uma pessoa com constipação, especialmente primária/funcional, no que diz respeito à avaliação diagnóstica e à construção compartilhada de um plano de cuidados.

OBJETIVOS DE APRENDIZAGEM DO CASO

1. Identificar a queixa de constipação em pessoas atendidas na APS, utilizando o método clínico centrado na pessoa e com habilidades de comunicação apropriadas.

2. Diferenciar a queixa de constipação entre suas possíveis causas primárias e secundárias.

3. Realizar a anamnese e o exame físico apropriado no indivíduo com queixa de constipação funcional crônica na APS.

4. Indicar, quando necessário, exames complementares para o diagnóstico diferencial do caso.

5. Elaborar um plano compartilhado de cuidado envolvendo medidas não farmacológicas e farmacológicas.

DESCRIÇÃO DO CASO

Joana, 52 anos, divorciada, tem três filhos (João, 20 anos, Luís, 17 anos, e Isabela, 15 anos), trabalha como diarista, de forma autônoma. Vem à unidade de saúde para consultar com a Dra. Mariana, com quem já faz o acompanhamento há três anos. Tem demandas variadas, mas recorrentemente apresenta queixa de constipação. A consulta foi realizada pelo doutorando de medicina do quinto ano, Ricardo, sob supervisão da Dra. Mariana.

SUBJETIVO

Joana queixa-se de que sua "prisão de ventre" piorou nos últimos dois meses. Antes conseguia evacuar três vezes por semana, mas sempre com dificuldades e esforço para expelir as fezes, na maior parte das vezes endurecidas, ocasionalmente precisando usar laxantes. Recentemente, a dificuldade aumentou e só está evacuando duas vezes por semana. Ela menciona que tem trabalhado mais, tendo começado a fazer limpeza em mais dois locais, e agora não consegue mais parar em casa. Disse que foi preciso aumentar a carga de trabalho porque estava com dívidas, pois o ex-marido não está mais pagando devidamente a pensão alimentícia. Estressa-se diariamente com os filhos, que não querem ajudar em casa. Afirma que sobra tudo para ela, não tendo tempo para si mesma.

Está preocupada que possa ter um problema de saúde sério; por ter piorado da constipação, pergunta se não precisa fazer um exame para ver se não tem câncer. Diz que se lembra de nunca ter feito exame complementar para avaliação intestinal.

Joana nega que tenha perdido peso, que tenha apresentado sangramento retal ou dor abdominal de forte intensidade. Apresenta histórico familiar negativo para doenças intestinais, como câncer ou inflamatórias.

Não tem feito boa ingesta de fibras no cotidiano, bebe cerca de 1 litro de água por dia e não tem realizado exercício físico. Quando passa uma semana sem evacuar, costuma usar bisacodil.

OBJETIVO

Encontra-se em bom estado geral, normocorada, hidratada, com sinais vitais estáveis. Seu índice de massa corporal (IMC) é de 28. Ao exame abdominal, apresenta ruídos hidroaéreos, discreta distensão abdominal, sem dor à palpação. Não há massas ou visceromegalias palpáveis. O exame retal não mostra alterações específicas. Os demais sistemas não têm alterações.

O caso foi apresentado por Ricardo, interno de medicina, à sua preceptora, Dra. Mariana. Ele está preocupado que a constipação possa realmente ser secundária a um problema mais grave, pois os sintomas pioraram, e sugere iniciar uma investigação com a solicitação de colonoscopia e exames laboratoriais, assim como prescrever laxantes emolientes (óleo mineral) para uso diário.

NOTAS DE APRENDIZAGEM

POR QUE ESSE TEMA É RELEVANTE?

O sintoma de constipação é bastante frequente na APS, sendo uma das principais queixas gastrintestinais. No contexto da APS, em que é necessário ser resolutivo para queixas frequentes, a utilização de ferramentas essenciais, como método clínico centrado na pessoa e abordagem familiar, além do olhar da prevenção quaternária, é essencial para identificar a queixa, qualificá-la e diferenciar causas primárias e secundárias.

O capítulo foca na etiologia mais frequente para a queixa de constipação na APS: a constipação funcional em sua forma crônica. Tem o objetivo de desenvolver nos estudantes de medicina, residentes e profissionais de saúde as competências de avaliação e plano de cuidados. É importante evitar diagnósticos inadequados e condutas terapêuticas inapropriadas, sendo essencial construir um plano compartilhado de cuidados com a pessoa, em que tenhamos um bom processo de psicoeducação sobre o problema e adesão às propostas terapêuticas.

OUTROS PONTOS QUE PODEM SER ESTUDADOS A PARTIR DO CASO

O caso é apropriado para diferentes momentos da formação e prática médica, especialmente no contexto da atenção primária quando há conhecimentos prévios de semiologia e experiência clínica em APS. Permite abordar queixas frequentes nesses serviços, explorando o raciocínio clínico e a construção de planos terapêuticos.

Pode ser utilizado também em atividades práticas em unidades de saúde, em interações guiadas por tutores ou preceptores, e em discussões colaborativas envolvendo internos, residentes e outros profissionais da equipe, favorecendo o aprofundamento e a troca de experiências no cuidado em saúde.

- **PERGUNTAS ABERTAS PARA RACIOCÍNIO DIAGNÓSTICO**

1 Considerando a hipótese de constipação funcional e os critérios de Roma, quais dados da anamnese são importantes?

Comentários No subjetivo, é importante atentar para a informação de que Joana apresenta esforço evacuatório e fezes endurecidas na maior parte das evacuações, além de uma frequência de menos de três evacuações espontâneas por semana.

Apresenta, portanto, mais de dois critérios de Roma para constipação funcional (Quadro 33.1), além de não ter critérios para síndrome do intestino irritável nem a presença de fezes amolecidas na ausência de uso de laxantes.

Recomenda-se a utilização dos critérios de Roma IV para o diagnóstico de constipação funcional, apresentados no Quadro 33.1. A clínica sugestiva durante pelo menos dois dos últimos três meses, com início dos sintomas há mais de seis meses antes do diagnóstico, sugere constipação funcional.

Quadro 33.1
Diagnóstico diferencial da constipação no adulto

Classificação	Causas comuns	Detalhamento

Primária (funcional)	Baixo consumo de fibras e/ou água, imobilidade, sedentarismo, hábitos evacuatórios (p. ex., reter ou ignorar a urgência para evacuar)	Critérios de Roma IV:[2] pacientes que preenchem os três itens a seguir com sintomas presentes nos últimos três meses e iniciados há pelo menos seis meses.
		
		1. Dois ou mais dos seguintes achados:
		   – Esforço presente em > 25% das evacuações.
		   – Fezes endurecidas ou fragmentadas em > 25% das evacuações.
		   – Sensação de esvaziamento incompleto em pelo menos 25% das evacuações.
		   – Sensação de obstrução ou bloqueio anorretal em pelo menos 25% das evacuações.
		   – Manobras manuais para facilitar pelo menos 25% das evacuações (p. ex., manobras digitais para evacuar, apoio pélvico ou vaginal).
		   – Menos de três evacuações espontâneas por semana.
		2. Fezes amolecidas são raras na ausência de uso de laxativos.
		3. Critérios para síndrome do intestino irritável não estão presentes.

Secundária	Medicamentos	• Analgésicos: opioides, anti-inflamatórios. • Anticolinérgicos: anti-histamínicos, antiespasmódicos, antidepressivos (principalmente os tricíclicos), anticonvulsivantes e antipsicóticos. • Anti-hipertensivos: bloqueadores do canal de cálcio, diuréticos (tiazídicos e de alça). • Outros: suplementos com ferro, antiácidos, sucralfato.
	Problemas endocrinológicos e/ou metabólicos	• Hipotireoidismo, diabetes, hipercalcemia, hipocalemia, uremia.

Quadro 33.1
Diagnóstico diferencial da constipação no adulto

Classificação	Causas comuns	Detalhamento
	Problemas neurológicos	• Periféricos: neuropatia autonômica, doença de Hirschsprung, doença de Chagas, lesão na coluna lombossacral após raquianestesia baixa ou meningomielocele. • Centrais: doença de Parkinson, esclerose múltipla, esclerodermia, acidente vascular cerebral, trauma medular.

	Anormalidades estruturais	• Distúrbios anorretais:
		  – Fissuras.
		  – Hemorroidas.
		  – Fístulas.
		  – Retocele.
		  – Abscessos.
		  – Prolapso retal.
		• Estreitamento colônico, massas no reto, megacólon e megarreto.

	Problemas gastrintestinais	Câncer colorretal, prolapso retal, doença inflamatória intestinal, doença celíaca, síndrome do intestino irritável.
	Problemas psicológicos	Ansiedade, depressão, anorexia, vítimas de violência.
	Idiopática	Defecação dissinérgica: falta de relaxamento ou à contração inadequada dos músculos puborretal e do esfincter anal externo.

Fonte: Adaptado de Bruning e Rosa;[1] Mearin e colaboradores;[2] Weiner;[3] Wald.[4]

Conforme a literatura acessada, será utilizada a denominação de constipação funcional também como constipação primária, assim como constipação crônica idiopática.

Os três subtipos mais comuns relacionados à fisiopatologia da constipação primária (ou idiopática) são:[1]

- Trânsito intestinal normal com dificuldade no ato evacuatório (funcional).
- Trânsito intestinal lento.
- Disfunção do assoalho pélvico.

É importante lembrar que esses subtipos podem estar sobrepostos, o que na prática dificulta a distinção entre eles.

2 Quais elementos do exame físico são importantes na avaliação de um caso de constipação, considerando a necessidade de realizar o diagnóstico diferencial e a detecção de causas secundárias?

Comentários O exame físico, como foi descrito no "Objetivo" do caso de Joana, contempla os elementos essenciais para a avaliação clínica inicial de uma pessoa com queixa de constipação na APS. É importante direcionar o exame físico para a identificação de elementos que fazem sentido para o caso e não necessariamente realizar o exame físico "completo". Na avaliação da queixa de constipação, esse exame deve ser guiado por manobras clínicas que tenham acurácia na procura de sinais importantes para o raciocínio clínico e o diagnóstico diferencial (Quadro 33.1), apoiando a busca de causas secundárias (ver Quadro 33.1) e a identificação de sinais de alarme (Quadro 33.2). Na avaliação geral, é essencial identificar sinais indiretos de anemia (p. ex., palidez de mucosa), bem como verificar perda de peso, sendo importante realizar a medição do peso e a avaliação do estado nutricional, por meio do cálculo do IMC.

O exame abdominal deve ser realizado seguindo os passos da propedêutica tradicional (inspeção, ausculta, palpação e percussão) em busca de achados como dor abdominal e presença de massas ou visceromegalias, por exemplo.

O exame anorretal pode ser necessário na avaliação inicial, quando não se tem um diagnóstico claro, e deve ser discutido e explicado previamente ao paciente, que deve consenti-lo. À inspeção anal, podem-se identificar doenças anorretais comumente associadas à constipação, como fissuras e hemorroidas. Na contração anal, solicitada ao paciente (orientando-se que realize força semelhante à que faz para evacuar), podem-se observar assimetrias, apoiando a investigação de causas neurológicas. Por fim, o toque retal pode identificar massas em ampola retal, auxiliando na identificação e diferenciação entre fezes impactadas e lesões neoplásicas, por exemplo.

Quadro 33.2
Sinais de alarme em pacientes com constipação

- Início recente da constipação em pacientes com idade maior que 50 anos
- Sangramento retal
- Prolapso retal
- Perda de peso involuntária
- Febre
- Dor abdominal intensa
- Tenesmo
- Mudança no calibre das fezes
- Sintomas obstrutivos
- Anemia sem fator causal conhecido
- Presença de sangue oculto nas fezes
- História familiar de câncer colorretal, doença inflamatória intestinal ou doença celíaca
- Pacientes maiores de 50 anos não submetidos à triagem prévia para câncer de cólon

Fonte: Adaptado de Bruning e Rosa;[1] Weiner;[3] Lindeberg e colaboradores;[5] Paquette e colaboradores.[6]

3 Considerando o registro clínico orientado por problemas e a sigla SOAP (subjetivo, objetivo, avaliação e plano), como você registraria a "avaliação" no caso de Joana?

Comentários O registro da avaliação ficaria da seguinte forma:

- Constipação funcional (crônica e idiopática, com piora nos últimos dois meses).
- Sobrecarga física e emocional.
- Hábitos de vida não saudáveis – dieta pobre em fibra, sem prática de exercícios físicos.
- Uso inapropriado de laxativos.
- Medo de estar com câncer.
- Situação empregatícia precária e renda familiar insuficiente.
- Família monoparental, com conflito familiar relacionado a pactuações de tarefas de forma inadequada com sobrecarga materna e falta de apoio emocional e financeiro por parte do ex-companheiro.

No caso de Joana, observa-se um conjunto de elementos e fatores de risco que contribuem para seu processo de adoecimento. O sintoma trazido à consulta é a constipação; contudo, na exploração abrangente (biopsicossocial e sistêmica) dos aspectos de vida dela, observa-se que os diversos problemas contribuem e agravam sua constipação. No registro da avaliação, é importante pontuar cada problema identificado neste episódio de cuidado, pois eles serão fundamentais na avaliação global da paciente e na construção do plano de cuidados compartilhados. No caso do sintoma constipação, o histórico do acompanhamento, o detalhamento do sintoma e a ausência de elementos na anamnese e no exame físico que sugiram alguma causa secundária falam a favor da hipótese de constipação funcional. Esse diagnóstico deve ser revisado em consultas futuras, verificando-se a possibilidade de associação com causas secundárias.

4 Você indicaria algum exame complementar na investigação do caso de Joana em busca de uma causa secundária, como sugeriu o interno que a atendeu? Justifique sua resposta.

Comentários Considerando os elementos avaliados neste encontro clínico, a partir da anamnese e do exame físico, e a ausência de indícios de causas secundárias e de sinais/sintomas de alarme (ver Quadro 33.2), não há indicação atual de exames complementares.

Contudo, em função da idade (> 50 anos) e do fato de nunca ter realizado rastreamento para câncer colorretal, seria oportuno solicitar um exame de rastreio nesta consulta. Sabe-se que tal rastreio pode ser realizado pela pesquisa de sangue oculto nas fezes (PSOF) ou por exames endoscópicos (retossigmoidoscopia e colonoscopia). Embora a colonoscopia tenha uma acurácia superior à da PSOF, esta última pode ser a primeira opção, pelas vantagens de ser simples, disponível, de baixo custo e isenta de risco de complicações. Caso a PSOF seja positiva, pode-se seguir a investigação com um método de rastreio endoscópico com biópsia.[7]

Em casos nos quais há suspeita de uma causa secundária, podem ser solicitados alguns exames complementares iniciais, tais como:[1,3]

- Hemograma completo (a presença de anemia sem outra etiologia provável pode fortalecer a hipótese de neoplasia).
- Glicose de jejum (diabetes).
- Hormônio estimulante da tireoide (TSH) (hipotireoidismo).
- Potássio sérico (hipocalemia).
- Cálcio sérico (hipercalcemia).

5 **Como você abordaria na APS a preocupação de Joana de poder ser um problema grave, utilizando o método clínico centrado na pessoa e as habilidades de comunicação?**

Comentários O uso adequado das competências em comunicação clínica é necessário nas consultas de APS. O método clínico centrado na pessoa é uma dessas orientações fundamentais para ampliar o olhar sobre a pessoa e, de fato, compreendê-la, identificando sua demanda e sua agenda. No componente 1 do método (Explorando a saúde, a doença e a experiência da doença), é necessário observar, na condução da consulta, as percepções e experiência da saúde, pessoais e únicas (significados e aspirações); obter a história clínica e realizar o exame físico, assim como os exames complementares, quando indicados e de forma apropriada; e explorar as dimensões da experiência da pessoa com seu adoecimento, abordando de forma oportuna os sentimentos, ideias/crenças, efeitos no funcionamento e expectativas (lembrar do acrônimo SIFE).[8]

Joana expõe sua preocupação com a possibilidade de ter um problema grave e traz de maneira clara seu medo e sua ideia sobre a necessidade de realizar um exame para investigar o problema. É importante considerar as dimensões que não são expostas diretamente pelo paciente, que às vezes permanecem como uma agenda oculta de forma consciente ou inconsciente, explorando mais profundamente as ideias/crenças e buscando experiências prévias pessoais/familiares negativas. No acompanhamento de Joana, é importante explicar que os achados do exame clínico sugerem que ela tenha constipação funcional e que, no momento, não há indicação de exames complementares para investigação dessa queixa. Isso deve ser feito usando uma linguagem direta e compreensível. Além disso, é importante deixar claro que a paciente continuará seu acompanhamento na APS e que, caso surja algum outro sinal ou sintoma de alarme, a indicação de outros exames será reavaliada, fortalecendo o princípio da longitudinalidade e do vínculo terapêutico profissional-pessoa. No entanto, como já abordado em outra questão, estaria recomendada a realização de um exame de rastreamento de câncer colorretal em razão do risco relacionado à idade, devendo-se explicar que tal indicação independe da sua queixa de constipação, tendo em vista não haver sinais de alarme. E esse exame inicial seria a PSOF. É importante que a paciente entenda a diferença entre um exame solicitado com fins de rastreio e um exame com finalidade de investigação diagnóstica.

● PERGUNTAS FECHADAS PARA RACIOCÍNIO DIAGNÓSTICO

1 Dos sinais e sintomas a seguir, qual deles é considerado um alerta vermelho na avaliação de constipação intestinal em adultos?

A   Uso de manobras manuais para facilitar pelo menos 25% das evacuações
B   Dor no ato da evacuação
C   Sangramento retal
D   Menos de três evacuações espontâneas por semana

Alternativa correta C

Comentários Alguns sinais e sintomas constituem parte do diagnóstico da constipação funcional, como o "uso de manobras manuais para facilitar pelo menos 25% das evacuações" e "menos de três evacuações espontâneas por semana", não sendo considerados sinais de alarme. A dor no ato da evacuação é um sintoma que pode estar presente, a depender do esforço evacuatório e de outras alterações anorretais (p. ex., fissuras ou hemorroidas), e não necessariamente constitui, por si, um sinal de alarme para investigação complementar. Por fim, a alternativa correta é a presença de "sangramento retal", constituindo um sinal de alarme para doenças colorretais, em especial o câncer colorretal, devendo o paciente ser apropriadamente investigado. Outros sinais/sintomas estão descritos no Quadro 33.2.

2 O uso de medicação é uma das possíveis causas secundárias de constipação. Das medicações a seguir, qual delas NÃO tem risco de causar constipação?

A   Amitriptilina
B   Codeína
C   Escopolamina
D   Enalapril

Alternativa correta D

Comentários Diversas classes medicamentosas podem causar constipação (ver Quadro 33.1), e seu uso deve ser questionado ativamente. Mesmo em pacientes com constipação funcional, uma causa secundária subjacente, como o uso de medicações constipantes, pode levar à piora do quadro. Entre os medicamentos de uso comum, destacamos os antidepressivos tricíclicos, como a amitriptilina; os opioides, como a codeína; e os antiespasmódicos, como a escopolamina. Entre os anti-hipertensivos, destacamos os bloqueadores de canal de cálcio, os diuréticos e os betabloqueadores. Os inibidores da enzima conversora da angiotensina, como o enalapril, não causam constipação.

3 Entre as causas secundárias comuns de constipação, podemos destacar alguns problemas endocrinológicos/metabólicos, EXCETO:

A   Hiperpotassemia

B Hipercalcemia
C Diabetes melito
D Hipotireoidismo

Alternativa correta A

Comentários Na avaliação de causas secundárias, os problemas endocrinológicos e metabólicos constituem motivos frequentes (ver Quadro 33.1). Contudo, a investigação deve proceder quando dados da história clínica e do exame físico apontarem para uma possível causa ou frente à presença de algum sinal de alarme (ver Quadro 33.2).

As causas de constipação incluem desidratação, diabetes melito, hipercalcemia, hipermagnesemia, hiperparatireoidismo, hipopotassemia, hipomagnesemia, hipotireoidismo, neoplasia endócrina múltipla tipo 2, porfiria, uremia e intoxicação por metais pesados. A alternativa A está incorreta. A hiperpotassemia não é causa de constipação, e sim a hipopotassemia.

4 Das alternativas a seguir, qual dos problemas biopsicossociais e hábitos de vida NÃO é considerado fator de risco para constipação?

A Depressão
B Tabagismo
C Sexo masculino
D Uso de bebida alcoólica

Alternativa correta C

Comentários Na avaliação de um paciente com queixa de constipação, faz-se necessário compreender essa pessoa nos seus aspectos biopsicossociais, para identificar fatores de risco e construir um plano de cuidados individualizado e compartilhado. Diversos fatores foram associados ao aumento do risco para desenvolver constipação, especialmente aqueles que são modificáveis, como os hábitos e as condições de vida.[1,3,5]

Os problemas em saúde mental e sofrimentos psíquicos têm forte associação com constipação, tanto pelo impacto que causam no funcionamento global do indivíduo, quanto por sua associação com hábitos de vida e com uso de medicações potencialmente constipantes. Entre eles, podemos destacar a depressão, a ansiedade, os transtornos alimentares e a história de abuso físico e/ou sexual.

Com relação aos hábitos de vida, podemos destacar a inatividade física e a baixa ingestão calórica e de fibras. A evitação de uso de banheiros fora de casa, muitas vezes por uma rotina exaustiva, pode levar ao hábito de inibição do reflexo evacuatório, agravando a constipação.

As mulheres, em geral, relatam com maior frequência a queixa de constipação. Portanto, o sexo masculino não é considerado, por si, um fator de risco para constipação.

A prevalência global de constipação em idosos foi de 18,9% (intervalo de confiança de 95% [IC 95%]: 14,7-23,9%).[9]

A constipação também é mais referida por pessoas que fumam e que usam bebidas alcoólicas.

Os determinantes sociais de saúde são críticos no desenvolvimento de adoecimento múltiplo, e há associação entre baixa renda e baixa escolaridade com constipação.[5]

5 Na avaliação inicial da pessoa com constipação na APS, é necessário pensar com parcimônia na utilização de exames complementares, evitando intervenções desnecessárias e que possam causar danos. Qual das intervenções a seguir é considerada uma ação de prevenção quaternária neste caso?

A Referenciar para o gastrenterologista frente à necessidade de solicitar exame endoscópico
B Evitar a solicitação de colonoscopia de forma indiscriminada
C Solicitar hemograma para todos os pacientes a fim de rastrear anemia
D Indicar a realização de exame parasitológicos de fezes na avaliação inicial

Alternativa correta B

Comentários A solicitação de qualquer exame complementar em pacientes com queixa de constipação deve seguir uma suspeita de causa secundária identificada no exame clínico. Não é recomendada a solicitação sistemática de exames para todos os pacientes em sua avaliação inicial, sejam laboratoriais (como hemograma ou exame parasitológico de fezes) ou endoscópicos (como colonoscopia). Caso seja indicada a solicitação de colonoscopia, ela pode ser feita diretamente pelo médico da APS, não sendo obrigatório referenciar a algum especialista focal. Contudo, essa solicitação deve seguir diretrizes baseadas em evidências, com critérios bem definidos para sua indicação. No caso de pessoas com constipação, deve ser solicitada como exame diagnóstico na presença de sinais de alarme ou como exame de rastreamento, para as pessoas que preenchem os critérios de risco.[6]

● **PERGUNTAS ABERTAS PARA ABORDAGEM TERAPÊUTICA**

1 Na construção de um plano de cuidados compartilhados com Joana, quais elementos seriam sugeridos como diretrizes gerais de cuidado e psicoeducação, utilizando as habilidades de comunicação na APS?

Comentários Um dos elementos centrais na construção de um plano de cuidados é a compreensão sobre o problema e o compartilhamento de informações. É importante que a médica discuta o entendimento da paciente sobre as causas de sua constipação e o que pode ajudá-la a melhorar, na perspectiva das intervenções psicossociais.

Para um plano de cuidados ser efetivo, é necessário que sua construção seja conjunta e compartilhada, sendo o primeiro passo para que as intervenções sejam compreendidas e seguidas pela paciente. No componente 3 do método clínico centrado na pessoa (elaborando um plano conjunto de manejo dos problemas),[8] três questões precisam ser definidas e pactuadas: (1) os problemas e prioridades; (2) as metas do tratamento e/ou do manejo; e (3) os papéis do paciente e do médico.

O passo concomitante na consulta envolve o planejamento de novos hábitos de vida, seguindo os elementos da entrevista motivacional: (1) perguntar quais são os objetivos da pessoa; (2) escutar e respeitar o que a pessoa deseja fazer e oferecer ajuda nesse sentido; e (3) resumir as informações trazidas pela pessoa.

Utilizando os princípios do método clínico centrado na pessoa e da entrevista motivacional, a médica pode sugerir intervenções iniciais não farmacológicas[10] relacionadas à modificação de hábitos de vida:[3,4]

- Fazer ingestão apropriada de fibras e líquidos.
- Praticar exercício físico.
- Organizar a rotina diária de forma a aproveitar o reflexo evacuatório (gastrocólico): deve-se orientar quanto ao hábito intestinal durante a consulta, explicar sobre o reflexo gastrocólico, que causa vontade de evacuar mais frequente após as refeições, sobretudo após café da manhã e almoço, e que por isso é importante perceber esse reflexo e, sempre que possível, não inibir a vontade evacuatória.[11]
- Evitar o uso de laxantes estimulantes (bisacodil) de forma periódica.

2 Quais recomendações de modificação dietética você faria para Joana, buscando melhorar seu quadro de constipação funcional?

Comentários Orientar uma dieta rica em fibras associada à ingestão hídrica adequada é a recomendação de manejo inicial para os pacientes com constipação.[3,4,11] A ingestão de líquidos aumentada para 2 L/dia (além da dieta rica em fibras) pode aumentar a frequência das evacuações em adultos com constipação funcional crônica.

Deve-se orientar o aumento do uso de alimentos com efeito laxante e a redução daqueles que têm efeito constipante. Para diminuir o risco de episódios de constipação, costuma ser útil reduzir na dieta a quantidade de carne vermelha, alimentos fritos ou gordurosos e leite e queijo.

A suplementação de fibras pode melhorar os sintomas em pacientes com constipação.[4] A fibra está disponível em uma grande variedade de suplementos e alimentos naturais. Como os suplementos de fibra são de baixo custo, fáceis de usar e seguros, eles são frequentemente usados como primeira linha no tratamento da constipação. O farelo de trigo é um dos laxantes de fibra mais eficazes.

Há uma resposta baseada na dose entre a ingestão de fibras, a ingestão de água e a produção fecal. Além da fibra, componentes do açúcar (sorbitol e frutose) de alimentos como maçãs, pêssegos, peras, cerejas, passas, uvas e nozes também são benéficos.

A quantidade recomendada de fibra alimentar é de 20 a 35 g/dia, variando conforme sexo e faixa etária (ver Tabela 1 do conteúdo do TelessaúdeRS*).[11] Além de consumir alimentos ricos em fibras, os pacientes podem adicionar farelo cru (2-6 colheres de sopa em cada refeição) seguido de um copo de água ou outra bebida para atingir a meta de ingestão de fibras.

Suplementos de *psyllium* podem aumentar a frequência das fezes em pacientes com constipação idiopática crônica.[12] As ameixas secas são também efetivas e parecem mais eficazes que o *psyllium* no tratamento da constipação leve a moderada em adultos.

O ajuste dietético vai depender das preferências da paciente, respeitando sua cultura e o acesso aos alimentos, conforme a disponibilidade na comunidade e seu orçamento doméstico. Nesse sentido, é importante que o profissional de saúde ofereça opções variadas, de forma que consiga sugerir alimentos que se encaixam melhor na dieta e no contexto social da paciente.

3. Com base nos problemas identificados, quais intervenções psicossociais você discutiria com Joana para seu cuidado em saúde global?

Comentários Na consulta, foi identificado um conjunto de problemas de ordem psicossocial que interferem diretamente com o adoecimento da paciente e a consequente dificuldade para seu autocuidado. Foi possível observar uma sobrecarga física e emocional, uma situação empregatícia precária e uma renda familiar insuficiente, além do fato de se tratar de uma família monoparental, da qual Joana é a chefe. Observa-se também a presença de um conflito familiar relacionado às pactuações de tarefas com os filhos, além da falta de apoio emocional e financeiro do ex-companheiro.

Nesse sentido, a realização de um convite para abordagem familiar seria fundamental para repactuações de tarefas entre os demais membros da família. Na consulta também pode ser proposta a construção de genograma e ecomapa com a finalidade de identificar pontos da rede de apoio que ela tenha, suas potencialidades e fragilidades. Sugere-se trazer a discussão sobre emprego e renda e ver formas de ajudá-la a melhorar a situação, conforme suas necessidades e interesses, levando a discussão para a colaboração dos demais membros da equipe e, se necessário, acionando demais setores como os serviços de assistência social do município. Pode ser necessário, em algum momento, auxílio jurídico para revisar a questão da pensão alimentícia.

4. Como seria o tratamento farmacológico gradativo para uma pessoa com constipação crônica?

Comentários Na abordagem farmacológica aos pacientes com constipação crônica, deve-se ter clareza de quais medicações indicar, à medida que a resposta terapêu-

---

* Disponível em https://www.ufrgs.br/telessauders/perguntas/como-manejar-constipacao-intestinal-em-adultos-na-atencao-primaria-saude/

tica inicial seja favorável ou não às demais medidas. Existe uma lógica de oferecer classes farmacológicas de forma gradativa, de maneira que se obedece a uma sequência baseada em efetividade, menos efeitos colaterais possíveis, acesso e custo dos medicamentos.[1,3-5,13]

Com base nos estudos sobre efetividade e efeitos colaterais das medicações, as diretrizes propõem a seguinte sequência gradativa das classes farmacológicas, conforme sua efetividade no paciente (a Tabela 33.1 traz os detalhes de cada medicamento):

- Formadores de bolo fecal (*psyllium* e ameixa seca).
- Osmóticos: lactulose, polietilenoglicol, hidróxido de magnésio.
- Estimulantes: bisacodil, picossulfato de sódio, *senna*.
- Emolientes: docusato de sódio e óleo mineral.
- Procinéticos: prucaloprida e lubiprostona.

Embora não presentes nas recomendações das diretrizes enquanto classe farmacológica para tratamento da constipação, os probióticos apresentaram possíveis efeitos benéficos em pacientes com constipação funcional, demonstrados em duas revisões sistemáticas.[14,15]

Tabela 33.1
Manejo farmacológico da constipação no adulto

Medicações	Princípio ativo	Apresentação	Posologia	Efeitos adversos
Formadores de bolo fecal	*Psyllium*	0,492 g/g	1 sachê ou 1 colher de sobremesa em 240 mL de água, 1-3×/dia	Gases, cólicas e distensão abdominal
	Dextrina	Fibra alimentar solúvel	1 sachê ou 2 colheres de sobremesa em 240 mL de água, 1-3×/dia	
	Policarbofila cálcica	500 mg e 625 mg	1-2 cp, 2×/dia	
Osmóticos	Lactulose	Xarope 667 mg/mL	15-30 mL, 1×/dia pela manhã ou à noite	Produção de gases
	Macrogol (PEG)	Sachê com 13 g de macrogol	1-2 sachês 1×/dia; diluir em água, chá ou suco e tomar preferencialmente pela manhã	Diarreia, flatulência, cólicas

Tabela 33.1
Manejo farmacológico da constipação no adulto

Medicações	Princípio ativo	Apresentação	Posologia	Efeitos adversos
Estimulantes	Bisacodil	Comprimidos 5 e 10 mg	5-10 mg, 1×/dia ao deitar, VO; ou 5 mg, de 8/8 horas	Cólica e dor abdominal
	Fibras e extratos naturais (à base de *senna*)	Cápsulas de gel 6 e 12 mg	1 cápsula, 1-2×/dia	Cólica e dor abdominal
	Fibras e extratos naturais (à base de *Rhamnus purshiana* – cáscara sagrada)[1]	Cápsulas de gel 232 mg	2 cápsulas ao dia, 1 ou 2×/dia, sendo uma ao deitar	Cólica e dor abdominal, urgência evacuatória
Emolientes	Docusato	Comprimidos 5 + 60 mg	1-2 comprimidos ao deitar	Disgeusia
Procinéticos	Lubiprostona	Cápsulas 8 e 24 µg	24 µg, 2×/dia	Cefaleia, náusea e diarreia
	Prucaloprida	Comprimidos 1 e 2 mg	2 mg, 1×/dia	Cefaleia, náuseas, diarreia, dor abdominal

Fonte: Adaptada de Bruning e Rosa.[1]

---

5. Quando referenciar um paciente com constipação funcional para especialistas médicos focais do nível secundário ou terciário?

Comentários Essa é uma questão recorrente para o profissional atuando na APS. Nem sempre a resposta é tão objetiva, pois depende das competências clínicas, da infraestrutura disponível na APS para manejar o caso (como acesso a exames complementares e determinadas medicações), assim como de mecanismos de regulação da rede municipal ou outro serviço de saúde.

Contudo, três condições são comuns para o preenchimento de critério para o referenciamento de uma segunda opinião:

- Refratariedade ao tratamento instituído na APS.
- Necessidade de seguir a investigação de causas específicas em que não se tem disponibilidade do método, ou experiência com ele.
- Necessidade de tratamentos específicos não disponíveis na APS, como determinados procedimentos cirúrgicos ou mesmo clínicos demandando internação hospitalar.

Quando se fala em referenciamento, é importante lembrar que ele pode ser feito de maneira variada, como por meio do encaminhamento clássico com ficha de referência e contrarreferência e coordenação do cuidado, mas também por interconsulta presencial ou remota com outros profissionais.

Em algumas situações, podem existir condições associadas, seja devido a complicações da constipação, causa secundária sobreposta ou mesmo a própria situação que não responde à terapêutica habitual, exigindo o manejo por outras especialidades médicas, como gastrenterologia, proctologia (doenças anorretais como fissuras, prolapsos, abscessos) e cirurgia (anormalidades estruturais, como estreitamento colônico, megacólon, doença de Hirschsprung).

● PERGUNTAS FECHADAS PARA ABORDAGEM TERAPÊUTICA

1 Entre as intervenções iniciais em conjunto com as modificações de hábitos de vida, estão indicados os laxativos formadores de bolo, como:

A *Psyllium*
B Lactulose
C Macrogol
D Óleo mineral

Alternativa correta A

Comentários Os laxantes formadores de volume incluem semente de *psyllium*, metilcelulose, policarbofila cálcica e dextrina de trigo.[4] Eles são polissacarídeos naturais ou sintéticos ou derivados de celulose que exercem principalmente seu efeito laxante absorvendo água e aumentando o bolo fecal. Esses laxantes são eficazes para aumentar a frequência e suavizar a consistência das fezes com um mínimo de efeitos adversos. Eles podem ser usados isoladamente ou em combinação com um aumento de fibra alimentar. Já a lactulose e o macrogol pertencem à classe dos agentes osmóticos, e o óleo mineral, à classe dos emolientes (ver Tabela 33.1).

2 Qual dos alimentos a seguir deve ser evitado como potencial causador de constipação?

A Arroz integral
B Pão branco

C   Mamão
D   Feijão

Alternativa correta B

Comentários Os alimentos citados nas alternativas A, C e D têm potencial de ajudar a melhorar a constipação devido a seus efeitos laxativos e à presença de fibras na sua constituição. Por outro lado, os alimentos preparados com farinha refinada, como o pão branco, constituem um alimento constipante que deve ser evitado ou reduzido, assim como macarrão, arroz branco, biscoitos refinados e bolachas, batata, mandioca, tapioca, batata-doce, mandioquinha, cuscuz, além de alimentos ultraprocessados.[11]

3 Frente à falha terapêutica de medicações laxativas da classe dos osmóticos, estimulantes e emolientes, qual das medicações a seguir poderia ser indicada?

A   *Senna*
B   Hidróxido de magnésio
C   Docusato de sódio
D   Prucaloprida

Alternativa correta D

Comentários A *senna* pertence à classe dos agentes estimulantes, o hidróxido de magnésio à classe dos agentes osmóticos, e o docusato de sódio aos emolientes (ver Tabela 33.1). Essas classes são utilizadas em conjunto com as medidas não farmacológicas associadas a suplementos de fibra e agentes formadores de bolo fecal. Caso não ocorra uma resposta terapêutica efetiva a essas classes, recomenda-se uso de outro grupo: os agentes procinéticos.[1]

Entre os procinéticos, existe o agente enterocinético serotoninérgico (agonista 5-HT4) prucaloprida, que é eficaz na indução de evacuações, por meio do aumento dos movimentos intestinais, em pacientes com constipação crônica grave. A diretriz da American Gastroenterological Association recomenda seu uso para pacientes adultos que não respondem aos demais agentes farmacológicos.[13]

4 Qual é a periodicidade para avaliar a resposta a um tratamento instituído?

A   Uma semana
B   Quatro semanas
C   Três meses
D   Seis meses

Alternativa correta B

Comentários A resposta de cada paciente é muito individual; para que cada intervenção tenha seu efeito pleno na reconstituição do hábito intestinal, são necessárias pelo menos 1 a 2 semanas, além da necessidade de avaliação da regularidade e adesão ao tratamento, sendo recomendado um período de quatro semanas para avaliação adequada da efetividade.[1,13]

Nesse período, é importante, antes de instituir a mudança do esquema terapêutico, identificar a adesão aos métodos não farmacológicos e farmacológicos pactuados. Em caso de não adesão, é essencial identificar as barreiras para o paciente aderir, ajudando-o a superar essas dificuldades, ou mesmo repactuar outras abordagens, mediante uma abordagem motivacional. Frente ao seguimento adequado dos tratamentos pactuados e na falha da resposta após quatro semanas, deve-se considerar ajuste no esquema terapêutico, assim como, sempre que necessário, revisão do diagnóstico inicial.

MENSAGENS-CHAVE

- A constipação intestinal é um sintoma frequente na APS, sendo que a causa funcional é a forma mais comum de apresentação. Contudo, as causas secundárias devem ser sempre investigadas durante a avaliação inicial.
- A abordagem da pessoa com constipação deve seguir uma visão biopsicossocial, tanto na avaliação como na construção do plano terapêutico, com a utilização de habilidades de comunicação e ferramentas como o método clínico centrado na pessoa e a entrevista motivacional.
- No exame clínico, a pesquisa de sinais/sintomas de alarme é fundamental para a definição da continuidade da propedêutica adotada.
- Exames complementares devem ser indicados com parcimônia e precisão, frente a pacientes com suspeita de causas secundárias e/ou sintomas de alarme.
- O rastreio de câncer colorretal deve ser ofertado se a pessoa preenche critérios de risco, mesmo que ela não tenha sinais de alarme presentes na consulta.
- A adoção das medidas não farmacológicas, envolvendo mudanças para uma dieta rica em fibras e com ingesta hídrica adequada, exercício físico, respeito ao reflexo evacuatório, assim como a não utilização de alimentos e medicamentos constipantes, constitui a base do plano de cuidados dos pacientes com constipação funcional.
- Os suplementos de fibras associados ou não a formadores de bolo são ofertas terapêuticas iniciais a serem consideradas para a maioria dos pacientes com constipação funcional, devendo-se evitar a prescrição inicial de outras classes de laxativos.
- A escolha das medicações deve seguir uma abordagem gradativa, optando-se pelas mais efetivas e com baixo perfil de efeitos colaterais.
- O plano terapêutico deve ser construído de forma compartilhada, favorecendo uma boa adesão terapêutica, com respeito à cultura e aos valores do paciente, assim como às suas condições de vida.

REFERÊNCIAS E MATERIAL DE APOIO PARA APROFUNDAMENTO NO TEMA

1. Bruning G, Rosa L, Filho. Constipação. In: Gusso G, Lopes JMC, Dias LC, organizadores. Tratado de medicina de família e comunidade: princípios, formação e prática. 2. ed. Porto Alegre: Artmed; 2019. v. 2, p. 1475-82.
2. Mearin F, Lacy BE, Chang L, Chey WD, Lembo AJ, Simren M, et al. Bowel disorders. Gastroenterology. 2016;S0016-5085(16)00222-5.
3. Weiner B. Constipation in adults [Internet]. Ipswich: DynaMed/EBSCO; 2023 [capturado em 09 set 2023]. Disponível em: https://www.dynamed.com/condition/constipation-in-adults.
4. Wald A. Management of chronic constipation in adults [Internet]. In: UpToDate. Waltham: UptoDate; 2023 [capturado em 26 mar 2024]. Disponível em: https://www.uptodate.com/contents/management-of-chronic-constipation-in-adults.
5. Lindberg G, Hamid S, Malfertheiner P, Thomsen O, Fernandez LB, Garisch J, et al. Constipação: uma perspectiva mundial [Internet]. Milwaukee: World Gastroenterology Organisation; 2010 [capturado em 14 ago 2024]. Disponível em: https://www.worldgastroenterology.org/guidelines/constipation/constipation-portuguese.
6. Paquette IM, Varma M, Ternent C, Melton-Meaux G, Rafferty JF, Feingold D, et al. The American Society of Colon and Rectal Surgeons' Clinical Practice guideline for the evaluation and management of constipation. Dis Colon Rectum. 2016;59(6):479-92.
7. Pinto CFCS, Oliveira PCM, Fernandes OMFSO, Padilha JMDSC, Machado PAP, Ribeiro ALA, et al. Nonpharmacological clinical effective interventions in constipation: a systematic review. J Nurs Scholarsh Off Publ Sigma Theta Tau Int Honor Soc Nurs. 2020;52(3):261-9.
8. Instituto Nacional de Câncer. Câncer de intestino: versão para profissionais de saúde. [Internet]. Brasília: INCA; 2022 [capturado em 14 ago 2024]. Disponível em: https://www.gov.br/inca/pt-br/assuntos/cancer/tipos/intestino/versao-para-profissionais-de-saude.
9. Stewart M, Brown JB, Weston WW, McWhinney IR, McWilliam CL, Freeman TR. Medicina centrada na pessoa: transformando o método clínico. 3. ed. Porto Alegre: Artmed; 2017.
10. Salari N, Ghasemianrad M, Ammari-Allahyari M, Rasoulpoor S, Shohaimi S, Mohammadi M. Global prevalence of constipation in older adults: a systematic review and meta-analysis. Wien Klin Wochenschr. 2023;135(15-16):389-98.
11. Oliveira JC, Grendene GM. Como manejar a constipação intestinal em adultos na atenção primária à saúde? [Internet]. Porto Alegre: TelessaúdeRS-UFRGS; 2019 [capturado em 26 mar 2024]. Disponível em: https://www.ufrgs.br/telessauders/perguntas/como-manejar-constipacao-intestinal-em-adultos-na-atencao-primaria-saude/.
12. van der Schoot A, Drysdale C, Whelan K, Dimidi E. The effect of fiber supplementation on chronic constipation in adults: an updated systematic review and meta-analysis of randomized controlled trials. Am J Clin Nutr. 2022;116(4):953-69.
13. Chang L, Chey WD, Imdad A, Almario CV, Bharucha AE, Diem S, et al. American Gastroenterological Association-American College of Gastroenterology Clinical Practice Guideline: pharmacological management of chronic idiopathic constipation. Gastroenterology.2023;164(7):1086-106.
14. van der Schoot A, Helander C, Whelan K, Dimidi E. Probiotics and synbiotics in chronic constipation in adults: a systematic review and meta-analysis of randomized controlled trials. Clin Nutr Edinb Scotl. 2022;41(12):2759-77.
15. Zhang C, Jiang J, Tian F, Zhao J, Zhang H, Zhai Q, et al. Meta-analysis of randomized controlled trials of the effects of probiotics on functional constipation in adults. Clin Nutr Edinb Scotl. 2020;39(10):2960-9.

TÔ COM DOR AQUI, Ó! SERÁ QUE É A PRESSÃO ALTA?

CASO CLÍNICO 34

CLARISSA WILLETS

SINOPSE

Trata-se de um caso de mulher hipertensa que procura a unidade básica de saúde (UBS) com queixa de cefaleia e **aumento da pressão arterial**. Utilizando elementos da "folha de rosto" do prontuário, história e exame físico, é possível fazer a hipótese de pseudocrise hipertensiva. O caso propõe a discussão sobre as relações possíveis entre cefaleia e pressão elevada, com foco na identificação de sintomas e sinais de alarme para urgências e emergências hipertensivas. Aborda superficialmente aspectos da comunicação clínica que podem ser usados nas etapas de explicação e planejamento dessas situações. O caso não se aprofunda no manejo das verdadeiras urgências e emergências hipertensivas.

OBJETIVOS DE APRENDIZAGEM DO CASO

1. Discutir a associação entre dor de cabeça e pressão arterial elevada na atenção primária.
2. Realizar diagnóstico diferencial da pessoa com cefaleia e aumento da pressão arterial.
3. Reconhecer sintomas e sinais das verdadeiras urgências e emergências hipertensivas na atenção primária.
4. Explicar diagnóstico e plano utilizando ferramentas da comunicação clínica.

DESCRIÇÃO DO CASO

São quase cinco da tarde na clínica de atenção primária quando Angélica chega para o atendimento do dia. Marco, o enfermeiro de plantão, faz a escuta inicial e passa o caso para a médica de família, Nicole. Ele relata que Angélica, uma mulher cis branca de 46 anos, professora, com diagnóstico de hipertensão há três anos, está com "a pressão muito alta" e dor atrás da cabeça desde o dia anterior. No ambulatório da escola onde trabalha, Angélica mediu a pressão, que estava 150 × 100 mmHg e, por isso, buscou atendimento. Agora, na medida feita por Marco, a pressão está 160 × 110 mmHg.

A médica pega a "folha de rosto" da paciente, onde encontra as seguintes informações:

- **Angélica Silveira Amorim**
  - Mulher cis, branca
  - Natural de Rio Claro – São Paulo
  - Professora de educação infantil
  - Divorciada, três filhas
- **Lista de problemas ativos**
  - Hipertensão arterial sistêmica (desde 2021)
  - Risco cardiovascular QRisk3: 3,3% (calculado em maio de 2023)
  - Obesidade grau II
  - Risco familiar de câncer de mama (mãe)
- **Lista de problemas inativos**
  - Pielonefrite aguda (2012)
  - Infecção pelo coronavírus (2020)
  - Edema de membros inferiores com losartana (2022)
  - Laqueada desde 2012
- **Em uso**
  - Enalapril 10 mg/dia
  - Hidroclorotiazida 25 mg/dia

Após ler a "folha de rosto", a médica de família chama a paciente e inicia a anamnese com perguntas abertas, encorajando-a a falar sobre suas queixas de maneira contextualizada, abordando sentimentos, ideias, expectativas e funcionalidade. Em seguida, direciona as perguntas às informações importantes que faltam para realizar o diagnóstico diferencial. O registro orientado por problemas é apresentado a seguir:

14/10/2023 – 16H40

SUBJETIVO

Motivo da consulta. Dor atrás da nuca desde o dia anterior e pressão alta no trabalho hoje.

Começou a ter dor de cabeça durante a tarde do dia anterior. Tem medo de que seja alguma coisa grave e veio ver se precisa tomar aquele remédio que põe debaixo da língua. Acha que é pressão que pode ter subido porque ontem soube que sua mãe, em tratamento para um câncer de mama, precisou ser internada em Rio Claro. Está muito preocupada, pois teme que possa ter algo parecido com a mãe, que tem metástases cerebrais. Além disso, a pressão subiu muito.

A dor é na cabeça toda, pior na região da nuca, pulsa e tem intensidade moderada a forte. Nega piora com luz, barulho ou exercício. Tomou um ibuprofeno de 300 mg no dia anterior com melhora parcial, mas acordou pior. Nega náuseas, febre, sintomas neurológicos ou quaisquer outros sintomas. Tomou os anti-hipertensivos como de costume.

Trabalhou normalmente hoje, mas pediu para sair mais cedo. Quer ficar boa para ir ver a mãe no final de semana.

OBJETIVO

Exame físico geral e sinais vitais. Angélica apresenta-se com bom estado geral, consciente, orientada, corada, hidratada, acianótica, anictérica, afebril e eupneica.

- Frequência cardíaca: 77 bpm
- Peso: 80 kg
- Altura: 1,60 m
- Índice de massa corporal: 31,25 kg/m^2
- Pressão arterial: 160 × 100 mmHg
- Saturação periférica de oxigênio: 98%

Exame cardiorrespiratório

- Pulsos cheios e simétricos
- Bulhas rítmicas, normofonéticas, sem sopros
- Murmúrios vesiculares presentes, simétricos, sem ruídos adventícios
- Sem edema de membros inferiores ou outros sinais de congestão

Exame neurológico

- Sem rigidez de nuca
- Consciente, orientada (escala de coma de Glasgow 15)
- Exames dos pares cranianos II a XII sem alterações
- Força grau IV nos quatro membros, reflexos presentes e simétricos
- Sem alterações de marcha, equilíbrio, dismetria ou disdiadococinesia

Exames abdominal e de pele sem alterações.

Avaliação

- Cefaleia
- Pressão arterial alta hoje
- Preocupação com a mãe
- Medo de doença grave

PLANO

Explico baixa probabilidade de urgência hipertensiva, acolho preocupação com a mãe e prescrevo:

- Dipirona (500 mg/mL), 2 mL, via intravenosa, agora
- Reavaliação após 60 minutos

14/10/2023 – 18H

SUBJETIVO

Melhora completa da dor: "Tirou com a mão".

OBJETIVO

Pressão arterial: 138 × 98 mmHg

Avaliação

- Cefaleia tensional
- Pressão arterial alta hoje
- Preocupação com a mãe
- Medo de doença grave
- Pseudocrise hipertensiva resolvida

Plano

Prescrevo dipirona 1 g a cada 6 horas se voltar a ter dor.

Explico diagnóstico de cefaleia tensional e pseudocrise hipertensiva. Explicito diagnóstico diferencial e ausência de urgência/emergência hipertensiva, bem como ausência de indicação de medicações anti-hipertensivas.

Oriento procurar serviço de emergência se apresentar sinais de alarme para urgências/emergências hipertensivas.

Solicito retorno em consulta de enfermagem em 10 dias com medidas de pressão em condições ideais para avaliar necessidade de ajuste medicamentoso.

NOTAS DE APRENDIZAGEM

POR QUE ESSE TEMA É RELEVANTE?

A associação entre cefaleia e pressão arterial elevada na atenção primária é motivo de preocupação para clínicos e pacientes. A relação causal entre os dois achados é muitas vezes estabelecida antes de cuidadosa avaliação, e medidas para baixar a pressão arterial são precocemente empregadas. Essa prática gera ansiedade em pacientes e equipe, favorece priorizações indevidas na fila de atendimento e aumenta o risco de iatrogenias.

Na maior parte das vezes, o quadro clínico não traduzirá um diagnóstico de emergência, e a comunicação clínica é fundamental para tranquilizar a pessoa e realizar de maneira compartilhada um plano terapêutico que esteja conectado com seus sentimentos, expectativas e preocupações.

OUTROS PONTOS QUE PODEM SER ESTUDADOS A PARTIR DO CASO

Este caso pode ser discutido por estudantes de medicina que já tenham aprendido sobre comunicação e tenham conhecimentos sobre fisiopatologia e semiologia das urgências e emergências hipertensivas. É particularmente interessante para internos em estágio de medicina de família e comunidade e residentes de primeiro ou segundo ano.

O caso também pode ser discutido em reuniões de educação continuada junto à equipe multidisciplinar, em especial com técnicos e enfermeiros que fazem consultas ou procedimentos que envolvem a medida da pressão arterial. O aprofundamento do caso pode ser feito conforme o interesse do grupo.

Além dos temas descritos nos objetivos de aprendizagem do caso, ele possibilita discutir sobre assistência a urgências e emergências na atenção primária, o uso de calculadoras de predição do risco cardiovascular, o exame físico neurológico e o impacto do uso do método clínico centrado na pessoa.

● **PERGUNTAS ABERTAS PARA RACIOCÍNIO DIAGNÓSTICO**

1 **Enumere as verdadeiras urgências e emergências hipertensivas e discuta quais são seus sintomas e sinais mais comuns.**

Comentários Nos Quadros 34.1 a 34.3, descritos na próxima seção, encontram-se enumeradas as emergências hipertensivas, as urgências hipertensivas e os principais sinais de alarme para suspeita dessas condições.

2 **Quais elementos da "folha de rosto" auxiliaram a médica Nicole a julgar que há baixa probabilidade de que Angélica apresente uma emergência ou urgência hipertensiva?**

Comentários A idade e o QRISK baixo tranquilizam sobre a probabilidade de desenvolvimento de urgência ou emergência hipertensiva. O diagnóstico relativamente recente, há apenas três anos, também reduz a chance de complicações, desde

Quadro 34.1
Emergências hipertensivas

Neurológicas	• Encefalopatia hipertensiva • Hemorragia intraparenquimatosa • Hemorragia subaracnóidea
Cardiovasculares	• Dissecção aguda de aorta • Edema agudo de pulmão • Síndrome coronariana aguda
Crises adrenérgicas graves	• Feocromocitoma • Intoxicação por cocaína e outras catecolaminas
Associadas à gestação	• Eclâmpsia

Fonte: Adaptado de Martins e colaboradores.[5]

Quadro 34.2
Urgências hipertensivas

- Insuficiência coronariana crônica
- Insuficiência cardíaca
- Aneurisma de aorta
- Glomerulonefrites agudas
- Pré-eclâmpsia
- Acidente vascular cerebral isquêmico*
- Hipertensão acelerada maligna

*Alguns autores consideram emergência hipertensiva.
Fonte: Adaptado de Martins e colaboradores.[5]

Quadro 34.3
Sinais de alarme para suspeita de urgências e emergências hipertensivas

Sintomas e sinais neurológicos	
Encefalopatia hipertensiva	Início agudo ou subagudo de cefaleia, alteração no nível de consciência, amaurose, letargia, edema de papila e convulsões
Acidente vascular cerebral	Déficit neurológico agudo, cefaleia de início súbito e pior da vida (hemorrágico), convulsões, irritação meníngea
Hipertensão acelerada maligna	Retinopatia, papiledema, cefaleia, borramento visual, noctúria e fraqueza muscular
Sintomas e sinais cardiopulmonares	
Dissecção aguda de aorta	Dor torácica grave de início súbito com irradiação para dorso ou abdome, pulsos e pressão arterial assimétricos, sudorese, palidez, sopro de insuficiência aórtica aguda, déficits neurológicos agudos

Quadro 34.3
Sinais de alarme para suspeita de urgências e emergências hipertensivas

Edema agudo de pulmão	Dispneia intensa, ansiedade, sudorese, má perfusão, cianose, sinais de disfunção diastólica
Insuficiência cardíaca	A depender do perfil de congestão e perfusão tecidual, podem ocorrer sopros, B3, dispneia, palidez, cianose, estase jugular, congestão pulmonar, choque
Síndrome coronariana aguda	Dor torácica, palpitações, congestão, má perfusão, sudorese, sinais de insuficiência cardíaca aguda, choque
Sintomas e sinais renais	
Glomerulonefrite aguda	Oligúria ou poliúria (diminuição ou aumento da diurese nos últimos dias ou horas)
Sintomas e sinais adrenérgicos	
Feocromocitoma, abuso de cocaína	Palpitações, sudorese, palidez, agitação psicomotora, sensação de morte iminente
Sintomas e sinais de hipertensão na gestação	
Eclâmpsia	Gestantes com pressão arterial maior ou igual a 140 × 90 mmHg que apresentem dor abdominal, alterações visuais, convulsão ou coma

Fonte: Adaptado de Zampaglione e colaboradores.[9]

que a mulher tenha sido submetida ao rastreamento de hipertensão arterial regularmente, antes do diagnóstico.

3 Quais elementos da anamnese (etapa subjetiva do registro) auxiliaram Nicole a julgar que há baixa probabilidade de que Angélica apresente uma emergência ou urgência hipertensiva?

Comentários O aparecimento da dor "durante a tarde" indica que não se trata de cefaleia de início súbito. A relação com a notícia da internação da mãe e a preocupação em ter quadro semelhante podem levar a uma maior atenção e valorização dos próprios sintomas. O fato de a mulher ter conseguido trabalhar indica que a cefaleia não é incapacitante. A resposta a medicamento tranquiliza também. Por fim, e mais importante, não há relatos de outros sintomas das urgências e emergências hipertensivas.

4 Identifique na anamnese os sentimentos, ideias, expectativas com o atendimento e o impacto na funcionalidade de Angélica de sua queixa do dia. Discuta como essas informações apoiaram o correto diagnóstico diferencial no caso.

Comentários Há sentimento de medo de ter algo grave e a ideia, que aparece como preocupação, de se tratar de quadro semelhante ao que teve sua mãe. Há a expectativa de descartar essa possibilidade, mas também de receber um medicamento para melhorar. Portanto, o que motivou a vinda é principalmente o medo e a ideia de que precisa ser medicada, e não a intensidade da cefaleia ou outro sinal de alarme. Entender esses aspectos de motivo de consulta ajuda a diferenciar casos graves.

5 Diante de uma pessoa com pressão arterial elevada e queixa de cefaleia, discuta quais são as etapas do exame físico mais relevantes para o correto diagnóstico diferencial.

Comentários É fundamental verificar os sinais vitais e o nível de consciência, além de realizar um exame cardiopulmonar e neurológico cuidadosos.

6 Discuta outras associações possíveis entre cefaleia e pressão arterial elevada.

Comentários A Figura 34.1 discute as associações possíveis entre cefaleia e pressão arterial elevada.

7 Quais estratégias de comunicação clínica Nicole pode utilizar para tranquilizar Angélica na etapa de explicação e planejamento a fim de garantir a compreensão e memorização do diagnóstico e o compartilhamento do plano terapêutico?

Comentários Para explicar um diagnóstico, pode-se checar conhecimento anterior, fornecer informações em blocos realizando pausas para verificar a necessidade de aprofundamento e perguntar exatamente o que a pessoa deseja saber.

Para facilitar a memorização e a compreensão, o profissional pode dividir a informação em etapas, utilizando uma sequência lógica, enumerar tópicos e fornecer resumos. É importante usar linguagem concisa e direta, evitando jargões. Pode-se lançar mão de recursos visuais para assuntos complexos. Para checar a compreensão, recomenda-se pedir que a pessoa repita o que foi proposto.

A fim de incorporar a perspectiva da pessoa para uma compreensão compartilhada, é essencial retomar ideias, preocupações e expectativas anteriormente citadas, bem como encorajar a contribuição do paciente, com atenção a dicas e informações não verbais. Deve-se oferecer sugestão de escolhas em vez de ordens, negociando um plano aceitável para todos. Sinalizar a própria posição e recomendação é importante.

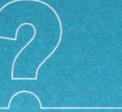

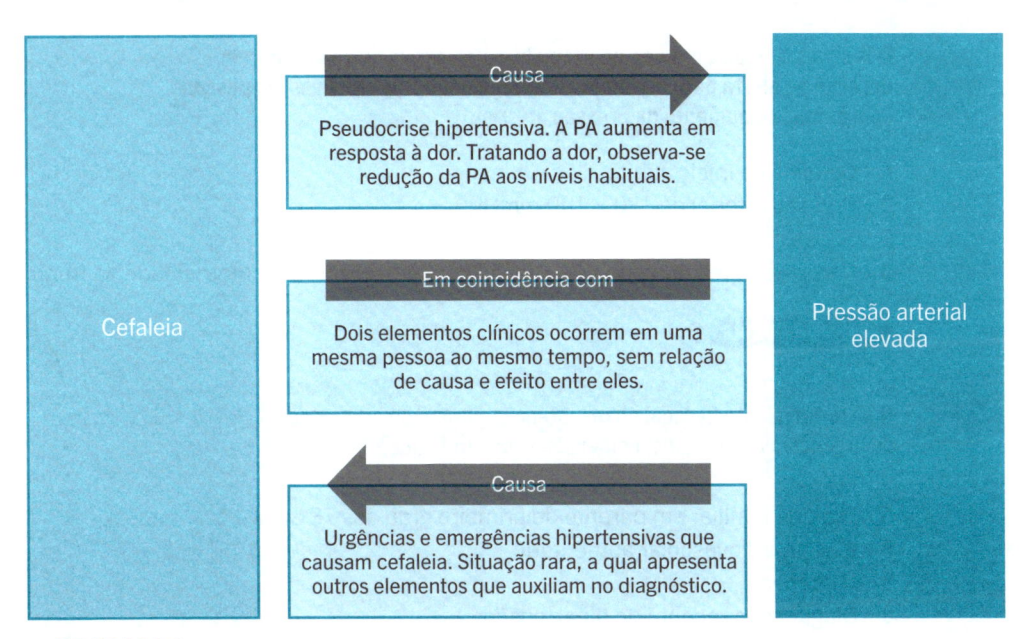

Figura 34.1 — Associações entre cefaleia e pressão arterial elevada

Cefaleia → Causa → Pseudocrise hipertensiva. A PA aumenta em resposta à dor. Tratando a dor, observa-se redução da PA aos níveis habituais. → **Pressão arterial elevada**

Cefaleia ↔ Em coincidência com ↔ Dois elementos clínicos ocorrem em uma mesma pessoa ao mesmo tempo, sem relação de causa e efeito entre eles. ↔ **Pressão arterial elevada**

Cefaleia ← Causa ← Urgências e emergências hipertensivas que causam cefaleia. Situação rara, a qual apresenta outros elementos que auxiliam no diagnóstico. ← **Pressão arterial elevada**

● **FIGURA 34.1**
Associações entre cefaleia e pressão arterial elevada.
PA, pressão arterial.

● **PERGUNTAS FECHADAS PARA RACIOCÍNIO DIAGNÓSTICO**

1. Qual das alternativas a seguir representa uma etapa fundamental do exame neurológico da pessoa com cefaleia e aumento da pressão arterial?

A Rigidez de nuca
B Palpação do nervo ulnar
C Miniexame do estado mental (MEEM)
D Trofismo muscular

Alternativa correta A

2. Assinale a alternativa que aponta uma classe medicamentosa indicada para pessoas com cefaleia e aumento da pressão arterial cuja principal hipótese é pseudocrise hipertensiva:

A Inibidor da enzima conversora de angiotensina
B Diurético de alça
C Anti-inflamatório não esteroide
D Bloqueador de canal de cálcio

Alternativa correta C

3 Dos sinais e sintomas a seguir, assinale a alternativa que NÃO contém um sinal de alerta para urgências e emergências hipertensivas em pessoa com cefaleia e aumento da pressão arterial:

A   Cefaleia de início súbito
B   Pressão arterial de 170 × 100 mmHg
C   Sonolência
D   Paralisia do território do nervo facial com preservação da motricidade da fronte

Alternativa correta   B

4 Qual antecedente pessoal chama atenção para risco aumentado de urgência ou emergência hipertensiva neurológica?

A   História familiar em parente de primeiro grau aos 78 anos
B   Risco cardiovascular aumentado
C   Migrânea
D   Diagnóstico recente de hipertensão

Alternativa correta   B

ESTRUTURA TEÓRICA E DE EVIDÊNCIAS PARA O DESENVOLVIMENTO DO CASO

HIPERTENSÃO ARTERIAL SISTÊMICA COMO ENTIDADE CLÍNICA ASSINTOMÁTICA

O American College of Cardiology (ACC) e a American Heart Association (AHA), em sua definição de hipertensão arterial sistêmica, recomendam que a pressão arterial seja categorizada em normal (Tabela 34.1). A pressão deve ser aferida em pelo menos duas ocasiões diferentes, com técnica e aparelho adequados, em condições ideais.[1]

A hipertensão arterial sistêmica é um fenômeno assintomático, e sua classificação como doença tem base no risco que tal fenômeno representa para doenças cardiovasculares e renais.[2] Por isso, alguns autores têm discutido a pertinência de sua classificação como doença, tendo em vista também as consequências psicossociais do diagnóstico.[3]

Assim, apesar de muitas pessoas atribuírem a dor de cabeça a um aumento de pressão arterial, essa relação de causa (pressão elevada) e efeito (dor de cabeça) não se verifica no dia a dia da pessoa que tem hipertensão, exceto em raros casos de emergências hipertensivas que cursam com cefaleia. As relações possíveis entre esses dois fenômenos são discutidas na próxima seção.

Tabela 34.1
Categorias de pressão arterial sistólica e diatólica segundo a ACC/AHA

Categoria	Sistólica	Diastólica
Normal	< 120 mmHg	< 80 mmHg
Elevada	120-129 mmHg	< 80 mmHg
Hipertensão estágio 1	130-139 mmHg	80-89 mmHg
Hipertensão estágio 2	≥ 140 mmHg	≥ 90 mmHg

*Nota: indivíduos que apresentem PA sistólica e diastólica em diferentes categorias devem ser designados à categoria maior.
Fonte: Whelton e colaboradores.[1]

ASSOCIAÇÃO ENTRE CEFALEIA E HIPERTENSÃO ARTERIAL

A presença concomitante de cefaleia e aumento da pressão arterial é motivo de preocupação para pacientes e profissionais de saúde. É verdade que tal associação deve ser avaliada com atenção pelos clínicos para descartar urgências e emergências hipertensivas, cujos diagnósticos, sinais e sintomas são vistos adiante. No entanto, raramente ela representa um quadro de saúde grave.[4] De fato, podemos citar três formas de associação entre cefaleia e aumento da pressão arterial (Figura 34.1).

A cefaleia causando o aumento da pressão arterial – Para referir-se a esse fenômeno, alguns autores utilizam o termo pseudocrise hipertensiva.[5] Neste caso, é a presença de dor que causa o aumento da pressão arterial (e não o contrário) devido à resposta fisiológica adrenérgica à dor. Um exemplo é o indivíduo que habitualmente tem valores de pressão arterial categorizados como normais (ver Tabela 34.1) e, durante um episódio de cefaleia intensa, apresenta medida acima do normal. Ao tratar a dor de forma adequada, nota-se o retorno dos valores de pressão aos níveis habituais.

A cefaleia e o aumento da pressão arterial ocorrendo ao mesmo tempo, sem relação de causa e consequência – Isso pode ocorrer:

- Em uma pessoa sem diagnóstico de hipertensão arterial sistêmica: imagine um indivíduo com níveis acima do normal de pressão arterial (Quadro 34.1) que ainda não foi diagnosticado como hipertenso. Ele vive assintomático até que, certo dia, apresenta um episódio de enxaqueca, a qual motiva uma visita à unidade de saúde. À avaliação, o aumento da pressão arterial é flagrado. Nessa situação, a despeito do tratamento exitoso da dor, persiste o aumento da pressão arterial, e o diagnóstico de hipertensão arterial sistêmica pode ser feito, caso se verifiquem outras medidas acima do corte em condições ideais.
- Em uma pessoa com diagnóstico de hipertensão arterial sistêmica: outro exemplo é o indivíduo sabidamente hipertenso que, pela história natural da doença (ou por má

adesão), vem apresentando níveis elevados de pressão, vivendo assintomático até que, certo dia, apresenta cefaleia. Ao visitar o serviço de saúde, nota-se que a pressão arterial está alta. Assim como no exemplo anterior, diferentemente do que ocorre em uma pseudocrise hipertensiva, a despeito do tratamento da dor, a elevação da pressão arterial persiste (porque é anterior a ela) e o diagnóstico de hipertensão malcontrolada é confirmado por outras medidas em condições ideais.

Urgência/emergência hipertensiva causando cefaleia — Entre as verdadeiras urgências e emergências hipertensivas, há aquelas que cursam com cefaleia. É o caso da encefalopatia hipertensiva e do acidente vascular cerebral. Como visto adiante, essa situação é rara e possui particularidades epidemiológicas e de apresentação clínica que favorecem sua identificação.

Portanto, ao receber uma pessoa com cefaleia e pressão arterial elevada na clínica de atenção primária, deve-se ter cautela para evitar gerar ansiedade no indivíduo e intervenções desnecessárias.

A abordagem inicial pelo clínico deve se concentrar na identificação de fatores de risco cardiovasculares e na realização de anamnese e exame físico cuidadosos, para descartar sinais e sintomas de urgências e emergências hipertensivas.

Na próxima seção, são revisados os sinais de alarme das urgências e emergências hipertensivas.

URGÊNCIAS E EMERGÊNCIAS HIPERTENSIVAS

Urgências hipertensivas correspondem às situações em que a pressão está elevada e há risco potencial de lesão aguda e novas complicações em curto prazo, mas o paciente permanece estável. Nesses casos, a diminuição da pressão pode ocorrer em até 24 a 48 horas com o uso de medicações orais.

Emergências hipertensivas correspondem à pressão elevada com lesão aguda de órgãos-alvo e risco iminente de morte. O paciente apresenta sintomas e sinais que mostram que algum órgão ou sistema está sendo gravemente afetado. Exigem encaminhamento imediato ao serviço de emergência para tratamento adequado.[5]

É comum que os profissionais se sintam aflitos quando chega uma pessoa com pressão arterial muito elevada. No entanto, raramente essa situação representa uma urgência ou emergência hipertensiva. De fato, apenas 1 a 2% dos hipertensos sofrerão uma crise hipertensiva verdadeira ao longo da vida.[6]

A falta de um médico de atenção primária e a falta de adesão ao tratamento são os principais fatores de risco associados às crises hipertensivas. Indivíduos do sexo masculino, pretos, de idade avançada e que fazem uso de simpatomiméticos e inibidores da monoaminoxidase também têm mais chances de apresentar uma urgência ou emergência hipertensiva.[7]

Embora a maior parte das urgências e emergências hipertensivas ocorram com valores superiores a 180 × 120 mmHg, o principal determinante não é o nível da pressão arterial, mas sim os sintomas associados.[8]

COMENTÁRIOS SOBRE O MANEJO DE PESSOAS COM SUSPEITA DE VERDADEIRAS URGÊNCIAS OU EMERGÊNCIAS HIPERTENSIVAS

Não pretendemos, neste capítulo, abordar o manejo de cada uma das urgências e emergências hipertensivas pela atenção primária, uma vez que isso não faz parte dos objetivos de aprendizagem e o caso que sustenta esta discussão apresenta uma pessoa em que tais diagnósticos foram excluídos.

No entanto, é preciso dizer que, mesmo na suspeita de uma dessas graves condições, não se deve tratar a "altura da coluna de mercúrio", ou seja, não se deve tratar o nível de pressão arterial isoladamente, pois assim corre-se o risco de cometer iatrogenias. Nem sempre é interessante a redução da pressão. Por exemplo, na suspeita de um acidente vascular cerebral isquêmico, a decisão de tentar baixar diretamente a pressão depende da indicação de trombólise. Em pacientes sem indicação de trombólise, por exemplo, orienta-se apenas observar o paciente nas primeiras duas horas e, após, tratar aqueles cuja pressão arterial sistólica permaneça acima de 220 mmHg ou pressão arterial diastólica permaneça acima de 120 mmHg, com monitoramento do déficit, que, se piorar durante a redução da pressão, deve ser interrompido.[5]

Em vez de buscar reduzir a pressão, recomenda-se levar o paciente para a sala de observação da clínica, solicitar transferência para unidade de emergência, manter monitoramento contínuo com dispositivos disponíveis e obter acesso calibroso com cateter Jelco, evitando oferecer volume, o que também pode piorar alguns quadros, como edema agudo de pulmão e congestão em caso de infarto agudo do miocárdio com repercussão hemodinâmica. O monitoramento do estado de consciência enquanto se aguarda a transferência é muito importante.

A depender da condição que está sendo aventada e de protocolos locais, medidas iniciais de manejo na atenção primária podem ser bem indicadas (oferecer ácido acetilsalicílico e clopidogrel na suspeita de infarto agudo do miocárdio são um bom exemplo) e devem ser oferecidas por médicos treinados. Além do manejo inicial, o clínico da atenção primária pode concentrar-se em realizar um bom encaminhamento. Para isso, uma virtude da atenção primária à saúde em relação a serviços secundários e terciários é a presença de registros do acompanhamento longitudinal. A "folha de rosto" pode fornecer importantes informações sobre fatores de risco cardiovascular, lesões de órgão-alvo prévias, função renal e alterações anteriores do eletrocardiograma que podem fazer muita diferença para o emergencista que receberá a pessoa. A proximidade com a comunidade é outra virtude da atenção primária à saúde que enriquece o encaminhamento. Relatos de fenômenos observados por familiares, colegas de trabalho ou vizinhos podem fazer bastante diferença no diagnóstico e na condução do caso. Anotar a hora de início do déficit neurológico no acidente vascular cerebral, por exemplo, pode mudar a proposta terapêutica para aquela pessoa.

COMUNICAÇÃO CLÍNICA NA ETAPA DE EXPLICAÇÃO E PLANEJAMENTO

A etapa de explicação e planejamento requer alguns cuidados. Mesmo após uma coleta de informação bastante contextualizada e centrada na pessoa, a etapa de explicação e planejamento da consulta é frequentemente simplificada e pouco compartilhada.[10]

Muitas vezes, deixamos de explicar as hipóteses diagnósticas, passando automaticamente para o plano em conversas como: "Não é nada grave; tome este remédio e você vai ficar bem". Recomenda-se explicitar ao paciente o raciocínio clínico que levou ao diagnóstico, apresentando, inclusive, os diagnósticos diferenciais. Além disso, é fundamental nomear o diagnóstico claramente. Em caso de incerteza, situação comum na atenção primária à saúde, mais cuidado com a comunicação é importante. Essas atitudes do clínico servem tanto para colaborar em aumentar o letramento em saúde quanto para ajudar a construir relação de confiança com a pessoa assistida.[10]

A seguir, encontram-se algumas estratégias para garantir a boa comunicação na etapa de explicação e planejamento.

OFERECER QUANTIDADE E TIPO ADEQUADOS DE INFORMAÇÃO

Ao explicar um diagnóstico, deve-se fornecer informação compreensível e apropriada para cada pessoa, tendo o cuidado de não omitir nem exagerar na quantidade de informação. Para isso, há algumas estratégias:

- **Checar conhecimento anterior**: perguntar o quanto a pessoa já sabe sobre aquele assunto antes de iniciar a explicação.
- **Realizar *chunks and checks***: oferecer as informações em blocos, realizando pausas para checar a compreensão e dar a oportunidade para que a pessoa faça perguntas, o que auxiliará na percepção da quantidade e profundidade de informação que a pessoa deseja ouvir.
- **Perguntar exatamente o que a pessoa deseja saber**: verificar se ela deseja saber mais sobre etiologia, fatores de risco, prognóstico, etc.
- **Dar explicações no momento adequado** (etapa de explicação e planejamento da consulta): evitar o fornecimento de explicações prematuramente, durante a coleta de informações antes do exame físico, por exemplo.

FACILITAR A MEMORIZAÇÃO E A COMPREENSÃO

A memorização pode ser difícil, e acessar a informação depois, um desafio. Para aumentar as chances de retenção de informações, podemos:

- **Organizar a explicação**: dividir a informação em etapas, utilizando uma sequência lógica.
- **Usar numeração de tópicos ou explicitar a mudança entre os assuntos**: por exemplo, "Há três coisas importantes que preciso explicar agora: primeiro..." ou "Vamos mudar de assunto agora, ok?".

- **Utilizar repetição e resumos**.
- **Fazer uso de linguagem concisa e direta**, evitando jargões.
- **Utilizar linguagem visual para assuntos complexos**: usar diagramas, desenhos, modelos gráficos, informações por escrito, pictogramas, etc.
- **Pedir que a pessoa repita**: checar sua compreensão ativamente.

INCORPORAR A PERSPECTIVA DA PESSOA PARA UMA COMPREENSÃO COMPARTILHADA

Para encorajar uma troca de informações em vez de uma comunicação de direção única, é preciso considerar ideias e sentimentos a respeito da informação oferecida.

- **Retomar** ideias, preocupações e expectativas anteriormente citadas.
- **Encorajar a contribuição** do paciente durante as explicações.
- **Utilizar dicas e movimentos não verbais**: por exemplo, observar se o paciente demonstra desconforto, sobrecarga ou desinteresse diante das informações.
- **Checar a compreensão** de termos-chave e aprofundar, se necessário.

COMPARTILHAR A DECISÃO DO PLANO TERAPÊUTICO

- Explicitar o raciocínio, quando apropriado: compartilhar ideias, pensamentos e dilemas clínicos.
- Envolver o paciente na decisão: oferecer sugestões e escolhas em vez de ordens e prescrições diretivas.
- Verificar o quanto a pessoa deseja envolver-se no plano.
- Negociar um plano aceitável para todos: sinalizar a própria posição ou preferência diante das possibilidades e comparar com os desejos da pessoa.
- Checar se aceita o plano e se suas preocupações e expectativas foram sanadas.

MENSAGENS-CHAVE

- Raramente uma pessoa com pressão arterial elevada e cefaleia apresenta uma urgência ou emergência hipertensiva.
- O risco cardiovascular e a presença de outros sintomas e sinais são as informações mais importantes para predizer o risco. Portanto, a anamnese e o exame físico cuidadosos são fundamentais.
- Em caso de suspeita de urgências ou emergências hipertensivas, a redução súbita da pressão arterial pela atenção primária pode ser iatrogênica. É muito mais importante investir em monitoramento e atendimento inicial adequados enquanto se espera transferência para serviço de emergência.

MENSAGENS-CHAVE

- O captopril, medicamento anti-hipertensivo antigo, não é orodispersível, não se recomendando sua utilização sublingual.
- A comunicação clínica efetiva é ferramenta fundamental do clínico da atenção primária para tranquilizar pessoas com medo de quadros graves.

REFERÊNCIAS E MATERIAL DE APOIO PARA APROFUNDAMENTO NO TEMA

1. Whelton PK, Carey RM, Aronow WS, Casey DE, Jr., Collins KJ, Dennison Himmelfarb C, et al. 2017 ACC/AHA/AAPA/ABC/ACPM/AGS/APhA/ASH/ASPC/NMA/PCNA guideline for the prevention, detection, evaluation, and management of high blood pressure in adults: executive summary: a report of the American College of Cardiology/American Heart Association Task Force on Clinical Practice Guidelines. Hypertension. 2018;71(6):1269-324.
2. Ogden LG, He J, Lydick E, Whelton PK. Long-term absolute benefit of lowering blood pressure in hypertensive patients according to the JNC VI risk stratification. Hypertension. 2000;35(2):539-43.
3. Haase CB, Gyuricza JV, Brodersen J. New hypertension guidance risks overdiagnosis and overtreatment. BMJ. 2019;365:l1657.
4. Gus M, Fuchs FD, Pimentel M, Rosa D, Melo AG, Moreira LB. Behavior of ambulatory blood pressure surrounding episodes of headache in mildly hypertensive patient. Arch Intern Med. 2001;161(2):252-5.
5. Martins HS, Brandão RA, Net, Scalabrini A, Neto, Velasco IT. Emergências clínicas: abordagem prática. 10. ed. rev. e atual. Barueri: Manole; 2015.
6. Martin JF, Higashiama E, Garcia E, Luizon MR, Cipullo JP. Hypertensive crisis profile. Prevalence and clinical presentation. Arq Bras Cardiol. 2004;83(2):131-6.
7. Tisdale JE, Huang MB, Borzak S. Risk factors for hypertensive crisis: importance of out-patient blood pressure control. Fam Pract. 2004;21(4):420-4.
8. Whelton PK, Carey RM, Aronow WS, Casey DE, Jr., Collins KJ, Dennison Himmelfarb C, et al. 2017 ACC/AHA/AAPA/ABC/ACPM/AGS/APhA/ASH/ASPC/ NMA/PCNA guideline for the prevention, detection, evaluation, and management of high blood pressure in adults: a report of the American College of Cardiology/ American Heart Association Task Force on Clinical Practice Guidelines. J Am Coll Cardiol. 2018;71(19):e127-248.
9. Zampaglione B, Pascale C, Marchisio M, Cavallo-Perin P. Hypertensive urgencies and emergencies: prevalence and clinical presentation. Hypertension. 1996;27(1):144-7.
10. Silverman J, Kurtz SM, Draper J. Skills for communicating with patients. 3rd ed. Boca Raton: CRC; 2013.

MATERIAL DE APOIO

Brettler J. Hypertension: everything you need to know about the new 2017 AHA/ACC guidelines [Internet]. BMJ Talk Medicine; 2018 [captura do em 15 ago 2024]. Disponível em: https://soundcloud.com/bmjpodcasts/bmj-best-practice-hypertension-everything-you-need-to-know-about-the-new-2017-ahaacc-guidelines.